临床 LINCHUANG
常见护理操作规范
CHANGJIAN HULI CAOZUO GUIFAN

主编 徐茂云 张 莉 靳燕燕 李 娜
　　　侯秀娟 王燕燕 吴海燕

上海科学普及出版社

图书在版编目（CIP）数据

临床常见护理操作规范／徐茂云等主编. —上海：上海科学普及出版社，2022.12
ISBN 978-7-5427-8354-7

Ⅰ.①临… Ⅱ.①徐… Ⅲ.①护理–技术操作规程 Ⅳ.①R472-65

中国版本图书馆CIP数据核字（2022）第243637号

统　　筹　张善涛
责任编辑　陈星星　黄　鑫
整体设计　宗　宁

临床常见护理操作规范

主编　徐茂云　张　莉　靳燕燕　李　娜
　　　侯秀娟　王燕燕　吴海燕

上海科学普及出版社出版发行

（上海中山北路832号　邮政编码200070）

http://www.pspsh.com

各地新华书店经销　山东麦德森文化传媒有限公司印刷

开本 787×1092 1/16　印张 30.5　插页 2　字数 787 200

2022年12月第1版　2022年12月第1次印刷

ISBN 978-7-5427-8354-7　定价：128.00元

本书如有缺页、错装或坏损等严重质量问题
请向工厂联系调换

联系电话：0531-82601513

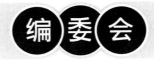

◎ **主 编**

　　徐茂云　张　莉　靳燕燕　李　娜

　　侯秀娟　王燕燕　吴海燕

◎ **副主编**

　　谢明莉　苏春霞　王　燕　吕国龙

　　赵紫薇　金胜楠

◎ **编 委**（按姓氏笔画排序）

　　王　燕（兵器工业五二一医院）

　　王燕燕（安丘市中医院）

　　吕国龙（云南省精神病医院）

　　苏春霞（淄博市中心医院）

　　李　娜（乐陵市人民医院）

　　吴海燕（潍坊市人民医院）

　　张　莉（山东省枣庄市妇幼保健院）

　　金胜楠（河北省中医院）

　　赵　雪（兖矿新里程总医院）

　　赵紫薇（河北省中医院）

　　侯秀娟（莘县第三人民医院）

　　徐茂云（博兴县中医医院）

　　谢明莉（贵州省桐梓县人民医院）

　　靳燕燕（山东省枣庄市中医医院）

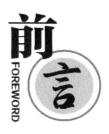
前言 FOREWORD

人作为自然系统中的一个次系统，是一个开放系统，在不断地与其周围环境进行着物质、能量和信息交换。强调人是一个开放系统，在护理上有着特殊的意义，即要维持机体的平稳，不能只限于对机体各系统或各器官功能的协调平衡，同时还要注意环境中的其他人、家庭、社区，甚至更大的群体对机体的影响，只有这样才能使人体各系统更好地运转。护理的主要作用就是帮助个体调整各系统的功能，以便机体适应外环境的不断变化，获得并维持身心的平衡，即健康状态。

综上所述，现在的护理理念要求护理人员把人看作个体和环境相互联系的一个统一体，用整体的观点指导护理工作。同时，现代护理的最终目标不仅是维持和促进个体高水平的健康，而且更重要的应是面向家庭、面向社区，最终达到提高整个人类社会健康水平的目的。然而，即使国内已出版多本护理学相关书籍，但由于学科发展迅速、疾病变化多样，使得编写一本以各科室常见病护理为主体，帮助护理人员规范护理操作的图书势在必行，《临床常见护理操作规范》一书则应运而生。

本书借鉴了国内外近年的护理技术操作标准，汲取其中精华，首先简要介绍了护理学新概念、医学模式的转变和常用护理操作；然后结合疾病的病因、病理、临床表现、辅助检查和诊疗，规范讲解了多种疾病的护理操作步骤，并指出了护理过程中需要注意的关键点。本书章节框架安排合理，内容重点突出，将专科护理常规进行总结、提炼，兼具专业性、实用性和科学性，适合各级医院的护理人员及护理专业学生参考使用。

由于护理学是一门正在发展和壮大的学科，但编者的理论知识和实践经验有限，加之编写时间仓促，书中难免存在不足之处，敬请广大读者批评指正。

《临床常见护理操作规范》编委会

2022 年 10 月

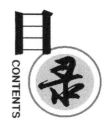

目录 CONTENTS

第一章 绪 论

第一节 护理学新概念

一、基本概念的转变

护理学是医学的重要组成部分,医学模式直接影响着护理学的指导思想、工作性质、任务及学科发展的方向。生物-心理-社会医学模式的出现,毫无疑问地对护理专业(从理论和实践各个方面)产生了巨大的影响,其中首先表现在一些基本概念的转变上。

(一)关于人的概念

新的医学模式对人的认识直接影响了现代护理学中有关人的概念。由于护理学研究和服务的对象是人,对人的认识是护理理论和实践等的核心和基础,它影响了整个护理概念的发展,并决定了护理工作的任务和性质。许多护理理论家都对人有过不同的论述,概括起来,有以下一些共同点。

1.人是有生物的和社会的双重属性的一个整体

人是有生物和社会双重属性的一个整体,而不是各个器官单纯的集合体。人这个整体包含了生理、心理、精神、社会等各个方面。任何一个方面的疾病、不适和功能障碍都会对整体造成影响。生理的疾病会影响人的功能和情绪,心理的压力和精神抑郁又会导致或加重生理的不适而致病。从这个概念出发,就没有单纯的疾病护理,而是对患病的人的护理。

2.人是一个开放的系统

人既受环境的影响又可以影响环境——适应环境和改造环境。人作为自然系统中的一个次系统,是一个开放系统,与周围环境不断地进行着物质、信息和能量的交换。人的基本目标是保持机体的平衡,包括机体内部各次系统间及机体与环境间(自然环境和社会环境)的平衡。人必须不断调节自身的内环境,以适应外环境的变化,应对应激,避免受伤。强调人是一个整体的开放的系统,是要让护士重视调节服务对象的机体内环境,使之适应周围环境,同时也要创造一个良好的外环境,以利于人的健康。

3.人对自身的健康负有重要的责任

生物-心理-社会医学模式强调人是一个整体,强调人的心理、社会状态对人的健康的影响。

1

因此,人不是被动地等待治疗和护理,而对自身的良好的健康状态有所追求,并有责任维持健康和促进健康,在患病后努力恢复健康。充分调动人的这一内在的主观能动性,对预防疾病、促进康复是十分重要的。这个概念对护理工作提出了新的要求,患者不仅仅需要照顾,更需要指导和教育,以便最大限度地进行自我护理。

(二)关于健康的概念

世界卫生组织(WHO)关于健康的概念,指出:"所谓健康就是在身体上,精神上,社会适应上完全处于良好的状态,而不是单纯地指疾病或病弱。"也就是说,它不仅涉及人的心理,而且涉及社会道德方面的问题,生理健康、心理健康、道德健康 3 方面构成健康的整体概念。这标志着以健康和疾病为研究中心的医学科学进入了一个崭新的发展时期。对健康的概念一直是医学模式的焦点。在新的医学模式下,护理学对健康的概念主要包含了以下一些基本思想。

(1)健康是动态的过程,没有绝对静止的健康状态。健康和疾病也没有绝对的分界线,而是一个连续的过程。护理工作要参与健康全过程的护理,包括从维持健康的最佳状态直到让患病的濒死的人平静、安宁地死去。

(2)健康是指个人机体内各个系统内部、系统之间及机体和外部环境之间的和谐与平衡。最良好的平衡与和谐就是最佳的健康状态。包括所有生理、心理、精神、社会方面的平衡与协调。

(3)健康是有不同水平的。没有绝对的唯一的"健康"标准。对某些没有生理疾病的人,但心情抑郁、精神不振、对周围的事情麻木不仁,可认为是很不健康的。而某些已经患了较严重的生理疾病的人,心胸开朗、精神乐观,在其可能范围内最大限度地发挥机体的潜能,可以认为在这种情况下,这些患者是比较健康的。

(4)健康的概念是受社会和文化观念影响的,不同的人会对自己的健康有不同定义。观念转变会影响人对健康的理解,护理工作可以通过宣传教育,改变人们对健康的理解。

(三)关于环境的概念

生物-心理-社会医学模式重视人与环境的相互影响。不仅是自然环境,同样包括社会环境。现代护理学对环境有以下认识。

1.人与环境是紧密联系的

人的环境分为内环境——人的生理、心理活动,外环境——自然环境和社会环境。自然环境包括人生存的自然空间、水、空气、食物等。社会环境则是指经济条件、劳动条件、卫生和居住条件、生活方式、人际关系、社会安全、健康保健条件等。

2.环境影响人的健康

良好的环境可以促进人的健康,而不良的环境则可能对人的健康造成危害。护理人员有责任帮助自己的服务对象正确认识个体所处的环境,并且尽可能地利用良好的环境,改造不良环境,以利健康。

3.人体应与环境协调和统一

环境是动态的、变化的,人体必须不断地调整机体内环境,使其适应周围环境的变化。如果人体不能很好地与环境相适应和协调,机体的功能就会发生紊乱,以致引起疾病。

4.环境是可以被人改造的

新模式认为人与环境这一对矛盾中,人不完全是被动的。人可以通过自身的力量来创造和改变某一环境。护士的任务则是为患者创造一个有利于康复的环境。

(四)关于护理的概念

对护理的定义,反映了一个人、一个团体和一个社会对护理的认识。这种认识随着医学模式的转变及社会所赋予护理的任务而不断变化。自从南丁格尔创立护理工作以来,世界范围内有各种各样有关护理的定义,从不同的侧面阐述了对护理及护理学的认识。现代护理学对护理的概念大致包含以下内容。

(1)护理是一个帮助人,为人的健康服务的专业。护理的任务是促进健康,预防疾病,帮助患者康复,协助濒死的人平静地、安宁地死去。这些都是在满足人们不同的健康需求。

(2)护理的服务对象是整体的人,包括已经患病的和尚未患病的人,因此护理工作不仅仅限于医院。

(3)护理学是一门综合自然科学和社会科学知识的科学,是一门独立的应用性学科。护理工作研究和服务的对象是具有自然和社会双重属性的人,不仅要有自然科学(如数学、物理、化学、生物医学等)方面的知识,也要了解社会科学(如心理学、美学、伦理学、行为学等)方面的知识,才能很好地了解自己的服务对象并为其提供恰当的、优质的服务。

(4)护理既是一门科学,又是一门艺术。护理的科学性表现在护理工作是以科学为指导的。如各种护理操作,消毒无菌的概念。药物的浓度、剂量和使用方法、各种疾病的处理原则等都必须严格遵循客观规律,不可以有丝毫的"创造"和盲干,这是人命关天的大事。而护理又是一门艺术,它不仅表现在护士优雅的举止、整洁的仪表和轻盈的动作能给人以舒适的美感,更主要的是表现在每个患者的情况是千差万别的,护士必须综合地、创造性地应用所掌握的知识,针对每个患者的具体情况提供不同的护理,特别是对不同年龄、不同文化背景、不同心理状态的人,使他们都恢复到各自的最佳状态,这本身就是一项非常精美的艺术。

(5)护理学是一门正在逐渐完善和发展的专业。现代护理学的发展,产生了护理学独特的理论,并且综合和借鉴了相关专业的知识和理论,正在形成护理学独立的知识体系和研究方向。护理学的研究重点和工作重心已经同传统模式下的护理有了很大的不同,但是作为一门专业,目前还不十分完善。护理学的不断发展,将有助于整个医疗保健事业的发展。我们相信,在新的模式下,护理学将会有更快的发展。

二、护理工作内容和护士角色的扩展

医学模式的转变带来了护理模式、护理工作内容及护士角色的重大的变化,同以往相比,护理工作内容和护士角色都较传统模式下有了相当大的扩展。

(一)护理模式的变化

在生物医学模式下,是以疾病为中心的护理模式。协助医师诊断和治疗疾病、执行医嘱是护理工作的主要内容。无论护理教育还是临床护理,强调的都只是对不同疾病的护理。在这种模式下,护理没有自己的理论体系,医疗的理论基本就是护理的理论。在护理教育上,教材基本上是医疗专业的压缩本,教师多数是临床医师。在以疾病为中心的模式下,护理工作强调的是疾病的护理常规,而不太考虑作为患病的人是什么样的人。护理操作技术是护士独特的本领。因此,在这一模式下,护理仅是一门技术,而不可能成为专业。护理工作也只能是医疗工作的附属,而没有自己独特的研究领域。

生物-心理-社会医学模式的出现,使护理模式由以疾病为中心转向以整体的人的健康为中心,强调了疾病是发生在人体上的。由于对人、健康、环境、护理等概念的转变,提出了整体护理的思想。

整体护理的思想包括以下几项：①疾病与患者是一个整体。②生物学的人和心理、社会学的人是一个整体。③患者和社会是一个整体。④患者和生物圈是一个整体。⑤患者从入院到出院是一个连贯的整体。

这一新的模式的形成，改变了护士的工作重点和工作内容，也改变了护理教育的课程设置结构，以及护理管理的重点。除了完成医嘱指定任务之外，护理注重人的心理、社会状态，注重调动患者的内因来战胜疾病。

生物-心理-社会医学模式不仅改变了护理以疾病为中心的模式，建立了以患者为中心的模式。还促使护理模式向更新的阶段——以人的健康为中心的模式发展。在这种模式下，护士的服务对象不仅仅是已经患病的人（不论是住在医院的还是回到家中的），而是所有的人，包括尚未患病的人。世界上一些发达国家的护理工作正由医院内扩展到社区，我国的护理工作正在朝着这个方向努力前进。

（二）护理工作内容的变化

在旧的模式下，护士工作的重点是执行医嘱、协助医师诊治疾病和进行各项技术操作，帮助患者料理生活和促进其康复。护理工作的主要场所是诊所和医院。

在新的模式下，护士的工作除了执行医嘱、协助医师诊治疾病以外，扩大了对患者心理、社会状况的了解，进行心理和精神的护理；健康宣教和指导，使患者尽快恢复健康，减少并发症，最大限度地发挥机体的潜能；教育人们改变不良的生活习惯，主动调节个人的情绪等来预防疾病；及时针对患者的情况与医师和家属进行沟通等。

护士工作任务的扩大还导致了护士工作场所的扩大。由于对健康和疾病是连续和动态过程的理解，对环境的重视，使护理工作从医院扩展到社区，从对患急性疾病的人的护理扩大到对患慢性病和老年患者的护理，从对患病人的护理扩大到对尚未患病人的护理；从对个体的护理扩大到对群体的护理。这些任务的扩展为护理工作提供了更为广阔的天地和研究领域，也使护理工作在医疗卫生保健队伍中发挥越来越大的作用。

（三）护士角色的变化

由于护理模式和护理工作任务的变化，护士的角色也由原来传统模式中单纯是照顾者扩大到多重角色。在现代护理学中，护理工作要求护士除了是照顾者（照顾生病的人）之外，还是教育指导者（对患病的人和尚未患病的人）、沟通交流者（医师和患者之间、患者和家属之间、患者和社区保健机构之间、其他辅助人员和患者之间）、组织管理者（病房、诊断、社区）和研究者。

三、现代护理学的研究范围

护理工作任务和功能的转变，向护理学的研究范围提出了新的要求。就致力于人类健康这一总目标来说，护理学作为医学科学的组成部分，仍然是始终如一的。一百多年来，护理学在各种疾病的护理和常规护理方面积累了相当丰富的经验，形成了较为完整的内容体系。但在生物-心理-社会医学模式下，护理内容和任务日益扩展。把护理学的研究范围仅限于疾病护理（虽然目前我国在这方面的研究仍不够），显然是不能满足科学发展要求的。为适应新的情况，现代护理学的研究范围应包括以下方面。

（1）各种疾病的护理技术和要求：探索新技术以应用对护理所提出的新课题。如心理及精神方面疾病、免疫及器官移植、老年病、慢性病、长期依赖药物等患者的护理问题。

（2）精神和心理的护理：如患者心理变化的规律、心理平衡的训练与建立,患者心理状态同疾病愈后的关系,护士（医师）行为对患者心理环境的影响,特殊心理护理措施与方法等方面的研究。

（3）社会护理：如社会环境对健康的影响;社会保健体系的构成和建立;家庭护理的体制;健康人成为患者（角色改变后）使社会关系发生变化;建立公众健康指导对预防疾病或慢性患者康复的作用等。

（4）护理管理中的科学化、知识化及与其他专业人员的协调配合等问题的研究。

（5）人们的健康概念,寻求健康的行为和方式及在此过程中可能存在的问题。

（6）护理教育方面知识结构、能力要求,在职人员教育等方面问题。

（7）健康宣教方面的问题：对不同年龄、不同健康状态（智力和精神）的人的教育策略和手段等方面的研究。

（8）高科技发展对护理的要求：如器官移植、影像技术和遗传技术的应用、航天等环境中有关人的健康的护理问题等。

由于医学科学及心理学、行为科学、社会学的巨大进步,特别是医学模式的转变,为各种护理行为提供了理论支持。护理学发展到今天,已经或正在形成护理学本身的学说和观点。护理学已经发展成为既包括护理理论又包括实现这些理论的各种手段（技术）的一门科学。护理学已经逐渐形成一门独立的专业。虽然作为一门科学和专业,特别是在我国,还需要进一步丰富、完善、补充和发展。护理学所面临的研究课题虽然很多,但是树立护理是一门科学、一个专业,而不仅是一个职业这一观点,必将有利于推动我国护理学的发展,有利于提高护理工作的社会地位,有利于人民的健康保障。

（王 燕）

第二节 医学模式的转变

一、医学模式的概念

医学模式是人们对医学（同人的健康有关的科学）总的看法和观点,是指用什么观点和方法来研究和处理健康和疾病问题,是人们宇宙观、世界观在医学领域的应用和反映。医学模式说明了医学科学的指导思想、理论框架,决定着人们对生命、生理、病理、预防、治疗等问题的基本观点,指导人们的医学实践活动。医学模式也可称为"医学观"。

医学模式不是人们主观臆定的,也不是少数学者头脑中的产物,而是人们在防病治病的实践中逐渐形成而由学者们提炼、概括出来的。因此,医学模式对医学的实际状况起着形象化、符号化和理想化的认识功能,是通过理想的形式近似地反映客观事物及其内在联系的一种形式。医学模式是客观医学状况的反映,具有客观性这一特征。

既然医学模式是医学状况的客观反映,医学模式的形成和转变自然离不开医学科学的发展。随着人们对自然界和人类自身的了解和认识的不断加深,医学模式也会发生相应的转变。因此,医学模式是人们在一定的历史条件下对疾病和健康各种具体认识的抽象和概括,具有历史性和时代性的特征。一定历史条件下形成的医学模式,标志着人们对疾病、健康认识的水平和发展阶段,反映人们对自身认识的进程。从这个意义上讲,医学模式从来都不是固定不变的,医学模式的更替,是人们对生命、健康、疾病认识不断前进的必然结果。

医务工作者在从事医疗护理实践中,常常自觉或不自觉地遵循一定的医学模式,这是一种认识和处理健康与疾病问题的思维习惯。这种习惯一方面是从老师那里学来的,另一方面也是由个人在医疗护理实践中体会产生的,久而久之,便成了一种相对固定的模式。如果医务工作者不了解医学模式的特点,不愿意随着医学模式的发展和转变来改变自己的思维习惯是很不明智的。

研究医学模式可以帮助医疗卫生人员更好地把握医学的时代特征,从整体上认识医学发展的来龙去脉,了解和预见医学的未来,促进医学理论体系的发展和建设。特别是对于正在形成和发展的护理专业来说,研究医学模式,有助于确定更为理想的护理工作模式,完善和发展护理理论,把握时代对护理工作的要求。

二、整体医学模式

差不多在同一个时代,西方诞生了著名的"医学之父"希波克拉底。他的主要观点包括以下几项。

(1)唯物主义辩证观点:虽然当时医学主要由宗教控制,但希波克拉底已经提出某些不同的看法。他有朴素的整体观,他反对轻视或依赖理论,认为应该"把哲学运用于医学,把医学运用于哲学"。

(2)四体液学说:他认为生物体的生命取决于4种体液,即血液、黏液(痰)、黄胆和黑胆,4种性质:热、冷、干、湿的各种不同配合是这4种体液的基础。每种体液又与生物体的一定型的"气质"相适应。

(3)医师必须精通医术和技术操作:注重观察实际,重视患者及其外在环境和生活条件。

(4)医师必须了解当地的气候、土壤、水及居民的生活方式,并对该城市中的生活条件进行研究后,才能做好人群的预防工作。

(5)强调医师的品行和道德。在大致相同的历史时期,希波克拉底和《黄帝内经》的学者们在世界的东西方,不约而同地借助古代朴素的唯物论和辩证法,对各自的医学理论和实践经验,从整体角度上进行了总结和阐发,形成了大致相同的以整体观点为特点的医学模式。

三、生物医学模式

近代医学时期,占据绝对统治地位的医学模式就是生物医学模式。生物医学渗透到医学的各个角落,支配着医学实践的一切活动。基础医学、临床医学、预防医学、护理学、药物学等都遵循着生物医学模式进行学术研究、医疗护理实践和预防保健工作。

(一)生物医学模式的产生和特点

17世纪以前,无论是古典的中国医学和希腊医学,都缺乏实证基础。1628年,英国的哈维(Harvey)建立了血液循环学说,揭开了近代医学的序幕。在其后的两百多年中,随着社会的进步和科学的发展,人们逐渐认识到生物因素和疾病的关系,特别是细菌学(包括后来形成的微生物学)、病理解剖学等学科的发展,加深了对疾病的理解和认识,使医学从神学转到生物科学的基础上来,从唯心主义转到了唯物主义的基础上来,逐渐形成了以生物科学来解释健康和疾病这一模式,也称为"生物医学模式"。可以说,生物医学模式的出现是医学发展过程中的必然阶段,也是人们对自然界和人类自身认识不断加深的结果。生物医学模式的产生,极大地促进了医学科学的发展,为人类的健康和疾病的预防做出了巨大的贡献。

(二)生物医学模式的基本特征

(1)生物医学模式的基础是生物学。目前,生物学已经从细胞生物学发展到了分子生物学的阶段,也就是说从分子水平来研究疾病的变化和发展。

(2)生物医学模式认为人体的各种不适、疼痛等一切疾病都可以从躯体上找到相应的依据。这种模式认为,任何疾病都可以用偏离正常的、可测量的生物学(躯体)变量来说明,并根据躯体(生物、生理)过程的紊乱来解释行为的障碍。因此,生物医学模式认为生理正常,找不到生物学上异常的根据的疾病是不存在的。

(3)生物医学模式认为社会和心理因素对于人体的健康是无关紧要的,把身与心视为互不相干的各自独立的部分。

(4)生物医学模式的方法论基础是还原论,认为一切疾病都可以还原为人体生物学的变量,而人体的生理、生化过程也可以还原为物理的与化学的客观过程,单纯用物理、化学改变来说明人体的疾病。

(三)生物医学模式的局限性

尽管生物医学模式对于医学的发展和人类的健康有过不可磨灭的巨大贡献,并且仍将继续做出贡献,但它不可避免地具有一定的局限性。

任何一种医学模式都是人们在一定历史条件下对疾病和健康的总的认识,这种认识会随着社会的进步、科学的发展而不断变化加深。在医学科学发展到今天这个时期,生物医学模式已不能适应人们对健康和疾病认识的新的要求。生物医学模式的局限性也日益被人们发现和认识。

(1)生物医学模式排除了社会和心理因素对健康和疾病的影响。单纯强调生物致病因素和药物、手术治疗的作用,因此无法解释相同疾病和治疗手段会产生不同效果这一现象。

(2)生物医学模式强调疾病的生物学异常变量,否认有找不到异常变量的疾病存在。用这种模式无法诊断、治疗、护理和预防各种精神病、心因性和功能性疾病。而在现代化工业发达的社会中,这一类患者正在逐渐增多,生物医学模式则无法适应这一要求。

(3)由于生物医学模式常采用分解还原的方法研究机体的功能和疾病的变化,把自然界的事物和过程孤立起来,用静止不变的观点考察人体,把人体看成一架精密的“机器”,或是各个器官的组合。这种形而上学的认识方式,妨碍了对实际过程众多因素综合变化的全面认识,忽略了内因和外因相互作用的重要因素,不能辩证地看待内因和外因、局部和整体及平衡和运动等。

(4)生物医学模式只从生物学的角度和还原方法分析和研究人,忽视人有社会属性这一重要事实,对人的心理、精神和社会等因素不太关心,这就导致了医患、护患关系的疏远,关心患者、了解患者、尊重患者权利等伦理观念也淡漠了。

由于存在以上种种局限性,迫使人类在谋求自身健康的努力中,寻求更为理想和科学的医学模式。

四、生物-心理-社会医学模式

(一)产生的背景与条件

关于心理、社会因素对健康和疾病的影响,古代的东西方医学都曾有过广泛的讨论,特别是传统的中医学,一直认为人是一个整体,十分重视人的心理、情绪及周围环境(包括自然的和社会的)对健康的影响。而西方医学是从神学统治下解放出来并开始走上实验的现代医学发展道路的,它忽略和排除了心理、社会因素。

20世纪30年代以来,精神病学和心理学有了迅速的发展,人们越来越感到,人类的健康和疾病,摆脱不开心理和社会因素的影响。美国罗切斯特大学医学院精神病学教授恩格尔在1977年首次提出了"生物-心理-社会模型",即生物-心理-社会医学模式。

生物-心理-社会医学模式的形成背景和主要条件包括以下几点。

(1)生物-心理-社会医学模式是在生物医学得到充分发展的条件下出现的。

(2)医学心理学、社会医学的成就为新的医学模式形成准备了重要条件。许多精神病学家和心理学家都就健康与疾病、社会关系及疾病与心理等方面做了大量研究,使得生物单一因素致病的观点难以坚持下去。

(3)系统论的诞生为新模式提供了方法论的基础。系统论认为,人是一个开放系统,人体同环境(自然的和社会的)、人体各系统之间都存在信息及物质和能量的交换,是相互作用和相互影响的。恩格尔特别强调系统论在新模式中的重要作用。

生物-心理-社会医学模式的产生,为人们提供了认识健康和疾病的新角度和新观念。恩格尔特别指出,生物-心理-社会医学模式不是对生物医学模式的全盘否定,而是一种扩展和补充,是把"这种框架推广到包括以前被忽视的领域"。也就是说,在研究健康和疾病时,除了考虑生物因素之外,还要同时注意心理与社会的因素。

生物-心理-社会医学模式是人类对疾病和健康认识的重大进步和飞跃,是医学科学发展的新的里程碑。有人认为:"新的医学模式的产生不是偶然的,而是在心身医学、临床心理学、行为医学、社会科学等有关边缘学科基础上建立起来的。"

(二)生物-心理-社会医学模式的特点

(1)生物-心理-社会医学模式的基本出发点是把研究对象和服务对象看作既是生物学的人,又是社会的人,强调人是一个整体。因此认为人的心理、社会因素会影响人的健康。生物-心理-社会医学模式强调要研究疾病不能离开整体的有主观意识的患者,不能不研究患者。

(2)生物-心理-社会医学模式对健康与疾病持有特殊的观点,即把生物因素、社会因素、心理因素综合起来考虑,以确认一个人是否健康。世界卫生组织对健康的定义,表达了生物-心理-社会医学模式对健康的认识。

(3)在诊断思想上,生物-心理-社会医学模式不是单纯依据生物学变量,而是要求用科学上合理的方法既作必要的理化或某些特殊检查,又要研究患者的行为、心理和社会情况。

(4)在治疗观上,新的模式重视患者的主观能动作用,特别是在护理工作上,重视患者的社会心理因素的调整,促使患者康复。

(5)在方法论上,生物-心理-社会医学模式是以系统论为基础的,重视各系统之间、各系统内部的相互作用和影响,重视局部和整体、内因和外因、静止和运动等的统一和协调,使医学科学更加符合辩证唯物主义。

(6)生物-心理-社会医学模式重视医护人员同患者的关系,尊重患者的权利,尊重文化传统、价值观念等影响其健康的因素,关心患者的心理、社会状态,不再认为患者仅是"各个组织器官的组合体"。从这个角度出发,新模式更重视护理工作的重要意义及护士在调动患者内因促进机体康复方面所发挥的重要作用。

(苏春霞)

第三节　护患沟通

护患沟通从狭义来讲是指护士与患者的沟通,从广义来讲是指护理人员与患者、患者家属亲友等的沟通。护患关系是一种帮助性的人际关系,良好的护患关系可帮助患者获得或维持理想的健康状态。而良好的护患沟通,则是建立和发展护患关系的基础,它贯穿于护理工作的每个步骤中,良好的护患沟通有助于加强护患之间的配合,增强患者对护理工作的满意度。在护患沟通中,抱怨沟通占据着主导地位。本节将重点介绍护理人员沟通技能的培养,建立良好护患沟通的途径,护理实践中的常用语,沟通在健康促进中的作用。

一、护患沟通在健康促进中的作用

随着社会的进步,人们对健康的需求越来越高,医学科学发展的目标也是尽可能地去解决人群的健康问题和满足人们的健康需求。但在实际医疗护理服务中,需求与满足需求之间存在着矛盾,如果处理不好,轻者将影响医患、护患关系,重者可能导致医疗纠纷。主要表现在人们对健康需求的无止境性与医学科学的局限性之间的矛盾,从而形成医学责任的有限性。目前,在卫生服务系统存在的现象:①人们的健康问题并没有随着医学的进步而减少;②医患纠纷并没有随医学的发展而下降;③人们对健康的需求永不满足,但医学研究的范围并不能涵盖人类所有的健康问题,医学自身有限的理论和技术能力只能解决部分的健康问题,并非所有的健康问题都能通过医学技术手段解决,人们的期望和实际的结果有差异时,容易出现医疗纠纷。面对医疗护理服务的现实情况,迫切需要卫生服务提供者与被服务对象之间的支持与理解,而沟通则是双方理解的桥梁。

古希腊著名医师希波克拉底曾经说过:"医师有两种东西能治病,一种是药物,另一种是语言",医务人员和患者及其家属之间的沟通、理解和信任则是有效建立和维持医务人员与患者及其家属之间良好人际关系的关键。

医疗护理服务系统中的沟通将从以下几个方面发挥作用。

(一)沟通有利于建立帮助性人际关系

护患关系是一种帮助性的人际关系,表现在患者寻求医疗护理帮助以获得理想的健康状态,护理人员的中心工作就是最大限度地帮助人们获得健康。护理人员的许多帮助性照顾行为就是通过与患者的沟通来完成和实现的。

(二)沟通有利于提高临床护理质量

良好的护患沟通是做好一切护理工作的基础。由于护理的对象是人,很多的护理工作都需要患者的密切配合,发挥患者的主观能动性,使医疗护理活动能顺利地进行。护患之间的良好配合能增强护理效果,利于患者尽快地恢复健康,从而增强患者对护理工作的满意度。

(三)沟通有利于营造良好的健康服务氛围

人与人之间良好的沟通会产生良好的社会心理氛围,使护患双方心情愉悦。在这种环境中,护患双方相互理解、相互信任,患者和医护人员双方的心理需求得到满足,医护人员会投入更高的热情到工作中,患者会更主动地配合治疗和护理,促使患者早日康复。

（四）沟通有利于健康教育

健康教育是护理活动中全面促进人群健康的一个重要的方面。护士可以通过与患者进行评估性沟通，了解其现有的健康知识需求，并针对患者的个体情况向患者传递有关的健康知识和技能，达到提高患者及家属自我保健的能力。

（五）沟通有利于适应医学模式的转变

生物医学模式是从局部和生物的角度去界定健康与疾病，忽略了人的社会属性，不利于护理工作的进行。现代医学模式不仅把患者看成是生物的人，也是心理的社会的人。参与社会活动与他人交往和沟通是人类重要的心理社会需求，要求护理人员从整体的观念出发，主动关心患者，与患者进行良好的沟通，了解患者的心理精神状态，从整体的角度满足患者的综合要求。

二、护理活动中的治疗性沟通

护士与患者之间的沟通成功与否，除了护患双方本身的因素外，还存在沟通技能的问题。护理活动中的沟通必须是双向的，既需要接收信息，又需要发送信息，才能达到预期的沟通效果。人与人之间由于年龄、性别、背景、受教育程度、生活环境和种族文化差异等因素，使人形成不同的价值观念和生活方式，这些价值观念和生活方式的差异，将直接影响护患之间的沟通效果。认识这些因素，将有助于沟通的成功。

（一）治疗性沟通的含义与特点

治疗性沟通是指护患之间、护理人员之间、护理人员与医师及其他医务人员之间，围绕患者的治疗问题并能对治疗起积极作用而进行的信息传递和理解。治疗性沟通是一般沟通在护理实践中的应用，除一般沟通的特征外，还具有以下自身的特征。

1.以患者为中心

在日常生活中，沟通的双方处于平等互利的地位，沟通的双方能关注对方的动机、情绪，并能根据对方的反应做出相应的改变。在这种沟通中，双方是平等的、无主动与被动之分。而在治疗性沟通中信息传递的焦点是围绕着患者进行的，在护理服务过程中，应以满足患者的需求为主要沟通目的。

2.治疗性沟通有明确的目的性

治疗性沟通的目的在于：①建立和维护良好的护患关系，有利于护理工作的顺利进行；②收集患者的资料，进行健康评估，确定患者的健康问题；③针对患者存在的健康问题实施护理活动；④了解患者的心理精神状态，对患者实施心理护理，促进患者的心理健康；⑤共同讨论确定解决患者的护理问题。医疗护理活动中所有的沟通内容都是为了解决患者的健康问题，达到恢复、促进、维持患者健康的目的，这是治疗性沟通的一个重要特征。

3.沟通过程中的护患自我暴露的要求

这是与一般性沟通的重要区别。一般说来，在社交性沟通中，沟通双方都会有一定程度和内容的自我暴露，虽然在暴露的量和程度上不一定对等，而在治疗性沟通中，比较注重的是促进患者的自我暴露，以增加患者对自我问题的洞察力和便于护理人员了解患者实际情况，评估患者的需求。而对护理人员，则要求在患者面前尽量减少自我暴露，以免患者反过来担心护理人员而增加患者的压力。

（二）评估患者的沟通能力

评估患者的沟通能力是有效进行治疗性沟通的基础条件。人的沟通能力是不同的，影响患者沟通能力的因素很多,除了不同的经济文化背景、价值观因素外,患者自身的生理、心理状况等因素也会影响到患者的沟通能力。护理人员只有充分了解患者沟通能力方面的有关信息,才能有的放矢地进行沟通,达到预期目的。患者沟通能力评估主要包括以下几方面。

1.听力

一定程度的听力是语言沟通应具备的基本条件。当患者的听觉器官受到损伤后,会出现听力的缺陷,直接影响与患者进行有声语言的沟通。除了各种原因引起的耳聋外,老年人随着年龄的增长,也会出现听力下降。

2.视力

据统计,人的信息80%以上是通过视觉获得,视力的好坏,直接影响患者对非语言的沟通,良好的视力能提高沟通的效率。

3.语言表达能力

每个人的语言表达能力不同。如对同一件事情的陈述,有些人描述得很清楚,而有些人却不知道怎样叙述。语言表达能力还受到个体年龄、教育文化背景和个体患病经验等因素影响。

4.语言的理解能力

良好的沟通不仅仅需要良好的表达能力,而且需要良好的理解能力。如有些人听不懂外语、方言,容易造成沟通困难。人的理解能力同样受到文化教育等因素的影响。

5.病情和情绪

患者病情的轻重和情绪直接影响沟通的效果。患者病重时无兴趣和精力进行沟通,甚至不能进行语言沟通。护士可以通过观察患者的身体语言获取信息,评估患者,制订护理计划,进行护理干预。

(三)如何引导患者谈话

1.护士要有同情心

护士是否关心患者,对患者是否有同情心,是患者是否愿意与护士沟通的基础和关键。对患者而言,患病后总认为自己的病情很严重,希望护士特别关注、关心和照顾,以他为中心,一切以他为重。但事实上护士不能满足患者的所有要求,因为一个护士不仅要照顾这个特定的患者,同时还要护理其他患者。但护士要从态度和行为上表现出对患者的关心和同情,并对患者做适当的解释,如"请稍候,等我把手里的事处理完就来"。

2.使用开放式谈话方式

开放式谈话原则上是向患者提出问题,即询问患者,患者根据其实际情况回答。而不是由护士提供答案,让患者在几个答案中选择。

例如,患者:"我可以留陪护吗?"护士:"不行,这是医院的规定。"这样,患者与护士的谈话就结束了。这是一种封闭式谈话,护士只能获取少量信息。如果改变问话方式,谈话就会进行下去,并且能获取更多信息。

护士:"按医院规定是不能留陪护的,请问你为什么想留陪护?"患者:"我明天手术,心里有些紧张,希望家属能陪伴我。"这样,护士就可以获得患者紧张的信息,并采取相应措施缓解患者的紧张情绪。

3.学会询问

在医疗护理实践中护理人员可向患者提出一些问题,并采用鼓励的语言和促使患者把自己的真实感受讲出来,询问可帮助医护人员获取信息和确认有关健康问题,以保证医疗护理措施的有效进行。

(四)其他常用护患沟通策略

1.了解患者的价值观、情感和态度

患者的文化程度、生活环境、文化背景、信仰和价值观,直接影响患者对某些事件的看法和采取的行为。护理人员只有在充分了解患者情况的基础上,才能与患者进行很好的沟通,避免误解。

2.尊重患者

每个患者都有尊严,护士应该以礼貌、尊重的态度对待他们,以真心、爱心赢得患者的信任。尊重患者是与患者进行良好沟通并建立良好护患关系的先决条件。病重或视力差的患者,存在生活部分或完全不能自理等问题,易产生孤独、焦虑和自卑的感觉,护士应主动关心患者,多与其沟通,了解和满足患者的需要。

3.掌握谈话节奏

不同的患者,其谈话和反应的节奏不同,有快有慢,护士应根据患者的具体情况,注意掌握沟通的节奏,尽量与患者保持一致,而不能强迫患者与护士保持一致。如与某患者的沟通一直都很顺利,按计划今天护士要与患者进行某个问题的沟通,但患者拒绝回答,或干脆不理睬。这时,护士就要考虑是否交谈进行得太快,患者不能适应是否应该调整谈话节奏或进程。

4.合理分配时间

与患者的沟通需要进行时间安排,如果是比较正式的沟通,如对患者进行评估,进行健康教育,则要有一定的时间计划。如这个话题将要花多长时间,是否需要事先约定。如对糖尿病患者实施胰岛素的自我注射方法教育,在时间安排上注意与主要的治疗和其他护理的时间错开,有足够的时间实施教育计划而不被打断,才能保证健康教育顺利和有效。

5.积极的倾听态度

护士认真、积极的倾听态度,表示出对患者的谈话感兴趣,愿意听患者诉说,是鼓励患者继续交谈下去的动力。如果是正式谈话,需事先安排合适的时间,不要让其他事情分散自己的注意力。仔细倾听患者的诉说,不轻易打断患者的陈述。护士应用自己的眼睛、面部表情和话语传递出对患者的关注。在与患者交谈的过程中,护士注意观察患者的面部表情、姿势、动作和说话的语调等,有时患者的身体语言更能表达患者的真实意思。沟通中最重要的技巧是关注对方,关注患者的需要,而不是关注护士的需要。谈话过程中注意不要有东张西望和分散注意力的小动作,如不停地看表、玩弄手指或钥匙等,这些会使对方认为你心不在焉,影响沟通的进行。同时,护士应及时回应患者,对视力好或有残余视力的患者,可用点头等身体语言示意;对视力差的患者应给予口头上的反应,如"是吗""你说得对"等话语,以促进沟通的继续进行。

6.传递温暖的感觉

护士在与患者沟通时,尽量在各方面使患者感到舒适,如安排谈话的时间、地点和沟通的方式等。在日常护理工作中,护士应表现出愿意与患者接触、愿意帮助他,关心他的行为和态度,使患者感到被尊重、被关心和被重视。真诚对待患者,赢得患者的信任。护患之间只有建立较深的信任感,才能达到较高层次的沟通。

7.巧用非语言沟通

护士的手势、面部表情、语调等也能传递出对患者的关心和对沟通的关注等信息。在患者行走时搀扶他(她),痛苦时抚慰他(她),紧张时握住他(她)的双手及帮助患者整理用物,将其用物放在患者易于取拿之处,这些行为都是无声的语言,传递着护士的关心和爱心。

8.注意观察患者的非语言表达方式

护士可通过观察患者的面部表情、姿势和眼神等,了解患者的真实信息。患者可能并没有用语言表达自己的情绪,但从患者的表情中护士也可以得到一些信息,如从患者捂住腹部的姿势上,护士能判断出患者可能有腹部不适等。

9.保护患者的隐私

如谈话的内容涉及患者的隐私,不要传播给与治疗和护理无关的医务人员,更不能当笑料或趣闻四处播散。如有必要转达给他人时,应告诉患者并征得其同意。如患者告诉护士她的人工流产情况,若与治疗方案的选择有关,需转告医师时,护士要向患者说明将把这一信息告诉医师并解释转告医师的必要性。

10.理解患者的感觉

人是经验主义的,对于人和事的理解高度依赖于自己的直接经验。人的思维常常以自我为中心,没有切身体验过的事往往觉得难以理解。只有当别人经历的情感是自己曾经体验过或正在体验的,才能真正理解。因此,自我经验的丰富无疑是护理人员理解和同情患者的前提。但是,由于受年龄、阅历和生活视野等因素的限制,人们亲身体验、亲眼所见的事物总是不够的,这就需要靠"移情"来补偿。移情不是指情感的转移,而是对人更高一层的理解与同情。它的含义包括用对方的眼光来看待对方世界;用对方的心灵来体会对方的世界。在护理队伍中,绝大多数护士都不曾体会疾病缠身对人的身心折磨,也未曾遭遇更多的人生坎坷与磨难,故对患者的某些要求及表现缺乏同情和理解。如果我们能设身处地地从患者的角度理解患者的疾苦,倾听他们的诉说并给予真诚的关怀,就能使护理工作更有成效。

11.对患者的需要及时做出反应

在绝大多数情况下,护士与患者交谈都带有一定的目的性。患者的一般需要和情感需要将得到回应。如患者诉说某处疼痛,护士应立即评估患者的疼痛情况,并给予及时处理;如问题严重,护士不能单独处理时,应及时通知医师进行处理,不能因有其他事情而怠慢患者。

12.向患者提供健康有关的信息

护理活动中,护士应尽量利用和患者接触的时间,向患者提供有关信息,解答患者的疑问。在向患者提供信息时,应使用通俗易懂的语言,尽量不用或少用医学专业术语。

对一时不能解答的问题,护士应如实告诉患者并及时、努力地寻求答案,切忌对患者说谎或胡乱解答,对一些可能医师才了解的信息,护士可告诉患者会去问医师,或建议患者直接去问医师。

三、建立良好的护患沟通途径

由于护患之间存在个体差异和群体差异,如儿童与老年患者就有其年龄特点,在沟通过程中既具有一般人际沟通共同的特点,也具有护患沟通独有的特点和途径,了解和掌握好这些特殊年龄段患者的特点,将有利于进行护患沟通,提高护理措施的有效性,促进患者的康复。

(一)儿童与青少年的特点及沟通要求

与儿童进行沟通需要一些特别的考虑,才能与儿童及其家长建立良好的治疗性人际关系。不同年龄段的儿童有不同的沟通特点,护士只有了解这些特殊年龄段患者的特点,才能与他们进行有效的沟通。

1.婴儿的特点和沟通技巧

婴儿阶段的患者不具备用语言进行沟通和表达个体感受的能力,常以哭、笑动作等非语言形式表达自己的舒适与否、好恶等。护士在与婴儿沟通时应避免过大和刺耳的声音,不要突然移动,动作应轻缓,轻柔的抚摸有助于使婴儿安静下来。沟通时,护士应面带微笑、在婴儿的视野范围内。多与婴儿接触,特别是将他们抱在胸前,让他们熟悉护士,使他们感到安全和温暖。

2.幼儿或学龄前儿童的特点和沟通技巧

此年龄段的幼儿能用语言和非语言的形式简单地表达自己的意见和感受,他们自我中心意识较强,说话和思维是具体的、不抽象。与这个年龄段的儿童沟通,重点是关注孩子的个人需要和兴趣。告诉孩子他(她)应该怎样做,怎样去感觉,允许孩子自己去探索周围环境(如玩听诊器、压舌板等,但须注意安全)。在与孩子谈话时注意用简单的短句、熟悉的词汇和具体形象的解释。注意避免使用含糊不清的话语,直截了当的语言更利于他们的理解,如直接对孩子说:"现在该吃药了。"

3.学龄期儿童的特点和沟通技巧

学龄期儿童能使用语言进行沟通。他们有较强的求知欲,对周围世界感兴趣,关心自己身体的完整性。在与学龄期儿童交往时,护士应对其感兴趣的事物给予简单的说明和解释,必要时给他们示范怎样操作一些仪器和设备,如给洋娃娃打针,以帮助他们克服对打针的恐惧;鼓励他们表达自己的兴趣、爱好和恐惧等,便于护士针对性地进行护理。

4.少年的特点和沟通技巧

少年人群的抽象思维、逻辑判断能力和行为介于成人和儿童之间,喜欢独立行事。护士应允许他们有自己的想法,不要强迫他们;认真倾听他们的诉说,了解他们的想法。在这个阶段的孩子可能有他们年龄段的一些独特的词汇,所以护士应熟悉并且能运用这些独特的词汇,以利于更好地与孩子进行沟通。

值得注意的是,儿童特别是年龄较小的儿童,对非语言信息比语言信息更敏感,他们往往对一定的姿势和移动的物体更有兴趣,突然的移动或威胁的动作可能会使儿童惊吓,所以护士的任何动作都必须轻缓,温柔、友善和平缓的语调能使患儿感到舒适和容易接受。

儿童也有被尊重的需要,当大人以俯视姿势与他们谈话时,他们会感到不高兴。所以,在与儿童交谈时,护士的眼睛应尽量与他们的眼睛处于一个水平面。当孩子患病后,他们会感到无助,护士在与他们交谈时,应坐在矮椅子上或蹲下身来,有时甚至可以将他们抱在怀里或放在腿上。

任何时候,护士在给患儿做解释或指导时,都应使用简单的和直接的语言,并且告诉儿童你希望他怎样做。为了减少儿童的恐惧和焦虑,给儿童的一些解释应该在操作前进行,一般不提早告知。

绘画和游戏是与幼儿有效沟通的两种重要方式。绘画给儿童提供了非语言表达(绘画)和语言表达(解释画面)的机会。儿童的绘画通常能显示出他们自己的经历、好等信息,有时候可以作为心理分析的资料。护士也可以从儿童的绘画上开始与他们的交谈。游戏是一种独特的沟通方式。在游戏过程中,儿童与护士逐渐熟悉,戒备和恐惧心理得到缓解,护士就能了解儿童的真实情况。治疗性的游戏能减轻患儿的焦虑和因疾病引起的不适。在给患儿进行体格检查前,先与他们游戏,再进行体格检查,可取得他们的配合。

儿童与他们的父母接触的时间最多,如果患儿不能表达或表达不清,患儿的相关信息就可以从他们的家长处得到核实或由家长提供。

（二）老年人的特点及沟通要求

老年人是社会中一个特殊的群体，随着社会的老龄化，老年人口会越来越多。老年人患病率和住院率也高于其他人群，所以与老年人的沟通是做好老年患者护理服务的关键。

1.老年人的沟通特点

老年人随着机体的生理性老化，感觉器官的功能也逐渐减退或出现病变，如老年性白内障、青光眼、黄斑变性、糖尿病视网膜病变、眼底血管性病变及老年聋等，加上老年患者的记忆力下降，将严重影响患者与他人的沟通。一般，老年人的共同特点如下。

（1）视力差：老年人视力减退的程度和持续时间各异，但都不同程度地影响与他人沟通的能力，特别是患者对他人身体语言的感受。人从外界环境接受各种信息时，有80％以上的信息是从视觉通道输入。由于视力受损，患者接受信息的能力减弱和变慢，所以老年患者对护士所给信息的反应速度不及正常人或年轻人快。

（2）反应变慢：老年人对外界事物的灵敏性和反应速度下降，会不同程度地影响老年人与他人的沟通。

（3）记忆力下降：会直接影响老年人对某些信息的记忆和回忆，从而影响沟通效果。

（4）听力下降：也会直接影响沟通双方口头语言信息的传递和理解。

2.与老年人沟通时的注意事项

（1）选择适当的沟通方式：通过评估老年人的沟通能力，选择适当的方式与老年人进行沟通。如交谈、表情与手势和书写等，强化沟通效果。

（2）语速要慢：因为老年人的反应速度减慢，在与老年人进行沟通时，要适当减缓语言速度，说完一句话后应给一定的时间让老年人反应，切忌催促。

（3）创造一个适宜沟通的环境：如患者舒适的体位，安静的环境，没有人打断，时间充裕。

（4）简短、重复：在与老年人沟通时，注意语句简短，一次交代一件事情，以免引起老年人的混淆。对重要的事情，有必要重复交代，直到老年人理解、记住为止，必要时可用书面记录提示或告知其家属，协助老年人完成。

（侯秀娟）

第二章　常用护理操作

第一节　生命体征监测技术

一、体温、脉搏、呼吸测量

(一)目的

通过观察体温、脉搏、呼吸变化,了解疾病发生和发展的规律,协助医师做出正确诊断,为治疗和护理提供依据。

(二)操作前准备

1.告知患者或家属

将操作目的、方法、注意事项、配合方法告知患者或家属。

2.评估患者

(1)年龄、病情、意识状态、自理能力、治疗情况、合作程度、心理状态。

(2)测量部位肢体及皮肤状况。

(3)影响测量准确性的相关因素。

3.操作护士

操作护士需着装整洁、修剪指甲、洗手、戴口罩。

4.物品准备

准备治疗盘、弯盘、体温计、手表、快速手消毒剂;集体测量时准备治疗车、记录单、笔。

5.环境

室温适宜、光线充足、环境安静。

(三)操作过程

(1)携带用物至患者床旁,核对腕带及床头卡。

(2)测量体温:根据患者病情选择合适的体温测量方式(腋下、口腔、直肠),协助患者取舒适卧位。①腋下测温:需擦干腋窝,将体温计水银端放于腋窝深处并紧贴皮肤,10分钟后取出读数。②口腔测温:将体温表水银端放置于患者舌下,让患者紧闭口唇,切勿用牙咬,用鼻呼吸,3分钟后取出读数。③直肠测温:患者取侧卧或屈膝仰卧位露出臀部,润滑肛表水银端,轻轻插

17

入肛门 3～4 cm,婴儿 1.25 cm、幼儿 2.5 cm,3 分钟后取出读数。

(3)测量脉搏:①将患者手臂放于舒适位置。②用示指、中指、无名指指腹按于桡动脉处或其他浅表大动脉处。③计数 30 秒,将测得的脉率乘 2。④脉搏异常,危重患者需测量 1 分钟。⑤脉搏短绌时需 2 人同时分别测量心率和脉率 1 分钟,以分数方式记录,即心率/脉率。

(4)测量呼吸:①以诊脉状,观察胸腹起伏,计数 30 秒。②危重患者呼吸不易观察时,用少许棉絮置于患者鼻孔前,记录 1 分钟棉絮被吹动的次数。

(5)协助患者取舒适卧位。

(6)消毒体温计。

(7)洗手、记录、确认医嘱。

(四)注意事项

(1)婴幼儿、意识不清或不合作患者测温时,护士不宜离开。

(2)婴幼儿、精神异常、昏迷、有口腔疾病、不合作、口鼻手术或呼吸困难患者,禁忌测量口温。

(3)进食、吸烟、面颊部冷/热敷患者应推迟 30 分钟后测口腔温度。

(4)腋下有创伤、手术、炎症,腋下出汗较多、极度消瘦的患者,不宜采取腋下测温;沐浴后需等待 20 分钟后再测腋下温度。

(5)腹泻、直肠或肛门手术、心肌梗死患者不宜采用直肠测量法。

(6)体温和病情不相符合时重复测温,必要时可同时采取两种不同的测量方式作为对照。

(7)异常脉搏应测量 1 分钟,当脉搏细弱难以触诊时,可用听诊器听诊心率 1 分钟代替。

(8)偏瘫患者选择健侧肢体测量脉搏。

(9)除桡动脉外,可测颞动脉、肱动脉、颈动脉、股动脉、腘动脉、足背动脉等。

(10)测量呼吸时宜取仰卧位。

(11)不可用拇指诊脉。

(五)评价标准

(1)患者或家属能够知晓护士告知的事项,对服务满意。

(2)遵循查对制度,符合标准预防、安全原则。

(3)护士操作规范、准确。

二、血压测量

(一)目的

测量血压值,观察血压的动态变化,目的在于协助诊断,为预防、治疗、康复、护理提供依据。

(二)操作前准备

1.告知患者

将操作目的、方法、注意事项、配合方法告知患者。

2.评估患者

(1)年龄、病情、意识状态、治疗情况、心理反应、合作程度。

(2)测量部位肢体及皮肤状况。

(3)影响测量准确性的相关因素。

3.操作护士

操作护士应着装整洁、修剪指甲、洗手、戴口罩。

4.物品准备

准备血压计、听诊器、快速手消毒剂,集体测量时准备治疗车、记录单。

5.环境

室温适宜、光线充足、环境安静。

(三)操作过程

肱动脉测量方法如下。

(1)携带用物至患者床旁,核对腕带及床头卡。

(2)患者取舒适卧位,协助其露出手臂,手掌向上,肘部伸直,排尽袖带内空气,袖带缠于上臂中部,下缘距肘窝 2～3 cm,松紧以可放进一指为宜。

(3)使水银柱"0"点与肱动脉、心脏处于同一水平,将听诊器胸件放在肱动脉搏动最强处固定,充气至动脉搏动音消失,再加压使压力升高 2.6～4.0 kPa(20～30 mmHg),缓慢放气。

(4)告知患者血压数值。

(5)取下袖带,排尽空气,血压计向右倾斜 45°,关闭水银槽开关。

(6)整理床单位,协助患者采取舒适卧位。

(7)消毒血压计、听诊器。

(8)洗手、记录、确认医嘱。

(四)注意事项

(1)对需要长期密切观察血压的患者,应遵循四定的原则:定时间、定体位、定部位、定血压计。

(2)测量肢体的肱动脉与心脏处于同一水平位置,卧位时平腋中线,坐位时平第 4 肋。

(3)偏瘫患者选择健侧上臂测量。

(4)测量前需检查血压计的有效性,定期监测、校对血压计。

(5)如发现血压听不清或异常,应重测:先驱净袖带内空气,使汞柱降至"0",稍休息片刻再行测量,必要时做对照复查。

(五)评价标准

(1)患者或家属能够知晓护士告知的事项,对服务满意。

(2)遵循查对制度,符合标准预防、安全原则。

(3)测量方法正确,测量结果准确。

三、心电监测

(一)目的

遵医嘱正确监测患者心率、心律、呼吸、血压、血氧饱和度,动态评价病情变化,为临床治疗提供依据。

(二)操作前准备

1.告知患者或家属

将操作目的、方法、注意事项、配合方法告知患者或家属。

2.评估患者

(1)病情、年龄、意识状态、合作程度、心理反应。

(2)胸部皮肤情况。

3.操作护士

操作护士应着装整洁、修剪指甲、洗手、戴口罩。

4.物品准备

准备治疗车、监护仪、导联线、一次性电极片、酒精或盐水棉签数根、污物桶、快速手消毒剂。

5.环境

保持环境整洁、安静。

(三)操作过程

(1)携带用物至患者床旁,核对腕带及床头卡。

(2)协助患者取平卧位,暴露胸部皮肤。

(3)连接监护仪电源,将电极片连接于导联线上。

(4)用酒精棉签擦净皮肤,将电极片贴于患者胸部正确位置。

(5)连接血氧饱和度(SpO_2)、血压袖带。

(6)打开监护仪开关,设置监测指标的报警界限。

(7)整理用物及床单位,按医疗垃圾分类处理用物。

(8)擦拭治疗车。

(9)洗手、记录、确认医嘱。

(四)注意事项

(1)放置电极片时,应避开伤口、瘢痕、中心静脉插管、起搏器及电除颤时电极板的放置部位。

(2)密切监测患者异常心电波形,排除各种干扰和电极脱落,以及时通知医师处理;对于带有起搏器的患者,要区别其正常心律与起搏心律。

(3)定期更换电极片及其粘贴位置。

(4)心电监护不具有诊断意义,如需更详细了解心电图变化,需做常规导联心电图。

(5)对躁动患者,应当固定好电极和导线,避免电极脱位及导线缠绕。

(五)评价标准

(1)患者或家属能够知晓护士告知的事项,对服务满意。

(2)护士操作过程规范、准确。

(3)遵循查对制度,符合标准预防及安全原则。

(4)注意观察患者病情变化,出现异常情况及时处理。

四、血糖监测

(一)目的

遵医嘱准确测量患者血糖,为诊断和治疗提供依据。

(二)操作前准备

1.告知患者

将操作目的、方法、注意事项、配合方法告知患者。

2.评估患者

(1)病情、意识状态、治疗情况、合作程度。

(2)末梢循环、皮肤情况、进食时间。

(3)评估血糖仪的工作状态,检查试纸有效期。

3.操作护士

操作护士应操作护士应着装整洁、修剪指甲、洗手、戴口罩。

4.物品准备

准备治疗车、治疗盘、75％乙醇、棉签、血糖仪、血糖试纸、一次性采血针、快速手消毒剂、利器盒、污物桶。

5.环境

保持环境整洁、安静。

(三)操作过程

(1)携带用物至患者床边,核对腕带及床头卡。

(2)清洁患者双手,协助患者取适当体位。

(3)按照说明书使用血糖仪。

(4)用75％乙醇消毒指端皮肤,待干。

(5)采血宜选用指血自然流出法,采血后用干棉签按压。

(6)读取血糖值,告知患者。

(7)整理床单位,协助患者取舒适卧位。

(8)按医疗垃圾分类法处理用物。

(9)擦拭治疗车、血糖仪。

(10)洗手、记录、确认医嘱。

(四)注意事项

(1)测血糖前,确认血糖仪上的号码与试纸号码一致。

(2)测血糖时应轮换采血部位。

(3)避免试纸受潮、污染。

(4)血糖仪应按生产商使用要求定期进行标准液校正。

(五)评价标准

(1)患者能够知晓护士告知的事项,对服务满意。

(2)遵循查对制度,符合标准预防、安全原则。

(3)操作过程规范,动作娴熟。

五、血氧饱和度监测

(一)目的

监测患者血氧饱和度,动态评价病情变化,为临床治疗提供依据。

(二)操作前准备

1.告知患者或家属

将操作目的、方法、注意事项、配合方法、影响监测效果的因素告知患者或家属。

2.评估患者

(1)意识状态、吸氧浓度、自理能力、合作程度。

(2)指(趾)端循环、皮肤完整性、指(趾)甲及肢体活动情况。

3.操作护士

操作护士应着装整洁、修剪指甲、洗手、戴口罩。

4.物品准备

准备治疗车、血氧饱和度监测仪、酒精或盐水棉签、快速手消毒剂、污物桶。

5.环境

保持环境安静、整洁、光线适宜。

(三)操作步骤

(1)携带用物至患者床旁,核对腕带及床头卡。

(2)协助患者取舒适体位,暴露测量部位。

(3)连接血氧饱和度监测仪电源。

(4)清洁患者局部皮肤及指(趾)甲。

(5)安放传感器。

(6)开机,设置报警界限,读取数值并告知患者。

(7)整理床单位,安抚患者。

(8)整理用物,按医疗垃圾分类处理用物。

(9)擦拭治疗车。

(10)洗手、记录、确认医嘱。

(四)注意事项

(1)SpO_2监测报警低限设置为90%,发现异常及时通知医师。

(2)注意休克、体温过低、低血压、使用血管收缩药物、贫血、偏瘫、指甲过长、同侧手臂测量血压、周围环境光照太强、电磁干扰及涂抹指甲油等对监测结果的影响。

(3)注意更换传感器的位置,以免皮肤受损或血液循环受阻。

(4)怀疑CO中毒的患者不宜选用脉搏血氧监测仪。

(5)对躁动患者,应当固定好导线,避免传感器脱位及导线缠绕。

(五)评价标准

(1)患者或家属能够知晓护士告知的事项,对服务满意。

(2)传感器安放正确,接触良好,松紧度适宜。

(3)操作过程规范、安全,动作熟练。

六、中心静脉压监测

(一)目的

监测中心静脉压的目的是了解循环血量,判断心功能及周围循环阻力,指导临床补液,评估治疗效果。

(二)操作前准备

1.告知患者或家属

将操作目的、方法、注意事项、配合方法告知患者或家属。

2.评估患者

(1)病情、意识状态、合作程度。

(2)中心静脉置管及周围皮肤情况。

(3)体位及凝血状况。

3.操作护士

操作护士应着装整洁,修剪指甲,洗手,戴口罩。

4.物品准备

准备治疗车、监护仪、压力套装(导联线、压力传感器、加压袋、0.9%氯化钠 250 mL)、穿刺盘、污物桶、快速手消毒剂。

5.环境

保持环境整洁、安静、私密。

(三)操作步骤

(1)携带用物至患者床旁,核对腕带及床头卡。

(2)连接电源,打开监护仪开关。

(3)协助患者取平卧位,暴露置管部位。

(4)将压力套装挂在输液架上,加压袋充气加压至 40.0 kPa(300 mmHg),排气。

(5)拧下置管上的肝素帽,消毒,连接压力传感器,冲管。

(6)将监护仪调至中心静脉压(CVP)的模块,设置参数。

(7)将传感器置于腋中线第 4 肋间(右心房水平),校正零点,测压,读数。

(8)测量完毕。

(9)协助患者取安全、舒适卧位。

(10)整理用物,按医疗垃圾分类处理用物。

(11)擦拭治疗车。

(12)洗手、记录、确认医嘱。

(四)注意事项

(1)严格无菌操作。

(2)避免管道扭曲,保持测压管道的通畅。

(3)每天检查穿刺部位皮肤有无红肿、脓性分泌物,定期更换敷料、管路、压力套装和冲洗液。

(4)选择标准的测压零点,传感器置于腋中线第 4 肋间与右心房同一水平,每次测压前均应校正压力传感器零点。

(5)中心静脉测压通路应避免输注血管活性药物,以防引起血压波动。

(6)注意影响中心静脉压数值的因素,如患者的体位、机械通气、腹内压等。

(7)观察有无心律失常、出血、血肿、气胸、血管损伤等并发症的发生,股静脉插管时,注意观察置管侧下肢有无肿胀、静脉回流受阻等下肢静脉栓塞的表现。

(五)评价标准

(1)患者或家属能够知晓护士告知的事项,对服务满意。

(2)遵循无菌操作原则、符合消毒隔离制度。

(3)操作过程规范、安全,动作娴熟。

七、斯旺-甘茨(Swan-Ganz)导管监测

(一)目的

(1)监测目的在于评估左右心室功能,反映左心室前负荷和右心室后负荷。

(2)指导治疗,为扩容补液,应用强心药物、血管收缩药物和血管扩张药物治疗提供依据,同

时还可以判断治疗效果和预后。

（二）操作前准备

1.告知患者

告知患者操作目的、方法、注意事项、配合方法。

2.评估患者

（1）病情、体位及合作程度。

（2）置管及穿刺处周围皮肤情况。

3.操作护士

操作护士应着装整洁、修剪指甲、洗手、戴口罩。

4.物品准备

准备测压装置、监护仪、注射器、快速手消毒剂等。

5.环境

保持环境安静、整洁。

（三）操作过程

（1）携带用物至患者床旁，核对腕带及床头卡。

（2）暴露置管部位。测量导管插入长度。

（3）连接测压装置，加压袋充气加压至 40.0 kPa（300 mmHg）左右，注意排尽管道内气体。

（4）测压前需调整零点，压力换能器需与患者右心房在同一水平。

（5）测量肺动脉楔压时，应将气囊缓慢充气（充气量＜1.5 mL），待出现嵌顿压图形后，记录数字并放掉气囊内气体。

（6）非测量肺动脉楔压时，抽尽气囊内气体并锁住气囊注射器。

（7）记录测量数据。

（8）整理床单位，协助患者取舒适卧位。

（9）整理用物，按医疗垃圾分类处理用物。

（10）洗手、签字、确认医嘱。

（四）注意事项

（1）每次测量各项指标之前需调定零点。

（2）穿刺伤口定期换药，若渗出液较多应及时换药。

（3）保证测压装置严密畅通。

（4）及时了解影响压力测定的因素，观察有无相关并发症的发生。

（5）保持管道通畅，每小时用肝素生理盐水 3～5 mL 冲洗测压导管及 Swan-Ganz 导管。

（6）拔除导管时，应在监测心率、心律的条件下进行，拔管后，穿刺的局部应压迫止血。

（五）评价标准

（1）患者或家属能够知晓护士告知的事项，对服务满意。

（2）遵循查对制度，符合无菌技术、标准预防原则。

（3）操作过程规范、安全，动作轻柔。

（谢明莉）

第二节 给 药 技 术

一、口服给药

(一)目的
药物经胃肠黏膜吸收而产生疗效,减轻症状,治疗疾病,维持正常生理功能,协助诊断,预防疾病。

(二)操作前准备
1.告知患者

告知患者服药目的、方法、注意事项、配合方法。

2.评估患者

(1)病情、意识状态、自理能力、心理状况、吞咽能力、合作程度。

(2)用药史、过敏史、不良反应史。

(3)口腔黏膜及食管情况。

3.操作护士

操作护士应着装整洁、修剪指甲、洗手、戴口罩。

4.物品准备

准备发药车、服药单、口服药、水壶(内盛温开水);必要时备量杯、滴管、研钵。

5.环境

保持环境整洁、安静。

(三)操作过程
(1)携物至患者床旁,核对腕带及床头卡。

(2)查对药物(核对无误后发药)。

(3)协助患者服药。

(4)对老、弱、小及危重患者,应协助其喂药,必要时将药研碎后服入。

(5)不在病房或者因故暂不能服药者,暂不发药,做好交班。

(6)发药后再次核对。

(7)患者如有疑问,应重新核对,确认无误后向患者给予解释,再给患者服用。

(8)整理用物。

(9)洗手、签字、确认医嘱。

(四)注意事项
(1)严格执行查对制度。

(2)遵医嘱及药品使用说明书服药。

(3)掌握患者所服药物的作用、不良反应及某些服用的特殊要求,如对服用强心苷类药物的患者,服药前应先测脉搏、心率,注意其节律变化,如心率低于 60 次/分,不可以服用;用吸管服用铁剂;服用止咳糖浆类药物后不宜立即饮水,服磺胺类药后多饮水等。

（4）观察服药后不良反应。

（5）患者因故暂时不能服药时，做好交班。

（五）评价标准

（1）患者能够知晓护士告知的事项，对服务满意。

（2）遵循查对制度，符合标准预防、安全给药原则。

（3）操作过程规范、准确。

二、皮内注射

（一）目的

皮内注射是药物的皮肤过敏实验、预防接种及局部麻醉的前驱步骤。

（二）操作前准备

1.告知患者

告知患者操作目的、方法、注意事项、配合方法。

2.评估患者

（1）病情、意识状态、心理反应、自理能力、合作程度、进食情况。

（2）患者药物过敏史、用药史、不良反应史。

（3）注射部位的皮肤状况。

3.操作护士

操作护士应着装整洁、修剪指甲、洗手、戴口罩。

4.物品准备

准备医嘱单、注射卡、药液、静脉滴注包、注射器、穿刺盘、75％乙醇或生理盐水、快速手消毒剂、急救药品。

5.评估、查对

评估用物，查对用药。

6.核对

双人核对，治疗室抽吸药液。

7.环境

整洁、安静。

（三）操作过程

（1）携带用物至患者床旁，核对腕带及床头卡。

（2）协助患者取适当体位，暴露注射部位。

（3）消毒皮肤。

（4）绷紧皮肤，注射器针头斜面向上，与皮肤呈 5°角刺入皮内，注入 0.1 mL 药液，使局部呈半球状皮丘，皮肤变白并显露毛孔。

（5）迅速拔出针头（20 分钟后，由 2 名护士观察结果）。

（6）整理床单位，协助患者取舒适、安全卧位。

（7）整理用物，按医疗垃圾分类处理用物。

（8）洗手、记录、确认医嘱。

（四）注意事项

（1）皮试前必须询问过敏史，有过敏史者不可做试验。

（2）消毒皮肤时，避免反复用力涂擦局部皮肤，忌用含碘消毒剂。

（3）正确判断试验结果。对皮试结果阳性者，应在病历、床头、腕带或门诊病历做醒目标记，并将结果告知医师、患者及家属。

（4）特殊药物的过敏试验应按要求观察结果。

（5）备好相应抢救药物与设备，以及时处理变态反应。

（五）评价标准

（1）患者知晓护士告知的事项，了解操作目的，对服务满意。

（2）操作规范、准确。

（3）遵循查对制度，符合无菌技术、标准预防、安全给药原则。

（4）密切观察病情，以及时处理各种变态反应。

三、皮下注射

（一）目的

皮下注射适用于需要迅速达到药效和不能或不宜经口服给药、预防接种或局部给药等情况。

（二）操作前准备

（1）告知患者：操作目的、方法、注意事项、配合方法。

（2）评估患者：①病情、年龄、意识状态、合作程度、心理反应；②注射部位皮肤及皮下组织状况；③用药史及药物过敏史。

（3）操作护士：着装整洁、修剪指甲、洗手、戴口罩。

（4）物品准备：医嘱执行单、治疗卡、静脉滴注包、注射器、药液、治疗车、穿刺盘、快速手消毒剂、锐器盒、消毒桶、污物桶。

（5）评估用物，查对用药。

（6）双人核对，治疗室抽吸药液。

（7）环境：整洁、安静。

（三）操作步骤

（1）双人核对，在治疗室抽吸药液。

（2）携带用物至患者床旁，核对腕带及床头卡。

（3）协助患者取适宜体位。

（4）正确选择注射部位，常规消毒。

（5）再次核对。

（6）排气，绷紧皮肤，进针，抽吸无回血方可推药。

（7）注射完毕，快速拔针，轻压进针处片刻。

（8）再次核对。

（9）整理用物及床单位，按医疗垃圾分类处理用物。

（10）擦拭治疗车。

（11）洗手、记录、确认医嘱。

(四)注意事项

(1)遵医嘱及药品说明书使用药品。

(2)注射时绷紧皮肤,固定针栓,对于过瘦者,可捏起其注射皮肤,减小注射角度。

(3)针头刺入角度不宜超过45°,以免刺入肌层。

(4)观察注射后不良反应。

(5)需长期注射者,有计划地更换注射部位。

(五)评价标准

(1)患者或家属知晓护士告知的事项,对服务满意。

(2)遵循无菌操作原则和消毒制度。

(3)护士操作过程规范、准确。

四、肌内注射

(一)目的

肌内注射适用于不宜采用口服或静脉的药物,比皮下注射更迅速发生疗效,用于注射刺激性较强或药量较大的药物。

(二)操作前准备

(1)告知患者或家属:操作目的、方法、注意事项、配合方法。

(2)评估患者:①病情、意识状态、自理能力、心理状况、合作程度;②药物过敏史、用药史;③注射部位的皮肤状况和肌肉组织状况。

(3)操作护士:着装整洁、修剪指甲、洗手、戴口罩。

(4)物品准备:医嘱执行单、注射卡、药液、静脉滴注包、注射器、治疗车、穿刺盘、快速手消毒剂、利器盒、污物桶、消毒桶,集体注射时另备大方盘、治疗巾。

(5)评估用物,查对用药。

(6)双人核对,治疗室抽吸药液。

(7)环境:安静、整洁。

(三)操作过程

(1)携用物至患者床旁,核对腕带及床头卡。

(2)协助患者摆好体位。

(3)暴露注射部位,注意保护患者隐私。

(4)消毒皮肤。

(5)排尽注射器内空气。

(6)一手绷紧皮肤,一手持注射器快速垂直进针。

(7)固定针头,抽动活塞至无回血后,缓慢注入药液。

(8)快速拔针,轻压进针处片刻。

(9)整理床单位,观察并询问用药后的反应。

(10)协助患者取舒适、安全卧位。

(11)整理用物,按医疗垃圾分类处理用物。

(12)洗手、记录、确认医嘱。

(四)注意事项

(1)遵医嘱及药品说明书使用药品,需要两种以上药液同时注射时,注意配伍禁忌。

(2)观察注射后疗效和不良反应。

(3)切勿将针头全部刺入,以防针头从根部折断。

(4)2岁以下婴幼儿不宜选用臀大肌注射,最好选择臀中肌和臀小肌注射。

(5)若出现局部硬结,可采用热敷、理疗等方法。

(6)对于长期注射者,有计划地更换注射部位,并选择细长针头。

(7)注射时做到两快一慢(进针、拔针快,推药慢)。

(8)同时注射多种药液时,应先注射刺激性较弱的药液,后注射刺激性较强的药液。

(五)评价标准

(1)患者或家属能够知晓护士告知的事项,对服务满意。

(2)护士操作过程规范、准确。

(3)遵循查对制度,符合无菌技术、标准预防、安全给药原则。

(4)注意观察患者用药后情况及不适症状。

五、静脉注射

(一)目的

(1)静脉注射适用于药物不宜口服、皮下、肌内注射,或需迅速发挥药效时。

(2)注入药物做某些诊断性检查。

(3)静脉营养治疗。

(二)操作前准备

(1)告知患者:操作目的、方法、注意事项、配合方法。

(2)评估患者:①病情、意识状态、心理状况、自理能力、合作程度;②药物过敏史、用药史;③穿刺部位皮肤及血管情况。

(3)操作护士:着装整洁、修剪指甲、洗手、戴口罩。

(4)物品准备:治疗单、输液卡、输液签字单、药液、静脉滴注包、注射器(必要时备头皮针)、治疗车、穿刺盘、快速手消毒剂、手表、消毒桶、污物桶、利器盒。

(5)评估用物,查对用药。

(6)双人核对,治疗室抽吸药液。

(7)环境:整洁、安静。

(三)操作过程

(1)携带用物至患者床旁,核对腕带及床头卡。

(2)协助患者取舒适卧位。

(3)选择血管,系止血带,嘱患者握拳。

(4)消毒皮肤,待干。

(5)核对,注射器排气。

(6)绷紧皮肤,穿刺。

(7)见回血后松止血带、松拳、缓慢推注药液、观察反应。

(8)固定。

(9)缓慢推注药液。

(10)拔针、按压,再次核对。

(11)整理床单位,协助患者取舒适卧位。

(12)观察患者穿刺部位情况及用药后反应,询问患者感受。

(13)整理用物,按医疗垃圾分类处理用物。

(14)擦拭治疗车。

(15)洗手、记录、确认医嘱。

(四)注意事项

(1)选择粗直、弹性好、易于固定的静脉,避开关节、瘢痕和静脉瓣。

(2)推注刺激性药物时,需先用生理盐水引导穿刺。

(3)注射过程中,间断回抽血液,确保药液安全注入血管内。

(4)根据患者年龄、病情及药物性质,以适当速度注入药物,推药过程中要观察患者反应。

(5)凝血功能不良者应延长按压时间。

(五)评价标准

(1)患者能够知晓护士告知的事项,对服务满意。

(2)遵循查对制度,符合无菌技术、标准预防。

(3)操作过程规范、安全,动作娴熟。

六、密闭式静脉输液

(一)目的

(1)纠正水和电解质失调,维持酸碱平衡。

(2)补充营养,维持热量,输入药物以达到治疗疾病的目的。

(3)补充血容量,维持血压。

(4)输入脱水剂,提高血浆渗透压,以达到减轻脑水肿,降低颅内压的目的。

(5)改善中枢神经系统的功能。

(二)操作前准备

(1)告知患者:操作目的、方法、注意事项、配合方法。

(2)评估患者:①病情、意识状态、心理状况、自理能力、合作程度;②药物过敏史、用药史;③穿刺部位皮肤及血管情况。

(3)操作护士:着装整洁、修剪指甲、洗手、戴口罩。

(4)物品准备:治疗单、输液卡及输液签字单、药液、静脉滴注包、一次性输液器、注射器、治疗车、穿刺盘、快速手消毒剂、手表、消毒桶、污物桶、利器盒。

(5)评估用物,查对用药。

(6)双人核对,治疗室配制药液。

(7)环境:安静、整洁。

(三)操作过程

(1)携带用物至患者床旁,核对腕带及床头卡。

(2)协助患者取舒适卧位。

(3)选择血管,系止血带,嘱患者握拳。

（4）消毒皮肤,待干。

（5）核对,输液管排气。

（6）绷紧皮肤,穿刺。

（7）见回血后松止血带、松拳、打开调节器。

（8）固定。

（9）调节滴速(一般成人为 40～60 滴/分,儿童为 20～40 滴/分)。

（10）再次核对。

（11）整理床单位,协助患者取舒适卧位。

（12）观察患者穿刺部位情况,询问患者感受。

（13）整理用物,按医疗垃圾分类处理用物。

（14）擦拭治疗车。

（15）洗手、记录、确认医嘱。

(四)注意事项

（1）严格执行无菌操作及查对制度。

（2）对长期输液的患者,应当注意保护、合理使用静脉。

（3）选择粗直、弹性好、易于固定的静脉,避开关节、瘢痕和静脉瓣,下肢静脉不应作为成年人穿刺血管的常规部位。

（4）在满足治疗的前提下选用最小型号、最短的留置针或钢针。

（5）输注两种以上药液时,注意药物间的配伍禁忌。

（6）输入强刺激性特殊药物时,应确定针头已刺入静脉内再加药。

（7）不应在输液侧肢体上端使用血压袖带和止血带。

（8）定期换药,如果患者出汗多,或局部有出血或渗血,可选用纱布敷料。

（9）敷料、无针接头或肝素帽的更换及固定均应以不影响观察为基础。

（10）发生留置针相关并发症时,应拔管重新穿刺,留置针保留时间根据产品使用说明书而定。

（11）连续输液 24 小时者要更换输液器。

(五)评价标准

（1）患者能够知晓护士告知的事项,对服务满意。

（2）护士操作过程规范、准确。

（3）遵循查对制度,符合无菌技术、标准预防。

七、经外周静脉置入中心静脉导管术

(一)目的

经外周静脉置入中心静脉导管术的目的在于建立长期静脉通路,配合治疗、抢救。减少重复穿刺、减少药物对外周静脉的刺激。

(二)操作前准备

1.告知患者或家属

告知患者或家属操作目的、方法、注意事项、配合方法,签署知情同意书。

2.评估患者

(1)病情、年龄、意识状态、治疗需求、承受能力、肢体功能状况、心理反应及合作程度。

(2)穿刺部位皮肤和血管条件,是否需要借助影像技术帮助辨认和选择血管。

(3)穿刺侧肢体功能状况。

(4)过敏史、用药史、凝血功能及是否安装起搏器。

3.操作护士

操作护士应着装整洁、修剪指甲、洗手、戴口罩。

4.物品准备

医嘱单、经外周静脉置入中心静脉导管(PICC)穿刺包、PICC 导管 1 根、局麻药、肝素钠(50～100 U/mL)、注射器、输液接头 1 个、10 cm×12 cm 透明敷料 1 贴、无菌无粉手套 2 副、无菌手术衣、治疗车、止血带、弹力绷带、直尺、酒精、葡萄糖酸氯己定、快速手消毒剂、一次性多用巾、污物桶、消毒桶、利器盒等。

5.环境

保持环境安静、整洁。

(三)操作过程

(1)确认已签知情同意书,携带用物至患者床旁,核对腕带及床头卡。

(2)协助患者取舒适安全卧位。

(3)选择血管,充分暴露穿刺部位,手臂外展与躯干呈 90°。

(4)测量预置导管长度及术侧上臂臂围。

(5)打开经外周静脉置入中心静脉导管(PICC)穿刺包,戴无菌手套。

(6)将一次性多用巾垫在患者术侧手臂下,助手将止血带放好。

(7)消毒穿刺部位,消毒范围以穿刺点为中心,直径 20 cm,两侧至臂缘;先用酒精清洁脱脂,待干后,再用葡萄糖酸氯己定消毒皮肤 3 遍。

(8)穿无菌衣,更换无菌无粉手套,铺孔巾及治疗巾。

(9)置管前检查导管的完整性,导管及连接管内注入生理盐水,并用生理盐水湿润导管。

(10)扎止血带(操作助手于患者术侧上臂扎止血带),嘱患者握拳。

(11)绷紧皮肤,以 15°～30°实施穿刺。见到回血后降低穿刺角度,再进针 0.5 cm,使套管尖端进入静脉,固定钢针,将导入鞘送入静脉。

(12)助手协助松开止血带,嘱患者松拳,撤出穿刺针芯。

(13)再送入导管,到相当深度后退出导入鞘。

(14)固定导管,撤出导丝,抽取回血再次确认穿刺成功,然后用 10 mL 生理盐水脉冲式冲管、封管,导管末端连接输液接头。

(15)将体外导管呈 S 状或 L 形弯曲放置,用免缝胶带及透明敷料固定。弹力绷带包扎穿刺处 4 小时后撤出。

(16)透明敷料上注明导管的种类、规格、置管深度、日期、时间、操作者姓名。

(17)整理床单位,协助患者取舒适卧位。

(18)整理用物,按医疗垃圾分类处理用物。

(19)脱无菌衣。

(20)擦拭治疗车。

(21)洗手、记录、确认医嘱。

(22)X 线拍片确定导管尖端位置,做好记录。

(四)注意事项

(1)护士需要取得 PICC 操作的资质后,方可进行独立穿刺。

(2)置管部位皮肤有感染或损伤、有放疗史、血栓形成史、外伤史、血管外科手术史或接受乳腺癌根治术和腋下淋巴结清扫术后者,禁止在此置管。

(3)穿刺首选贵要静脉,次选肘正中静脉,最后选头静脉。肘部静脉穿刺条件差者可采用 B 超引导下 PICC 术。

(4)新生儿置管后,将体外导管固定牢固,必要时给予穿刺侧上肢适当约束。

(5)禁止使用小于 10 mL 的注射器给药、冲管和封管,应使用脉冲式方法冲管。

(6)输入化疗药物、氨基酸、脂肪乳等高渗、强刺激性药物或输血前后,应及时冲管。

(7)常规 PICC 导管不能用于高压注射泵推注造影剂。

(8)PICC 后 24 小时内更换敷料,并根据使用敷料种类及贴膜使用情况决定更换频次;渗血、出汗等导致敷料潮湿、卷曲、松脱或破损时立即更换。

(9)新生儿选用 1.9 Fr PICC 导管,禁止在 PICC 导管处抽血、输血及应用血制品,严禁使用 10 mL 以下注射器封管、给药。

(10)禁止将导管体外部分人为移入体内。

(11)患者置入 PICC 导管的手臂不能做提重物、引体向上、托举哑铃等持重锻炼,并需避免游泳等会浸泡到无菌区的活动。

(12)在治疗间歇期,每 7 天冲洗 PICC 导管一次,更换贴膜、肝素帽等。

(五)评价标准

(1)患者或家属能够知晓护士告知的事项,对服务满意。

(2)遵循查对制度,符合无菌技术、标准预防、安全静脉输液的原则。

(3)操作过程规范,动作娴熟。

八、密闭式静脉输血

(一)目的

密闭式静脉输血的目的在于补充血容量,维持胶体渗透压,保持有效循环血量,提升血压,增加血红蛋白,纠正贫血,促进携氧功能,补充抗体,增加机体抵抗力,纠正低蛋白血症,改善营养,输入新鲜血,补充凝血因子,有助于止血,按需输入不同成分的血液制品。

(二)操作前准备

1.告知患者或家属

告知患者或家属操作目的、方法、注意事项、配合方法,并签署输血知情同意书。

2.评估患者

(1)病情、意识状态、合作程度、心理状态。

(2)血型,交叉配血结果、输血种类及输血量。

(3)有无输血史及不良反应。

(4)穿刺部位皮肤、血管情况。

3.操作护士

操作护士应着装整洁、修剪指甲、洗手、戴口罩。

4.物品准备

准备医嘱执行单、血液配型单、抗过敏药、输血器、注射器、生理盐水 100 mL、治疗车、穿刺盘、快速手消毒剂、锐器盒、消毒桶、污物桶。

5.双人核对

双人核对医嘱执行单、血型报告单、输血记录单、血袋血型、采血日期、条码编号、血液质量。

6.环境

保持环境整洁、安静。

(三)操作步骤

(1)携带用物至患者床旁,核对腕带、床头卡及血型。

(2)协助患者取舒适、安全卧位。

(3)选择正确的穿刺部位,按照静脉输液法开放静脉通路,输注少量生理盐水。

(4)两人再次核对输血信息,确实无误方可实施输血,遵医嘱给予抗过敏药物。

(5)轻摇血液使其均匀,静脉输入。

(6)调节输血速度:15～20 滴/分,缓慢滴入 10 分钟后,患者无反应,再根据病情调节输注速度,一般成人为 40～60 滴/分。

(7)再次核对。

(8)输血完毕,再次输注少量生理盐水,将管路中的血液全部输注体内。

(9)如不需继续治疗,关闭输液夹,拔针,局部按压。

(10)整理用物及床单位,按医疗垃圾分类处理用物。

(11)擦拭治疗车。

(12)洗手、记录、确认医嘱。

(四)注意事项

(1)不得加热血制品,禁止随意加入其他药物,不得自行贮存,尽快应用。

(2)输注开始后的 15 分钟及输血过程中,应定期对患者进行监测。

(3)1 个单位的全血或成分血应在 4 小时内输完。

(4)全血、成分血和其他血液制品从血库取出后,应 30 分钟内输注。

(5)连续输入不同供血者血液制品时,中间输入生理盐水。

(6)出现输血反应时立即减慢或停止输血,更换输液器,用生理盐水维持静脉通畅,通知医师做好抢救准备,保留余血,并记录。

(7)低温保存空血袋 24 小时,之后按医疗废物处理。

(8)输血前应测量体温,若体温超 38 ℃应报告医师。

(五)评价标准

(1)患者或家属能够知晓护士告知的事项,对服务满意。

(2)遵循输血规范,符合消毒隔离、无菌操作原则。

(3)护士操作过程规范、准确。

九、雾化吸入

(一)目的

为患者提供剂量准确安全、雾量适宜的雾化吸入,促进痰液有效排出。

(二)操作前准备

(1)告知患者或家属:操作目的、方法、注意事项、配合方法。

(2)评估患者:①病情、意识状态、心理反应、自理能力、合作程度;②咳痰能力及痰液黏稠度;③呼吸道、面部及口腔情况;④用药史及药物过敏史。

(3)操作护士:着装整洁、修剪指甲、洗手、戴口罩。

(4)物品准备:治疗车、一次性雾化器(或超声雾化器、空气压缩机)、雾化药液、注射器、氧气装置、快速手消毒剂、消毒桶、污物桶。

(5)评估用物,查对用药。

(6)环境:安静、整洁。

(三)操作过程

(1)携带用物至患者床旁,核对腕带及床头卡。

(2)协助患者取舒适体位。

(3)正确安装流量表及一次性雾化器。

(4)注入雾化药液。

(5)调节雾量的大小(一般氧流量为每分钟 6~8 L)。

(6)戴上面罩或口含器,指导患者吸入。

(7)雾化完毕后(一般时间 15~20 分钟)取下面罩,关闭氧气装置。

(8)协助患者清洁面部,指导或协助患者排痰。

(9)整理床单位,协助患者取舒适、安全卧位。

(10)整理用物,按医疗垃圾分类处理用物。

(11)擦拭治疗车。

(12)洗手、记录、确认医嘱。

(四)注意事项

(1)出现不良反应,如呼吸困难、发绀等,应暂停雾化吸入,给予氧气吸入,并及时通知医师。

(2)使用激素类药物雾化后及时清洁口腔及面部。

(3)更换药液前要清洗雾化罐,以免药液混淆。

(五)评价标准

(1)患者或家属能够知晓护士告知的事项,对服务满意。

(2)护士操作过程规范、准确、安全。

(3)遵循查对制度,符合标准预防、安全给药的原则。

(4)注意观察患者病情变化及雾化效果。

(徐茂云)

第三节 氧 疗 法

一、鼻导管/面罩吸氧

(一)目的

鼻导管/面罩吸氧可以纠正各种原因造成的缺氧状态,提高患者血氧含量及动脉血氧饱和度。

(二)操作前准备

1.告知患者

告知患者操作目的、方法、注意事项、配合方法。

2.评估患者

(1)病情、意识、呼吸状态、缺氧程度、心理反应、合作程度。

(2)鼻腔状况:有无鼻息肉、鼻中隔偏曲或分泌物阻塞等。

3.操作护士

操作护士应着装整洁、修剪指甲、洗手、戴口罩。

4.物品准备

准备治疗车、一次性吸氧管或吸氧面罩、湿化瓶、蒸馏水、氧流量表、水杯、棉签、吸氧卡、笔、快速手消毒剂、污物桶、消毒桶。

5.环境

保持环境安全、安静、整洁。

(三)操作过程

(1)携带用物至患者床旁,核对腕带及床头卡。

(2)协助患者取适宜体位。

(3)清洁双侧鼻腔。

(4)正确安装氧气装置,管路或面罩连接紧密,确定氧气流出通畅。

(5)根据病情调节氧流量。

(6)固定吸氧管或面罩。

(7)填写吸氧卡。

(8)用氧过程中密切观察患者呼吸、神志、氧饱和度及缺氧程度改善情况等。

(9)整理床单位,协助患者取舒适卧位。

(10)整理用物,按医疗垃圾分类处理用物。

(11)擦拭治疗车。

(12)洗手、记录、确认医嘱。

(四)注意事项

(1)保持呼吸道通畅,注意气道湿化。

(2)保持吸氧管路通畅,无打折,分泌物堵塞或扭曲。

(3)面罩吸氧时,检查面部、耳郭皮肤受压情况。

(4)吸氧时先调节好氧流量再与患者连接,停氧时先取下鼻导管或面罩,再关闭氧流量表。

(5)注意用氧安全,尤其是使用氧气筒给氧时注意防火、防油、防热、防震。

(6)长期吸氧患者,每天更换一次湿化瓶内蒸馏水,每周浸泡消毒一次湿化瓶,每次30分钟,然后洗净、待干、备用。

(7)新生儿吸氧应严格控制用氧浓度和用氧时间。

(五)评价标准

(1)患者能够知晓护士告知的事项,对服务满意。

(2)操作过程规范、安全,动作娴熟。

二、一次性使用吸氧管

(一)目的

一次性使用吸氧管可以纠正各种原因造成的缺氧状态,提高患者血氧含量及动脉血氧饱和度。

(二)操作前准备

1.告知患者或家属

告知患者或家属操作目的、方法、注意事项、配合方法。

2.评估患者

(1)病情、意识、缺氧程度、呼吸、自理能力、合作程度。

(2)鼻腔状况。

3.操作护士

操作护士应着装整洁、修剪指甲、洗手、戴口罩。

4.物品准备

准备治疗车、氧流量表、人工肺、水杯、棉签、快速手消毒剂、吸氧卡、笔,必要时备吸氧面罩。

5.环境

保持环境安静、整洁。

(三)操作过程

(1)携带用物至患者床旁,核对腕带及床头卡。

(2)协助患者取舒适卧位。

(3)正确安装氧气装置。

(4)清洁鼻腔。

(5)根据病情调节氧流量。

(6)吸氧并固定吸氧管或面罩。

(7)观察患者缺氧改善情况。

(8)整理床单位,协助患者取舒适、安全卧位。

(9)整理用物,按医疗垃圾分类处理用物。

(10)擦拭治疗车。

(11)洗手、签字、确认医嘱。

(四)注意事项

(1)保持呼吸道通畅,注意气道湿化。

(2)保持吸氧管路通畅,无打折、分泌物堵塞或扭曲。

(3)面罩吸氧时,检查面部、耳郭皮肤受压情况。

(4)吸氧时先调节好氧流量再与患者连接,停氧时先取下鼻导管或面罩,再关闭氧流量表。

(5)注意用氧安全,尤其是使用氧气筒给氧时注意防火、防油、防热、防震。

(6)新生儿吸氧应严格控制用氧浓度和用氧时间。

(五)评价标准

(1)患者或家属能够知晓护士告知的事项,并能配合,对服务满意。

(2)操作过程规范、安全,动作娴熟。

(张　莉)

第四节　排　痰　法

一、有效排痰法

(一)目的

对不能有效咳痰的患者进行叩背,协助其排出肺部分泌物,保持呼吸道通畅。

(二)操作前准备

1.告知患者

告知患者操作目的、方法、注意事项、配合方法。

2.评估患者

(1)病情、意识状态、咳痰能力、影响咳痰的因素、合作能力。

(2)痰液的颜色、性质、量、气味。

(3)肺部呼吸音情况。

3.操作护士

操作护士应着装整洁、修剪指甲、洗手、戴口罩。

4.物品准备

准备听诊器、隔离衣、快速手消毒剂,必要时备雾化面罩、雾化液。

5.环境

保持环境整洁、安静。

(三)操作步骤

(1)穿隔离衣,核对腕带及床头卡。

(2)协助患者取侧卧位或坐位。

(3)手指合拢,呈杯状由肺底自下而上、自外向内叩击患者胸背部。

(4)拍背后,嘱患者缓慢深呼吸,用力咳出痰液。

(5)听诊肺部呼吸音。

(6)协助患者清洁口腔。

(7)整理床单位,协助患者取舒适卧位。

(8)整理用物,脱隔离衣。

(9)洗手、记录,确认医嘱。

(四)注意事项

(1)注意保护胸、腹部伤口,合并气胸、肋骨骨折时禁忌叩击。

(2)根据患者体型、营养状况、耐受能力,合理选择叩击方式、时间和频率。

(3)操作过程中密切观察患者意识及生命体征变化。

(五)评价标准

(1)患者能够知晓护士告知的事项,对服务满意。

(2)操作过程规范、安全,动作娴熟。

二、经鼻/口腔吸痰

(一)目的

充分吸出痰液,保持患者呼吸道通畅,确保患者安全。

(二)操作前准备

1.告知患者或家属

告知患者或家属操作目的、方法、注意事项、配合方法。

2.评估患者

(1)病情、意识状态、生命体征、承受能力、合作程度。

(2)双肺呼吸音、痰鸣音、氧疗情况、血氧饱和度、咳嗽能力。

(3)痰液的性状。

(4)义齿、口腔及鼻腔状况。

3.操作护士

操作护士应着装整洁、修剪指甲、态度和蔼、洗手、戴口罩。

4.物品准备

准备治疗车、治疗盘、吸痰包、一次性吸痰管、灭菌注射用水、负压吸引装置、隔离衣、快速手消毒剂、污物桶、消毒桶;必要时备压舌板、开口器、舌钳、口咽通气道、听诊器。

5.环境

保持环境整洁、安静。

(三)操作过程

(1)穿隔离衣,携带用物至患者床旁,核对腕带及床头卡。

(2)协助患者取适宜卧位,取下活动义齿。

(3)连接电源,打开吸引器,调节负压吸引压力至20.0～26.7 kPa(150～200 mmHg)。

(4)戴一次性无菌手套,连接吸痰管。

(5)吸痰管经口或鼻插入气道(进管时阻断负压),边旋转边向上提拉,每次吸痰时间不超过15秒。

(6)吸痰过程中密切观察患者生命体征、血氧饱和度及痰液情况,听诊呼吸音。

(7)吸痰结束,用手上的一次性手套包裹吸痰管,丢入污物桶。

(8)冲洗管路。

(9)整理床单位,协助患者取安全、舒适体位。

(10)整理用物,按医疗垃圾分类处理用物,消毒仪器及管路。

(11)脱隔离衣,擦拭治疗车。

(12)洗手、记录、确认医嘱。

(四)注意事项

(1)观察患者生命体征、血氧饱和度变化及痰液情况,并准确记录。

(2)遵循无菌原则,插管动作轻柔。吸痰管到达适宜深度前避免负压吸引,逐渐退出的过程中提供负压。

(3)选择粗细、长短、质地适宜的吸痰管。

(4)按需吸痰,每次吸痰时均须更换吸痰管。

(5)患者痰液黏稠时可以配合翻身叩背、雾化吸入,患者发生缺氧症状,如发绀、心率下降时应停止吸痰,休息后再吸。

(6)吸痰过程中,鼓励并指导清醒患者深呼吸,进行有效咳痰。

(五)评价标准

(1)患者或家属能够知晓护士告知的事项,并能配合操作。

(2)遵循无菌原则、消毒隔离制度。

(3)操作过程规范、安全、有效,动作轻柔。

三、气管插管吸痰

(一)目的

充分吸出痰液,保持患者呼吸道通畅。

(二)操作前准备

1.告知患者或家属

告知患者或家属操作目的、方法、注意事项、配合方法。

2.评估患者

(1)病情、意识状态、合作程度。

(2)心电监护及管路状况。

3.操作护士

操作护士应着装整洁、修剪指甲、洗手、戴口罩。

4.物品准备

准备治疗车、负压吸引装置、一次性吸痰管、无菌生理盐水、隔离衣、快速手消毒剂、污物桶、消毒桶。

5.环境

保持环境安静、整洁。

(三)操作过程

(1)穿隔离衣,携带用物至患者床边,核对患者腕带及床头卡。

(2)协助患者取仰卧位,头偏向操作者。

(3)吸痰前给予2分钟纯氧吸入。

(4)连接电源,打开吸引器,调节负压吸引压力至 20.0～26.7 kPa(150～200 mmHg)。

(5)戴一次性无菌手套,连接吸痰管。

(6)正确开放气道,迅速将吸痰管插入至适宜深度,边旋转边向上提拉,每次吸痰时间不超过15 秒。

(7)观察患者生命体征、血氧饱和度变化,痰液的性状、量及颜色,听诊呼吸音。

(8)吸痰结束后再给予纯氧吸入 2 分钟。

(9)用手上的一次性手套包裹吸痰管,丢入污物桶。

(10)冲洗管路并妥善放置。

(11)整理床单位,协助患者取安全、舒适体位。

(12)整理用物,按医疗垃圾分类处理用物。

(13)脱隔离衣,擦拭治疗车。

(14)洗手、记录、确认医嘱。

(四)注意事项

(1)观察患者生命体征及呼吸机参数变化,如呼吸道被痰液堵塞或患者窒息,应立即吸痰。

(2)遵循无菌原则,每次吸痰时均须更换吸痰管,应先吸气管内,再吸口鼻处。

(3)吸痰前整理呼吸机管路,倾倒冷凝水。

(4)掌握适宜的吸痰时间。呼吸道管路每周更换消毒一次,若发现污染严重,应随时更换。

(5)注意吸痰管插入是否顺利,遇有阻力时,应分析原因,不得粗暴操作。

(6)选择型号适宜的吸痰管,吸痰管外径应小于等于气管插管内径的 1/2。

(7)吸痰过程中,鼓励并指导清醒患者深呼吸,进行有效咳嗽。

(五)评价标准

(1)患者或家属能够知晓护士告知的事项,并能配合操作。

(2)遵循无菌技术、标准预防、消毒隔离原则。

(3)护士操作过程规范、安全、有效。

四、排痰机使用

(一)目的

应用排痰机的目的是协助排除肺部痰液,预防、减轻肺部感染。

(二)操作前准备

1.告知患者

告知患者操作目的、方法、注意事项、配合方法。

2.评估患者

(1)病情、意识状态、耐受能力、心理反应、合作程度。

(2)胸部皮肤情况及肺部痰液分布情况。

3.操作护士

操作护士应着装整洁、修剪指甲、洗手、戴口罩。

4.物品准备

准备振动排痰机、叩击头套、快速手消毒剂。

5.环境

保持环境整洁、安静、私密。

(三)操作步骤

(1)携带用物至患者床旁,核对腕带及床头卡。

(2)协助患者取适宜体位。

(3)连接振动排痰机电源,开机。

(4)调节强度、频率。

(5)选择排痰模式(自动或手动),定时。

(6)安装适宜的叩击头及叩击套。

(7)叩击头振动后,方可放于胸部背部及前后两侧,并给予患者适当的压力治疗。

(8)治疗结束,撤除叩击头套。

(9)整理床单位,协助患者取安全、舒适卧位。

(10)整理用物,按医疗垃圾分类处理用物。

(11)洗手、记录、确认医嘱。

(四)注意事项

(1)皮肤感染、胸部肿瘤、心内附壁血栓、严重心房颤动、心室颤动、急性心肌梗死、不能耐受震动的患者禁忌使用。

(2)密切监测患者病情变化,如患者感到不适,应及时停止治疗。

(3)应将叩击头置于叩击部位不动,持续数秒,再更换叩击部位,或叩击头缓慢在身体表面移动,要避免快速移动,以免影响治疗效果。

(4)根据患者情况选择治疗时间,一般为5～10分钟。

(五)评价标准

(1)患者或家属能够知晓护士告知的事项,对服务满意。

(2)注意观察患者肺部情况。

(3)护士操作过程规范、准确。

(李　娜)

第五节　导　尿　术

一、目的

(1)为尿潴留患者解除痛苦;使尿失禁患者保持会阴清洁干燥。

(2)收集无菌尿标本,做细菌培养。

(3)避免盆腔手术时误伤膀胱,为危重、休克患者正确记录尿量,测尿比重提供依据。

(4)检查膀胱功能,测膀胱容量、压力及残余尿量。

(5)鉴别尿闭和尿潴留,以明确肾功能不全或排尿功能障碍。

(6)诊断及治疗膀胱和尿道的疾病,如进行膀胱造影或对膀胱肿瘤患者进行化疗等。

二、准备

(一)物品准备

治疗盘内:橡皮圈1个,别针1枚,备皮用物1套,一次性无菌导尿包1套(治疗碗2个、弯盘、双腔气囊导尿管根据年龄选不同型号尿管,弯血管钳1把,镊子1把,小药杯内置棉球若干个,液状石蜡棉球瓶1个,洞巾1块),弯盘1个,一次性手套1双,治疗碗1个(内盛棉球若干个),弯血管钳1把、镊子2把、无菌手套1双,常用消毒溶液如0.1%苯扎溴铵(新洁尔灭)、0.1%氯己定等,无菌持物钳及容器1套,男患者导尿另备无菌纱布2块。

治疗盘外:小橡胶单和治疗巾一套(或一次性治疗巾),便盆及便盆巾。

(二)患者、护理人员及环境准备

患者了解导尿目的、方法、注意事项及配合要点。取仰卧屈膝位,调整情绪,指导或协助患者清洗外阴,备便盆。护理人员应衣帽整齐,修剪指甲,洗手,戴口罩。环境安静、整洁、光线、温湿度适宜,关闭门窗,备屏风或隔帘。

三、评估

(1)评估患者病情、治疗情况、意识、心理状态及合作度。

(2)患者排尿功能异常的程度,膀胱充盈度及会阴部皮肤、黏膜的完整性。

(3)向患者解释导尿的目的、方法、注意事项及配合要点。

四、操作步骤

将用物推至患者处,核对患者床号、姓名,向患者解释导尿的目的、方法、注意事项及配合要点。消除患者紧张和窘迫的心理,以取得合作。

(1)用屏风或隔帘遮挡患者,保护患者的隐私,使患者精神放松。

(2)帮助患者清洗外阴部,减少逆行尿路感染的机会。

(3)检查导尿包的日期,是否严密干燥,确保物品无菌性,防止尿路感染。

(4)根据男女性尿道解剖特点执行不同的导尿术。

(一)男性患者导尿术操作步骤

(1)操作者位于患者右侧,帮助患者取仰卧屈膝位,脱去对侧裤腿,盖在近侧腿上,对侧下肢和上身用盖被盖好,两腿略外展,暴露外阴部。

(2)将一次性橡胶单和治疗巾垫于患者臀下,弯盘放于患者臀部,治疗碗内盛棉球若干个。

(3)左手戴手套,用纱布裹住阴茎前1/3,将阴茎提起,另一手持镊子夹消毒棉球按顺序消毒,阴茎后2/3部-阴阜-阴囊暴露面。

(4)用无菌纱布包裹消毒过的阴茎后2/3部-阴阜-阴囊暴露面,消毒阴茎前1/3,并将包皮向后推,换另一把镊子夹消毒棉球消毒尿道口,向外螺旋式擦拭龟头-冠状沟-尿道口数次,包皮和冠状沟易藏污,应彻底消毒,预防感染。污棉球置于弯盘内移至床尾。

(5)在患者两腿间打开无菌导尿包,用持物钳夹浸消毒液的棉球于药杯内。

(6)戴无菌手套,铺洞巾,使洞巾与包布内面形成无菌区域。嘱患者勿移动肢体保持体位,以免污染无菌区。

(7)按操作顺序排列好用物,用镊子取液状石蜡棉球,润滑导尿管前端。

(8)左手用纱布裹住阴茎并提起,使之与腹壁呈60°,使耻骨前弯消失,便于插管。将包皮向后推,右手用镊子夹取浸消毒液的棉球,按顺序消毒尿道口、螺旋消毒龟头、冠状沟、尿道口数遍,每个棉球只可用一次,禁止重复使用,确保消毒部位不受污染,污棉球置于弯盘内,右手将弯盘移至靠近床尾无菌区域边沿,便于操作。

(9)左手固定阴茎,右手将治疗碗置于洞巾口旁,男性尿道长而且又有3个狭窄处,当插管受阻时,应稍停片刻嘱患者深呼吸,减轻尿道括约肌紧张,再徐徐插入导尿管,切忌用力过猛而损伤尿道。

(10)用另一只血管钳夹持导尿管前端,对准尿道口轻轻插入20~22 cm,见尿液流出后,再插入约2 cm,将尿液引流入治疗碗(第一次放尿不超过1 000 mL,防止大量放尿,腹腔内压力急剧下降,血液大量滞留腹腔血管内,血压下降虚脱及膀胱内压突然降低,导致膀胱黏膜急剧充血,发生血尿)。

(11)治疗碗内尿液盛2/3满后,可用血管钳夹住导尿管末端,将尿液导入便器内,再打开导尿管继续放尿。注意询问患者的感觉,观察患者的反应。

(12)导尿毕,夹住导尿管末端,轻轻拔出导尿管,避免损伤尿道黏膜。撤下洞巾,擦净外阴,脱去手套置弯盘内,撤出臀部一次性橡胶单和治疗巾置治疗车下层。协助患者穿好裤子,整理床单位。

(13)整理用物。

(14)洗手,记录。

(二)女性患者导尿术操作步骤

(1)操作者位于患者右侧,帮助患者取仰卧屈膝位,脱去对侧裤腿,盖在近侧腿上,对侧下肢和上身用盖被盖好,两腿略外展,暴露外阴部。

(2)将一次性橡胶单和治疗巾垫于患者臀下,弯盘放于患者臀部,治疗碗内盛棉球若干个。

(3)左手戴手套,右手持血管钳夹取消毒棉球做外阴初步消毒,按由外向内,自上而下,依次消毒阴阜、两侧大阴唇。

(4)左手分开大阴唇,换另一把镊子按顺序消毒大小阴唇之间-小阴唇-尿道口-自尿道至肛门,减少逆行感染的机会。污棉球置于弯盘内,消毒完毕,脱下手套置于治疗碗内,污物放置治疗车下层。

(5)在患者两腿间打开无菌导尿包,用持物钳夹浸消毒液的棉球于药杯内。

(6)戴无菌手套,铺洞巾,使洞巾与包布内面形成无菌区域。嘱患者勿移动肢体保持体位,以免污染无菌区。

(7)按操作顺序排列好用物,用镊子取液状石蜡棉球,润滑导尿管前端。

(8)左手拇指、示指分开并固定小阴唇,右手持弯持物钳夹取消毒棉球,按由内向外,自上而下顺序消毒尿道口、两侧小阴唇、尿道口,尿道口处要重复消毒一次,污棉球及弯血管钳置于弯盘内,右手将弯盘移至靠近床尾无菌区域边沿,便于操作。

(9)右手将无菌治疗碗移至洞巾旁,嘱患者张口呼吸,用另一只弯血管钳持导尿管对准尿道口轻轻插入尿道4~6 cm,见尿液后再插入1~2 cm。

(10)左手松开小阴唇,下移固定导尿管,将尿液引入治疗碗。注意询问患者的感觉,观察患者的反应。

(11)导尿毕,夹住导管末端,轻轻拔出导尿管,避免损伤尿道黏膜。撤下洞巾,擦净外阴,脱去手套置弯盘内,撤出臀部一次性橡胶单和治疗巾置治疗车下层。协助患者穿好裤子,整理床单位。

（12）整理用物。

（13）洗手,记录。

五、注意事项

（1）向患者及其家属解释留置导尿管的目的和护理方法,使其认识到预防泌尿道感染的重要性,并主动参与护理。

（2）保持引流通畅,避免导尿管扭曲堵塞,造成引流不畅。

（3）防止泌尿系统逆行感染。

（4）患者每天摄入足够的液体,每天尿量维持在 2 000 mL 以上,达到自然冲洗尿路的目的,以减少尿路感染和结石的发生。

（5）保持尿道口清洁,女患者用消毒棉球擦拭外阴及尿道口,如分泌物过多,可用0.02％高锰酸钾溶液冲洗,再用消毒棉球擦拭外阴及尿道口。男患者用消毒棉球擦拭尿道口、阴茎头及包皮,1～2 次/天。

（6）每周定时更换集尿袋 1 次,定时排空集尿袋,并记录尿量。

（7）每月定时更换导尿管 1 次。

（8）采用间歇性夹管方式,训练膀胱反射功能。关闭导尿管,每 4 小时开放 1 次,使膀胱定时充盈和排空,促进膀胱功能的回复。

（9）离床活动时,应用胶布将导尿管远端固定在大腿上,集尿袋不得超过膀胱高度,防止尿液逆流。

（10）协助患者更换体位,倾听患者主诉,并观察尿液性状、颜色和量,尿常规每周检查一次,若发现尿液混浊、沉淀、有结晶,应做膀胱冲洗。

（赵　雪）

第六节　膀胱冲洗术

一、目的

（1）对留置导尿管的患者,保持其尿液引流通畅。

（2）清除膀胱内的血凝块、黏液、细菌等异物,预防感染的发生。

（3）治疗某些膀胱疾病,如膀胱炎、膀胱肿瘤。

二、准备

（一）用物准备

治疗盘(消毒物品)1 套、无菌膀胱冲洗装置 1 套、冲洗液按医嘱备、弯血管钳 1 把、输液调节器 1 个、必要时备启瓶器、输液架各 1 个。

（二）患者、护理人员及环境准备

患者了解膀胱冲洗目的、方法、注意事项及配合要点。护理人员应衣帽整齐,修剪指甲,洗手,戴口罩。环境安静、整洁、光线、温湿度适宜,关闭门窗。

三、操作步骤

（1）准备物品和冲洗溶液（生理盐水、0.02％呋喃西林溶液、3％硼酸溶液、0.2％氯己定溶液、0.1％新霉素溶液、0.1％雷夫奴尔溶液、2.5％醋酸等）,仔细检查冲洗液有无浑浊、沉淀或絮状物;备齐用物,携至患者床边。

（2）核对患者床号、姓名,向患者解释操作目的和过程。

（3）按医嘱取冲洗液,冬季冲洗液应加温至38～40 ℃,以防低温刺激膀胱,常规消毒瓶塞,打开膀胱冲洗装置,将冲洗导管针头插入瓶塞,严格执行无菌操作技术,将冲洗液瓶倒挂于输液架上,瓶内液面距床面60 cm,以便产生一定的压力使液体能够顺利滴入膀胱,排气后用弯血管钳夹导管。

（4）打开引流管夹子,排空膀胱,降低膀胱内压,便于冲洗液顺利滴入膀胱。

（5）夹毕引流管,开放冲洗管,使溶液滴入膀胱,调节滴速,滴速一般为60～80滴/分,以免患者尿意强烈,膀胱收缩,迫使冲洗液从导尿管侧溢出尿道外。

（6）待患者有尿意或滴入溶液200～300 mL后,夹毕冲洗管,放开引流管,将冲洗液全部引流出来后,再夹毕引流管。

（7）按需要量,如此反复冲洗,一般每天冲洗2次,每次500～1 000 mL,冲洗过程中,经常询问患者感受,观察患者反应及引流液性状。

（8）冲洗完毕,取下冲洗管,清洁外阴部,固定好导尿管。

（9）协助患者取舒适卧位,整理床单位,清理物品。

（10）洗手记录冲洗液名称、冲洗量、引流量、引流液性质,冲洗过程中患者的反应。

四、注意事项

（1）严格遵医嘱并根据病情准备冲洗液。

（2）根据膀胱冲洗"微温、低压、少量、多次"的原则进行冲洗。

（3）保持冲洗管及引流管的无菌,冲洗过程中注意无菌原则。

（4）冲洗过程若患者出现不适或有出血情况,应立即停止冲洗,并与医师联系。

（5）如滴入治疗用药,须在膀胱内保留30分钟后再引流出体外,有利于药液与膀胱内液充分接触,并保持有效浓度。

（6）冲洗时不宜按压膀胱。

（张　莉）

第七节　灌　肠　术

一、目的

(1)刺激肠蠕动,软化和清除粪便,排出肠内积气,减轻腹胀。

(2)清洁肠道,为手术、检查和分娩做准备。

(3)稀释和清除肠道内有害物质,减轻中毒。

(4)为高热患者降温。

根据灌肠的目的不同分为保留灌肠和不保留灌肠。不保留灌肠按灌入液体量不同,分大量不保留灌肠和小量不保留灌肠(小量不保留灌肠适用于危重患者、老年体弱、小儿、孕妇等)。

二、准备

(一)物品准备

治疗盘内备:通便剂按医嘱备、一次性手套1双、剪刀(用开塞露时)1把,弯盘1个,卫生纸、纱布1块。

治疗盘外备:温开水(用肥皂栓时)适量、屏风、便盆、便盆布1个。

(二)患者、护理人员及环境准备

患者了解通便目的、方法、注意事项及配合要点。取侧卧屈膝位,调整情绪,指导或协助患者清洗肛周,备便盆。护理人员应衣帽整齐,修剪指甲,洗手,戴口罩。环境安静、整洁、光线、温湿度适宜,关闭门窗,备屏风或隔帘,保护患者隐私,消除紧张、恐惧心理,取得合作。

三、评估

(1)评估患者病情、治疗情况、意识、心理状态及合作度。

(2)评估患者的腹胀情况、肛周皮肤、黏膜的完整性。

四、操作步骤

(1)关闭门窗,用屏风遮挡患者,保护患者隐私。

(2)条件许可患者可帮助其取左侧卧位,双腿屈曲,背向操作者,暴露肛门,便于操作。

(3)患者臀部移至床沿,臀下铺一次性尿垫,保持床单位清洁,便器放置在床旁。

(4)将弯盘置于臀部旁,用血管钳关闭灌肠筒胶管倒灌肠液于筒内,悬挂灌肠筒于输液架上,灌肠筒内液面与肛门距离不超过30 cm。

(5)将玻璃接头一头连接肛管,另一头连接灌肠筒胶管。

(6)戴一次性手套,一手分开肛门,暴露肛门口,嘱患者张口呼吸,使患者放松便于插管,另一手将肛管轻轻旋转插入肛门,沿着直肠壁进入直肠7～10 cm。

(7)固定肛管,打开血管钳,缓缓注入灌肠液,速度不可过快过猛,以防刺激肠黏膜,出现排便。

（8）用血管钳关闭灌肠筒胶管，一手持卫生纸紧贴肛周下沿，防止灌肠液流出，另一手将肛管轻轻拔出，置弯盘内。

（9）擦净肛周，协助患者取舒适卧位，灌肠液在体内保留10～20分钟后再排便。充分软化粪便，提高灌肠效果。

（10）清理用物。

（11）协助患者排便，整理床单位。洗手、记录。

五、注意事项

（1）灌肠液温度控制在38℃，温度过高损伤肠黏膜，温度过低可引起肠痉挛。

（2）灌肠如遇患者有便意、腹胀时，嘱患者做深呼吸，让灌肠液在体内尽量保留10～20分钟后再排便。

（3）消化道出血、急腹症、妊娠、严重心血管疾病患者禁忌灌肠。

六、相关护理方法

（一）人工取便术

（1）条件许可患者可帮助其取左侧卧位，双腿屈曲，背向操作者，暴露肛门，便于操作。

（2）患者臀下铺一次性尿垫保持床单位清洁，便器放置在床旁。

（3）戴一次性手套，在右手示指端倒1～2 mL的2%利多卡因，插入肛门停留5分钟。利多卡因对肛管和直肠起麻醉作用，能减少刺激，减轻疼痛。

（4）嘱患者张口呼吸，轻轻旋转插入肛门，沿着直肠壁进入直肠。

（5）手指轻轻摩擦，松弛粪块，取出粪块，放入便器，重复数次，直至取净，动作轻柔，避免损伤肠黏膜或引起肛周水肿。

（6）取便过程中注意观察患者的生命体征和反应，如发现面色苍白、出汗、疲惫等表现，应暂停，休息片刻，若患者心率明显改变，应立即停止操作。

（7）操作结束，清洗肛门和臀部并擦干，病情许可时可行热水坐浴，促进局部血液循环，减轻疼痛防止病原微生物传播。

（8）整理消毒用物，洗手并做记录。

（9）注意事项：有肛门黏膜溃疡、肛裂及肛门剧烈疼痛者禁用此法。

（二）便秘的护理

（1）正确引导，安排合理膳食结构。

（2）协助患者适当增加运动量。

（3）养成良好的排便习惯。

（4）腹部进行环形按摩，通过按摩腹部，刺激肠蠕动，促进排便。方法：用右手或双手叠压稍微按压腹部，自右下腹盲肠部开始，依结肠蠕动方向，经升结肠、横结肠、降结肠、乙状结肠做环形按摩，或在乙状结肠部，由近心端向远心端做环形按摩，每次5～10分钟，每天2次。可由护士操作或指导患者自己进行。

（5）遵医嘱给予口服缓泻药物，禁忌长期使用，产生依赖性而失去正常的排便功能。

（6）简便通便术包括通便剂通便术和人工取便术。是患者及家属经过护士指导，可自行完成的一种简单易行、经济有效的护理技术。常用剂通便剂有开塞露（由50%的甘油或少量山梨醇制成,装于塑料胶壳内一种溶剂)、甘油栓(由甘油和硬脂酸制成,为无色透明或半透明栓剂,呈圆锥形,密封于塑料袋内一种溶剂,需冷藏储存)、肥皂栓(将普通肥皂削成底部直径 1 cm,长 3～4 cm 圆锥形栓剂)。具有吸收水分、软化粪便、润滑肠壁刺激肠蠕动的作用。人工取便术是用手指插入直肠,破碎并取出嵌顿粪便的方法。常用于粪便嵌塞的患者采用灌肠等通便术无效时,以解除患者痛苦的方法。

(张　莉)

第八节　清　洁　护　理

清洁是患者的基本需求之一,是维持和获得健康的重要保证。清洁可以清除微生物及污垢,防止细菌繁殖,促进血液循环,有利于体内废物排泄,同时清洁使人感到愉快、舒适。

一、口腔护理

口腔护理的目的有以下几方面。

(1)保持口腔的清洁、湿润,使患者舒适,预防口腔感染等并发症。

(2)防止口臭、口垢,促进食欲,保持口腔的正常功能。

(3)观察口腔黏膜和舌苔的变化、特殊的口腔气味,可提供病情的动态信息,如肝功能不全患者出现肝臭,常是肝昏迷的先兆。

常用的漱口液有生理盐水、朵贝尔溶液(复方硼酸溶液)、1％～3％过氧化氢溶液、2％～3％硼酸溶液、1％～4％碳酸氢钠溶液、0.02％呋喃西林溶液、0.1％醋酸溶液。

(一)协助口腔冲洗

1.目的

协助口腔手术后使用固定器,或对有口腔病变的患者清洁口腔。

2.用物准备

治疗碗、治疗巾、弯盘、生理盐水、朵贝尔溶液、口镜、抽吸设备、压舌板、手电筒、20 mL 空针及冲洗针头。

3.操作步骤

(1)洗手。

(2)准备用物携至患者床旁。

(3)向患者解释。协助患者采取半坐位式,并于胸前铺治疗巾及放置弯盘。①装生理盐水及朵贝尔溶液于溶液盘内,并接上,用 20 mL 注射器抽吸并连接针头。②协助医师冲洗。③冲洗毕,擦干患者嘴巴。④整理用物后洗手。⑤记录。

4.注意事项

为了避免冲洗中弄湿患者,必要时给予手电筒照光,冲洗时须特别注意齿缝、前庭外,若有舌苔,可用压舌板外包纱布予以机械性刮除,冲洗中予以持续性的低压抽吸,必要时协助更换湿衣服。

(二)特殊口腔冲洗

1.用物准备

(1)治疗盘:治疗碗(内盛含有漱口液的棉球12～16个,棉球湿度以不能挤出液体为宜;弯血管钳、镊子)、压舌板、弯盘、吸水管、杯子、治疗巾、手电筒,需要时备张口器。

(2)外用药:按需准备,如液状石蜡、冰硼散、西瓜霜、金霉素甘油、制霉素甘油等,酌情使用。

2.操作步骤

(1)将用物携至床旁,向患者解释以取得合作。

(2)协助患者侧卧,面向护士,取治疗巾,围于颌下,置弯盘于口角边。

(3)先湿润口唇、口角,观察口腔黏膜有无出血、溃疡等现象。对长期应用抗生素、激素者应注意观察有无真菌感染。有活动义齿者,应取下,一般先取上面义齿,后取下面义齿,并放置容器内,用冷开水冲洗刷净,待患者漱口后戴上或浸入清水中备用(昏迷患者的义齿应浸于清水中保存)。浸义齿的清水应每天更换。义齿不可浸在酒精或热水中,以免变色、变形和老化。

(4)协助患者用温开水漱口后,嘱患者咬合上下齿,用压舌板轻轻撑开一侧颊部,以弯血管钳夹有漱口液的棉球由内向门齿纵向擦洗。同法擦洗对侧。

(5)嘱患者张口,依次擦洗一侧牙齿内侧面、上颌面、下内侧面、下颌面,再弧形擦洗一侧颊部。同法擦洗另一侧。洗舌面及硬腭部(勿触及咽部,以免引起恶心)。

(6)擦洗完毕,帮助患者用洗水管以漱口水漱口,漱口后用治疗巾拭去患者口角处水。

(7)口腔黏膜如有溃疡,酌情涂药于溃疡处。口唇干裂可涂擦液状石蜡。

(8)撤去治疗巾,清理用物,整理床单。

3.注意事项

(1)擦洗时动作要轻,特别是对凝血功能差的患者要防止碰伤黏膜及牙龈。

(2)昏迷患者禁忌漱口,需用张口器时,应从臼齿放入(牙关紧闭者不可用暴力张口),擦洗时须用血管钳夹紧棉球,每次一个,防止棉球遗留在口腔内,棉球蘸漱口水不可过湿,以防患者将溶液吸入呼吸道。

(3)传染病患者的用物按隔离消毒原则处理。

二、头发护理

(一)床上梳发

1.目的

梳发、按摩头皮,可促进血液循环,除去污垢和脱落的头发、头屑,使患者清洁舒适和美观。

2.用物准备

治疗巾、梳子、30%乙醇溶液、纸袋(放脱落头发)。

3.操作步骤

(1)铺治疗巾于枕头上,协助患者把头转向一侧。

(2)将头发从中间梳向两边,左手握住一股头发,由发梢逐渐梳到发根。长发或遇有打结时,可将头发绕在示指上慢慢梳理。避免强行梳拉,造成患者疼痛。如头发纠集成团,可用30%乙醇湿润后,再小心梳理,同法梳理另一边。

(3)长发酌情编辫或扎成束,发型尽可能符合患者所好。

(4)将脱落头发置于纸袋中,撤下治疗巾。

(5)整理床单,清理用物。

(二)床上洗发(橡胶马蹄形垫法)

1.目的

同床上梳发、预防头虱及头皮感染。

2.用物准备

治疗车上备一只橡胶马蹄形垫,治疗盘内放小橡胶单,大、中毛巾各一条,眼罩或纱布,别针,棉球两只(以不吸水棉花为宜),纸袋,洗发液或肥皂,梳子,小镜子,护肤霜,水壶内盛40~45 ℃热水,水桶(接污水)。必要时备电吹风。

3.操作步骤

(1)备齐用物携至床旁,向患者解释,以取得合作,根据季节关窗或开窗,室温以24 ℃为宜。按需要给予便盆。移开床旁桌椅。

(2)垫小橡胶单及大毛巾于枕上,松开患者衣领向内反折,将中毛巾围于颈部,以别针固定。

(3)协助患者斜角仰卧,移枕于肩下,患者屈膝,可垫膝枕于两膝下,使患者体位安全舒适。

(4)置马蹄形垫垫于患者后颈部,使患者颈部枕于突起处,头在槽中,槽形下部接污水桶。

(5)用棉球塞两耳,用眼罩或纱布遮盖双眼或嘱患者闭上眼。

(6)洗发时先用两手掬少许水于患者头部试温,询问患者感觉,以确定水温是否合适;然后用水壶倒热水充分湿润头发,倒洗发液于手掌上,涂遍头发,用指尖揉搓头皮和头发。用力要适中,揉搓方向由发际向头顶部,使用梳子除去落发,置于纸袋中,用热水冲洗头发,直到冲净为止。观察患者的一般情况,注意保暖,洗发完毕,解下颈部毛巾,包住头发,一手托头,一手撤去橡胶马蹄垫。除去耳内棉球及眼罩,用患者自备的毛巾擦干脸部,酌情使用护肤霜。

(7)帮助患者卧于床正中,将枕、橡胶单、浴巾一起自肩下移至头部,用包头的毛巾揉搓头发,再用大毛巾擦干或电风吹干。梳理成患者习惯的发型,撤去上述用物。

(8)整理床单,清理用物。

4.注意事项

(1)要随时观察患者的病情变化,如脉搏、呼吸、血压有异常时应立即停止操作。

(2)注意室温和水温,以及时擦干头发,防止患者受凉。

(3)防止水流入眼及耳内,避免沾湿衣服和床单。

(4)衰弱患者不宜洗发。

三、皮肤清洁与护理

(一)床上擦浴

1.用物准备

治疗车上备:面盆两只、水桶两只(一桶盛热水,水温在50~52 ℃,并按年龄、季节、习惯,增减水温,另一桶接污水)、治疗盘(内置小毛巾两条、大毛巾、浴皂、梳子、小剪刀、50%乙醇、爽身粉)、清洁衣裤、被服。另备便盆、便盆布和屏风。

2.操作步骤

(1)推治疗车至床边,向患者解释,以取得合作。

(2)将用物放在便于操作处,关好门窗调节室温,用屏风或拉布遮挡患者,按需给予便盆。

(3)将脸盆放于床边桌上,倒入热水 2/3 满,测试水温。根据病情放平床头及床尾支架,松开床尾盖被。

（4）将微湿小毛巾包在右手上，为患者洗脸及颈部，左手扶患者头顶部，先擦眼，然后像写"3"字样，依次擦洗一侧额部、颊部、鼻翼部、人中、耳后下颌，直至颈部。另一侧同法。用较干毛巾依次擦洗一遍，注意擦净耳郭，耳后及颈部皮肤。

（5）为患者脱下衣服，在擦洗部位下面铺上浴巾，按顺序擦洗两上肢、胸腹部。协助患者侧卧，背向护士依次擦洗后颈部、背臀部，为患者换上清洁裤子。擦洗中，根据情况更换热水，注意擦净腋窝及腹股沟等处。

（6）擦洗的方法为先用涂肥皂的小毛巾擦洗，再用湿毛巾擦去皂液，清洗毛巾后再擦洗，最后用浴巾边按摩边擦干。动作要敏捷，为取得按摩效果，可适当用力。

（7）擦洗过程中，如患者出现寒战、面色苍白等病情变化时，应立即停止擦浴，给予适当的处理，同时注意观察皮肤有无异常。擦洗毕，可在骨突处用50％乙醇做按摩，扑上爽身粉。

（8）整理床单，必要时梳发、剪指甲及更换床单。

（9）如有特殊情况，需做记录。

3.注意事项

护士操作时，要站在擦浴的一边，擦洗完一边后再转至另一边。站立时两脚要分开，重心应在身体中央或稍低处，拿水盆时，盆要靠近身边，减少体力消耗。操作时要体贴患者，保护患者自尊，动作要敏捷、轻柔，减少翻动和暴露，防止受凉。

（二）压疮的预防及护理

压疮是指机体局部组织由于长期受压，血液循环障碍，造成组织缺氧、缺血、营养不良而致的溃烂和坏死。导致活动受限的因素一般都会增加压疮的发生。常见的因素有压力、剪力、摩擦力、潮湿等。好发部位为枕部、耳郭、肩胛部、肘部、骶尾部、髋部、膝关节内外侧、外踝、足跟。

1.预防措施

预防压疮在于消除其发生的原因。因此，要求做到勤翻身、勤按摩、勤整理、勤更换。交班时要严格细致地交接局部皮肤情况及护理措施。

（1）避免局部长期受压：①鼓励和协助卧床患者经常更换卧位，使骨骼突出部位交替地受压，翻身间隔时间应根据病情及局部受压情况而定。一般2小时翻身1次，必要时1小时翻身1次，建立床头翻身记录卡。②保护骨隆突处和支持身体空隙处，将患者体位安置妥当后，可在身体空隙处垫软枕、海绵垫。需要时可垫海绵垫、气垫褥、水褥等，使支持体重的面积宽而均匀，使作用于患者身上的正压及作用力分布在一个较大的面积上，从而降低在隆突部位皮肤上所受的压强。③对使用石膏、夹板、牵引的患者，衬垫应平整、松软适度，尤其要注意骨骼突起部位的衬垫，要仔细观察局部皮肤和肢端皮肤颜色改变的情况，认真听取患者反映，适当给予调节，如发现石膏绷带凹凸不平，应立即报告医师，以及时纠正。

（2）避免潮湿、摩擦及排泄物的刺激：①保持皮肤清洁干燥。大小便失禁、出汗及分泌物多的患者应及时擦干，以保护皮肤免受刺激，床铺要经常保持清洁干燥、平整无碎屑，被服污染要随时更换。不可让患者直接卧于橡胶单上。小儿要勤换尿布；②不可使用破损的便盆，以防擦伤皮肤。

（3）增进局部血液循环：对易发生压疮的患者，要常检查，用温水擦澡、擦背或用湿毛巾行局部按摩。

手法按摩。①全背按摩：协助患者俯卧或侧卧，露出背部，先以热水进行擦洗，再以两手或一手沾上少许 50％乙醇按摩。按摩者斜站在患者右侧,左腿弯曲在前,右腿伸直在后,从患者骶尾部开始,沿脊柱两侧边缘向上按摩(力量要能够刺激肌肉组织)至肩部时用环状动作。按摩后,手再轻轻滑至尾骨处。此时,左腿伸直,右腿弯曲,如此有节奏地按摩数次,再用拇指指腹由骶尾部开始沿脊柱按摩至第 7 颈椎。②受压处局部按摩:沾少许 50％乙醇,以手掌大、小鱼际紧贴皮肤,压力均匀向心方向按摩,由轻至重,由重至轻,每次 3～5 分钟。

电动按摩器按摩:电动按摩器是依靠电磁作用,引导治疗器头震动,以代替各种手法按摩。操作者持按摩器根据不同部位选择合适的按摩头,紧贴皮肤,进行按摩。

(4)增进营养的摄入:营养不良是导致压疮的内因之一,又可影响压疮的愈合。蛋白质是身体修补组织所必需的物质,维生素也可促进伤口愈合,因此在病情允许时可给予高蛋白、高维生素膳食,以增进机体抵抗力和组织修复能力。此外,适当补充矿物质,可促进慢性溃疡的愈合。

2.压疮的分期及护理

(1)淤血红润期:为压疮初期,局部皮肤受压或受到潮湿刺激后,开始出现红、肿、热、麻木或有触痛。此期要及时除去致病原因,加强预防措施,如增加翻身次数及防止局部继续受压、受潮。

(2)炎性浸润期:红肿部位如果继续受压,血液循环仍得不到改善,静脉回流受阻,局部静脉淤血,受压表面呈紫红色,皮下产生硬结,表面有水疱形成。对未破小水泡要减少摩擦,防破裂感染,让其自行吸收,大水疱用无菌注射器抽出泡内液体,涂以消毒液,用无菌敷料包扎。

(3)溃疡期:静脉血液回流受到严重障碍,局部淤血致血栓形成,组织缺血缺氧。轻者,浅层组织感染,脓液流出,溃疡形成;重者,坏死组织发黑,脓性分泌物增多,有臭味,感染向周围及深部扩展,可达骨骼,甚至可引起败血症。

四、会阴部清洁卫生的实施

(一)目的

保持清洁,清除异味,预防或减轻感染、增进舒适、促进伤口愈合。

(二)用物准备

便盆、屏风、橡胶单、中单、清洁棉球、大量杯、镊子、浴巾、毛巾、水壶(内盛 50～52 ℃的温水)、清洁剂或呋喃西林棉球。

(三)操作方法

1.男患者会阴的护理

(1)携用物至患者床旁,核对后解释。

(2)患者取仰卧位,为遮挡患者可将浴巾折成扇形盖在患者的会阴部及腿部。

(3)带上清洁手套,一手提起阴茎,一手取毛巾或用呋喃西林棉球擦洗阴茎头部、下部和阴囊。擦洗肛门时,患者可取侧卧位,护士一手将臀部分开,一手用浴巾将肛门擦洗干净。

(4)为患者穿好衣裤,根据情况更换衣、裤、床单。整理床单,患者取舒适卧位。

(5)整理用物,清洁整齐,记录。

2.女患者会阴部护理

(1)携用物至患者床旁,核对后解释。

(2)患者取仰卧位,为遮挡患者可将浴巾折成扇形盖在患者的会阴部及腿部。

(3)先将橡胶单及中单置于患者臀下,再置便盆于患者臀下。

(4)护士一手持装有温水的大量杯,一手持夹有棉球的大镊子,边冲水边用棉球擦洗。

（5）冲洗后擦干各部位。撤去便盆及橡胶单和中单。

（6）为患者穿好衣裤，根据情况更换衣、裤、床单。整理床单，患者取舒适卧位。

（7）整理用物，清洁整齐，记录。

（四）注意事项

（1）操作前应向患者说明目的，以取得患者的合作。

（2）在执行操作的原则上，尽可能尊重患者习惯。

（3）注意遮挡患者，保护患者隐私。

（4）冲洗时从上至下。

（5）操作完毕应及时记录所观察到的情况。

（靳燕燕）

第九节　休息与睡眠护理

休息与睡眠是人类最基本的生理需要。良好的休息和睡眠如同充分的营养和适度的运动一样，对保持和促进健康起着重要作用。作为护士，必须了解睡眠的分期、影响睡眠的因素及患者的睡眠习惯，切实解决患者的睡眠问题，帮助患者达到可能的最佳睡眠状态。

一、休息

休息是指在一段时间内，通过相对地减少机体活动，使身心放松，处于一种没有紧张和焦虑的松弛状态。休息包括身体和心理两方面的放松，通过休息，可以减轻疲劳和缓解精神紧张。

（一）休息的意义和方式

1.休息的意义

对健康人来说，充足的休息是维持机体身心健康的必要条件；对患者来说，充足的休息是促进疾病康复的重要措施。休息对维护健康具有重要的意义，具体表现为：①休息可以减轻或消除疲劳，缓解精神紧张和压力。②休息可以维持机体生理调节的规律性。③休息可以促进机体正常的生长发育。④休息可以减少能量的消耗。⑤休息可以促进蛋白质的合成及组织修复。

2.休息的方式

休息的方式是因人而异的，取决于个体的年龄、健康状况、工作性质和生活方式等因素。对不同的人而言，休息有着不同的含义。例如，对从事脑力劳动的人而言，他的休息方式可以是散步、打球、游泳等；而对于从事这些活动的运动员来讲，他的休息反而是读书、看报、听音乐。无论采取何种方式，只要达到缓解疲劳、减轻压力、促进身心舒适和精力恢复的目的，就是有效的休息。在休息的各种形式中，睡眠是最常见也是最重要的一种。

（二）休息的条件

要想得到充足的休息，应满足以下3个条件，即充足的睡眠、生理上的舒适和心理上的放松。

1.充足的睡眠

休息的最基本的先决条件是充足的睡眠。充足的睡眠可以促进个体精力和体力的恢复。虽然每个人所需要的睡眠时间有较大的区别，但都有最低限度的睡眠时数，满足了一定的睡眠时数,才能得到充足的休息。护理人员要尽量使患者有足够的睡眠时间和建立良好的睡眠习惯。

2.生理上的舒适

生理上的舒适也就是身体放松,是保证有效休息的前提。因此,在休息之前必须将患者身体上的不适降至最低程度。护理人员应为患者提供各种舒适服务,包括祛除或控制疼痛、提供舒适的体位或姿势、协助患者搞好个人卫生、保持适宜的温湿度、调节睡眠时所需要的光线等。

3.心理上的放松

要得到良好的休息,必须有效地控制和减少紧张和焦虑,心理上才能得到放松。由于生病、住院时个体无法满足社会上、职业上或个人角色在义务上的需要,加之住院时对医院环境及医务人员感到陌生,对自身疾病的担忧等,患者常常会出现紧张和焦虑。因此,护理人员应耐心与患者沟通,恰当地运用知识和技能,提供及时、准确的服务,尽量满足患者的各种需要,才能帮助患者减少紧张和焦虑。

二、睡眠

睡眠是各种休息中最自然、最重要的方式。人的一生中有 1/3 的时间要用在睡眠上。任何人都需要睡眠,通过睡眠可以使人的精力和体力得到恢复,可以保持良好的觉醒状态,这样人才能精力充沛地从事劳动或其他活动。睡眠对于维持人的健康,尤其是促进疾病的康复,具有重要的意义。

(一)睡眠的定义

现代医学界普遍认为睡眠是一种主动过程,是一种知觉的特殊状态。睡眠时,人脑并没有停止工作,只是换了模式,虽然对周围环境的反应能力降低,但并未完全消失。通过睡眠,人的精力和体力得到恢复,睡眠后可保持良好的觉醒状态。

由此,可将睡眠定义为周期性发生的持续一定时间的知觉的特殊状态,具有不同的时相,睡眠时可相对地不做出反应。

(二)睡眠原理

睡眠是与较长时间的觉醒交替循环的生理过程。目前认为,睡眠由睡眠中枢控制。睡眠中枢位于脑干尾端,它向上传导冲动,作用于大脑皮质(也称上行抑制系统),与控制觉醒状态的脑干网状结构上行激动系统的作用相拮抗,引起睡眠和脑电波同步化,从而调节睡眠与觉醒的相互转化。

(三)睡眠分期

通过脑电图(EEG)测量大脑皮质的电活动,眼电图(EOG)测量眼睛的运动,肌电图(EMG)测量肌肉的状况,发现睡眠的不同阶段,脑、眼睛、肌肉的活动处于不同的水平。正常的睡眠周期可分为两个相互交替的不同时相状态,即慢波睡眠和快波睡眠。成人进入睡眠后,首先是慢波睡眠,持续 80~120 分钟后转入快波睡眠,维持 20~30 分钟后,又转入慢波睡眠。整个睡眠过程中有 4 或 5 次交替,越近睡眠的后期,快波睡眠持续时间越长。两种睡眠时相状态均可直接转为觉醒状态,但在觉醒状态下,一般只能进入慢波睡眠,而不能进入快波睡眠。

1.慢波睡眠

脑电波呈现同步化慢波时相,伴有慢眼球运动,肌肉松弛但仍有一定张力,亦称正相睡眠或非快速眼球运动睡眠(NREM)。在这段睡眠期间,大脑的活动下降到最低,使得人体能够得到完全的舒缓。此阶段又可分为 4 期。

(1)第Ⅰ期:为入睡期,是所有睡眠时相中睡得最浅的一期,常被认为是清醒与睡眠的过渡阶段,仅维持几分钟,很容易被唤醒。此期眼球有着缓慢的运动,生理活动开始减少,同时生命体征和新陈代谢逐渐减缓,在此阶段的人们仍然认为自己是清醒的。

(2)第Ⅱ期:为浅睡期。此期的人们已经进入无意识阶段,不过仍可听到声音,仍然容易被唤醒。此期持续10～20分钟,眼球不再运动,机体功能继续变慢,肌肉逐渐放松,脑电图偶尔会产生较快的宽大的梭状波。

(3)第Ⅲ期:为中度睡眠期,持续15～30分钟。此期肌肉完全放松,心搏缓慢,血压下降,但仍保持正常,难以唤醒并且身体很少移动,脑电图显示梭状波与δ波(大而低频的慢波)交替出现。

(4)第Ⅳ期:为深度睡眠期,持续15～30分钟。此期全身松弛,无任何活动,极难唤醒,生命体征比觉醒时明显下降,体内生长激素大量分泌,人体组织愈合加快,遗尿和梦游可能发生,脑电波为慢而高的δ波。

2.快波睡眠

快波睡眠亦称异相睡眠或快速眼球运动睡眠(REM)。此期的睡眠特点是眼球转动很快,脑电波活跃,与觉醒时很难区分。其表现与慢波睡眠相比,各种感觉功能进一步减退,唤醒阈值提高,极难唤醒,同时骨骼肌张力消失,肌肉几乎完全松弛。此外,这一阶段还会有间断的阵发性表现,如眼球快速运动、部分躯体抽动,同时有心排血量增加、血压上升、心率加快、呼吸加快而不规则等交感神经兴奋的表现。多数在醒来后能够回忆的生动、逼真的梦境都是在此期发生的。

睡眠中的一些时相对人体具有特殊的意义,如在NREM第Ⅳ期的睡眠中,机体会释放大量的生长激素来修复和更新上皮细胞和某些特殊细胞,如脑细胞,故慢波睡眠有利于促进生长和体力的恢复。而REM睡眠则对于学习记忆和精力恢复似乎很重要。因为在快波睡眠中,脑耗氧量增加,脑血流量增多,且脑内蛋白质合成加快,有利于建立新的突触联系,可加快幼儿神经系统成熟。同时快波睡眠对保持精神和情绪上的平衡最为重要。因为这一时期的梦境都是生动的、充满感情色彩的,此梦境可减轻、缓解精神压力,使人将忧虑的事情从记忆中消除。非快速眼球运动睡眠与快速眼球运动睡眠的比较见表2-1。

表2-1　非快速眼球运动睡眠与快速眼球运动睡眠的比较

项目	非快速眼球运动睡眠	快速眼球运动睡眠
脑电图	第Ⅰ期:低电压α节律 8～12次/秒 第Ⅱ期:宽大的梭状波 14～16次/秒 第Ⅲ期:梭状波与δ波交替 第Ⅳ期:慢而高的δ波 1～2次/秒	去同步化快波
眼球运动	慢的眼球转动或没有	阵发性的眼球快速运动
生理变化	呼吸、心率减慢且规则 血压、体温下降 肌肉渐松弛 感觉功能减退	感觉功能进一步减退 肌张力进一步减弱 有间断的阵发性表现:心排血量增加,血压升高,呼吸加快且不规则,心率加快
合成代谢	人体组织愈合加快	脑内蛋白质合成加快
生长激素	分泌增加	分泌减少
其他	第Ⅳ期发生夜尿和梦游	做梦且为充满感情色彩、稀奇古怪的梦

(四)睡眠周期

对大多数成人而言,睡眠是每 24 小时循环一次的周期性程序。一旦入睡,成人平均每晚经历 4～6 个完整的睡眠周期,每个睡眠周期由不同的睡眠时相构成,分别是 NREM 睡眠的 4 个时相和 REM 睡眠,持续 60～120 分钟不等,平均为 90 分钟。睡眠周期各时相按一定的顺序重复出现。这一模式总是从 NREM 第 Ⅰ 期开始,依次经过第 Ⅱ 期、第 Ⅲ 期、第 Ⅳ 期之后,返回 NREM 的第 Ⅲ 期然后到第 Ⅱ 期,再进入 REM 期,当 REM 期完成后,再回到 NREM 的第 Ⅱ 期(图 2-1),如此周而复始。在睡眠时相周期的任一阶段醒而复睡时,都需要从头开始依次经过各期。

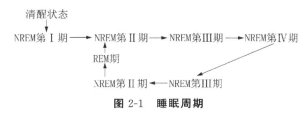

图 2-1　睡眠周期

在睡眠周期中,每一时相所占的时间比例随睡眠的进行而有所改变。一般刚入睡时,个体进入睡眠周期约 90 分钟后才进入 REM 睡眠,随睡眠周期的进展,NREM 第 Ⅲ、Ⅳ 时相缩短,REM 阶段时间延长。在最后一个睡眠周期中,REM 睡眠可达到 60 分钟。因此,大部分 NREM 睡眠发生在上半夜,REM 睡眠则多在下半夜。

(五)影响睡眠的因素

1.生理因素

(1)年龄:通常人睡眠的需要量与其年龄成反比,但有个体差异。新生儿期每天睡眠时间最长,可达 16～20 小时,成人 7～8 小时。

(2)疲劳:适度的疲劳,有助于入睡,但过度的精力耗竭反而会使入睡发生困难。

(3)昼夜节律:"睡眠-觉醒"周期具有生物钟式的节律性,如果长时间频繁地夜间工作或航空时差,就会造成该节律失调,从而影响入睡及睡眠质量。

(4)内分泌变化:妇女月经前期和月经期常出现嗜睡现象,绝经期妇女常失眠,与内分泌变化有关。

(5)寝前习惯:睡前的一些行为习惯,如看报纸杂志、听音乐、喝牛奶、洗热水澡或泡脚等,当这些习惯突然改变或被阻碍进行时,可能使睡眠发生障碍。

(6)食物因素:含有较多 L-色氨酸的食物,如肉类、乳制品和豆类都能促进入睡,缩短入睡时间,是天然的催眠剂;少量饮酒能促进放松和睡眠,但大量饮酒会干扰睡眠,使睡眠变浅;含有咖啡因的浓茶、咖啡及可乐饮用后使人兴奋,即使入睡也容易中途醒来,且总睡眠时间缩短。

2.病理因素

(1)疾病影响:几乎所有疾病都会影响睡眠。例如,各种原因引起的疼痛未能及时缓解时严重影响睡眠,精神分裂症、强迫性神经症等患者常处于过度觉醒状态。生病的人需要更多时间的睡眠来促进机体康复,却往往因为多种症状困扰或特殊的治疗限制而无法获得正常的睡眠。

(2)身体不适:身体的舒适是获得休息与安睡的先决条件,饥饿、腹胀、呼吸困难、憋闷、身体不洁、皮肤瘙痒、体位不适等都是常见的影响睡眠的原因。

3.环境因素

睡眠环境影响睡眠状况,适宜的温湿度、安静、整洁、舒适、空气清新的环境常可增进睡眠,反之则会对睡眠产生干扰。

4.心理因素

焦虑不安、强烈的情绪反应(如恐惧、悲哀、激动、喜悦)、家庭或人际关系紧张等常常影响患者的睡眠。

5.其他

食物摄入多少、体育锻炼情况、某些药物等也会影响睡眠形态。

(六)促进睡眠的护理措施

1.增进舒适

人们在感觉舒适和放松时才能入睡。为了使患者放松,对于一些遭受病痛折磨的患者采用有效镇痛的方法;做好就寝前的晚间护理,如协助患者洗漱、排便;帮助患者处于正确的睡眠姿势,妥善安置身体各部位的导管、引流管及牵引、固定等特殊治疗措施。

2.环境控制

人们睡眠时需要的环境条件包括适宜的室温和通风、最低限度的声音、舒适的床和适当的照明。一般冬季室温 18 ～22 ℃、夏季 25 ℃左右、湿度以 50％～60％ 为宜;根据患者需要,睡前开窗通风,清除病房内异味,使空气清新;保持病区尽可能地安静,尽量减少晚间交谈;提供清洁、干燥的卧具和舒适的枕头、被服;夜间调节住院单元的灯光。

3.重视心理护理

多与患者沟通交流,找出影响患者休息与睡眠的心理社会因素,通过鼓励倾诉、正确指导,消除患者紧张和焦虑情绪,恢复平静、稳定的状态,提高休息和睡眠质量。

4.建立休息和睡眠周期

针对患者的不同情况,帮助患者建立适宜的休息和睡眠周期。患者入院后,原有的休息和睡眠规律被打乱,护士应在患者醒时进行评估、治疗和常规护理工作,避免因一些非必要任务而唤醒患者,同时鼓励患者合理安排日间活动,适当锻炼。

5.尊重患者的睡眠习惯

病情允许的情况下,护理人员应尽可能根据患者就寝前的一些个人习惯,选择如提供温热饮料,允许短时间的阅读、听音乐,协助沐浴或泡脚等方式促进睡眠。

6.健康教育

使患者了解睡眠对健康与康复的重要作用,心、身放松的重要意义和一些促进睡眠的常用技巧。与患者一起讨论有关休息和睡眠的知识,分析困扰患者睡眠的因素,针对具体情况给予相应指导,帮助患者建立有规律的生活方式,养成良好的睡眠习惯。

(靳燕燕)

第三章　神经内科护理

第一节　三叉神经痛

三叉神经痛是指三叉神经分布范围内反复发作短暂性剧烈疼痛,分为原发性及继发性两种。前者病因未明,可能是某些致病因素使三叉神经脱髓鞘而产生异位冲动或伪突触传递,近年来由于显微血管减压术的开展,多数认为主要原因是邻近血管压迫三叉神经根所致。继发性三叉神经痛常见原因有鼻咽癌颅底转移、中颅窝脑膜瘤、听神经瘤、半月节肿瘤、动脉瘤压迫、颅底骨折、脑膜炎、颅底蛛网膜炎、三叉神经节带状疱疹病毒感染等。

一、病因和发病机制

近年来由于显微血管减压术的开展,认为三叉神经痛的病因是邻近血管压迫了三叉神经根所致。绝大部分为小脑上动脉从三叉神经根的上方或内上方压迫了神经根,少数为小脑前下动脉从三叉神经根的下方压迫了神经根。血管对神经的压迫,使神经纤维挤压在一起,逐渐使其发生脱髓鞘改变,从而引起相邻纤维之间的短路现象,轻微的刺激即可形成一系列的冲动通过短路传入中枢,引起一阵阵剧烈的疼痛。

二、临床表现

多发生于 40 岁以上,女性略多于男性,多为单侧发病。突发闪电样、刀割样、钻顶样、烧灼样剧痛,严格限三叉神经感觉支配区内,伴有面部抽搐,又称"痛性抽搐",每次发作持续数秒钟至1～2分钟即骤然停止,间歇期无任何疼痛。在疲劳或紧张时发作较频。

三、治疗原则

三叉神经痛,无论原发性或继发性,在未明确病因或难以查出病因的情况下均可用药物治疗或封闭治疗,以缓解症状,倘若一旦确诊病因,应针对病因治疗,除非因高龄、身患严重疾病等因素难以接受者或病因去除治疗后仍疼痛发作,可继续采用药物治疗或封闭疗法。若服药不良反应大者亦可先选择封闭疗法。

四、治疗

(一)药物治疗

三叉神经痛的药物治疗,主要用于患者发病初期或症状较轻者。经过一段时间的药物治疗,部分患者可达到完全治愈或症状得到缓解,表现在发作程度减轻、发作次数减少。

目前应用最广泛的、最有效的药物是抗癫痫药。在用药方面应根据患者的具体情况进行具体分析,各药可单独使用,亦可互相联合应用。在采用药物治疗过程中,应特别注意各种药物不良反应,联合应用。在采用药物治疗过程中,应特别注意各种药物不良反应,进行必要的检测,以免发生不良反应。

1.卡马西平

该药对三叉神经脊束核及丘脑中央内侧核部位的突触传导有明显的抑制作用。用药达到有效治疗量后多数患者于 24 小时内发作性疼痛即消失或明显减轻,文献报道,卡马西平可使 70% 以上的患者完全止痛,20% 患者疼痛缓解,此药需长期服用才能维持疗效,多数停药后疼痛再现。不少患者服药后疗效有时会逐渐下降,需加大剂量。此药不能根治三叉神经痛,复发者再次服用仍有效。

用法与用量:口服开始时一次 0.1～0.2 g,每天 1～2 次,然后逐天增加 0.1 g。每天最大剂量不超过1.6 g,取得疗效后,可逐天逐次地减量,维持在最小有效量。如最大剂量应用 2 周后疼痛仍不消失或减轻时,则应停止服用,改用其他药物或治疗方法。

不良反应有眩晕、嗜睡、步态不稳、恶心,数天后消失,偶有白细胞计数减少、皮疹,可停药。

2.苯妥英钠

苯妥英钠为一种抗癫痫药,在未开始应用卡马西平之前,该药曾被认为是治疗三叉神经痛的首选药物,本药疗效不如卡马西平,止痛效果不完全,长期使用止痛效果减弱,因此,目前已列为第二位选用药物。

本品主要通过增高周围神经对电刺激的兴奋阈值及抑制脑干三叉神经脊髓束的突触间传导而起作用。其疗效仅次于卡马西平,文献报道有效率为 88%～96%,但需长期用药,停药后易复发。

用法与用量:成人开始时每次 0.1 g,每天 3 次口服。如用药后疼痛不见缓解,可加大剂量到每天 0.2 g,每天 3 次,但最大剂量不超过 0.8 g/d。取得疗效后再逐渐递减剂量,以最小量维持。肌内注射或静脉注射:一次 0.125～0.250 g,每天总量不超过 0.5 g。临用时用等渗盐水溶解后方可使用。

不良反应为长期服用该药或剂量过大,可出现头痛、头晕、嗜睡、共济失调及神经性震颤等。一般减量或停药后可自行恢复。本品对胃有刺激性,易引起厌食、恶心、呕吐及上腹痛等症状。饭后服用可减轻上述症状。长期服用可出现黏膜溃疡,多见于口腔及生殖器,并可引起牙龈增生,同时服用钙盐及抗过敏药可减轻。苯妥英钠并可引起白细胞计数减少、视力减退等症状。大剂量静脉注射,可引起心肌收缩力减弱、血管扩张、血压下降,严重时可引起心脏传导阻滞,心脏骤停。

3.氯硝西泮

本品为抗癫痫药物,对三叉神经痛也有一定疗效。服药 4～12 天,血浆药浓度达到稳定水平,为30～60 μg/mL。口服氯硝西泮后,30～60 分钟作用逐渐明显,维持 6～8 小时,一般在最初 2 周内可达最大效应,其效果次于卡马西平和苯妥英钠。

用法与用量:氯硝安定药效强,开始 1 mg/d,分 3 次服,即可产生治疗效果。而后每 3 天调整药量 0.5～1.0 mg,直至达到满意的治疗效果,至维持剂量为 3～12 mg/d。最大剂量为 20 mg/d。

不良反应有嗜睡、行为障碍、共济失调、眩晕、言语不清、肌张力低下等,对肝肾功能也有一定的损害,有明显肝脏疾病的禁用。

4.山莨菪碱(654-2)

山莨菪碱为从我国特产茄科植物山莨菪中提取的一种生物碱,其作用与阿托品相似,可使平滑肌松弛,解除血管痉挛(尤其是微血管),同时具有镇痛作用。本药对治疗三叉神经痛有一定疗效,近期效果满意,据文献报道有效率为 76.1%～78.4%,止痛时间一般为 2～6 个月,个别达 5 年之久。

用法与用量:①口服每次 5～10 mg,每天 3 次,或每次 20～30 mg,每天 1 次。②肌内注射每次 10 mg,每天 2～3 次,待疼痛减轻或疼痛发作次数减少后改为每次 10 mg,每天 1 次。

不良反应有口干、面红、轻度扩瞳、排尿困难、视近物模糊及心率增快等反应。以上反应多在 1～3 小时内消失,长期用药不会蓄积中毒。有青光眼和心脏病患者忌用。

5.巴氯芬

巴氯芬化学名[β-(P-氯苯基)γ-氨基丁酸]是抑制性神经递质 γ 氨基丁酸的类似物,临床试验研究表明本品能缓解三叉神经痛。

用法与用量:巴氯芬开始每次 10 mg,每天 3 次,隔天增加每天10 mg,直到治疗的第 2 周结束时,将用量递增至每天 60～80 mg。

每天平均维持量:单用者为 50～60 mg,与卡马西平或苯妥英钠合用者为 30～40 mg。文献报道,治疗三叉神经痛的近期疗效,巴氯芬与卡马西平几乎相同,但远期疗效不如卡马西平,巴氯芬与卡马西平或苯妥英钠均具有协同作用,且比卡马西平更安全,这一特点使巴氯芬在治疗三叉神经痛方面颇受欢迎。

6.麻黄碱

本品可以兴奋脑啡肽系统,因而具有镇痛作用,其镇痛程度为吗啡的 1/12～1/7。

用法与用量:每次 30 mg,肌内注射,每天 2 次。甲状腺功能亢进、高血压、动脉硬化、心绞痛等患者禁用。

7.硫酸镁

本品在眶上孔或眶下孔注射,可治疗三叉神经痛。

8.维生素 B$_{12}$

文献报道,用大剂量维生素 B$_{12}$,对治疗三叉神经痛确有较好疗效。

用法与用量:维生素 B$_{12}$ 4 000 μg 加维生素 B$_1$ 200 mg 加 2% 普鲁卡因 4 mL 对准扳机点作深浅上下左右四点式注药,对放射的始端做深层肌下进药,放射的终点做浅层四点式进药,药量可根据疼痛轻重适量进入。但由于药物作用扳机点可能变位,治疗时可酌情根据变位更换进药部位。

9.哌咪清(匹莫齐特)

文献报道,用其他药物治疗无效的顽固性三叉神经痛患者本品有效,且其疗效明显优于卡马西平。开始剂量为每天 4 mg,逐渐增加至每天 12～14 mg,分 2 次服用。不良反应以锥体外系反应较常见,亦可有口干、无力、失眠等。

10.维生素 B$_1$

在神经组织蛋白合成过程中起辅酶作用,参与胆碱代谢,其止痛效果差,只能作为辅助药物。

用法与用量:①肌内注射 1 mg/d,每天 1 次,10 天后改为 2~3 次/周,持续 3 周为 1 个疗程。②三叉神经分支注射:根据疼痛部位可做眶上神经、眶下神经、上颌神经和下颌神经注射。剂量为每次 500~1 000 μg,每周 2~3 次。③穴位注射:每次 25~100 μg,每周 2~3 次。常用颊车、下关、四白及阿是穴等。

11.激素

原发性三叉神经痛和继发性三叉神经痛的病例,其病理改变在光镜和电镜下都表现为三叉神经后根有脱髓鞘改变。在临床治疗中发现,许多用卡马西平、苯妥英钠等治疗无效的患者,改用泼尼松、地塞米松等治疗有效。这种激素治疗的原理与治疗脱髓鞘疾病相同,利用激素的免疫抑制作用达到治疗三叉神经痛的目的。由于各学者报告的病例少,只是对一部分卡马西平、苯妥英钠治疗无效者应用有效,其长期效果和机理有待进一步观察。用法与用量:①泼尼松,每次 5 mg,每天 3 次。②地塞米松(氟美松),每次 0.75 mg,每天 3 次。注射剂每支 5 mg,每次 5 mg,每天 1 次,肌内或静脉注射。

(二)神经封闭法

神经封闭法主要包括三叉神经半月节及其周围支酒精封闭术和半月节射频热凝法,其原理是通过酒精的化学作用或热凝的物理作用于三叉神经纤维,使其发生坏变,从而阻断神经传导达到止痛目的。

1.三叉神经酒精封闭法

封闭用酒精一般在浓度 80％左右(因封闭前注入局麻,故常用 98％浓度)。

(1)眶上神经封闭:适用于三叉神经第 1 支痛。方法为患者取坐或卧位,位于眶上缘中内 1/3 交界处触及切迹,皮肤消毒及局麻后,用短细针头自切迹刺入皮肤直达骨面,找到骨孔后刺入,待患者出现放射痛时,先注入 2％利多卡因 0.5~1 mL,待眶上神经分布区针感消失,再缓慢注入酒精 0.5 mL 左右。

(2)眶下神经封闭:在眶下孔封闭三叉神经上颌支的眶下神经。适用于三叉神经第 2 支痛(主要疼痛局限在鼻旁、下眼睑、上唇等部位)。方法为患者取坐或卧位,位于距眶下缘约 1 cm,距鼻中线 3 cm,触及眶下孔,该孔走向与矢状面成 40°~45°角,长约 1 cm,故穿刺时针头由眶下孔做 40°~45°角向外上、后进针,深度不超过 1 cm,患者出现放射痛时,以下操作同眶上神经封闭。

(3)后上齿槽神经封闭:在上颌结节的后上齿槽孔处进行。适用于三叉神经第二支痛(痛区局限在上白齿及其外侧黏膜者)。方法为患者取坐或卧位,头转向健侧,穿刺点在颧弓下缘与齿槽嵴成角处,即相当于过眼眶外缘的垂线与颧骨下缘相交点,局部消毒后,先用左手指将附近皮肤向下前方拉紧,继之以 4~5 cm 长穿刺针自穿刺点稍向后上方刺入直达齿槽嵴的后侧骨面,然后紧贴骨面缓慢深入 2 cm 左右,即达后上齿槽孔处,先注入 2％利多卡因,后再注入酒精。

(4)颏神经封闭:在下颌骨的颏孔处进行,适用于三叉神经第三支痛(主要局限在颏部、下唇)。方法为在下颌骨上、下缘间之中点相当于咬肌前缘和颏正中线之间中点找到颏孔,然后自后上方并与皮肤成 45°角向前下进针刺入骨面,插入颏孔,以下操作同眶上神经封闭。

(5)上颌神经封闭:用于三叉神经第二支痛(痛区广泛及眶下神经封闭失效者)。上颌神经主干自圆孔穿出颅腔至翼腭窝。方法常用侧入法:穿刺点位于眼眶外缘至耳道间连线中点下方,穿刺针自该点垂直刺入深约 4 cm,触及翼突板,继之退针 2 cm 左右稍改向前方 15°角重新刺入,滑过翼板前缘,再深入 0.5 cm 即入翼腭窝内,患者有放射痛时,回抽无血后,先注入 2% 利多卡因,待上颌部感觉麻后,注入酒精 1 mL。

(6)下颌神经封闭:用于三叉神经第 3 支痛(痛区广泛及眶下神经封闭失效者)。下颌神经主干自卵圆孔穿出。方法常用侧入法,穿刺点同上颌神经穿刺点,垂直进针达翼突板后,退针 2 cm 再改向上后方 15°角进针,患者出现放射痛后,注药同上颌神经封闭。

(7)半月神经节封闭:用于三叉神经 2、3 支痛或 1、2、3 支痛。常用前入法:穿刺点在口角上方及外侧约 3 cm 处,自该点进针,方向后、上、内即正面看应对准向前直视的瞳孔,从侧面看朝颧弓中点,约进针 5 cm 处达颅底触及试探,当刺入卵圆孔时,患者即出现放射痛(下颌区),则再推进 0.5 cm,上颌部亦出现剧痛即确入半月节内。回抽无血、无脑脊液,先注入 2% 利多卡因 0.5 mL 同侧面部麻木后,再缓慢注入酒精 0.5 mL。

以上酒精封闭法的治疗效果差异较大,短者数月,长者可达数年。复发者可重复封闭,但难以根治。

2.三叉神经半月节射频热凝法

该法首先由 Sweat(1974)提出,它通过穿刺半月节插入电极后用电刺激确定电极位置,从而有选择地用射频温控定量灶性破坏法,达到止痛目的。

(1)半月节穿刺:同半月节封闭术。

(2)电刺激:穿入成功后,插入电极通入 0.2～0.3 V,用 50～75 w/s 的方波电流,这时患者感觉有刺激区的蚁行感。

(3)射频温探破坏:电刺激准确定位后,打开射频发生器,产生射频电场,此时为进一步了解电极位置,可将温度控制在 42～44 ℃,这种电流可造成可逆性损伤并刺激产生疼痛,一旦电极位置无误,则可将温度增高,每次 5 ℃,增至 60～80 ℃,每次 30～60 秒,在破坏第 1 支时,则稍缓慢加热并检查角膜反射。此方法有效率为 85% 左右,但仍复发而不能根治。

3.三叉神经痛的 γ 刀放射疗法

1991 年,有学者利用 MRI 定位像输入 HP-9000 计算机,使用 Gamma plan 进行定位和定量计算,选择三叉神经感觉根进脑干区为靶点照射,达到缓解症状目的,其疗效尚不明确。

五、护理

(一)护理评估

1.健康史评估

(1)原发性三叉神经痛是一种病因尚不明确的疾病。但三叉神经痛可继发于脑桥、小脑脚占位病变压迫三叉神经及多发硬化等所致。因此,应询问患者是否患有多发硬化,检查有无占位性病变,每次面部疼痛有无诱因。

(2)评估患者年龄。此病多发生于中老年人。40 岁以上起病者占 70%～80%,女性略多于男性比例为 3:1。

2.临床观察与评估

(1)评估疼痛的部位、性质、程度、时间。通常疼痛无预兆,大多数人单侧,开始和停止都很突然,间歇期可完全正常。发作表现为电击样、针刺样、刀割样或撕裂样的剧烈疼痛,每次数秒至

2分钟。疼痛以面颊、上下颌及舌部最为明显；口角、鼻翼、颊部和舌部为敏感区。轻触即可诱发，称为扳机点；当碰及触发点如洗脸、刷牙时疼痛发作。或因咀嚼、呵欠和讲话等引起疼痛，以致患者不敢做这些动作。表现为面色憔悴、精神抑郁和情绪低落。

（2）严重者伴有面部肌肉的反复性抽搐、口角牵向患侧，称为痛性抽搐。并可伴有面部发红、皮温增高、结膜充血和流泪等。严重者可昼夜发作，夜不成眠或睡后痛醒。

（3）病程可呈周期性。每次发作期可为数天、数周或数月不等；缓解期亦可数天至数年不等。病程愈长，发作愈频繁愈重。神经系统检查一般无阳性体征。

（4）心理评估。使用焦虑量表评估患者的焦虑程度。

（二）患者问题

1.疼痛

主要由于三叉神经受损引起面颊、上下颌及舌疼痛。

2.焦虑

焦虑与疼痛反复、频繁发作有关。

（三）护理目标

（1）患者自感疼痛减轻或缓解。

（2）患者述舒适感增加，焦虑症状减轻。

（四）护理措施

1.治疗护理

（1）药物治疗：原发性三叉神经痛首选卡马西平治疗。其不良反应为头晕、嗜睡、口干、恶心、皮疹、再生障碍性贫血、肝功能损害、智力和体力衰弱等。护理者必须注意观察，每1～2个月复查肝功能和血常规。偶有皮疹、肝功能损害和白细胞计数减少，需停药；也可按医师建议单独或联合使用苯妥英钠、氯硝西泮、巴氯芬、野木瓜等治疗。

（2）封闭治疗：三叉神经封闭是注射药物于三叉神经分支或三叉神经半月节上，阻断其传导，导致面部感觉丧失，获得一段时间的止痛效果。注射药物有无水乙醇、甘油等。封闭术的止痛效果往往不够满意，远期疗效较差，还有可能引起角膜溃疡、失明、颅神经损害、动脉损伤等并发症。且对三叉神经第一支疼痛不适用。但对全身状况差不能耐受手术的患者、鉴别诊断及为手术创造条件的过渡性治疗仍有一定的价值。

（3）经皮选择性半月神经节射频电凝治疗：在X线监视下或经CT导向将射频电极针经皮插入半月神经节，通电加热至 $65\sim75\ ℃$ 维持1分钟，可选择性地破坏节后无髓鞘的传导痛温觉的 $A\beta$ 和C细纤维，保留有髓鞘的传导触觉的 $A\alpha$ 和粗纤维，疗效可达90%以上，但有面部感觉异常、角膜炎、咀嚼无力、复视和带状疱疹等并发症。长期随访复发率为21%～28%，但重复应用仍有效。本方法尤其适用于年老体弱不适合手术治疗的患者、手术治疗后复发者及不愿意接受手术治疗的患者。

射频电凝治疗后并发症的观察护理：观察患者的恶心、呕吐反应，随时处理污物，遵医嘱补液补钾；询问患者有无局部皮肤感觉减退，观察其是否有同侧角膜反射迟钝、咀嚼无力、面部异样不适感觉。并注意给患者进餐软食，洗脸水温要适宜。如有术中穿刺方向偏内、偏深误伤视神经引起视力减退、复视等并发症，应积极遵医嘱给予治疗并防止患者活动摔伤、碰伤。

（4）外科治疗如下。①三叉神经周围支切除及抽除术：两者手术较简单，因神经再生而容易复发，故有效时间短，目前较少采用，仅限于第一支疼痛者姑息使用。②三叉神经感觉根切断术：

经枕下入路三叉神经感觉根切断术,三叉神经痛均适用此种入路,手术操作较复杂,危险性大,术后反应较多,但常可发现病因,可很好保护运动根及保留部分面部和角膜触觉,复发率低,至今仍广泛使用。③三叉神经脊束切断术:此手术危险性太大,术后并发症严重,现很少采用。④微血管减压术:已知有85%～96%的三叉神经痛患者是由于三叉神经根存在血管压迫所致,用手术方法将压迫神经的血管从三叉神经根部移开,疼痛则会消失,这就是微血管减压术,因为微血管减压术是针对三叉神经痛的主要病因进行治疗,去除血管对神经的压迫后,约90%的患者疼痛可以完全消失,面部感觉完全保留,而达到根治的目的,微血管减压术可以保留三叉神经功能,运用显微外科技术进行手术,减小了手术创伤,很少遗留永久性神经功能障碍,术中手术探查可以发现引起三叉神经痛的少见病因,如影像学未发现的小肿瘤、蛛网膜增厚及粘连等,因而成为原发性三叉神经痛的首选手术治疗方法。

三叉神经微血管减压术的手术适应证:正规药物治疗一段时间后,药物效果不明显或疗效明显减退的患者;药物过敏或严重不良反应不能耐受;疼痛严重,影响工作、生活和休息者。

微血管减压术治疗三叉神经痛的临床有效率为90%～98%,影响其疗效的因素很多,其中压迫血管的类型、神经受压的程度及减压方式的不同对其临床治疗和预后的判断有着重要的意义。微血管减压术治疗三叉神经痛也存在5%～10%的复发率,不同术者和手术方法的不同差异很大。研究表明,患者的性别、年龄、疼痛的支数、疼痛部位、病程、近期疗效及压迫血管的类型可能与复发存在一定的联系。导致三叉神经痛术后复发的主要原因:①病程>8年;②静脉为压迫因素;③术后无即刻症状消失者。三叉神经痛复发最多见于术后2年内,2年后复发率明显降低。

2.心理支持

由于本病为突然发作的反复的阵发性剧痛,易出现精神抑郁和情绪低落等表现,护士应关心、理解、体谅患者,帮助其减轻心理压力,增强战胜疾病的信心。

3.健康教育

指导患者生活有规律,合理休息、娱乐;鼓励患者运用指导式想象、听音乐、阅读报刊等分散注意力,消除紧张情绪。

(苏春霞)

第二节　脑　卒　中

脑卒中又称中风或脑血管意外,是一组以急性起病、局灶性或弥漫性脑功能缺失为共同特征的脑血管病,通常指包括脑出血、脑梗死、蛛网膜下腔出血。脑卒中主要由于血管壁异常、血栓、栓塞及血管破裂等所造成的神经功能障碍性疾病。我国脑卒中呈现高发病率、高复发率、高致残率、高死亡率的特点。据世界卫生组织调查结果显示,我国脑卒中发病率高于世界平均水平。世界卫生组织MONICA研究表明,我国的脑卒中发生率正以每年8.7%的速率上升。我国居民第三次死因调查报告显示,脑血管病已成为国民第一位的死因。我国脑卒中的死亡率高于欧美国家4～5倍,是日本的3.5倍,甚至高于泰国、印度等发展中国家。MONICA研究也表明,脑卒中病死率为20%～30%。世界卫生组织对中国脑卒中死亡的人数进行了预测,如果死亡率维持不变,到 2030 年,我国每年将有近 400 万人口死于脑卒中。如果死亡率增长 1%,到 2030 年,我国每年将有近 600 万人口死于脑卒中,我国现幸存脑卒中患者近 700 万,其中致残率高达 75%,约有 450 万患者不同程度丧失劳动能力或生活不能自理。脑卒中复发率超过 30%,5 年内再次发生率达 54%。

一、脑出血的护理评估

脑出血(intra cerebral hemorrhage,ICH)是指原发于脑内动脉、静脉和毛细血管的病变出血,以动脉出血为多见,血液在脑实质内积聚形成脑内血肿。脑内出血临床病理过程与出血量和部位有关。小量出血时,血液仅渗透在神经纤维之间,对脑组织破坏较少;出血量较大时,血液在脑组织内积聚形成血肿,血肿的占位效应压迫周围脑组织,撕裂神经纤维间的横静脉使血肿进一步增大,血液成分特别是凝血酶、细胞因子 IL-1、TNF-α、血红蛋白的溶出等致使血肿周围的脑组织可在数小时内形成明显脑水肿、缺血和点状的微出血,血肿进一步扩大,导致邻近组织受压移位以至形成脑疝。脑内血肿和脑水肿可向内压迫脑室使之移位,向下压迫丘脑、下丘脑,引起严重的自主神经功能失调症状。幕上血肿时,中脑受压的危险性很大;小脑血肿时,延髓易于受下疝的小脑扁桃体压迫。脑内血肿可破入脑室或蛛网膜下腔,形成继发性脑室出血和继发性蛛网膜下腔出血。

(一)病因分析

高血压动脉硬化是自发性脑出血的主要病因,高血压患者约有 1/3 的机会发生脑出血,而 93.91% 脑出血患者中有高血压病史。其他还包括脑淀粉样血管病、动脉瘤、动脉-静脉畸形、动脉炎、血液病等。

(二)临床观察

高血压性脑出血以 50 岁左右高血压患者发病最多。由于与高血压的密切关系以致在年轻高血压患者中,个别甚至仅 30 余岁也可发生。脑出血虽然在休息或睡眠中也会发生,但通常是在白天情绪激动、过度用力等体力或脑力活动紧张时即刻发病。除有头昏、头痛、工作效率差、鼻出血等高血压症状外,平时身体一般情况常无特殊。脑出血发生前常无预感。极个别患者在出血前数小时或数天诉有瞬时或短暂意识模糊、手脚动作不便或说话含糊不清等脑部症状。高血压性脑出血常突然发生,起病急骤,往往在数分钟到数小时内病情发展到高峰(图 3-1)。

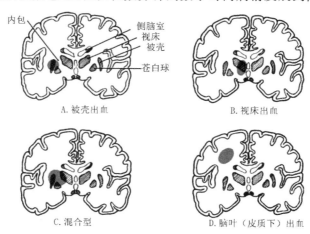

图 3-1　高血压性脑出血

1.壳核出血

大脑基底节为最常见的出血部位,约占脑出血的 60%。由于损伤到内囊故称为内囊出血。除具有脑出血的一般症状外,内囊出血的患者常有头和眼转向出血病灶侧,呈"凝视病灶"状和"三偏"症状,即偏瘫、偏身感觉障碍和偏盲。

(1)偏瘫:出血病灶对侧的肢体偏瘫,瘫痪侧鼻唇沟较浅,呼气时瘫侧面颊鼓起较高。瘫痪肢体由弛缓性瘫痪逐渐转为痉挛性瘫痪,上肢呈屈曲内收,下肢强直,腱反射转为亢进,可出现踝阵挛,病理反射阳性,呈典型上运动神经元性偏瘫。

(2)偏身感觉障碍:出血灶对侧偏身感觉减退,用针刺激肢体、面部时无反应或反应较另一侧迟钝。

(3)偏盲:在患者意识状态能配合检查时还可发现病灶对侧同向偏盲,主要是由于经过内囊的视放射受累所致。

另外,主侧大脑半球出血可伴有失语症,脑出血患者亦可发生顶叶综合征,如体象障碍(偏瘫无知症、幻多肢、错觉性肢体移位等)、结构性失用症、地理定向障碍等。记忆力、分析理解、计算等智能活动往往在脑出血后明显减退。

2.脑桥出血

常突然起病,出现剧烈头痛、头晕、眼花、坠地、呕吐、复视、讷吃、吞咽困难、一侧面部发麻等症状。起病初意识可部分保留,但常在数分钟内进入深度昏迷。出血往往先自一侧脑桥开始,表现为交叉性瘫痪,即出血侧面部瘫痪和对侧上下肢弛缓性瘫痪。头和两眼转向非出血侧,呈"凝视瘫肢"状。脑桥出血常迅速波及两侧,出现两侧面部和肢体均瘫痪,肢瘫大多呈弛缓性。少数呈痉挛性或呈去脑强直。双侧病理反射呈阳性。头和两眼位置回到正中,两侧瞳孔极度缩小。这种"针尖样"瞳孔见于 1/3 的脑桥出血患者,为特征性症状,系由于脑桥内交感神经纤维受损所致。脑桥出血常阻断下丘脑对体温的正常调节而使体温急剧上升,呈持续高热状态。由于脑干呼吸中枢的影响常出现不规则呼吸,可于早期就出现呼吸困难。脑桥出血后,如两侧瞳孔散大、对光反射消失、呼吸不规则、脉搏和血压失调、体温不断上升或突然下降,则提示病情危重。

3.小脑出血

小脑出血多发生在一侧小脑半球,可导致急性颅内压增高,脑干受压,甚至发生枕大孔疝。起病急骤,少数病情凶险异常,可即刻出现神志深度昏迷,短时间内呼吸停止;多数患者于起病时神志清楚,常诉一侧后枕部剧烈头痛和眩晕,呕吐频繁,发音含糊,瞳孔往往缩小,两眼球向病变对侧同向凝视,病变侧肢体动作共济失调,但瘫痪可不明显,可有脑神经麻痹症状、颈项强直等。病情逐渐加重,意识渐趋模糊或昏迷,呼吸不规则。

4.脑室出血

脑室出血(intraventricular hemorrhage,IVH)多由于大脑基底节处出血后破入到侧脑室,以致血液充满整个脑室和蛛网膜下腔系统。小脑出血和脑桥出血也可破入到第四脑室,这种情况极其严重。意识往往在 1~2 小时内陷入深度昏迷,出现四肢抽搐发作或四肢瘫痪。双侧病理反射呈阳性。四肢常呈弛缓性瘫痪,所有腱反射均引不出,可阵发出现强直性痉挛或去脑强直状态。呕吐咖啡色残渣样液体,高热、多汗和瞳孔极度缩小,呼吸深沉带有鼾声,后转为浅速和不规则。

(三)辅助检查

1.CT 检查

CT 检查可显示血肿部位、大小、形态,是否破入脑室,血肿周围有无低密度水肿带及占位效应、脑组织移位等。24 小时内出血灶表现为高密度,边界清楚(图 3-2)。48 小时以后,出血灶高密度影周围出现低密度水肿带。

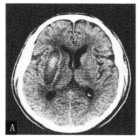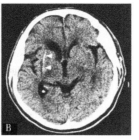

图 3-2　壳核外囊型脑出血的演变 CT

脑出血发病 40 天后 CT 平扫(图 3-2A)显示右侧壳核外囊区有一个卵圆形低密度病灶,其中心密度略高,同侧侧脑室较对侧略小;2.5 个月后复查 CT (图 3-2B)平扫可见原病灶部位呈裂隙状低密度,为后遗脑软化灶,并行伴有条状血肿壁纤维化高密度(白箭头),同侧侧脑室扩大

2.数字减影血管造影(DSA)

脑血管 DSA 对颅内动脉瘤、脑血管畸形等的诊断均有重要价值(图 3-3)。颈内动脉造影正位像可见大脑前、中动脉间距在正常范围,豆纹动脉外移(黑箭头)。

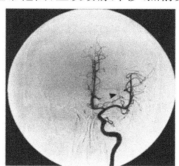

图 3-3　内囊出血 DSA

3.MRI

MRI 具有比 CT 更高的组织分辨率,且可直接多方位成像,无颅骨伪影干扰,又具有血管流空效应等特点,使对脑血管疾病的显示率及诊断准确性,比 CT 更胜一筹。CT 能诊断的脑血管疾病,MRI 均能做到;而对发生于脑干、颞叶和小脑等的血管性疾病,MRI 比 CT 更佳;对脑出血、脑梗死的演变过程,MRI 比 CT 显示更完整;对 CT 较难判断的脑血管畸形、烟雾病等,MRI 比 CT 更敏感。

4.TCD

多普勒超声检查最基本的参数为血流速度与频谱形态。血流速度增加可表示高血流量、动脉痉挛或动脉狭窄;血流速度减慢则可能是动脉近端狭窄或循环远端阻力增高的结果。

(四)内科治疗

(1)静脉补液:静脉给予生理盐水或乳酸 Ringer 溶液静脉滴注,维持正常的血容量。

(2)控制血糖:既往有糖尿病病史和血糖>200 mg/L 应给予胰岛素。低血糖者最好给予10%～20%葡萄糖静脉输液,或静脉推注 50%葡萄糖溶液纠正。

（3）血压的管理：有高血压病史的患者，血压水平应控制在平均动脉压（MAP）17.3 kPa（130 mmHg）以下。颅内压（ICP）监测增高的患者，脑灌注压（CPP）[CPP＝（MAP－ICP）]应保持＞9.3 kPa（70 mmHg）。刚手术后的患者应避免平均动脉压＞14.7 kPa（110 mmHg）。心力衰竭、心肌缺血或动脉内膜剥脱，血压＞26.7/14.7 kPa（200/110 mmHg）者，应控制平均动脉压在 17.3 kPa（130 mmHg）以下。

（4）控制体温：体温＞38.5 ℃的患者及细菌感染者，给予退烧药及早期使用抗生素。

（5）维持体液平衡。

（6）禁用抗血小板和抗凝治疗。

（7）降颅压治疗：甘露醇（0.25～0.50 g/kg 静脉滴注），每隔 6 小时给药 1 次。通常每天的最大量是 2 g/kg。

（8）纠正凝血异常：常用药物如华法林、鱼精蛋白、6-氨基己酸、凝血因子Ⅷ和新鲜血小板。

（五）手术治疗

1.开颅血肿清除术

对基底节区出血和皮层下出血，传统手术为开颅血肿清除。壳核出血一般经颞叶中回切开入路。1972 年 Suzuki 提倡经侧裂入路，以减少颞叶损害。对脑室积血较多可经额叶前角或经侧脑室三角区入路清除血肿，并行脑室外引流术。传统开颅术因时间较长，出血较多，手术常需全麻，术后并发症较多，易发生肺部感染及上消化道出血，而使年龄较大、心肺功能较差的患者失去手术治疗的机会。优点在于颅压高、有脑疝的患者可同时行去骨片减压术。

2.颅骨开窗血肿清除术

用于壳核出血、皮层下出血及小脑出血。壳核出血在患侧颞部做一向前的弧形皮肤切口，分开颞肌，颅骨钻孔后扩大骨窗至 3 cm×3 cm 大小，星形剪开脑膜，手术宜在显微镜下进行，既可减小皮层切开及脑组织切除的范围，还能窥清出血点。在颞中回做 1.5 cm 皮层切开，用窄脑压板轻轻牵开脑组织，见血肿后用吸引器小心吸除血块，其内侧壁为内囊方向不易出血，应避免压迫或电灼，而血肿底部外侧常见豆纹动脉出血点，用银夹夹闭或用双极电凝止血，其余地方出血常为静脉渗血，用吸收性明胶海绵片压迫即可止血。小脑出血如血肿不大，无扁桃体疝也可在患侧枕外粗隆水平下 2 cm，正中旁开 3 cm 为中心做皮肤切口，钻颅后咬除枕鳞部成 3 cm 直径骨窗即可清除小脑出血。该手术方法简单、快捷、失血较少，在局麻下也可完成，所以术后意识恢复较快，并发症特别是肺部感染相对减少，即使高龄、一般情况差的患者也可承受该手术。

3.钻颅血肿穿刺引流术

多采用 CT 引导下立体定向穿刺加引流术。现主要有 3 种方法：以 CT 示血肿中心为靶点，局麻下颅骨钻孔行血肿穿刺，首次抽吸量一般达血肿量的 1/3～1/2，然后注入尿激酶 6 000 U，6～12 小时后再次穿刺及注药，或同时置入硅胶引流管作引流，以避免反复穿刺而损伤脑组织。Niizuma 用此方法治疗除脑干外的其他各部位出血 175 例，半年后随访优良率达 86%，死亡率11%。优点在于操作简单、安全、局麻下能完成，同时应用尿激酶可较全清除血肿，高龄或危重患者均可采用，但在出血早期因血肿无液化效果不好。

4.锥颅血肿碎吸引流术

以 CT 示血肿中心为靶点，局麻下行锥颅血肿穿刺，置入带螺旋绞丝的穿刺针于血肿中心，在负压吸引下将血块粉碎吸出，根据吸除量及 CT 复查结果，血肿清除量平均可达 70%。此法简单易行，在急诊室和病床旁均可施行，高龄及危重患者也可应用。但有碎吸过度损伤脑组织及再出血危险,一般吸出量达血肿量 50%～70% 即应终止手术。

5.微创穿刺冲洗尿激酶引流术

微创穿刺冲洗尿激酶引流术是将带锥颅、穿刺、冲洗引流为一体的穿刺管置入血肿中心后用含尿激酶、肝素的生理盐水每天冲洗 1 次,现已有许多医院应用。

6.脑室外引流术

单纯脑室出血和脑内出血破入脑室无开颅指征者,可行脑室外引流术。一般行双额部钻孔引流,1980 年 Suzuki 提出在双侧眶上缘、中线旁开 3 cm 处分别钻孔,置管行外引流,因放入引流管与侧脑室体部大致平行,可引流出后角积血。也有人主张双侧置管,一管作冲洗另一管用于引流,或注入尿激酶加速血块的溶解。

7.脑内镜辅助血肿清除术

颅骨钻孔或小骨窗借助脑镜在直视下清除血肿,其对脑组织的创伤小,清除血肿后可以从不同角度窥清血肿壁。

二、蛛网膜下腔出血的护理评估

颅内血管破裂后血液流入蛛网膜下腔时,称为蛛网膜下腔出血(subarachnoid hemorrhage,SAH)。自发性蛛网膜下腔出血可由多种病因所致,临床表现为急骤起病的剧烈头痛、呕吐、意识障碍、脑膜刺激征和血性脑脊液,占脑卒中的 10%～15%。其中半数以上是先天性颅内动脉瘤破裂所致,其余是由各种其他的病因所造成的。

(一)病因分析

引起蛛网膜下腔出血的病因很多,在 SAH 的病因中以动脉瘤破裂占多数,达 76%,动-静脉畸形占 6%～9%,动-静脉畸形合并动脉瘤占 2.7%～22.8%。较常见的为:①颅内动脉瘤及动静脉畸形的破裂。②高血压、动脉硬化引起的动脉破裂。③血液病,如白血病、血友病、恶性贫血等。④颅内肿瘤,原发者有胶质瘤、脑膜瘤等;转移者有支气管性肺癌等。⑤血管性变态反应,如多发性结节性动脉炎系统性红斑狼疮等。⑥脑与脑膜炎症,包括化脓性、细菌性、病毒性、结核性等。⑦抗凝治疗的并发症。⑧脑血管闭塞性疾病引起出血性脑梗死。脑底异常血管网病(moyamoya)常以蛛网膜下腔出血为主要表现。⑨颅内静脉的血栓形成。⑩妊娠并发症。

(二)临床观察

蛛网膜下腔出血任何年龄均可发病,以青壮年多见,最常见的表现为颅内压增高症状、意识障碍、脑膜刺激征、脑神经损伤症状、肢体活动障碍或癫痫等。

1.出血前症状及诱因

部分患者于数天或数周前出现头痛、头昏、动眼神经麻痹或颈强直等先驱症状,又称前兆渗漏。其产生与动脉瘤扩大压迫邻近结构有关(图 3-4)。只有 1/3 患者是在活动状态下发病,如解大小便、弯腰、举重、咳嗽、生气等。

2.出血后观察

由于脑血管突然破裂,起病多很急骤。患者突感头部劈裂样剧痛,分布于前额、后枕或整个头部,并可延及颈、肩、背、腰及两腿部。伴有面色苍白、全身出冷汗、恶心呕吐。半数以上的患者出现不同程度的意识障碍。轻者有短暂的神志模糊,重者则昏迷逐渐加深。有的患者意识始终清醒,但表现为淡漠、嗜睡,并有畏光、胆小、怕响、拒动,有的患者出现谵妄、木僵、定向及记忆障碍、幻觉及其他精神症状。有的患者伴有部分性或全身性癫痫发作。起病初期,患者血压上升,

1～2天后逐渐恢复至原有水平,脉搏明显加快,有时节律不齐,呼吸无明显改变。起病24小时后可逐渐出现发热、脉搏不稳、血压波动、多汗、皮肤黏膜充血、腹胀等。重症患者立即陷入深昏迷,伴有去大脑强直发作及脑疝形成,可很快导致死亡。老年患者临床表现常不典型,头痛多不明显,而精神症状和意识障碍则较多见。

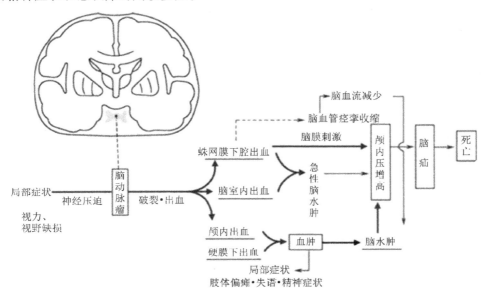

图 3-4　动脉瘤破裂

3.护理查体

颈项强直明显,克尼格征及布鲁辛斯基征阳性。往往发病1～2天内出现,是蛛网膜下腔出血最常见的体征。眼底检查可见视盘周围、视网膜前的玻璃体下出血。

(三)辅助检查

1.CT 检查

利用血液浓缩区判定动脉瘤的部位。急性期(1周内)多数可见脑沟、脑池或外侧裂中有高密度影。在蛛网膜下腔高密度区中出现局部特高密度影者,可能为破裂的动脉瘤。脑表面出现局部团块影像者,可能为脑血管畸形。

2.DSA 检查

脑血管 DSA 是确定颅内动脉瘤、脑血管畸形等的"金标准"。一般选在发病后 3 天内或3 周后。

3.脑脊液检查

脑脊液压力一般均增高,多为均匀一致血性。

4.血液检查

监测血糖、血脂等化验检查。

5.MRI 检查

急性期不宜显示病变,亚急性期 T_1 加权像上蛛网膜下腔呈高信号,MRI 对超过 1 周的蛛网膜下腔出血有重要价值。

三、脑梗死的护理评估

(一)疾病概述

脑梗死是指局部脑组织(包括神经细胞、胶质细胞和血管)由于血液供应缺乏而发生的坏死。引起脑梗死的根本原因是供应脑部血液的颅外或颅内动脉中发生闭塞性病变而未能获得及时、充分的侧支循环,使局部脑组织的代谢需要与可能得到的血液供应之间发生超过一定限度的供不应求现象所致。

血液供应障碍的原因,有以下 3 个方面。

1.血管病变

最重要而常见的血管病变是动脉粥样硬化和在此基础上发生的血栓形成。其次是高血压病伴发的脑小动脉硬化。其他还有血管发育异常,如先天性动脉瘤和脑血管畸形可发生血栓形成,或出血后导致邻近区域的血供障碍、脉管炎,如感染性的风湿热、结核病和国内已极罕见的梅毒等所致的动脉内膜炎等。

2.血液成分改变

血管病变处内膜粗糙,使血液中的血小板易于附着、积聚及释放更多的五羟色胺等化学物质;血液成分中脂蛋白、胆固醇、纤维蛋白原等含量的增高,可使血液黏度增高和红细胞表面负电荷降低,致血流速度减慢;及血液病如白血病、红细胞增多症、严重贫血等和各种影响血液凝固性增高的因素均使血栓形成易于发生。

3.血流速度改变

脑血流量的调节受到多种因素的影响。血压的改变是影响局部血流量的重要因素。当平均动脉压低于 9.3 kPa(70 mmHg)和高于 24.0 kPa(180 mmHg)时,由于血管本身存在的病变,血管狭窄,自动调节功能失调,局部脑组织的血供即将发生障碍。

一些全身性疾病如高血压、糖尿病等可加速或加重脑动脉粥样硬化,亦与脑梗死的发生密切相关。通常临床上诊断为脑梗死或脑血栓形成的患者中,大多数是动脉粥样硬化血栓形成性脑梗死,简称为动脉硬化性脑梗死。

此外,导致脑梗死的另一类重要病因是脑动脉的栓塞即脑动脉栓塞性脑梗死,简称为脑栓塞。脑栓塞患者供应脑部的血管本身多无病变,绝大多数的栓子来源于心脏。

(二)动脉硬化性脑梗死的护理评估

动脉粥样硬化血栓形成性脑梗死,简称动脉硬化性脑梗死,是供应脑部的动脉系统中的粥样硬化和血栓形成使动脉管腔狭窄、闭塞,导致急性脑供血不足所引起的局部脑组织坏死,临床上常表现为偏瘫、失语等突然发生的局灶性神经功能缺失。

1.病因分析

动脉硬化性脑梗死的基本病因是动脉粥样硬化,最常见的伴发病是高血压,两者之间虽无直接的病因联系,但高血压常使动脉粥样硬化的发展加速、加重。动脉粥样硬化是可以发生在全身各处动脉管壁的非炎症性病变。其发病原因与脂质代谢障碍和内分泌改变有关,确切原因尚未阐明。

脑动脉的粥样硬化和全身各处的动脉粥样硬化相同,主要改变是动脉内膜深层的脂肪变性和胆固醇沉积,形成粥样硬化斑块及各种继发病变,使管腔狭窄甚至闭塞。管腔狭窄需达80%～90%方才影响脑血流量。硬化斑块本身并不引起症状。如病变逐渐发展,则内膜分裂、内膜下出血(动脉本身的营养血管破裂所致)和形成内膜溃疡。内膜溃疡处易发生血栓形成,使管腔进一步变狭窄或闭塞;硬化斑块内容物或血栓的碎屑可脱入血流形成栓子。

2.临床观察

脑动脉粥样硬化性发展,较同样程度的冠状动脉粥样硬化一般在年龄方面晚 10 年。60 岁以后动脉硬化性脑梗死发病率增高。男性较女性稍多。高脂肪饮食者血胆固醇高而高密度脂蛋白胆固醇偏低时,易有动脉粥样硬化形成。在高血压、糖尿病、吸烟、红细胞增多症患者中,均有较高发病率。

动脉硬化性脑梗死占卒中的 60%～80%。本病起病较其他脑卒中稍慢些,常在数分钟到数小时、半天,甚至一两天达到高峰。数天到 1 周内逐渐加重到高峰极为少见。不少患者在睡眠中发生。约占小半数的患者以往经历过短暂脑缺血发作。

起病时患者可有轻度头痛,可能由于侧支循环血管代偿性扩张所致。头痛常以缺血侧头部为主,有时可伴眼球后部疼痛。动脉硬化性脑梗死发生偏瘫时意识常很清楚。如果起病时即有意识不清,要考虑椎-基底动脉系统脑梗死。大脑半球较大区域梗死、缺血、水肿可影响间脑和脑干的功能,而在起病后不久出现意识障碍。

脑的局灶损害症状主要根据受累血管的分布而定。如颈动脉系统动脉硬化性脑梗死的临床表现主要为病变对侧肢体瘫痪或感觉障碍;主侧半球病变常伴不同程度的失语,非主侧半球病变伴偏瘫无知症,患者的两眼向病灶侧凝视。如病灶侧单眼失明伴对侧肢体运动或感觉障碍,为颈内动脉病变无疑。颈内动脉狭窄或闭塞可使整个大脑半球缺血造成严重症状,也可仅表现轻微症状。这种变异极大的病情取决于前、后交通动脉,眼动脉,脑浅表动脉等侧支循环的代偿功能状况。如瘫痪和感觉障碍限于面部和上肢,以大脑中动脉供应区缺血的可能性为大。大脑前动脉的脑梗死可引起对侧的下肢瘫痪,但由于大脑前交通动脉的侧支循环供应,这种瘫痪亦可不发生。大脑后动脉供应大脑半球后部、丘脑及上脑干,脑梗死可出现对侧同向偏盲,如病变在主侧半球时除皮质感觉障碍外还可出现失语、失读、失写、失认和顶叶综合征。椎-基底动脉系统动脉硬化性脑梗死主要表现为眩晕、眼球震颤、复视、同向偏盲、皮质性失明、眼肌麻痹、发音不清、吞咽困难、肢体共济失调、交叉性瘫痪或感觉障碍、四肢瘫痪。可有后枕部头痛和程度不等的意识障碍。

3.辅助检查

(1)血生化、血流变学检查、心电图等。

(2)CT 检查:早期多正常,24～48 小时后出现低密度灶(图 3-5)。

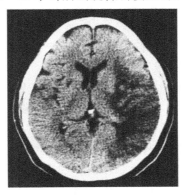

图 3-5　CT 左侧颞顶叶大片状低密度梗死灶

（3）MRI：急性脑梗死及伴发的脑水肿，在 T_1 加权像上均为低信号，T_2 加权像上均为高信号，如伴出血，T_1 加权像上可见高信号区（图 3-6）。

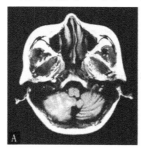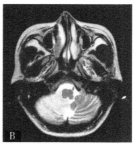

图 3-6　小脑出血性梗死

小脑出血性梗死发病 4 天 MRI 平扫横断 T_1 加权像（A）可见右侧小脑半球脑沟
消失，内部混杂有斑点状高信号；T_2 加权像（B）显示右侧小脑半球为均匀高信号

（4）TCD 和颈动脉超声检查：发现有血管高度狭窄或局部血流异常。

（5）脑脊液检查脑脊液多正常。

4.防治

患动脉粥样硬化者应摄取低脂饮食，多吃蔬菜和植物油，少吃胆固醇含量丰富的食物和动物内脏、蛋黄和动物油等。如伴有高血压、糖尿病等，应重视对该病的治疗。注意防止可能引起血压骤降的情况，如降压药物过量、严重腹泻、大出血等。生活要有规律。注意劳逸结合、避免身心过度疲劳。经常进行适当的保健体操，加强心血管的应激能力。对已有短暂性脑缺血发作者，应积极治疗。这是防止发生动脉硬化性脑梗死的重要环节。

（三）脑栓塞的护理评估

由于异常的物体（固体、液体、气体）沿血液循环进入脑动脉或供应脑的颈部动脉，造成血流阻塞而产生脑梗死，称为脑栓塞，亦属于缺血性卒中。脑栓塞占卒中发病率的 $10\%\sim15\%$。2/3 患者的复发均发生在第一次发病后的 1 年之内。

1.病因分析

脑栓塞的栓子来源可分为心源性、非心源性、来源不明性三大类。

2.临床观察

脑栓塞的起病年龄不一。因多数与心脏病尤其是风湿性心脏病有关，所以发病年龄以中青年居多。起病急骤，大多数并无任何前驱症状。起病后常于数秒钟或很短时间内症状发展到高峰。个别患者可在数天内呈阶梯式进行性恶化，系由反复栓塞所致，脑栓塞可仅发生在单一动脉，也可广泛多发，因而临床表现不一。除颈内动脉栓塞外患者一般并不昏迷。一部分患者可在起病时有短暂的意识模糊、头痛或抽搐。神经系统局灶症状突然发生，并限于一个动脉支的分布区。约 4/5 栓塞发生在脑底动脉环前半部的分布区，因而临床表现为面瘫、上肢单瘫、偏瘫、失语、局灶性抽搐等颈内动脉-大脑中动脉系统病变的表现。偏瘫也以面部和上肢为重，下肢较轻。感觉和视觉可能有轻度影响。但一般不明显。抽搐大多数为局限性，如为全身性大发作，则提示梗死范围广泛，病情较重。1/5 的脑栓塞发生在脑底部动脉环的后半部的分布区，可出现眩晕、复视、共济失调、交叉性瘫痪等椎-基底动脉系统病变的表现。

3.辅助检查

（1）血生化、血流变学检查等。

（2）CT 检查：一般于 24～48 小时后出现低密度灶。病程中如低密度区中有高密度影，则提示为出血性梗死。

（3）颈动脉和主动脉超声检查可发现有不稳定斑块。

（4）TCD 栓子检测可发现脑血流中有过量的栓子存在。

（5）脑脊液检查：感染性梗死者脑脊液中的白细胞增加，出血性梗死者可见红细胞。脂肪栓塞时，可见脂肪球。

（6）心电图：有心房颤动。必要时做超声心动。

4.治疗

防治心脏病是防治脑栓塞的一个重要环节。一旦发生脑栓塞，其治疗原则上与动脉硬化性脑梗死相同。患者应取左侧卧位。右旋糖酐、扩血管药物、激素均有一定作用。由于风湿性二尖瓣病变等心源性脑栓塞的充血性梗死区极易出血，故抗凝治疗必须慎用。

四、短暂性脑缺血发作的护理评估

短暂性脑缺血发作（transient ischemic attacks，TIA）是颈内动脉系统或椎-基底动脉系统的短暂性血液供应不足，表现为突然发作的局限性神经功能缺失，在数秒钟、数分钟及数小时，最长不超过 24 小时完全恢复，而不留任何症状和体征，常反复发作。该定义是在 20 世纪 50 年代提出来的。随着临床脑卒中的研究，尤其是缺血性卒中起病早期溶栓治疗的应用，国内外有关TIA 的时限提出争议。最近美国 TIA 工作组推荐的定义为 TIA 是由于局部脑组织或者视网膜缺血，引起短暂神经功能异常发作，典型的临床症状持续不超过 1 小时，没有临床急性梗死的证据。一旦出现持续的临床症状或者临床症状虽很短，但是已经出现典型的影像学异常就应该诊断为脑梗死而不是 TIA。

（一）病因分析

引起 TIA 动脉粥样硬化是最主要的原因。主动脉弓、颈总动脉和颅内大血管动脉粥样斑块脱落，是引起动脉至动脉微栓塞最常见的原因。余详见脑出血。

（二）临床观察

TIA 好发于中年以后，50～70 岁多见，男性多于女性。起病突然，历时短暂，症状和体征出现后迅速达高峰，持续时间为数秒至数分钟、数小时，24 小时内完全恢复正常而无后遗症。各个患者的局灶性神经功能缺失症状常按一定的血管支配区而反复刻板地出现，多则一天数次，少则数周、数月甚至数年才发作 1 次，椎-基底动脉系统 TIA 发作较频繁。根据受累的血管不同，临床上将 TIA 分为两大类：颈内动脉系和椎-基底动脉系 TIA。

1.颈内动脉系统 TIA

症状多样，以大脑中动脉支配区 TIA 最常见。常见的症状可有患侧上肢和/或下肢无力、麻木、感觉减退或消失，亦可有失语、失读、失算、书写障碍，偏盲较少见，瘫痪通常以上肢和面部较重。短暂的单眼失明是颈内动脉分支眼动脉缺血的特征性症状，为颈内动脉系统 TIA 所特有。如果发作性偏瘫伴有瘫痪对侧的短暂单眼失明或视觉障碍，则临床上可诊断为失明侧颈内动脉短暂性脑缺血发作。上述症状可单独或合并出现。

2.椎-基底动脉系统 TIA

有时仅表现为头昏、眼花、走路不稳等含糊症状而难以诊断，局灶性症状以眩晕为最常见，一般不伴有明显的耳鸣。若有脑干、小脑受累的症状如复视、构音障碍、吞咽困难、交叉性或双侧肢体瘫痪等感觉障碍、共济失调,则诊断较为明确,大脑后动脉供血不足可表现为皮质性盲和视野缺损。倾倒发作为椎-基底动脉系 TIA 所特有,患者突然双下肢失去张力而跌倒在地,而无可觉察的意识障碍,患者可即刻站起,此乃双侧脑干网状结构缺血所致。枕后部头痛、猝倒,特别是在急剧转动头部或上肢运动后发作,上述症状均提示椎-基底动脉系供血不足并有颈椎病、锁骨下动脉盗血征等存在的可能。

3.共同症状

症状既可见于颈内动脉系统,亦可见于椎-基底动脉系统。这些症状包括构音困难、同向偏盲等。发作时单独表现为眩晕(伴或不伴恶心、呕吐)、构音困难、吞咽困难、复视者,最好不要轻易诊断为 TIA,应结合其他临床检查寻找确切的病因。上述两种以上症状合并出现,或交叉性麻痹伴运动、感觉、视觉障碍及共济失调,即可诊断为椎-基底动脉系统 TIA。

4.发作时间

TIA 的时限短暂,持续 15 分钟以下,一般不超过 30 分钟,少数也可达 12～24 小时。

(三)辅助检查

1.CT 和 MRI 检查

多数无阳性发现。恢复几天后,MRI 可有缺血改变。

2.TCD 检查

了解有无血管狭窄及动脉硬化程度。VBI 患者早期发现脑血流量异常。

3.单光子发射计算机断层扫描

单光子发射计算机断层扫描(singlephoton emission computed tomography,SPECT)脑血流灌注显像可显示血流灌注降低区。发作和缓解期均可发现异常。

4.其他

血生化检查血液成分或流变学检查等。

(四)临床治疗

1.抗血小板聚集治疗

阿司匹林是治疗 TIA 首选的抗血小板药物。对服用阿司匹林仍有 TIA 发作者,可改用噻氯匹定或氯吡格雷。

2.抗凝治疗

肝素或低分子肝素。

3.危险因素的干预

控制高血压、糖尿病;治疗冠状动脉性疾病和心律不齐、充血性心力衰竭、瓣膜性心脏病;控制高脂血症;停用口服避孕药;终止吸烟;减少饮酒;适量运动。

4.外科治疗

对于颈动脉狭窄达 70% 以上的患者可做颈动脉内膜剥脱术。颅内动脉狭窄的血管内支架治疗正受到重视,但对 TIA 预防效果正在评估中。

五、脑卒中的常见护理问题

(一)意识障碍

患者出现昏迷,说明患者病情危重,而正确判断患者意识状态,给予适当的护理,则可以防止不可逆的脑损伤。

(二)气道阻塞

分泌物及胃内容物的吸入造成气道阻塞或通气不足可引起低氧血症及高碳酸血症,导致心肺功能的不稳定,缺氧加重脑组织损伤。

(三)肢体麻痹或畸形

大脑半球受损时,对侧肢体的运动与感觉功能便发生了障碍,再加上脑血管疾病初期,肌肉呈现张力迟缓的现象,紧接着会发生肌肉张力痉挛,若发病初期未给予适当的良肢位摆放,则肢体关节会有僵硬、挛缩的现象,将导致肢体麻痹或畸形。

(四)语言沟通障碍

左侧大脑半球受损时,因语言中枢的受损部位不同而产生感觉性失语、表达性失语或两者兼有,因而与患者间会发生语言沟通障碍的问题。

(五)吞咽障碍

因口唇、颊肌、舌及软腭等肌肉的瘫痪,食物团块经口腔向咽部及食管入口部移动困难,食管入口部收缩肌不能松弛,食管入口处开大不全等阻碍食物团块进入食管,导致食物易逆流入鼻腔及误入气管。吞咽障碍可致营养摄入不足。

(六)恐惧、绝望、焦虑

脑卒中患者在卒中突然发生后处于急性心理应激状态,由于生理的、社会的、经济的多种因素,可引起患者一系列心理变化:害怕病治不好而恐惧;对疾病的治疗无信心,自己会成为一个残疾的人而绝望;来自对工作、家庭等的忧虑,担心自己并不会好,成为家庭和社会的负担。

(七)知觉刺激不足

由于中枢神经的受损,在神经传导上,可能在感觉刺激传入时会发生障碍,以致知觉刺激无法传达感受,尤其是感觉性失语症的患者,会失去语言讯息的刺激感受。此外,患者由于一侧肢体麻痹,因此所感受的触觉刺激也减少,常造成知觉刺激不足。

(八)并发症

1.神经源性肺水肿

脑卒中引起下丘脑功能紊乱,中枢交感神经兴奋,释放大量儿茶酚胺,使周围血管收缩,血液从高阻的体循环向低阻的肺循环转移,肺血容量增加,肺毛细血管压力升高而诱发肺水肿;中枢神经系统的损伤导致体内血管活性物质大量释放,使肺毛细血管内皮和肺泡上皮通透性增高,肺毛细血管流体静压增高,致使动-静脉分流,加重左心负担,出现左心功能衰竭而加重肺部淤血;颅内高压引起的频繁呕吐,患者昏迷状态下误吸入酸性胃液,可使肺组织发生急性损伤,引起急性肺水肿。由于脑卒中,呼吸中枢处于抑制状态,支气管敏感部位的神经反应性及敏感性降低,咳嗽能力下降,不能有效排出过多的分泌物而流入肺内造成肺部感染。平卧、床头角度过低增加向食管反流及分泌物逆流入呼吸道的机会。

2.发热

体温升高的原因包括体内产热增加、散热减少和下丘脑体温调节中枢功能异常。脑卒中患者发热的原因可分为感染性和非感染性。

3.压疮

由于脑卒中患者发生肢体瘫痪或长期卧床而容易发生压疮,临床又叫压迫性溃疡。它是脑卒中患者的严重并发症之一。

4.应激性溃疡

脑卒中患者常因颅内压增高,下丘脑及脑干受损而引起上消化道应激性溃疡出血。多在发病后 7～15 天,也有发病后数小时就发生大量呕血而致患者死亡者。

5.肾功能损害

由于脑损伤使肾血管收缩,肾血流减少,造成肾皮质损伤,肾小管坏死;另外脑损伤神经体液调节紊乱直接影响肾功能;脑损伤神经体液调节紊乱,心肺功能障碍,造成肾缺血、缺氧;脑损伤神经内分泌调节功能紊乱,肾素-血管紧张素分泌增加,肾缺血加重。加之使用脱水药,肾血管和肾小管的细胞膜通透性改变,易出现肾缺血、坏死。

6.便失禁

脑卒中引起上运动神经元或皮质损害,可出现粪嵌塞伴溢出性便失禁。长期粪嵌塞,直肠膨胀感消失和外括约肌收缩无力导致粪块外溢;昏迷、吞咽困难等原因导致营养不良及低蛋白血症,肠道黏膜水肿,容易发生腹泻。

7.便秘

便秘是由于排便反射被破坏、长期卧床、脱水治疗、摄食减少、排便动力不足、焦虑及抑郁所致。

8.尿失禁

脑卒中可直接导致高反射性膀胱或 48 小时内低张力性膀胱;当皮质排尿中枢损伤,不能接收和发出排尿信息,出现不择时间和地点的排尿,表现为尿失禁。由于脑桥水平以上的中枢抑制解除,膀胱表现为高反射性,或者脑休克导致膀胱表现为低反射性,引起膀胱-骶髓反射弧的自主控制功能丧失,导致尿失禁;长期卧床导致耻骨尾骨肌和尿道括约肌松弛,使患者在没有尿意的情况下尿液流出。

9.下肢深静脉血栓

下肢深静脉血栓(deepvein thrombosis,DVT)是指血液在下肢深静脉系统的不正常凝结若未得到及时诊治可导致下肢深静脉致残性功能障碍。有资料显示卧床 2 周的发病率明显高于卧床 3 天的患者。严重者血栓脱落可继发致命性肺栓塞(pulmonary embolism,PE)。

六、脑卒中的护理目标

(1)抢救患者生命,保证气道通畅。

(2)摄取足够营养。

(3)预防并发症。

(4)帮助患者达到自我照顾。

(5)指导患者及家属共同参与。

(6)稳定患者的健康和保健。

(7)帮助患者达到期望。

七、脑卒中的护理措施

(一)脑卒中的院前救护

发生脑卒中要启动急救医疗服务体系,使患者得到快速救治,并能在关键的时间窗内获得有益的治疗。脑卒中处理的要点可记忆为 7"D":检诊(Detection)、派送(Dispatch)、转运

(Delivery)、收入急诊(Door)、资料(Data)、决策(Decision)、药物(Drug)。前3个"D"是基本生命支持阶段,后4个"D"是进入医院脑卒中救护急诊绿色通道流程。在脑卒中紧急救护中护理人员起着重要的作用。

1.分诊护士职责

(1)鉴别下列症状、体征为脑血管常见症状,需分诊至神经内科:①身体一侧或双侧,上肢、下肢或面部出现无力、麻木或瘫痪。②单眼或双眼突发视物模糊,或视力下降,或视物成双。③言语表达困难或理解困难。④头晕目眩、失去平衡,或任何意外摔倒,或步态不稳。⑤头痛(通常是严重且突然发作)或头痛的方式意外改变。

(2)出现下列危及生命的情况时,迅速通知神经内科医师,并将患者护送至抢救室:①意识障碍。②呼吸、循环障碍。③脑疝。

(3)对极危重患者监测生命体征:意识、瞳孔、血压、呼吸、脉搏。

2.责任护士职责

(1)生命体征监测。

(2)开辟静脉通道,留置套管针。

(3)采集血标本:血常规、血生化(血糖、电解质、肝肾功能)、凝血四项。

(4)行心电图(ECG)检查。

(5)静脉输注第一瓶液体:生理盐水或林格液。

3.护理员职责

(1)对佩戴绿色通道卡片者,一对一地负责患者。

(2)运送患者行头颅CT检查。

(3)对无家属陪同者,必要时送血、尿标本。

(二)院中护理

1.观察病情变化,防止颅内压增高

(1)患者急性期要绝对卧床休息,避免不必要的搬动,保持环境安静。出血性卒中患者应将床头抬高30°,缺血性卒中患者可平卧。意识障碍者头偏向一侧,如呼吸道有分泌物应立即协助吸出。

(2)评估颅内压变化,密切观察患者生命体征、意识和瞳孔等变化,评估患者吞咽、感觉、语言和运动等情况。

(3)了解患者思想情况,防止过度兴奋、情绪激动。对癫痫、偏瘫和有精神症状的患者,应加用床档或适当约束,防止坠床发生意外。感觉障碍者,保暖时注意防止烫伤。患者应避免用力咳嗽、用力排便等,保持大便通畅。

(4)若有发热,应设法控制患者的体温。

2.评估吞咽情况,给予营养支持

(1)暂禁食:首先评价患者吞咽和胃肠功能情况,如是否有呕吐、腹胀、排便异常、未排气及肠鸣音异常、应激性溃疡出血量在100 mL以上者,必要时应暂禁食。

(2)观察脱水状态:很多患者往往会出现相对脱水状态,脱水所致血细胞比容和血液黏稠度增加,血液明显减少,使动脉血压降低。护理者可通过观察颈静脉搏动的强或弱、周围静脉的充盈度和末梢体温来判断患者是否出现脱水状态。

(3)营养支持:在补充营养时,应尽量避免静脉内输液,以免增加缺血性脑水肿的蓄积作用,最好的方法是鼻饲法。多数吞咽困难患者需要2周左右的营养支持。有误吸危险的患者,则需将管道末端置于十二指肠。有消化道出血的患者应暂停鼻饲,可改用胃肠外营养。经口腔进食的患者,要给予高蛋白、高维生素、低盐、低脂、富有纤维素的饮食,还可多吃含碘的食物。

(4)给予鼻饲喂养预防误吸护理:评估胃管的深度和胃潴留量。鼻饲前查看管道在鼻腔外端的长度,嘱患者张口查看鼻饲管是否盘卷在口中。用注射器注入10 mL空气,同时在腹部听诊,可听到气过水声;或鼻饲管中抽吸胃内容物,表明鼻饲管在胃内。无肠鸣音或胃潴留量过100~150 mL应停止鼻饲。抬高床头30°呈半卧位减少反流,通常每天喂入总量以2 000~2 500 mL为宜,天气炎热或患者发热和出汗多时可适当增加。可喂入流质饮食,如牛奶、米汤、菜汁、西瓜水、橘子水等,药品要研成粉末。在鼻饲前后和注药前后,应冲洗管道,以预防管道堵塞。对于鼻饲患者,要注意固定好鼻饲管。躁动患者的手要适当地加以约束。

(5)喂食注意:对面肌麻痹的患者,喂食时应将食物送至口腔健侧近舌根处。进食时宜采用半卧位、颈部向前屈的姿势,这样既可以利用重力使食物容易吞咽,又可减少误吸。每口食物量要从少量开始,逐步增加,寻找合适的"一口量"。进食速度应适当放慢,出现食物残留口腔、咽部而不能完全吞咽情况时,应停止喂食并让患者重复多次吞咽动作或配合给予一些流质来促进残留食物吞入。

3.心脏损害的护理

心脏损害是脑卒中引起的循环系统并发症之一,大都在发病1周左右发生,如心电图显示心肌缺血、心律不齐和心力衰竭等,故护理者应经常观察心电图变化。在患者应用脱水剂时,应注意尿量和血容量,避免脱水造成血液浓缩或入量太多加重心脏负担。

4.应激性溃疡的护理

应注意患者的呕吐物和大便的性状,鼻饲患者于每天喂食前应先抽取胃液观察,同时定期检查胃中潜血及酸碱度。腹胀者应注意肠鸣音是否正常。

5.泌尿系统并发症的护理

对排尿困难的患者,尽可能避免导尿,可用诱导或按摩膀胱区的方法以助患者排尿。患者由于限制活动,处于某些妨碍排尿的位置;也可能是由于失语不能表达所致。护理者应细心观察,主动询问,定时给患者便器,在可能情况下尽量取直立姿势解除排尿困难。

(1)尿失禁的男患者可用阴茎套连接引流尿袋,每天清洁会阴部,以保持会阴部清洁舒适。

(2)女性尿失禁患者,留置导尿管虽然影响患者情绪,但在急性期内短期的应用是必要的,因为它明显增加了患者的舒适感并减少了压疮发生的机会。

(3)留置导尿管期间要每天进行会阴部护理。密闭式集尿系统除因阻塞需要冲洗外,集合系统的接头不可轻易打开。应定时查尿常规,必要时做尿培养。

6.压疮的护理

可因感染引起骨髓炎、化脓性关节炎、蜂窝织炎,甚至迅速通过表浅组织引起败血症等,这些并发症往往严重威胁患者的生命。

(1)压疮好发部位:多在受压和缺乏脂肪组织保护、无肌肉包裹或肌层较薄的骨骼隆突处,如枕骨粗隆、耳郭、肩胛部、肘部、脊椎体隆突处、髋部、骶尾部、膝关节的内外侧、内外踝、足跟部等处。

(2)压疮的预防措施。①压疮的预防要求做到"七勤":勤翻身、勤擦洗、勤按摩、勤换洗、勤整理、勤检查、勤交代。定时变换体位,1~2小时翻身1次。如皮肤干燥且有脱屑者,可涂少量润滑剂,以免干裂出血。另外还应监测患者的清蛋白指标。②患者如有大、小便失禁,呕吐及出汗等情况,应及时擦洗干净,保持干燥,以及时更换衣服、床单,褥子应柔软、干燥、平整。③对肢体瘫痪的卧床患者,配备气垫床以达到对患者整体减压的目的,气垫床使用时注意根据患者的体重调节气垫床充其量。骨骼隆突易受压处,放置海绵垫或棉圈、软枕、气圈等,以防受压水肿、肥胖者不宜用气圈,以软垫更好,或软枕置于腿下,并抬高肢体,变换体位,更为重要。可疑压疮部位使用减压贴保护。④护理患者时动作要轻柔,不可拖拽患者,以防止关节牵拉、脱位或周围组织损伤。翻身后要仔细观察受压部位的皮肤情况,有无将要发生压疮的迹象,如皮肤呈暗红色。检查鼻管、尿管、输液管等是否脱出、折曲或压在身下。取放便盆时,动作更轻巧,防止损伤皮肤。

7.下肢深静脉血栓的护理

长期卧床者,首先在护理中应帮助他们减少形成静脉血栓的因素,例如抬高下肢 20°～30°,下肢远端高于近端,尽量避免膝下垫枕,过度屈髋,影响静脉回流。另外,肢体瘫痪者增加患肢活动量,并督促患者在床上主动屈伸下肢作跖屈和背屈运动,内、外翻运动,足踝的"环转"运动;被动按摩下肢腿部比目鱼肌和腓肠肌,下肢应用弹力长袜,以防止血液滞留在下肢。还应减少在下肢输血、输液,并注意观察患肢皮温、皮色,倾听患者疼痛主诉,因为下肢深静脉是静脉血栓形成的好发部位,鼓励患者深呼吸及咳嗽和早期下床活动。

8.发热的护理

急性脑卒中患者常伴有发热,主要原因为感染性发热、中枢性发热、吸收热和脱水热。

(1)感染性发热:多在急性脑卒中后数天开始,体温逐渐升高,常不规则,伴有呼吸、心率增快,白细胞总数升高。应做细菌培养,应用有效抗生素治疗。

(2)中枢性发热:是病变侵犯了下丘脑,患者的体温调节中枢失去调节功能,导致发热。主要表现两种情况:其一是持续性高热,发病数小时后体温升高至 39～40 ℃,持续不退,躯干和肢体近端大血管处皮肤灼热,四肢远端厥冷,肤色灰暗,静脉塌陷等,患者表现深昏迷、去大脑强直(一种病理性体征)、阵挛性或强直性抽搐、无汗、肢体发凉,患者常在 1～2 天内死亡。其二是持续性低热,患者表现为昏迷、阵发性大汗、血压不稳定、呼吸不规则、血糖升高、瞳孔大小多变,体温多在 37～38 ℃。对中枢性发热主要是对病因进行治疗,同时给予物理降温,如酒精擦浴、头置冰袋或冰帽等。但应注意缺血性脑卒中患者禁用物理降温法,可行人工冬眠。

物理降温。①酒精、温水擦浴:可通过在皮肤上蒸发,吸收而带走机体大量的热;②冰袋降温:冰袋可放置在前额或体表大血管处(如颈部、腋下、腹股沟、窝等处);③冰水灌肠:要保留 30 分钟后再排出,便后 30 分钟测量体温。

人工冬眠疗法:分冬眠Ⅰ号和冬眠Ⅱ号,应用人工冬眠疗法可降低组织代谢,减少氧的消耗,并增强脑组织对创伤和缺氧的耐受力,减轻脑水肿和降低颅内压,改善脑缺氧,有利于损伤后的脑细胞功能恢复。

人工冬眠注意事项:①用药前应测量体温、脉搏、呼吸和血压。②注入冬眠药半小时内不宜翻身和搬动患者,防止直立性低血压。③用药半小时后,患者进入冬眠状态,方可行物理降温,因镇静降温作用较强。④冬眠期间,应严密观察生命体征变化及神经系统的变化,如有异常及时报告医师处理。冬眠期间每 2 小时测量生命体征 1 次,并详细记录,警惕颅内血肿引起脑疝。结束冬眠仍应每 4 小时测体温 1 次,保持观察体温的连贯性。⑤冬眠期间应加强基础护理,防止并发症发生。⑥减少输液量,并注意水、电解质和酸碱平衡。⑦停止冬眠药物和物理降温时,首先停止物理降温,然后逐渐停用冬眠药,以免引起寒战或体温升高,如有体温不升者要适当保暖,增加盖被和热水袋保温。

（3）吸收热：是脑出血或蛛网膜下腔出血时，红细胞分解后吸收而引起反应热。常在患者发病后 3～10 天发生，体温多在 37.5 ℃左右。吸收热一般不需特殊处理，但要观察记录出入量并加强生活护理。

（4）脱水热：是由于应用脱水剂或补水不足，使血浆渗透压明显升高，脑组织严重脱水，脑细胞和体温调节中枢受损导致发热。患者表现体温升高，意识模糊，皮肤黏膜干燥，尿少或比重高，血清钠升高，血细胞比容增高。治疗给予补水或静脉输入 5% 葡萄糖，待缺水症状消失后，根据情况补充电解质。

（三）介入治疗的护理

神经介入治疗是指在 X 线下，经血管途径借助导引器械（针、导管、导丝）递送特殊材料进入中枢神经系统的血管病变部位，如各种颅内动脉瘤、颅内动静脉畸形、颈动脉狭窄、颈动脉海绵窦瘘、颅内血管狭窄及其他脑血管病。治疗技术分为血管成形术（血管狭窄的球囊扩张、支架植入）、血管栓塞术（固体材料栓塞术、液体材料栓塞术、可脱球囊栓塞术、弹簧圈栓塞术等）、血管内药物灌注（超选择性溶栓、超选择性化疗、局部止血）。广义的神经介入治疗还包括经皮椎间盘穿刺髓核抽吸术、经皮穿刺椎体成形术、微创穿刺电刺激等，以及在影像仪器定位下进行和神经功能治疗有关的各种穿刺、活检技术等。相比常规开颅手术的优点是血管内治疗技术具有创伤小，恢复快，疗效好的特点（图 3-7）。

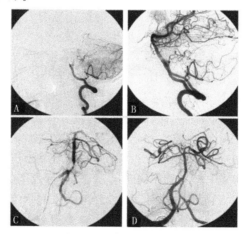

图 3-7 神经介入治疗
A.大脑后动脉栓塞；B.大脑后动脉栓塞溶栓治疗后；C.大脑基底动脉不全栓塞；D.大脑基底动脉栓塞溶栓治疗后

1.治疗前护理

（1）遵医嘱查血、尿、便常规，血型及生化，凝血四项和出凝血时间等。

（2）准备好物品：注射泵，监护仪器，药品如甘露醇、天普乐欣等。

（3）建立可靠的静脉通路（套管针），尽量减少患者的穿刺，防止出血及瘀斑。

（4）须手术者术前手术区域备皮，沐浴，更衣。遵医嘱局麻 4～6 小时，全麻 9～12 小时前，需禁食、水、药。遵医嘱给予留置导尿管。监测生命体征，遵医嘱给术前药。

（5）心理护理：术前了解患者思想动态，减轻心理负担，创造安静的修养环境，使患者得到充分休息。

2.治疗中护理

(1)密切观察给药时间及患者的病情变化,遵医嘱调节好给药的速度及浓度,并做好详细记录,以利于了解病情。

(2)注意血压的变化,溶栓过程中每15分钟测量1次,如出现异常应及时处理。

(3)患者如在溶栓过程中出现烦躁、意识障碍加重、瞳孔异常等生命体征的改变,并伴有鼻出血和四肢肌力瘫痪加重等各种异常反应时,应及时通知医师停止溶栓。

(4)患者如在用药过程中出现寒战、高热等不良反应时,应停止溶栓。

(5)护理者应准确、熟练地遵医嘱给药。

3.治疗后护理

(1)神经系统监测:严密观察病情变化,如意识、瞳孔、生命体征、感觉、运动、语言等。特别是血压、心率的异常变化。

(2)行腹股沟穿刺者穿刺区加压包扎制动24小时,观察有无出血及血肿。避免增加腹压动作,咳嗽时用手压迫穿刺部位,防止出血。观察穿刺肢体皮肤的色泽、温度,15分钟测量1次足背动脉搏动共2小时。保持动脉鞘通畅,防止脱落。鼓励患者多饮水,增加血容量,促进造影剂的排泄。

(3)注意观察四肢的肌力,防止血栓再形成而引起的偏瘫、偏身感觉障碍。

(4)24小时监测出凝血时间、凝血酶原时间、纤维蛋白原,防止血栓再形成。

(5)应用抗凝药前做出、凝血功能及肝、肾功能测定。用肝素初期应每小时测定出、凝血时间,稳定后可适当延长。注意观察穿刺处、切口是否渗血过多或有无新的渗血,有无皮肤、黏膜、消化道、泌尿道出血,反复检查大便潜血及尿中有无红细胞。

(6)用肝素时主要观察APTT,为正常的1.5~2.5倍;用法华林时主要监测AT,应降至正常的20%~50%。注意观察药物的其他不良反应,肝素注意有无过敏如荨麻疹、哮喘、发热、鼻炎等;注意华法林有无皮肤坏死、无脱发、皮疹、恶心、腹泻等不良反应。

(7)使用速避凝皮下注射时应选择距肚脐4.5~5.0 cm处的皮下脂肪环行注射,并捏起局部垂直刺入,拔出后应按压片刻。注射前针头排气时要避免肝素挂在针头外面,造成皮下组织微小血管出血。

(8)术后遵医嘱行颈动脉超声,观察支架的位置及血流情况。

(四)其他护理措施

1.患者早期康复训练,提高患者的生活质量

(1)早期康复的内容有:①保持良好的肢体位置。②体位变换。③关节的被动活动。④预防吸入性肺炎。⑤床上移动训练。⑥床上动作训练。⑦起坐训练。⑧坐位平衡训练。⑨日常生活活动能力训练。⑩移动训练等。

(2)早期康复的时间:康复治疗开始的时间应为患者生命体征稳定,神经病学症状不再发展后48小时。有人认为,康复应从急性期开始,只要不妨碍治疗,康复训练越早,功能恢复的可能性越大,预后就越好。脑卒中后,只要不影响抢救,马上就可以康复治疗、保持良肢位、体位变换和适宜的肢体被动活动等,而主动训练则应在患者神志清醒、生命体征平稳且精神症状不再进展后48小时开始。由于SAH近期再发的可能性很大,故对未手术的患者,应观察1个月左右再谨慎地开始康复训练。

(3)影响脑卒中预后和康复的主要因素:①不利因素。影响脑卒中预后和康复的不利因素有

发病至开始训练的时间较长;病灶较大;以前发生过脑血管意外;年龄较大;严重的持续性弛缓性瘫痪;严重的感觉障碍或失认症;二便障碍;完全失语;严重认知障碍或痴呆;抑郁症状明显;以往有全身性疾病,尤其是心脏病;缺乏家庭支持。②有利因素。对脑卒中患者预后和康复的有利因素有发病至开始训练的时间较短;病灶较小;年轻;轻偏瘫或纯运动性偏瘫;无感觉障碍或失认症;反射迅速恢复;随意运动有所恢复;能控制小便;无言语困难;认知功能完好或损害甚少;无抑郁症状;无明显复发性疾病;家庭支持。

(4)早期的康复治疗和训练:正确的床上卧位关系到康复预后的好坏。为预防并发症,应使患者肢体置于良好体位,即良肢位。这样既可使患者感觉舒适,又可使肢体处于功能位置,预防压疮和肢体挛缩,为进一步康复训练创造条件。

保持抗痉挛体位:其目的是预防或减轻以后易出现的痉挛模式。取仰卧位时,头枕枕头,不要有过伸、过屈和侧屈。患肩垫起防止肩后缩,患侧上肢伸展、稍外展,前臂旋后,拇指指向外方。患髋垫起以防止后缩,患腿股外侧垫枕头以防止大腿外旋。本体位是护理上最容易采取的体位,但容易引起紧张性迷路反射及紧张性颈反射所致的异常反射活动,为"应避免的休位"。"推荐体位"是侧卧位:取健侧侧卧位时,头用枕头支撑,不让向后扭转,躯干大致垂直,患侧肩胛带充分前伸,肩屈曲 90°～130°,肘和腕伸展,上肢置于前面的枕头上;患侧髋、膝屈曲似踏出一步置于身体前面的枕头上,足不要悬空。取患侧侧卧位时,头部用枕头舒适地支撑,躯干稍后仰,后方垫枕头,避免患肩被直接压于身体下,患侧肩胛带充分前伸,肩屈曲 90°～130°,患肘伸展,前臂旋后,手自然地呈背屈位;患髋伸展,膝轻度屈曲;健肢上肢置于体上或稍后方,健腿屈曲置于前面的枕头上,注意足底不放任何支撑物,手不握任何物品(图 3-8)。

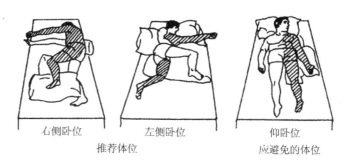

右侧卧位 　　　左侧卧位 　　　仰卧位

推荐体位 　　　　　　　　　　应避免的体位

图 3-8　抗痉挛体位

体位变换:主要目的是预防压疮和肺感染,另外由于仰卧位强化伸肌优势,健侧侧卧位强化患侧屈肌优势,患侧侧卧位强化患侧伸肌优势,不断变换体位可使肢体的伸屈肌张力达到平衡,预防痉挛模式出现。一般每 60～120 分钟变换体位一次。

关节被动运动:主要是为了预防关节活动受限(挛缩),另外可能有促进肢体血液循环和增加感觉输入的作用。先从健侧开始,然后参照健侧关节活动范围进行患侧运动。一般按从肢体近端到肢体远端的顺序进行,动作要轻柔缓慢。重点进行肩关节外旋、外展和屈曲,肘关节伸展,腕和手指伸展,髋关节外展和伸展,膝关节伸展,足背屈和外翻。在急性期每天做两次,每次每个关节做 3～5 遍,以后视肌张力情况确定被动运动次数,肌张力越高被动关节运动次数应越多。较长时间卧床者尤其要注意做此项活动。

2.心理护理措施

(1)护理者对患者要热情关心,多与患者交流,在病情允许的情况下,鼓励患者做自己力所能及的事情,减少过多、过细的照顾,给予患者心理上战胜疾病的信念。

(2)注意发挥药物的生理效应,在患病急性期要及时向患者通报疾病好转的消息,减少患者过分的担心和不必要、不准确的对自身疾病的猜疑等。

(3)鼓励患者参与治疗护理计划,教育患者重建生活、学习和工作内容,开始新的生活,使患者能早日回归家庭、回归社会。

3.语言沟通障碍的护理

(1)评估:失语的性质、理解能力,记录患者能表达的基本语言。观察患者手势、表情等,以及时满足患者需要。向护理者/患者解释语言锻炼的目的、方法,促进语言功能恢复。如鼓励讲话、不耻笑患者,消除其羞怯心理,为患者提供练习机会。

(2)训练:包括肌群运动、发音训练、复述训练。

肌群运动:指进行唇、舌、齿、软腭、咽、喉与颌部肌群运动,包括缩唇、叩齿、卷舌、上下跳举舌、弹舌、鼓腮、吹气-叹气、咳嗽-清嗓子等活动。

发音训练:先练习易发或能够发的音,由无意义的词→有意义的词→短语→句子。举例:你→你好→你住院→你配合医师治疗。发单音后训练发复音,教患者先做吹的动作然后发"p"音。

复述训练:复述单字和词汇。命名训练让患者说出常用物品的名称。①词句训练与会话训练:给患者一个字音,让其组成各种词汇造句并与其会话交流。②听觉言语刺激训练:听语指图、指物、指字,并接触实物叫出物名。方法如下。a.手势法:与患者共同约定手势意图,如上竖拇指表示大便,下竖拇指表示小便,张口是吃饭,手掌上、下翻动是翻身。手捂前额表示头痛,手在腹部移动表示腹部不适。除偏瘫或双侧肢体瘫者和听力或听理解力障碍患者不能应用外,其他失语均可应用。b.实物图片法:利用一些实物图片,进行简单的思想交流以满足生理需要,解决实际困难。利用常用物品如茶杯、便器、碗、人头像、病床等,反复教患者使用。如茶杯表示要喝水,人头像表示头痛,病床表示翻身。此种方法最适合于听力障碍的交流。c.文字书写法:适用于文化素质高,无机械书写障碍和视空间书写障碍的患者,在认识疾病的特点后,医护人员、护理者有什么要求,可用文字表达,根据病情和需要进行卫生知识宣教。

(3)沟通:包括对理解能力有缺陷的患者(感受性失语)的沟通、对表达能力有缺陷的患者(运动性失语)的沟通。

对理解能力有缺陷的患者(感觉性失语)的沟通:①交谈时减少外来的干扰。②若患者不注意,他将难以了解对方说了些什么,所以需将患者精神分散的情形减至最低。③自患者视野中除去不必要的东西,关掉收音机或电视。④一次只有一人对患者说话。⑤若患者精神分散,则重复叫患者的名字或拍其肩膀,走进其视野,使其注意。

对表达能力有缺陷的患者(运动性失语)的沟通:①用简短的"是""不是"的问题让患者回答。②说话的时候缓慢,并给予患者充分的时间以回答问题。③设法了解患者的某些需要,主动询问他们是否需要哪一件东西。④若患者所说的话,我们听不懂,则应加以猜测并予以澄清。⑤让患者说有关熟悉的事物,例如家人的名字、工作的性质,则患者较易表达。⑥可教导患者用手势或用手指出其需要或身体的不适。⑦利用所有的互动方式刺激患者说话。⑧患者若对说出物体的名称有困难,则先对患者说一遍,例如,先对患者说出"水"这个字,然后写下"水",给患者看,让患者跟着念或拿实物给患者看。

4.控制危险因素,建立良好生活方式

(1)了解脑卒中的危险因素:包括不可改变的危险因素、明确且可以改变的危险因素、明确且潜在可改变的危险因素和较少证据的危险因素。

不可改变的危险因素。①年龄:是主要的危险因素,脑卒中发病随年龄的升高而增高,55岁以上后每增加10年卒中危险加倍,60~65岁后急剧增加,发病率和死亡率分别是60岁以前的2~5倍。②性别:一般男性高于女性。③家族史:脑卒中家族史是易发生卒中的一个因素。父母双方直系亲属发生卒中或心脏病时年龄<60岁即为有家族史。④种族:不同种族的卒中发病率不同,可能与遗传因素有关。社会因素如生活方式和环境,也可能起一部分作用。非洲裔的发病率大于亚洲裔。我国北方各少数民族卒中率水平高于南方。⑤出生低体重:出生体重<2 500 g者发生卒中的概率高于出生体重≥4 000 g者两倍以上(中间出生体重者有明显的线性趋势)。

明确且可以改变的危险因素如下。①高血压:是脑卒中的主要危险因素,大量研究资料表明,90%脑卒中归因于高血压,70%~80%的脑卒中患者都患有高血压,无论是缺血还是出血性脑卒中都与高血压密切相关。在有效控制高血压后,脑卒中的发病率和病死率随之下降。②吸烟:是缺血性脑卒中独立的危险因素,长期吸烟者发生卒中的危险性是不吸烟者的6倍。戒烟者发生卒中的危险性可减少50%。吸烟会促进狭窄动脉的血栓形成,加重动脉粥样硬化,可使不明原因卒中的发生风险提高将近3倍。③心房颤动:是发生缺血性脑卒中重要的危险因素,随年龄的增长,心房颤动患者血栓栓塞性脑卒中的发生率迅速增长。心房颤动可使缺血性脑卒中的年发病率增加0.5%~12%。其他血管危险因素调整后单独心房颤动可以增加卒中的风险3~4倍。④冠心病:心肌梗死后卒中危险性为每年1%~2%。心肌梗死后1个月内脑卒中危险性最高可达31%。有冠心病史患者的脑卒中危险性增加2.0~2.2倍。⑤高脂血症:总胆固醇每升高1 mmol/L,脑卒中发生率就会增加25%。⑥无症状颈动脉狭窄:50%~99%的无症状性颈动脉狭窄者脑卒中的年发病率在1.0%~3.4%。⑦TIA/卒中史:TIA是早期脑卒中的危险因素,高达10%的未经治疗的缺血性脑卒中患者将在1个月内发生再次脑卒中。高达15%的未经治疗的缺血性脑卒中患者将在1年内发生再次脑卒中。高达40%的未经治疗的缺血性脑卒中患者将在5年内发生再次脑卒中。⑧镰状细胞病:5%~25%镰状细胞性贫血患者有发生TIA/脑卒中的风险。

明确且潜在可改变的危险因素如下。①糖尿病:是缺血性脑卒中独立的危险因素,2型糖尿病患者发生卒中的危险性增加2倍。②高同型半胱氨酸血症:血浆同型半胱氨酸每升高5 μmol/L,脑卒中风险增高1.5倍。

较少证据的危险因素:肥胖、过度饮酒、凝血异常、缺乏体育锻炼、口服避孕药、激素替代治疗和口服替代治疗、呼吸暂停综合征。

(2)脑卒中危险因素干预建议如下。①控制高血压:定时测量血压,合理服用降压药,全面评估缺血性事件的病因后,高血压的治疗应以收缩压低于18.7 kPa(140 mmHg),舒张压低于12.0 kPa(90 mmHg)为目标。对于患有糖尿病的患者,建议血压<17.3/11.3 kPa(130/85 mmHg)。降压不能过快,选用平稳降压的降压药,降压药要长期规律服用;降压药最好在早晨起床后立即服用,不要在睡前服用。②冠状动脉疾病、心律失常、充血性心力衰竭及心脏瓣膜病应给予治疗。③严格戒烟:采取咨询专家、烟碱替代治疗及正规的戒烟计划等戒烟措施。④禁止酗酒,建议正规的

戒酒计划。轻到中度的酒精摄入(1~2 杯)可减少卒中的发生率。饮酒者男性每天饮酒的酒精含量不应超过 20~30 g(相当于葡萄酒 100~150 mL;啤酒 250~500 mL;白酒 25~50 mL;果酒 200 mL),女性不应超过 15~20 g。⑤治疗高脂血症:限制食物中的胆固醇量;减少饱和脂肪酸,增加多烯脂肪酸;适当增加食物中的混合碳水化合物、降低总热量,假如血脂维持较高水平(LDL>130 mg/dL),建议应用降脂药物。治疗的目标应使 LDL <100 mg/dL。⑥控制糖尿病:监测血糖,空腹血糖应<7 mmol/L,可通过控制饮食、口服降糖药物或使用胰岛素控制高血糖。⑦控制体重:适度锻炼,维持理想体重,成年人每周至少进行3~4 次适度的体育锻炼活动,每次活动的时间不少于 30 分钟。运动后感觉自我良好,且保持理想体重,则表明运动量和运动方式合适。⑧合理膳食:根据卫健委发布的中国居民膳食指南及平衡膳食宝塔,建议每天食物以谷薯类及豆类为主,辅以蔬菜和水果,适当进食蛋类、鱼虾类、畜禽肉类及奶类,少食菜用油和盐。

(3)注意卒中先兆,以及时就诊:卒中虽然多为突然发病,但有些脑卒中在发病前有先兆,生活中要多加注意,如发现一侧手脚麻木、无力、全身疲倦;头痛、头昏、颈部不适;恶心、剧烈呕吐;视物模糊;口眼歪斜要立即到医院就诊。

(侯秀娟)

第三节　病毒性脑膜炎

病毒性脑膜炎是病毒侵犯脑膜引起的中枢神经系统感染性疾病。病毒性脑膜炎病原复杂,可引起该病的病毒有 100 多种,常见病毒有脊髓灰质炎病毒、柯萨奇病毒、麻疹病毒、单纯疱疹病毒、巨细胞病毒等。本病以夏秋季为高发季节,多急性起病。临床表现病毒感染的全身中毒症状如发热、腹泻、头痛、恶心、呕吐和颈强直等脑膜刺激征。不同的病毒所致病情轻重不等,轻者可自行缓解,预后良好,重者可引起严重的神经受损,颅内压增高,甚至导致死亡,或留有严重的后遗症。本病是一种自限性疾病,主要是对症治疗、支持治疗和防止并发症,一般采取退热、降低颅压、抗病毒、止痛、抗癫痫等。

一、发病机制

引起脑膜炎的病毒经胃肠道(肠道病毒)、呼吸道(流行性腮腺炎病毒、肠道病毒和腺病毒等)、皮肤(虫媒病毒、单纯疱疹病毒)、眼结膜(某些肠道病毒)及泌尿生殖系统进入机体。

病毒感染机体后是否进入中枢神经系统取决于病毒的性质、病毒寄生的部位及机体对病毒的免疫反应。病毒在侵入部位和局部淋巴结内复制后,于第一次或第二次病毒血症时经血行播散至中枢神经系统及其以外的组织。一般多在中枢神经系统以外部位经多次复制后,在第二次病毒血症时由血源性途径到达中枢神经系统。也可沿神经进入,病毒进入机体后,经过初级复制侵入局部周围神经,然后沿周围神经轴索向中枢侵入。如脊髓灰质炎病毒、带状疱疹病毒、单纯疱疹病毒均可沿轴索直接侵入。

病毒性脑膜炎引起神经系统损伤的主要原因:①病毒对神经的直接侵袭;②机体对病毒抗原的免疫反应:剧烈的炎症反应可导致脱髓鞘病变及血管和血管周围的损伤,而血管病变又影响脑循环加重脑组织损伤。

二、临床表现

病毒性脑膜炎是病毒性中枢神经系统感染的常见疾病,各种病毒性脑膜炎的临床表现大致相同。一般急性起病,主要表现为发热、头痛、呕吐及脑膜刺激征。

典型病例呈突然起病,几小时内病情发展为高峰,表现为额部或眼眶后剧烈疼痛,并出现发热,体温可达 38～40 ℃,此外,常伴有周身不适、颈痛、肌痛、眼睛运动时疼痛,畏光、恶心及呕吐等病毒感染造成的非特异性全身症状和体征。症状的严重程度随年龄增长而增加,婴幼儿可有发热、易激惹及淡漠。神经系统体检时常发现颈项强直,Kernig 征和 Brudzinski 征可有可无,其他阳性体征少见。当出现昏迷、病理反射或局灶性神经症状和体征时,提示病变已累及脑实质。病毒性脑膜炎一般呈良性,病程 2～3 周,也可短至几天。少数患者可出现持续数周的头晕、疲乏、头痛及肌痛等不适症状,个别患者可持续数年。

病毒性脑膜炎中枢神经系统以外的表现常提示与所感染的病毒种类有关,不同病毒感染可出现各自特异的表现。某些肠道病毒感染时可出现皮疹,多与发热同时出现,柯萨奇 A 组病毒感染时有局部或多处斑丘疹,也可伴发疱疹性咽峡炎及腮腺炎。柯萨奇 B 组病毒感染可引起心肌炎及流行性肌痛。ECHO 病毒感染的皮疹可表现为斑丘疹,也可为瘀点状,分布于面部、躯干,也可涉及四肢包括手掌及足底部。疱疹病毒感染时出现皮肤或生殖道疱疹,生殖道疱疹多出现在单纯疱疹脑膜炎(HM)起病时,也可在起病前出现,或者不出现于脑膜炎病程中。带状疱疹脑膜炎一般在出疹后 7～10 天内起病,也可在起病一周后才出疹。腮腺炎病毒脑膜炎可同时或先后出现腮腺肿大和胰腺炎、睾丸炎。EB 病毒感染可引起全身淋巴结肿大、黄疸及末梢血中单核细胞增多、异型淋巴细胞达 10% 以上。

三、实验室及辅助检查

(一)血和脑脊液检查

周围血白细胞计数一般正常,可有轻度升高或降低,分类多无明显变化,在 EB 病毒感染时单核细胞增多,可达 60% 以上,其中异型淋巴细胞超过 10%。腮腺炎病毒感染时可出现血、尿淀粉酶增高。

脑脊液检查对临床诊断病毒性脑膜炎十分重要。病毒性脑膜炎时脑脊液透明,压力正常或轻度升高,白细胞数增加,一般 $(10～1\ 000)×10^6/L$ 不等,很少超过 $1\ 000×10^6/L$,分类以淋巴细胞为主,患病初期则多以中性粒细胞为主,几小时后转为以淋巴细胞为主。肠道病毒感染时细胞计数多符合此特点,但在腮腺炎病毒感染时白细胞计数多高于此值,有时可达 $2\ 000×10^6/L$。蛋白含量轻度至中度升高,常不超过 $1\ 500\ mg/L$。糖和氯化物含量多为正常,但在腮腺炎、淋巴细胞脉络丛脑膜炎及疱疹病毒感染时可出现糖含量轻度降低。细菌和真菌涂片、培养均阴性。脑脊液上述改变多在 2 周内恢复正常。

(二)病毒学检查

1.病毒分离

可取血、尿、便、咽拭子、脑脊液及局部分泌物、疱疹液等进行组织细胞培养、鸡胚培养或动物接种,现在多使用组织细胞培养法分离病毒,先观察细胞病变,再用特异性抗血清进行鉴定。脑脊液中分离出病毒,是病毒性脑膜炎诊断的金标准。除虫媒病毒外,其他能引起脑膜炎的病毒(特别是肠道病毒和腮腺炎病毒)均可从脑脊液中发现。也有些病毒分离困难(如某些肠道病毒的特殊型、小 DNA 病毒),且病毒分离需时长,一般需做回顾性诊断。

2.血清学试验

由于病毒分离有一定困难,且不是每个实验室都具备病毒分离的条件,故临床也采用血清学试验检测病毒抗原及抗体。常用的检测方法有中和试验、补体结合试验、免疫荧光法、放射免疫法、酶联免疫吸附试验(ELISA)、间接血凝及血凝抑制试验。无论采用何种方法进行检测,恢复期比急性期血清抗体滴度有 4 倍升高即可诊断为近期感染。若仅有单份标本,出现特异性 IgM 抗体也可诊断为近期感染。血清学试验的特异性取决于病毒的抗原性,应用提纯的病毒糖蛋白和多肽抗原可大大提高试验的特异性。肠道病毒因血清型较多,无共同抗原,若想确定或排除诊断,需要对 60 个血清型逐一鉴定,既费时又昂贵,不适合做血清学试验。而血清学试验对虫媒病毒、疱疹病毒、腮腺炎病毒和淋巴细胞脉络丛脑膜炎病毒等则切实可行。

3.分子生物学方法

可采用核酸分子杂交、PCR 等方法对病毒抗原片断进行病原学诊断。尤其对病毒培养不成功、不易培养、血清中抗原量、不产生抗体的及血清学方法无法检测的病毒性疾病,应用分子生物学技术均可获得诊断。

(三)脑电图

主要表现为高幅慢波,多呈弥漫性分布,可有痫样放电波,对诊断有参考价值。当病情好转时,脑电图改变也逐渐恢复。

(四)影像学检查

病毒性脑膜炎是多数头颅 MRI 和 CT 无特异性改变,但当病情严重或累计脑实质时,可伴有影像学异常。头颅 MRI 检查因其分辨率更高,较 CT 更能准确显示各种病毒性脑炎病变的部位、性质和程度,如脑水肿、脑出血、脑软化及脱髓鞘病变等。磁共振弥散加权成像(DWI)对发现病毒性脑炎急性期的病灶较 T_1W_1 或 T_2W_2 敏感,能在早期发现病毒性脑炎的异常信号。一般主张病程 3～4 周后应复查一次头颅 MRI,对判断长远预后有帮助。

四、诊断与鉴别诊断

病毒性脑膜炎的诊断主要依靠临床表现及脑脊液化验检查,患者多急性起病,出现发热、头痛、恶心、呕吐、脑膜刺激征阳性及脑脊液的特点,本病诊断即可成立。特殊的病因诊断和病原体的确定有赖于实验室的病毒学检查。本病应与非病毒性无菌性脑膜炎、结核性脑膜炎、细菌性脑膜炎、真菌性脑膜炎、寄生虫性脑膜炎及蛛网膜下腔出血等相鉴别。

无菌性脑膜炎除病毒感染外可见于白塞病、系统性红斑狼疮,脑脓肿也可为癌性脑膜病如肺癌、白血病和淋巴瘤等的一种表现。本病还可由梅毒螺旋体、钩端螺旋体、Lyme 病、肺炎支原体、弓形虫和李斯特菌属等引起。所有无菌性脑膜炎脑脊液常规、生化都十分相似,无法从脑脊液检查上进行鉴别,但各病有其固有特征,亦不难鉴别。

区分细菌性脑膜炎与病毒性脑膜炎,脑脊液检查十分重要。典型的细菌性脑膜炎根据脑脊液细菌培养阳性,白细胞数明显增多,以中性粒细胞为主,糖降低而蛋白明显增高容易与病毒性脑膜炎相鉴别。病毒学检查和细菌培养对鉴别不典型病例、细菌性脑膜炎的早期及治疗不完全的细菌性脑膜炎十分必要,不但可用于确定诊断,而且是做出进一步治疗方案的依据。如果病毒分离有困难,等待血清学试验结果的时间又太长,可以考虑根据一些生化指标来进行快速鉴别诊断,这些指标包括肌酸磷酸激酶、乳酸、透明质酸、β 内啡肽、尿酸、免疫球蛋白、C 反应蛋白血清降钙素原及细胞因子(包括 TNF-α、SIL-2R、IL-18 与 IFN-γ)等。然而,这些指标都有很大的非特异性,故不能单纯依靠此类检查确诊,需根据病史、体检、脑脊液特点、病情变化及治疗反应等做出综合判断。

结核性脑膜炎一般病程较长,亚急性或慢性起病,多有结核病接触史,临床出现结核中毒症状,脑脊液中蛋白含量高于病毒性脑膜炎,多在 1 000 mg/L 以上,糖和氯化物降低明显,容易与病毒性脑膜炎相鉴别。然而,一些不典型结核性脑膜炎,脑脊液改变类似病毒性脑膜炎,通过血清和脑脊液抗酸染色、PCR、细胞因子检测及基质金属蛋白酶 9(MMP9)等方法及治疗反应可确定诊断。

五、治疗

病毒性脑膜炎是一种良性、自限性疾病,多数在病后数天开始恢复,数周内完全恢复,无须特殊抗病毒制剂,大多数病毒引起的脑膜炎缺乏特异性治疗,主要针对病情改变给予相应营养支持及对症治疗。

(一)一般治疗

某些病毒感染缺乏特异性治疗手段,只能采取相应的对症处理,并注意纠正水、电解质紊乱,防止脑疝发生,预防其他脏器并发症及支持治疗。患者一般需卧床休息,多饮水。有明显颅内压增高征象时用 20%甘露醇、复方甘油及利尿剂等脱水以减轻症状。高热者给予退热药或物理降温,控制惊厥,并对不同病毒感染时的各种伴随症状予以相应处置。肾上腺皮质激素仅在高热或病情较重时短期应用。

(二)抗病毒治疗

抗病毒治疗疗效尚未能肯定,仅在一定应用范围内取得满意效果。单纯疱疹病毒或水痘-带状疱疹病毒感染所致的脑膜炎,可使用阿昔洛韦、丙氧鸟苷(更昔洛韦)、阿糖腺苷等治疗,其中阿昔洛韦较常用,剂量为每天 20~30 mg/kg,分 3 次静脉滴注,疗程 10~14 天。甲型流感病毒可试用奥司他韦。其他抗病毒药物包括利巴韦林、干扰素及中药大蒜液、板蓝根等。

(三)抗生素治疗

仅在实验室检查难以得出明确的病毒性感染结论,又不能排除细菌性感染的情况下使用适当抗生素,同时密切观察病情进展,直到细菌性感染的诊断被排除。诊治初期获得脑脊液和血培养结果之前,若脑脊液中白细胞数超过 2 500×10⁶/L,且分类中 80%~90%以上为中性粒细胞,蛋白含量超过 2 500 mg/L,或糖含量很低,可考虑为细菌性脑膜炎,应给予适当抗生素治疗;若病情较重,而又不能从脑脊液检查结果来区分病毒性脑膜炎和细菌性脑膜炎时,应使用抗生素治疗,直到获得脑脊液和血培养结果;若病情较轻,相隔 12 小时内脑脊液复查分类转为淋巴细胞为主时,可考虑停用抗生素。不管做出何种决定,均应密切观察病情变化与疗效,以及时调整治疗计划。

六、护理

(一)一般护理

(1)执行内科一般护理常规。

(2)保持病房安静整洁、空气流通,有防蚊措施,光线不宜过强,减少探视,避免不良刺激而诱发惊厥;做好口腔护理,提高患者的舒适度;定时协助更换体位,预防压疮。并给予生活照护。

（3）体温过高的护理：保持病室适宜温湿度，体温高于 38.0 ℃患者应给予物理降温，如头部冷敷、头置冰袋、温水擦浴等，降温后 30 分钟复测体温。物理降温不佳时，遵嘱给予退热药，同时增加摄入量，鼓励患者多饮水，必要时遵医嘱静脉补充液体。保持口腔清洁并给予口腔护理。注意发热规律、特点及伴随症状，出现惊厥时及时处置，大汗时防止虚脱。高热呕吐者取头高卧位，头偏向一侧，以防呕吐物吸入造成窒息。

（4）呼吸道护理：保持呼吸道通畅，头偏向一侧，抽搐发作时，口内置舌垫，以及时清理口鼻分泌物，并记录发作部位、顺序、表现、持续时间、发作频次、伴随症状等。

（二）饮食护理

保持充足水分，1 000～2 000 mL/d，给予高热量、清淡、易消化、富含维生素的饮食，少量多餐，减少腹胀，防止误吸，不能经口进食者及时给予鼻饲流质饮食并做好留置胃管的护理。

（三）用药护理

遵医嘱正确给药，评估用药效果。

（1）颅内压高的患者要遵医嘱给脱水剂，注意监测尿量。常用的脱水剂有甘露醇、甘油果糖，使用 20％甘露醇静脉滴注，脱水时要保证绝对快速输入，20％的甘露醇 100～250 mL 要在 15～30 分钟内滴完，注意防止药液外漏，并注意尿量、血电解质及肾功能的变化，尤其注意有无低钾血症发生，并及时作出对症处理。患者每天补液量可按尿量加 500 mL 计算。按时予脱水剂降颅压治疗，密切观察生命体征尤其是瞳孔变化，控制血压，防止发生脑疝，开通并保持静脉通路，一旦发生脑疝，立即静脉使用脱水剂降低颅压。备好气管切开包、脑室穿刺引流包、监护仪、呼吸机和抢救药物。

（2）发热患者应用抗生素首选头孢曲松、头孢他定等可透过血-脑屏障的药物。

（3）抗病毒药：抗病毒治疗可缩短病程，这类药物中应首选阿昔洛韦一般每次剂量为 5 mg/kg 静脉滴入，1 次/8 小时，每次滴入时间＞1 小时，连续给药 7～10 天。本药分子量小，容易通过血脑脊液屏障，但因本药呈碱性，与其他药物混合容易引起 pH 变化，加药时应尽量注意其配伍禁忌，注意用药前现配现用。不良反应有变态反应、恶心、呕吐、腹痛、下肢抽搐、舌及手足麻木感、肝功能异常、血清肌酐值升高，一般在减量或终止给药后缓解。

（4）癫痫发作的患者，遵医嘱及时给药，尽快控制发作并记录发作时的临床表现。有些抗癫痫药物对肝肾功能有损害，如苯巴比妥、苯妥英钠、丙戊酸钠等，按医嘱服药后观察患者有无药物不良反应，如有无恶心、呕吐、食欲下降、全身不适、无力、昏睡等，并定期监测肝肾功能。抗癫痫药物可加速维生素 D 的代谢，所以长期服用者应在医师的指导下补充维生素 D 和甲状腺素。癫痫持续状态治疗时，地西泮 10～20 mg 静脉注射，其速度不超过 2 mg/min，或用 100～200 mg 溶于 5％葡萄糖氯化钠 500 mL 中缓慢滴注，维持 12 小时。地西泮可抑制呼吸，注射时应注意有无呼吸抑制和血压下降情况，在给药的同时，必须保持呼吸道通畅，必要时给予吸痰或气管切开。

（四）并发症护理

1.惊厥或抽搐

严重者可有全身抽搐、强直性痉挛或强直性瘫痪。积极去除诱因，如降温、脱水等；保持呼吸道通畅，头偏向一侧，清理口腔分泌物；使用压舌板或开口器，防止舌咬伤；必要时约束，防止坠床；遵医嘱给予镇静解痉药物，如地西泮、苯巴比妥、水合氯醛等。

（2）呼吸衰竭

参照其他相关章节，必要时给予呼吸机辅助呼吸。

（3）颅内压增高

观察患者瞳孔、意识、体温、呼吸、血压变化，遵医嘱正确使用脱水剂。

（五）病情观察

严密观察生命体征：血压升高、脉搏变慢、呼吸深慢，是颅内压增高的典型症状；观察瞳孔是否等大等圆，对光反应的灵敏度，意识障碍程度；观察有无剧烈头痛；头痛进行性加重，且伴恶心呕吐，应警惕脑疝的发生。如有病情变化，立即通知医师，遵嘱给予脱水药，并备好抢救物品、药品。准确记录 24 小时出入量，防止体液不足。

（六）安全指导

（1）将患者安排在安静的房间，避免外界刺激，避免引起患者情绪激动的一切因素。

（2）应随时注意有无癫痫发作，24 小时有陪护，无人陪伴不能单独沐浴或外出。

（3）患者床旁应备好发作时的抢救物品与药品，如压舌板、舌钳、氧气装置及抗癫痫药品等。

（4）癫痫发作时，家属要紧急呼叫医务人员。注意保护头部和四肢，摘下眼镜、义齿，解开衣领、腰带。用缠有纱布的压舌板置于上下臼齿之间，避免舌咬伤。用手托住下颌，避免下颌关节脱位。抽搐时勿用力按压抽搐的肢体，避免骨折和脱臼。床旁有人保护，加床挡，防止坠床。

（5）对精神运动性发作的患者，注意保护，防自伤、伤人或走失。

（七）健康指导

（1）对清醒患者多给予交流，讲解有关知识，增强患者的信心和自理能力。

（2）向患者和/或家属提供保护性护理及日常生活护理相关知识，提高患者生活质量。

（3）指导患者掌握肢体运动功能锻炼方法，注意肢体功能的训练，加强营养，以增强机体抵抗力。

（4）夏季注意防蚊灭蚊。

（5）如有继发癫痫者，指导其长期服用抗癫痫药，不能擅自减药或停药。

（6）出院后发现患者出现发热或伴有呕吐、抽搐等症状时，要及时送其至正规医院就医，以尽量减少后遗症发生。

七、预后

病毒性脑膜炎一般预后良好，于病后数天内病情开始恢复，多数于 1～2 周内完全恢复，伴有反射改变的肌痛、肌无力，可持续数周至数月，多在 1 年内恢复正常。脑脊液改变可持续 2 周或更长时间。一般不留有任何后遗症，仅在特殊人群（如婴儿、免疫缺陷患者）可留有语言、智力障碍，病变累及脑实质时可遗留一定神经体征。

（侯秀娟）

第四章　心血管内科护理

第一节　原发性高血压

原发性高血压的病因复杂,该病不是由单个因素引起的,与遗传有密切关系,是环境因素与遗传相互作用的结果。要诊断高血压,必须根据高血压标准,在患者未服降压药的情况下,测两次或两次以上非同日的血压,以所得的平均值为依据,偶然测得一次血压升高不能诊断为高血压,必须重复测和进一步观察。测得高血压时,要做相应的检查以排除继发性高血压。若患者有继发性高血压,未明确病因即当成原发性高血压而长期给予降压治疗,不但疗效差,而且原发性疾病严重发作常可危及生命。

一、一般表现

原发性高血压通常起病缓慢,早期常无症状,许多患者可以多年自觉良好而偶于体格检查时发现血压升高,少数患者的原发性高血压则在发生心、脑、肾等出现并发症后才被发现。高血压患者可有头痛、眩晕、气急、疲劳、心悸、耳鸣等症状。

高血压病初期只是在精神紧张、情绪波动后血压暂时升高,随后可恢复正常,以后血压升高逐渐趋于明显而持久,但一天之内白昼与夜间的血压水平仍可有明显的差异。

高血压病后期的临床表现常与心、脑、肾功能不全或器官并发症有关。

二、实验室检查

(1)为了原发性高血压的诊断、了解靶器官(主要指心、脑、肾、血管)的功能状态并指导正确选择药物治疗,必须进行下列实验室检查:血常规、尿常规、肾功能检查、血尿酸检查、血脂检查、血糖检查、血液电解质检查、心电图、胸部 X 线和眼底检查。初期患者上述检查可无特殊异常,后期高血压患者可出现尿蛋白增多及尿常规异常,肾功能减退,胸部 X 线可见主动脉弓迂曲延长、左心室增大,心电图可见左心室肥大和劳损。部分患者可伴有血清总胆固醇、甘油三酯、低密度脂蛋白胆固醇的含量升高和高密度脂蛋白胆固醇的含量降低,亦常有血糖或尿酸水平升高。目前认为,上述生化异常可能与原发性高血压的发病机制有一定的内在联系。

(2)眼底检查有助于对高血压严重程度的了解,眼底分级法的标准如下:①Ⅰ级,视网膜动脉变细,反光增强;②Ⅱ级,视网膜动脉狭窄,动静脉交叉压迫;③Ⅲ级,在上述血管病变基础上有眼底出血、棉絮状渗出;④Ⅳ级,在上述血管病变基础上出现视盘水肿。大多数患者仅有Ⅰ、Ⅱ级变化。

(3)动态血压监测与通常的血压测量不同,动态血压监测由仪器自动定时测量血压,可每隔15~30分钟自动测压(时间间隔可调节),连续24小时或更长时间。可测定白昼与夜间各时间段血压的平均值和离散度,能较敏感、客观地反映实际血压水平。

正常人的血压呈明显的昼夜波动,动态血压曲线呈"双峰一谷",即夜间血压最低,清晨起床活动后血压迅速升高,在上午6~10时及下午4~8时各有一个高峰,继之缓慢下降。中度、轻度高血压患者的血压昼夜波动曲线,与正常的类似,但血压水平较高。早晨血压升高可伴有血儿茶酚胺浓度升高,血小板聚集增加及纤溶活性增强,早晨较多地发生心脑血管急性事件可能与其有关。

血压变异性和血压昼夜节律与靶器官损害及预后有较密切的关系,即伴明显靶器官损害或严重高血压患者的血压的昼夜节律可消失。

目前尚无统一的动态血压正常值,但可参照采用以下正常上限标准:24小时平均血压值<17.33/10.66 kPa,白昼平均血压值<18/11.33 kPa,夜间平均血压值<16.66/10 kPa。夜间平均血压值比白昼平均血压值降低超过10%,如降低不及10%,可认为血压昼夜节律消失。

动态血压监测可用于诊断白大衣高血压(即在诊所内血压升高,而在诊所外血压正常);判断高血压的严重程度,了解血压变异性和血压昼夜节律;指导降压治疗和评价降压药物的疗效;诊断发作性高血压或低血压。

三、原发性高血压危险度的分层

原发性高血压的严重程度并不单纯与血压升高的水平有关,必须结合患者总的心血管疾病危险因素及合并的靶器官损害做全面的评价,治疗目标及预后判断也必须以此为基础。心血管疾病危险因素包括吸烟,有高脂血症,有糖尿病,年龄>60岁,患者为男性或绝经后女性,有心血管疾病家族史(发病年龄:女性<65岁,男性<55岁)。靶器官损害及合并的临床疾病包括心脏疾病(左心室肥大、心绞痛、心肌梗死、既往曾接受冠状动脉旁路手术、心力衰竭),脑血管疾病(脑卒中或短暂性脑缺血发作),肾脏疾病(蛋白尿或血肌酐升高),周围动脉疾病,高血压视网膜病变(大于等于Ⅲ级)。危险度的分层是把血压水平、危险因素及合并的器官受损情况相结合,分为低度、中度、高度和极高危险组。治疗时不仅要考虑降压,还要考虑危险因素及靶器官损害的预防及逆转。

低度危险组:高血压1级,不伴有上列危险因素,治疗以改善生活方式为主,如6个月后无效,再给药物治疗。

中度危险组:高血压1级伴12个危险因素或高血压2级不伴有或伴有不超过2个危险因素者。治疗除改善生活方式外,给予药物治疗。

高度危险组:高血压1~2级伴至少3个危险因素者,必须进行药物治疗。

极高危险组:高血压3级或高血压1~2级伴靶器官损害及相关的临床疾病者(包括糖尿病),必须尽快给予强化治疗。

四、临床类型

原发性高血压大多起病及进展均缓慢,病程可长达十余年至数十年,症状轻微,逐渐导致靶器官损害。但少数患者可表现为急进重危,或具有特殊表现而构成不同的临床类型。

(一)高血压急症

高血压急症是指高血压患者血压显著地或急剧地升高[收缩压>26.7 kPa(200 mmHg),舒张压>17.3 kPa(130 mmHg)],常同时伴有心、脑、肾及视网膜等的功能损害的一种严重危及生命的临床综合征,舒张压为18.7~20 kPa或更高和/或收缩压>29.3 kPa,无论有无症状,也应视为高血压急症。高血压急症包括高血压脑病、高血压危象、急进型高血压、恶性高血压、高血压合并颅内出血、急性冠状动脉功能不全、急性左心衰竭、主动脉夹层血肿、子痫及嗜铬细胞瘤危象等。

(二)恶性高血压

有1%~5%的中度、重度高血压患者可发展为恶性高血压,其发病机制尚不清楚,可能与不及时治疗或治疗不当有关。病理上以肾小动脉纤维样坏死为突出特征。临床特点:①发病较急骤,多见于中年人、青年人。②血压显著升高,舒张压持续高于17.33 kPa。③患者头痛、视物模糊、眼底出血和乳头水肿。④肾脏损害突出,表现为持续蛋白尿、血尿及管型尿,并可伴肾功能不全。⑤进展迅速,如不给予及时治疗,预后不佳,患者可死于肾衰竭、脑卒中或心力衰竭。

(三)高血压危重症

1.高血压危象

在高血压病程中,由于周围血管阻力突然上升,血压明显升高,出现头痛、烦躁、眩晕、恶心、呕吐、心悸、气急及视物模糊等症状。伴靶器官病变者可出现心绞痛、肺水肿或高血压脑病。血压变化以收缩压显著升高为主,也可伴舒张压升高。发作一般历时短暂,控制血压后病情可迅速好转;但易复发。危象发作时交感神经活动亢进,血中儿茶酚胺含量升高。

2.高血压脑病

高血压脑病是指在高血压病程中发生急性脑血液循环障碍,引起脑水肿和颅内压升高而产生的临床征象。发生机制可能为过高的血压突破了脑血管的自身调节机制,导致脑灌注过多,液体渗入脑血管周围组织,引起脑水肿。临床表现有严重头痛、呕吐、神志改变,较轻者可仅有烦躁、意识模糊,严重者可发生抽搐、昏迷。

(四)急进型高血压

该型患者占高血压患者的1%~8%。该型多见于年轻人,患者中男性居多。临床特点:①收缩压、舒张压均持续升高,舒张压常持续不低于17.3 kPa(130 mmHg),很少有波动。②症状多而明显进行性加重,有一些患者的高血压呈缓慢病程,但突然迅速发展,血压显著升高。③出现严重的内脏的损害,常在1~2年内发生心、脑、肾损害和视网膜病变,出现脑卒中、心肌梗死、心力衰竭、尿毒症及视网膜病变(眼底Ⅲ级以上改变)。

(五)缓进型高血压

这种类型占95%以上,临床上又称之为良性高血压。因其起病隐匿,病情发展缓慢,病程较长,可达数十年,多见于中老年人。临床表现:①早期可无任何明显症状,仅有轻度头痛或不适,休息之后可自行缓解。患者偶测血压时才发现高血压。②逐渐发展,患者表现出头痛、头晕、失眠、乏力、记忆力减退症状,血压也随着病情发展逐步升高并趋向持续性升高,波动幅度也随之减小并伴随着心、脑、肾等器官的器质性损害。

因为此型高血压病病程长，早期症状不明显，所以患者容易忽视其治疗，思想上不重视，不能坚持服药，最终造成不可逆的器官损害，危及生命。

(六)老年人高血压

患者年龄超过 60 岁，血压达到高血压诊断标准，即为老年人高血压。临床特点：①半数以上患者有单纯收缩期高血压(收缩压＞18.7 kPa，舒张压＜12.0 kPa)，此与老年人大动脉弹性减退、顺应性下降有关。流行病资料显示，单纯收缩压的升高也是心血管病致死的重要危险因素。②部分老年人高血压是由中年原发性高血压延续而来，属于收缩压和舒张压均升高的混合型。③老年人高血压患者的心、脑、肾常有不同程度的损害，靶器官并发症(如脑卒中、心力衰竭、心肌梗死和肾功能不全)较为常见。④老年人的压力感受器敏感性减退，对血压的调节功能降低，易造成血压波动及直立性低血压，在使用降压药物治疗时要密切观察患者的情况。老年人选用高血压药物时宜选用平和、缓慢的制剂，如利尿剂、长效钙通道阻滞剂及血管紧张素转化酶抑制剂。常规给予抗凝剂治疗，定期测量血压，调整剂量。

(七)难治性高血压

难治性高血压又称顽固性高血压或抵抗性高血压。临床特点：①治疗前血压≥24.0/15.3 kPa，经过充分、合理、联合应用 3 种药物(包括利尿剂)，血压仍不能降至 21.3/7.5 kPa 以下。②治疗前血压＜24.0/15.3 kPa，而适当的三联药物治疗仍不能达到血压＜18.7/12.0 kPa，则被认为是难治性高血压。③对于老年单纯收缩期高血压，如治疗前收缩压＞26.7 kPa，经三联治疗，收缩压不能降至 22.6 kPa 以下，或治疗前收缩压为 21.3～26.7 kPa，而治疗后不能降至 21.3 kPa 以下及至少低 1.3 kPa，亦称为难治性高血压。充分的、合理的治疗应包括至少用 3 种不同药理作用的药物，包括利尿剂和以下药物中的两种：β 阻断剂、直接的血管扩张药、钙通道阻滞剂或血管紧张素转化酶抑制剂。应当说明的是，并不是所有严重的高血压都是难治性高血压，也不是难治性高血压都是严重高血压。

诊断难治性高血压应排除假性高血压及白大衣高血压，并排除继发性高血压。中年或老年患者过去有效的治疗变得无效，则强烈提示肾动脉硬化及狭窄，肾动脉造影可确定诊断，肾血管再建术可能是降低血压的唯一有效方法。

难治性高血压的主要原因可能有以下几种：①患者的依从性不好，即患者没有按医师的医嘱服药，这可能是最主要的原因。依从性不好的原因可能是药物方案复杂或服药次数频繁，患者未认识到控制好血压的重要性，药物费用高及出现不良反应等。②患者的食盐量摄入过高(＞5 g/d)，或继续饮酒，体质量控制不理想。应特别注意来自加工食品(如咸菜、罐头、腊肉、香肠、咸鱼、豆制品)中的盐，应劝说患者戒烟、减肥，肥胖者减少热量的摄入量。③医师不愿使用利尿药或使用多种作用机制相同的药物。④药物相互作用，如阿司匹林等非甾体抗炎药因抑制前列腺素合成而干扰高血压的控制。拟交感胺类药物可使血压升高。麻黄素、口服避孕药、雄性激素、过多的甲状腺素、糖皮质激素等可使血压升高或加剧原先的高血压。考来烯胺可妨碍抗高血压药物经肠道吸收。三环类抗忧郁药、苯异丙胺、抗组胺药、单胺氧化酶抑制剂及可卡因干扰胍乙啶的药理作用。

(八)儿童高血压

关于儿童高血压的诊断标准尚未统一。如世界卫生组织规定：13 岁以上正常的血压上限为 18.7/12.0 kPa，13 岁以下正常的血压上限则为 18.0/11.3 kPa。《实用儿科学》中规定：8 岁以下舒张压＞10.7 kPa,8 岁以上舒张压＞12.0 kPa;或收缩压＞16.0 kPa 与舒张压＞10.7 kPa 为高血压。儿童血压的测量方法与成年人有所不同:①舒张压以科罗特科夫(Korotkoff)第Ⅳ音为准。②根据美国心脏病协会规定,使用袖带的宽度:1 岁以下为 2.5 cm,1～4 岁为 5～6 cm,5～8 岁为 8～9 cm,成人为 12.5 cm,否则将会低估或高估血压值。诊断儿童高血压应十分慎重,对轻度高血压患儿应加强随访。确诊为儿童高血压后,首先要排除继发性高血压。继发性高血压中最常见的病因是肾脏疾病,其次是肾动脉血栓、肾动脉狭窄、先天性肾动脉异常、主动脉缩窄、嗜铬细胞瘤等。

临床特点:①5%的患儿有高血压的家族史。②早期一般无明显症状,部分患儿可有头痛,尤在剧烈运动时易发生。③肥胖者达 50%。④平素心动过速,心前区搏动明显,呈现高动力循环状态。⑤尿儿茶酚胺水平升高,尿缓激肽水平降低,血浆肾素活性轻度升高,交感神经活性升高。⑥对高血压的耐受力强,一般不引起心、肾、脑及眼底的损害。

(九)青少年高血压

对青少年高血压的研究已越来越被人们重视。大量调查发现,青少年原发性高血压起源于儿童期,青少年高血压与成人高血压及并发症有密切关系,同儿童期高血压病因相似,常见于继发性高血压。在青春期继发性高血压病例中,肾脏疾病仍然是主要的病因。大量的调查发现青少年高血压与年龄相关。青少年高血压的诊断标准:在不同时间(每次间隔 3 个月以上)3 次测量坐位血压,收缩压和/或舒张压高于 95 百分位数可诊断为高血压,见表 4-1。

表 4-1 我国儿童、青少年血压百分位数

年龄	男性/P95	女性/P95
1～12	128/81	119/82
13～15	133/84	124/81
16～18	136/89	127/82

(十)精神紧张性高血压

交感神经系统在发病中起着重要作用。交感神经系统活性增强可导致以下几点:①血浆容量减少,血小板聚集,因而易诱发血栓形成。②激活肾素-血管紧张素系统,再加上儿茶酚胺的作用,引起左心室的血管肥厚,肥厚的血管更易引起血管痉挛。③副交感神经系统活性较低和交感神经系统活性增强,这是易引起心律失常、心动过速的因素。④降低骨骼肌对胰岛素的敏感性,其主要机制为在紧急情况下,交感神经系统活性升高引起血管收缩,导致运输至肌肉的葡萄糖减少;去甲肾上腺素刺激 β 受体也可引起胰岛素耐受,持续的交感神经系统活性增强还可以造成肌肉纤维类型由胰岛素耐受性慢收缩纤维转变成胰岛素耐受性快收缩纤维,这些变化可致血浆胰岛素浓度升高,并促进动脉粥样硬化。

(十一)白大衣高血压

白大衣高血压是指在诊疗单位内血压升高,但在诊疗单位外血压正常。有人估计,在高血压患者中,有 20%～30%为白大衣高血压,故近年来提出患者自我血压监测。其有下列好处:①能更全面、更准确地反应患者的血压。②没有白大衣效应。③提高患者服药治疗和改变生活方式的顺从性。④无观察者的偏倚现象。自测血压可使用水银柱血压计,亦可使用动态血压监测的方法。有人认为对白大衣高血压也应重视,它可能是早期高血压的表现之一。我国目前的参考诊断标准为患者的诊室收缩压＞21.3 kPa 和/或舒张压＞12.0 kPa 并且白昼动态血压收缩压

＜18.0 kPa,舒张压＜10.7 kPa,这还需要经过临床的验证和评价。

对白大衣高血压患者,规律性地反复出现的应激方式(如上班)不会引起血压升高。动态血压监测有助于诊断白大衣高血压。其确切的自然史与预后还不很清楚。

(十二)应激状态

偏快的心率是处于应激状态的一个标志,心动过速是交感神经活性升高的一个可靠指标,也是心血管病死亡率的一个独立危险因素。心率加快与血压升高、胆固醇升高、甘油三酯升高、血球压积升高、体质量指数升高、胰岛素抵抗、血糖升高、高密度脂蛋白胆固醇降低等密切相关。

(十三)夜间高血压

24 小时动态血压监测发现部分患者的血压正常节律消失,夜间收缩压或舒张压的降低值小于日间血压平均值的 10%,甚至夜间血压反高于日间血压。夜间高血压常见于某些继发性高血压(如肾性高血压),恶性高血压和合并心肌梗死、脑卒中的原发性高血压。夜间高血压的产生机制与神经内分泌正常节律障碍、夜间上呼吸道阻塞、换气过低和睡眠中觉醒有关,其主要症状是不规则地打鼾、夜间呼吸暂停、日间疲乏和嗜睡。这种患者常伴有超重、易发生脑卒中、心肌梗死、心律失常,甚至猝死。

(十四)肥胖型高血压

肥胖者易患高血压,其发病因素是多方面的,伴随的危险因素越多,则预后越差。该型高血压患者的心、肾、脑、肺的功能均较不肥胖者更易受损害,且合并糖尿病、高脂血症、高尿酸血症者多,患冠心病、心力衰竭、肾功能障碍者明显增加。

(十五)夜间低血压性高血压

夜间低血压性高血压是指日间为高血压(特别是老年收缩期性高血压),夜间血压过度降低,即夜间血压较日间血压低超过 20%。其发病机制与血压调节异常、血压节律改变有关。该型高血压易发生腔隙性脑梗死,可能与夜间脑供血不足、呈高凝状态有关。治疗应注意避免睡前使用降压药(尤其是能使夜间血压明显降低的药物)。

(十六)顽固性高血压

顽固性高血压是指高血压患者服用 3 种以上的不同作用机制的全剂量降压药物,血压仍不能控制在 18.7/12.7 kPa 以下或舒张压≥13.3 kPa,老年患者血压仍高于 21.3/12.0 kPa,或收缩压不能降至 18.7 kPa 以下。顽固性高血压的原因:①治疗不当,应联合应用不同机制的降压药物。②患者对药物不能耐受,降压药物引起不良反应;患者中断用药,常不服药或间断服药,造成顺应性差。③精神因素,工作繁忙造成白天血压升高,夜间睡眠时血压正常。④过度摄入钠,例如,老年患者和肾功能减退者的盐摄入量过高,易发生顽固性高血压,而低钠饮食可改善其对药物的抵抗性。

五、护理评估

(一)病史

应注意询问患者有无高血压家族史,个性特征,职业,人际关系,环境中有无引发原发性高血压的应激因素,生活与饮食习惯,烟酒嗜好,有无肥胖、心脏病、肾脏病、糖尿病、高脂血症、痛风、支气管哮喘等病史及用药情况。

(二)身体状况

高血压病根据起病和病情进展的缓急分为缓进型和急进型两类,前者多见,后者占高血压病的1%～5%。

1.一般表现

缓进型原发性高血压起病隐匿,病程进展缓慢,早期多无症状,患者偶尔在体格检查时发现血压升高,少数患者在发生心、脑、肾等的并发症后才发现高血压。高血压患者可在精神紧张、情绪激动或劳累后有头晕、头痛、眼花、耳鸣、失眠、乏力、注意力不集中等症状。

患者的血压随季节、昼夜、情绪等因素有较大波动,表现为冬季的血压较夏季的血压高、清晨的血压较夜间的血压高、激动时的血压较平静时的血压高等特点。体检时可听到主动脉瓣区第二心音亢进、主动脉瓣区收缩期杂音,少数患者在颈部或腹部可听到血管杂音。长期持续高血压可有左心室肥厚。

高血压病早期血压仅暂时升高,消除原因和休息后可恢复,称为波动性高血压阶段。随病情进展,血压呈持久升高,并有脏器受损的表现。

2.并发症

并发症主要表现为心、脑、肾等重要器官发生器质性损害和功能性障碍。

(1)心脏:血压长期升高,增加了左心室的负担。左心室因代偿而心肌肥厚,继而扩张,形成高血压性心脏病。在心功能代偿期,除有劳累性心悸外,其他症状不明显。心功能失代偿时,则表现为心力衰竭。因高血压后期可并发动脉粥样硬化,故部分患者可并发冠心病,发生心绞痛、心肌梗死。

(2)脑:重要的脑血管病变表现有以下几种。①一时性(间歇性)脑血管痉挛:可使脑组织缺血,产生头痛、一时性失语、失明、肢体活动不灵或偏瘫,可持续数分钟至数天,一般在 24 小时内恢复。②脑出血:一般在紧张的体力或脑力劳动时容易发生,例如,情绪激动、搬重物时突然发生。其临床表现因出血部位不同而异,最常见的部位在脑基底节豆状核,故常损及内囊,又称内囊出血。其主要表现为突然摔倒,迅速昏迷,头、眼转向出血病灶的同侧,出血病灶对侧出现"三偏"症状,即偏瘫、偏身感觉障碍和同侧偏盲。呼吸深沉而有鼾声,大小便失禁。瘫痪肢体开始完全弛缓,腱反射常引不出。数天后瘫痪肢体肌张力升高,反射亢进,出现病理反射。③脑动脉血栓形成:多在睡眠过程中发生,常先有头晕、失语、肢体麻木等症状,然后逐渐发生偏瘫,一般无昏迷。随病情进展,可发生昏迷甚至死亡。上述脑血管病变的表现,祖国医学统称为中风或卒中,现代医学统称为脑血管意外。④高血压脑病:是指脑小动脉发生持久而严重的痉挛、脑循环发生急性障碍导致脑水肿和颅内压升高,可发生于急进型或严重的缓进型高血压病患者。高血压脑病表现为血压持续升高,常超过 26.7/16.0 kPa(200/120 mmHg),剧烈头痛、恶心、呕吐、眩晕、抽搐、视物模糊、意识障碍,甚至昏迷。发作可短至数分钟,长者可达数小时或数天。

(3)肾的表现:长期高血压可致肾小动脉硬化,当肾功能代偿时,临床上无明显肾功能不全的表现。当肾功能转入失代偿期时,可出现多尿、夜尿增多、口渴、多饮,提示肾浓缩功能降低,尿比重固定在 1.010 左右,称为等渗尿。当肾功能衰退时,可发展为尿毒症,血中肌酐、尿素氮含量升高。

(4)眼底视网膜血管改变:目前我国采用基-瓦二氏(Keith-Wegener)眼底分级法。①Ⅰ级,视网膜动脉变细;②Ⅱ级,视网膜动脉狭窄,动脉交叉压迫;③Ⅲ级,眼底出血或棉絮状渗出;④Ⅳ级,视盘水肿。眼底的改变可反映高血压的严重程度。

3.急进型高血压病

急进型高血压占高血压病的 1% 左右,可由缓进型突然转变而来,也可起病即为急进型。该型多见于青年和中年。基本的临床表现与缓进型高血压病相似,但各种症状更为突出,具有病情严重,发展迅速,肾功能急剧恶化和视网膜病变(眼底出血、渗出、乳头水肿)等特点。血压显著升高,舒张压持续在 17.3~18.6 kPa(130~140 mmHg)或更高,患者常于数月或 1~2 年内出现严重的心、脑、肾的损害,最后常转为尿毒症而死亡,也可死于急性脑血管疾病或心力衰竭。经治疗,少数患者的病情亦可转为稳定。

高血压危象是指短期内血压急剧升高的严重临床表现。它是在高血压的基础上,交感神经亢进致周围小动脉强烈痉挛,这是血压进一步升高的结果,常表现为剧烈头痛、神志改变、恶心、呕吐、心悸、呼吸困难等。收缩压可高达 34.7 kPa(260 mmHg),舒张压为 16.0 kPa(120 mmHg)以上。

(三)实验室及其他检查

1.尿常规检查

检查结果可为阴性或有少量蛋白和红细胞,急进型高血压患者尿中常有大量蛋白、红细胞和管型,肾功能减退时尿比重降低,尿浓缩和稀释功能减退,血中肌酐和尿素氮含量升高。

2.X 线检查

轻者主动脉迂曲延长或扩张,并发高血压性心脏病时,左心室增大,心脏呈靴形样改变。

3.超声波检查

心脏受累时,二维超声显示:早期左心室壁搏动增强,第Ⅱ期多见室间隔肥厚,继而左心室后型肥厚;左心房轻度扩大;多普勒超声于二尖瓣上可测出舒张期血流速度减慢,舒张末期速度加快。

4.心电图和心向量图检查

心脏受累的患者可见左心室增厚或兼有劳损,P 波可增宽或有凹陷,P 环振幅增大,特别是终末向后电力更为明显。患者偶尔有心房颤动或其他心律失常。

5.血浆肾素活性和血管紧张素Ⅱ的浓度测定

两者可升高、正常或降低。

6.血浆心钠素的浓度测定

心钠素浓度降低。

六、护理目标

(1)头痛减轻或消失。

(2)焦虑减轻或消失。

(3)血压维持在正常水平,未发生意外伤害。

(4)能建立良好的生活方式,合理饮食。

七、护理措施

(一)一般护理

(1)头痛、眩晕、视物模糊的患者应卧床休息,抬高床头,保证充足的睡眠。指导患者使用放松技术,如缓慢呼吸、心理训练、音乐治疗,避免精神紧张、情绪激动和焦虑,保持情绪平稳。保持病室安静,减少声、光的刺激和探视。护理操作动作要轻巧并集中进行,少打扰患者。对因焦虑而影响睡眠的患者遵医嘱应用镇静剂。

（2）有氧运动可降血压、减肥、改善脏器功能、提高活动耐力、减轻胰岛素抵抗。指导轻症患者选择适当的运动，如慢跑、健身操、骑自行车、游泳，避免竞技性、力量型的运动。一般每周3～5次，每次30～40分钟，出现头晕、心慌、气短、极度疲乏等症状时应立即停止运动。

（3）选择合理的膳食，每天摄入钠的量不超过6 g，减少热量、胆固醇、脂肪的摄入，适当增加蛋白质，多吃蔬菜、水果，摄入足量的钾、镁、钙，避免过饱，戒烟、酒及刺激性的饮料，可以降低血压，减轻体质量，防止高血脂和动脉硬化，防止便秘，减轻心脏负荷。

（二）病情观察与护理

（1）注意神志、血压、心率、尿量、呼吸频率等生命体征的变化，每天定时测量并记录血压。血压持续升高时，密切注意患者有无剧烈头痛、呕吐、心动过速、抽搐等高血压脑病和高血压危象的征象。出现上述现象时应给予氧气吸入，建立静脉通路，通知病危，准备各种抢救物品及急救药物，详细书写特别护理记录单；配合医师采取紧急抢救措施，快速降压，制止抽搐，以防脑血管疾病的发生。

（2）高血压患者服药后应注意观察其服药反应，并根据病情轻重、血压的变化决定用药剂量与次数，详细做好记录。若有心、脑、肾的严重并发症，则药物降压不宜过快，否则供血不足，易发生危险。血压变化大时，要立即报告医师，予及时处理。要告诉患者按时服药，忌乱用药，随意增、减剂量或擅自停药。患者用降压药期间要经常为其测量血压并做好记录，以提供治疗参考。告诉患者注意起床动作要缓慢，防止直立性低血压引起摔倒。用利尿剂降压时注意记录出入量。排尿多的患者应注意补充含钾高的食物和饮料，如玉米面、海带、蘑菇、枣、桃、香蕉、橘子汁。用普萘洛尔要逐渐减量、停药，避免突然停用引发起心绞痛。

（3）患者如出现肢体麻木、活动欠灵活或言语含糊不清时，应警惕高血压性并发脑血管疾病。对已有高血压性心脏病者，要注意有无呼吸困难、水肿等心力衰竭表现；同时检查心率、心律，有无心律失常。观察尿量及尿的化验结果变化，以发现肾脏是否受累。发现上述并发症时，要协助医师治疗及做好护理工作。

（4）患者有高血压急症时，应迅速、准确地按医嘱给予降压药、脱水剂及镇痉药物，注意观察药物疗效及不良反应，严格按药物剂量调节滴速，以免血压骤降引起意外。

（5）对出现脑血管意外、心力衰竭、肾衰竭者，给予相应的抢救配合。

八、健康教育

（1）向患者提供有关该病的治疗知识，嘱其注意休息和睡眠，避免劳累。

（2）同患者讨论改变生活方式的重要性，嘱其选择低盐、低脂、低胆固醇、低热量饮食，禁烟、酒及刺激性饮料。肥胖者节制饮食。

（3）教会患者进行自我心理平衡调整，自我控制活动量，保持良好的情绪，劳逸适度，懂得愤怒会使舒张压升高，恐惧、焦虑会使收缩压升高的道理，并竭力避免。

（4）嘱患者定期、准确、及时地服药，定期复查。

（5）嘱患者保持排便通畅、规律的性生活，避免婚外性行为。

（6）教会患者测量血压及记录。让患者掌握药物的作用及不良反应，告诉患者不能突然停药。

（7）指导患者适当地进行运动，这样可增加患者的健康感觉和松弛紧张的情绪，升高高密度脂蛋白胆固醇。推荐做渐进式的有氧运动，如散步、慢跑；也可打太极拳、练气功；避免举高重物及做等长运动(如举重、举哑铃)。

九、高血压合并常见病的护理

(一)高血压合并脑卒中的护理要点

1.生活起居护理

(1)对外感风寒者,病室宜温暖,汗出时忌当风,恶风严重时,可用毛巾包裹头部或戴帽,以免复感外邪。

(2)对阴虚阳亢者,病室宜凉润通风,对阳虚者病室宜温暖、阳光充足。

(3)患者眩晕发作时卧床休息,闭目养神,起、坐、下床的动作要缓慢,尽量减少头部的活动,防止跌仆。护理人员要协助其进行生活护理。避免坐椅、床铺晃动、摇动。

(4)对神昏或脑卒中患者加强口腔、眼睛、皮肤及会阴的护理,用盐水或中药漱口液清洗口腔;对眼睑不能闭合者,覆盖浸有生理盐水的湿纱布,并按医嘱滴眼药水或用眼药膏;保持床单位清洁,定时为患者翻身、拍背;对尿失禁患者留置导尿管。

2.情志护理

(1)脑卒中患者多心肝火盛,易心烦易怒,可安抚、鼓励患者,使其舒神开心。指导患者看一些合适的电影、小说和图片,听轻音乐。对应中医学的音乐疗法,在五音调试中可选角调,如《碧叶烟云》,其音韵可有助于清肝泻火、平肝清阳,可有助于缓解头晕胀痛、烦躁易怒、失眠多梦等。

(2)合并郁证患者可用"喜疗法",所谓"喜则气和志达,营卫通利"。指导患者看笑话集、喜剧及色彩鲜艳的图片,多交友、谈心,听一些喜庆的音乐,如徵调的《雨后彩虹》、角调的《春江花月夜》与宫调的《青花瓷》。还可运用中医学芳香治疗法,例如,选择柠檬香气可以轻度兴奋,缓解压力,减轻消沉和抑郁。

3.饮食护理

(1)宜选择清淡、低盐、低脂的饮食,忌辛辣、肥甘厚味、咸食等,禁烟、浓茶、咖啡等。

(2)对吞咽困难、饮水呛咳者,指导患者取平卧位,喂食流质食物,取坐位或半卧位,进食半流质或固体食物。

(3)风痰上扰证患者应多食雪梨、橘子、杏仁、冰糖、萝卜等,忌食公鸡肉等助痰生风的食物。

(4)肝阳上亢证患者宜食山楂、淡菜、紫菜、甲鱼、芹菜、海蜇、香菇等。

(5)痰湿中阻证患者可多食薏苡仁、红小豆、西瓜、冬瓜、玉米、竹笋等清热利湿的食物。

(6)气血两亏者应着重补益,吃黑芝麻、红枣、山药、羊肝、猪肾等。

4.用药护理

(1)外感风寒者宜热服中药,服药后可喝热粥或热汤以助药力。宜温服其他中药。恶心、呕吐较重者可少量、多次服,或在舌上滴姜汁数滴。

(2)长期服药者不可擅自骤然停药,以免引起病情反复。若停药一定要遵医嘱缓慢、逐步地减量,直至停药。护理人员注意观察药物引起的不良反应。

(3)患者服降压药、利尿脱水药时,应观察其血压变化。

5.病情观察

(1)严密观察神志、瞳孔、生命体征、汗出、肢体活动、大小便、出入量等,防止脑疝及脱证的发生。

(2)观察疾病发作的时间、性质、程度、伴随症状、诱发因素等,做好实时记录。

6.脑卒中的急症处理

(1)应就地处理,给予吸氧,遵医嘱使用降压药、脱水药或镇静药。

(2)对脑卒中患者取头高脚低位,尽量避免搬动。保持呼吸道通畅,把患者的头转向一侧,除去义齿,清除口咽部分泌物,解开其衣领、衣扣、腰带,以及时吸痰。使用压舌板、舌钳和牙垫以防止舌后坠、舌咬伤、颊部咬伤。

(3)严重者应由专人守护,注意安全,设床护栏,防止患者坠床,必要时使用保护性约束,防止意外伤害。患者抽搐时切忌强拉、捆绑患者拘急、挛缩的肢体,以免造成骨折。在床旁准备气管切开包、气管插管、呼吸机等急救用物。

(4)做好鼻饲、导尿的护理。

7.健康指导

(1)生活:起居有常,劳逸有节,防外感,保证充足的睡眠,避免用脑过度,不宜长时间看书、学习等。

(2)饮食:患者可多食健脑的食物,如灵芝、桂圆、核桃、蚕豆。忌辛辣、肥甘厚味、咸食等,禁烟、浓茶、咖啡等。

(3)情志:顺其自然,为所能为。

(4)用药:遵医嘱用药,不可擅自停药和减量。

(5)康复:脑卒中患者常有肢体瘫痪、语言不利、吞咽困难等功能障碍。应根据患者的具体情况,指导其做被动或主动的肢体功能活动、语言训练及吞咽功能训练。运用针灸、推拿、按摩、理疗等治疗方法,帮助患者恢复功能。预防或减少失用性萎缩、失语等并发症的发生。注意给患肢保暖、防寒,保持肢体功能位置。

(6)强身:散步、打太极拳、做脑或颈部保健操,以疏通经脉,调畅气血。

(7)定期复查,不适时随诊。

(二)高血压合并糖尿病的护理要点

1.生活起居护理

(1)病室要保持整洁、安静、光线柔和,室温在 18～22 ℃,相对湿度以 50%～70%为宜。

(2)根据患者的具体情况选择运动疗法,如快步走、打太极拳、练八段锦、骑自行车。饭后1 小时开始,每次持续 20～30 分钟。以运动后脉搏在每分钟 120 次左右、不感到疲劳为宜。外出时携带糖果、饼干和水,以预防低血糖。

(3)指导患者注意个人卫生,保持全身和局部清洁,加强口腔、皮肤和阴部的清洁,勤换内衣。

(4)衣服、鞋、袜要宽松,在寒冷季节要注意对四肢关节末端的保暖。肢痛、肢麻者应避免局部刺激,可用乳香、当归、红花煎水熏洗,要注意水的温度,以免烫伤。

(5)注意保护足部,鞋、袜不宜过紧,保持趾间干燥、清洁。经常检查有无外伤、鸡眼、水泡、趾甲异常等,并及时处理。剪趾甲时注意剪平,不要修剪得过短。

(6)出现视物模糊者,应减少活动,外出时需有专人陪同。

2.情志护理

(1)消渴患者多肝失调畅,气机紊乱,应多与患者沟通,使其正确对待疾病,针对每个患者的病情和心理、性格的特点,循循善诱,耐心地开导,让患者保持乐观情绪,积极配合治疗。

(2)嘱患者选用节奏徐缓、旋律优美的古典乐曲与轻音乐,如《烛影摇红》《平湖秋月》《春江花月夜》《江南好》及平静、舒缓、朴实自然的牧曲,优美、悦耳的音乐可改善糖尿病患者孤独、忧郁、烦恼、沮丧等不良情绪。

（3）嘱患者在室外可选择花园、湖畔、绿树成荫之处。在使人精神愉快的环境中稳定情绪，从而加强治疗的效果。

3.饮食护理

（1）计算标准体质量，控制总热量。严格定时、定量进餐，饮食搭配均匀。

（2）碳水化合物、蛋白质、脂肪提供的热量分别占总热量的 55%～65%、10%～15%、20%～25%。

（3）宜选用的食物包括粗粮、豆制品、新鲜蔬菜等。少吃的食物包括奶油、动物油、内脏、芋头、莲藕、葵花籽等。

（4）禁食糖和高淀粉的食物，如薯类、香蕉，少食煎炸食品，禁止饮酒。可适当增加蛋白质，如瘦肉、鱼、牛奶、豆制品。可食用洋葱、黄瓜、南瓜、茭白、山药等蔬菜。按规定进食仍感饥饿者，应增加水煮蔬菜来充饥。

（5）在血糖和尿糖控制平稳后，可在两餐间限量吃一些梨、西瓜、橙子等。

4.用药护理

（1）宜饭后温服中药。

（2）了解各类降糖药物的作用、剂量、用法，掌握药物的不良反应和注意事项，指导患者正确服用，以及时纠正不良反应。

（3）观察患者的血糖、尿糖、尿量和体质量变化，评价药物的疗效。

5.病情观察

（1）询问既往饮食习惯、饮食结构、进食情况、生活方式、休息状况、排泄状况、有无特殊嗜好、有无糖尿病家族史、有无泌尿道和皮肤等感染。对有糖尿病慢性并发症的患者，注意观察有无血管、神经系统异常。

（2）定期检查空腹和饭后 2 小时的血糖变化。

（3）准确记录 24 小时出入量，每周定时测体质量。

（4）观察患者的饮水量、进食量、尿量，尿的颜色和气味。观察患者的神志、视力、血压、舌象、脉象和皮肤情况，做好记录。如观察到以下情况应立即报告医师，医护协作处理：①患者突然心慌、头晕、出虚汗、软弱无力等，应该马上检查血糖情况，如果是低血糖，应及时处理。②患者头痛、头晕、食欲缺乏、恶心、呕吐、烦躁不安，甚至呼吸有烂苹果气味。③患者出现神昏、呼吸深快、血压下降、肢冷等症状。

6.健康指导

（1）饮食护理：①嘱患者定时、定量进餐，避免进食时间延迟或提早，没有低血糖时避免吃糖。②嘱患者避免吃浓缩的碳水化合物，避免饮用酒精饮料，避免食用高胆固醇、高脂肪食物。

（2）胰岛素使用：①向患者解释所使用胰岛素的作用时间及注意事项。②使患者了解低血糖反应的表现和紧急处理措施。

（3）测血糖：指导患者掌握正确的血糖测试方法。

（4）足部护理：①定期检查足部皮肤，以早期发现病变。②促进足部血液循环，以温水浸泡双脚，时间不可过长，5 分钟左右。冬季应注意保暖，避免长时间暴露于冷空气中。③以润滑剂按摩足部，避免穿过紧的长裤、袜、鞋。④避免穿拖鞋、凉鞋，不可赤脚走路，禁用暖水袋，以免感觉迟钝而造成烫伤。

（5）注意个人卫生：①勤洗澡，不可用过热的水，以免烫伤。②用温水清洗女患者的阴部，以减轻不适。③阴部及脚趾皮肤避免潮湿，应随时保持干燥。

（6）休息：适当休息，保证充足的睡眠时间，以能够恢复精神为原则。

（7）运动：运动可减少身体对胰岛素的需要量。依患者的喜好和能力，共同做运动计划，鼓励肥胖患者多运动。

（8）其他：保持情绪稳定，生活规律。按医嘱服用降糖药，定期复查，如有不适，随时就诊。

（三）高血压合并心力衰竭的护理要点

1.生活起居护理

（1）创造安静、舒适的环境是该病护理工作的关键，避免一切不良刺激，特别要避免突然而来的噪声。病室空气要清新，经常通气换气，温度、湿度适宜。嘱患者注意保暖、避风寒、防外感，保证充足的睡眠。

（2）久病体弱、动则心悸怔忡、饮停心下、水邪泛滥及重症卧床患者，一切活动应由护理人员协助。护理人员加强生活护理，预防压疮等并发症发生；给患者取半卧位，使其两腿下垂，配合吸氧、强心、利尿等不同的治疗。

（3）指导患者排便时勿过于用力，养成每天定时排便的习惯，饮食中可增加粗纤维食物或蜂蜜等润肠之物。对便秘者适当应用缓泻剂。

（4）病症轻者适当进行锻炼，打太极拳、八段锦、练气功等，以利于脏腑气血的功能调节；但久病怔忡或心阳不足的患者应以卧床休息为宜，以免劳力耗伤心气而加重病情。

2.饮食护理

（1）患者需注意加强营养，补益气血，多食用莲子、桂圆、大枣、山药、甲鱼等；水肿者要限制水和盐的摄入，忌食肥甘厚味，生冷、辛辣食物。

（2）对体虚者可配以养血安神八宝粥（原料：芡实、薏苡仁、白扁豆、莲肉、怀山药、红枣、桂圆、百合各 6 g，粳米 150 g）。对实证者则多配用重镇安神之物，如朱砂安神丸（朱砂、黄连、生地黄、当归、甘草）。

（3）饮食宜有节制，定时，定量，少食多餐，不宜过饱。

（4）适当饮用低度红酒有温阳散寒、活血通痹的作用。

（5）适当控制钠盐及液体的摄入量，保持热量供应的正常，进食蛋白质含量多的食物，如瘦肉、鸡蛋、鱼。

3.用药护理

（1）宜早晚温服补益药。对使用中成药或西药者，要严格按照医嘱的剂量和时间给药，不应发给患者，让其自行服用。

（2）患者服用洋地黄类药、扩张冠状动脉血管药及抗心律失常药等抢救药物时，要注意观察药物的不良反应。附子过量后出现乌头碱中毒表现，久煎（1～2 小时）可减毒；洋地黄中毒可出现心率减慢、恶心、呕吐、头痛、黄视、绿视等毒性反应。

（3）宜在睡前 0.5～1.0 小时服用安神定志药物。

4.情志护理

（1）情志不遂是诱发该病的重要因素，故应做好情志护理。注重消除患者的紧张、惧怕、焦虑等不良情绪，要使患者怡情悦志，避免思虑过度而伤脾。

（2）当病症发作时，患者常自觉六神无主、心慌不宁、恐惧，此时应在旁守护患者以稳定其情绪,使其感到放心,同时进行救治。

5.病情观察

(1)该病症常在夜间发作及加重,故夜间应加强巡视及观察。

(2)若见脉结代、呼吸不畅、面色苍白等心气衰微表现,立即给予吸氧,通知医师,可给予口服红参粉或按医嘱给服救心丸、丹参滴丸,同时针刺心俞穴、内关穴、神门穴、三阴交穴或用耳针刺心穴、肾穴、交感穴等。

(3)对阵发性心悸,发作时脉搏明显加速而并无结代者,可试用憋气法、引吐法、压迫眼球法、压迫颈动脉窦法来控制心悸。

(4)中医适宜技术:根据不同辨证分型可给予中药泡脚、中药熏蒸、中频脉冲电刺激、在穴位上敷贴、耳穴埋豆、拔火罐、艾灸等辅助治疗。

6.健康指导

(1)起居:有序,居住环境安静,避免恶性刺激及突发而来的高音、噪声,忌恼怒、紧张。

(2)饮食:有节,食勿过饱,勿食肥甘厚味;戒烟,不喝浓茶、咖啡及烈性酒;限制钠盐的摄入。保持大小便通畅,不要用力过大。

(3)情志:重视自我调节情志,保持乐观、开朗的情绪,丰富生活内容,怡情悦志,使气机条达、心气和顺。

(4)用药:积极防治有关的疾病,如痰饮、肺胀、喘证、消渴。

(5)强身:注意锻炼身体,以增强心脏、肺脏的功能,预防外邪的侵袭,保持充足的睡眠。

(6)有器质性心脏病的妇女不宜生产,怀孕时应予终止妊娠。

(7)定期复查:指导患者按照医嘱定时服药,定时复诊,随身携带急救药(如硝酸甘油、硝酸异山梨酯、速效救心丸),以便发作时服用,以及时缓解症状。

(四)高血压患者自我调护要点

自我调护与高血压的发生、发展及预后有密切的关系。正确的自我调护可以改善血压。

1.养成良好的生活习惯

坚持起床"三部曲":醒来睁开眼睛后,继续平卧半分钟,再在床上坐半分钟,然后双腿下垂床沿半分钟,最后才下地活动。

2.穿衣宜松

高血压患者穿衣宜松不宜紧,保持"三松"(衣领宜松、腰带宜松、穿鞋宜松)。

3.居住环境宜舒适

环境应保持舒适、安静、整洁,室内保持良好的通风。

4.正确洗漱

每天早、晚坚持用温水洗漱,因水过热、过凉都会刺激皮肤感受器,引起周围血管的舒缩,影响血压;洗澡时间不能过长,要注意安全,防止跌倒。

5.正确作息

坚持每天午休 30～60 分钟,如无条件,可闭目养神或静坐,这有利于降压。夜间睡前,可用温水浸泡双足或按摩脚底的穴位,可促进血液循环,提高睡眠质量。老年人每天睡眠时间为 6～8 小时。

6.其他

(1)戒烟,限酒,控制体质量。

（2）预防便秘：增加粗纤维食物的摄入，用腹部穴位按摩促进肠蠕动，或晨起空腹喝一大杯白开水，必要时可在医师指导下用药物辅助通便。

（3）掌握血压监测的方法、预防和处理直立性低血压的方法。

（4）自行进行耳穴、体穴按压，用指尖或指节按压所选的穴位，每次按压 5～10 分钟，以有酸胀感觉为宜，14 天 1 个疗程。

（5）自行足疗法：浸泡双足，尽量让水没过足踝（有足浴桶者可使水位至膝以下），保持水温为40 ℃，每天可进行 2 次，下午与晚间各 1 次，每次 30～40 分钟。

随着医学的不断发展，人们日益重视高血压的危害，护理人员及患者家属应不断更新调护观念，拓宽知识面，学习心理学、教育学等的知识，不断提高整体素质，为患者提供最佳的服务，最终达到降低高血压人群的心脑血管病的目标。

（五）预防和处理直立性低血压

1.直立性低血压的表现

患者有乏力、头晕、心悸、出汗、恶心、呕吐等临床表现，在联合用药、患者服首剂药物或加量时应特别注意。

2.预防直立性低血压的方法

（1）避免长时间站立，尤其在服药后最初的几个小时。

（2）改变姿势，特别是从卧、坐位起立时动作宜缓慢。

（3）服药时间可选在平静地休息时，服药后继续休息一段时间再下床活动，如在睡前服药，夜间起床排尿时应注意。

（4）避免用太热的水洗澡或蒸汽浴，更不宜大量饮酒。

（5）指导患者在直立性低血压发生时采取下肢抬高平卧，以促进下肢血液回流。

（金胜楠）

第二节　心律失常

正常心律起源于窦房结，并沿正常房室传导系统顺序激动心房和心室，频率为 60～100 次/分（成人），节律整齐。心律失常是指心脏冲动的起源、频率、节律、传导速度和激动次序等异常。

一、分类

心律失常按其发生机制分为冲动形成异常和冲动传导异常两大类。

（一）冲动形成异常

1.窦性心律失常

（1）窦性心动过速。

（2）窦性心动过缓。

（3）窦性心律不齐。

（4）窦性停搏。

2.异位心律

(1)主动性异位心律：①期前收缩（房性、房室交界区性、室性）。②阵发性心动过速（房性、房室交界区性、室性）。③心房扑动、心房颤动。④心室扑动、心室颤动。

(2)被动性异位心律：①逸搏（房性、房室交界区性、室性）。②逸搏心律（房性、房室交界区性、室性）。

(二)冲动传导异常

1.生理性

生理性冲动传导异常包括干扰及房室分离。

2.病理性

(1)窦房传导阻滞。

(2)房内传导阻滞。

(3)房室传导阻滞（一度、二度、三度）。

(4)束支或分支阻滞（左、右束支及左束支分支传导阻滞）或室性阻滞。

3.房室间传导途径异常

预激综合征。

此外,临床上依据心律失常发作时心率的快慢分为快速性心律失常和缓慢性心律失常。

二、病因及发病机制

(一)生理因素

健康人可发生暂时性心律失常,特别是窦性心律失常和期前收缩等。情绪激动、精神紧张、过度疲劳、大量吸烟、饮酒、喝浓茶或咖啡等常为诱发因素。

(二)器质性心脏病

各种器质性心脏病是引发心律失常的最常见原因,以冠心病、心肌炎、风湿性心脏病多见,尤其发生心力衰竭或心肌梗死时。

(三)非心源性疾病

除了心脏病外,其他系统的严重疾病,均可引发心律失常,如急性脑血管病、甲状腺功能亢进、慢性阻塞性肺疾病等。

(四)其他

电解质紊乱（低钾血症、低钙血症、高钾血症等）、药物作用（洋地黄、肾上腺素等）、心脏手术或心导管检查、中暑、电击伤等均可引发心律失常。

心律失常发生的基本原理是由于多种原因引起心肌细胞的自律性、兴奋性、传导性改变,导致心脏冲动形成异常、冲动传导异常,或两者兼而有之。

三、诊断要点

通过病史、体征可以作出初步判定。确定心律失常的类型主要依靠心电图,某些心律失常尚需做心电生理检查。

(一)病史

心律失常的诊断应从详尽采集病史入手,让患者客观描述发生心悸等症状时的感受。症状的严重程度取决于心律失常对血流动力学的影响,轻者可无症状或出现心悸、头晕;严重者可诱发心绞痛、心力衰竭、晕厥甚至猝死,增加心血管病死亡的危险性。

(二)体格检查

体格检查包括心脏视诊、触诊、叩诊、听诊的全面检查,并注意检查患者的神志、血压、脉搏频率及节律。

(三)辅助检查

心电图是诊断心律失常最重要的一项无创性检查技术。应记录多导联心电图,并记录能清楚显示P波导联的心电图长条以备分析,通常选择Ⅱ导联或V_1导联。其他辅助诊断的检查还有动态心电图、运动试验和食管心电图等。临床心电生理检查,如食管心房调搏检查、心室内心电生理检查对明确心律失常的发病机制、治疗、预后均有很大帮助。

四、各种心律失常的概念、临床意义及心电图特点

(一)窦性心律失常

正常心脏起搏点位于窦房结,由窦房结发出冲动引起的心律称窦性心律,成人频率为60～100次/分。正常窦性心律的心电图特点(图4-1):①P波在Ⅰ、Ⅱ、aVF导联直立,aVR导联倒置。②PR间期0.12～0.20秒。③PP间期之差<0.12秒。窦性心律的频率可因年龄、性别、体力活动等不同有显著差异。

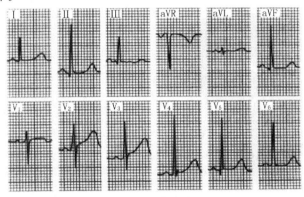

图4-1　正常心电图

1.窦性心动过速

(1)成人窦性心律的频率超过100次/分,称为窦性心动过速,其心率的增快和减慢是逐渐改变的。

(2)心电图特点(图4-2)为窦性心律,P波正常,PR间期正常,PP间期<0.60秒,成人频率大多在100～180次/分。

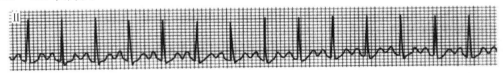

图4-2　窦性心动过速

(3)窦性心动过速一般不需特殊治疗。治疗主要针对原发病和去除诱因,必要时可应用β受体阻滞剂(如普萘洛尔)或镇静剂(如地西泮)减慢心率。

2.窦性心动过缓

（1）成人窦性心律的频率低于 60 次/分,称为窦性心动过缓。

（2）心电图特点(图 4-3)为窦性心律,频率 40～60 次/分,PP 间期＞1.0 秒。常伴窦性心律不齐,即 PP 间期之差＞0.12 秒。

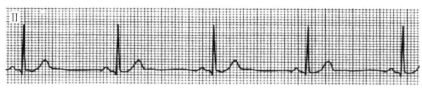

图 4-3　窦性心动过缓

（3）无症状的窦性心动过缓通常无需治疗。因心率过慢出现头晕、乏力等心排血量不足症状时,可用阿托品、异丙肾上腺素等药物,必要时需安置心脏起搏治疗。

3.窦性停搏

（1）窦性停搏是指窦房结冲动形成暂停或中断,导致心房及心室活动相应暂停的现象,又称窦性静止。

（2）心电图特点(图 4-4)为一个或多个 PP 间期显著延长,延长的间期内无 P 波,而长 PP 间期与窦性心律的基本 PP 间期之间无倍数关系,其后可出现交界性或室性逸搏或逸搏心律。

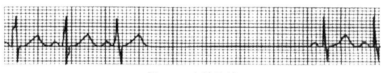

图 4-4　窦性停搏

（3）窦性停搏可由迷走神经张力增高或洋地黄、胺碘酮、钾盐、乙酰胆碱等药物,高钾血症、心肌炎、心肌病、冠心病等引起。临床症状轻重不一,轻者无症状或偶尔出现心搏暂停,重者可发生阿-斯综合征甚至死亡。

4.病态窦房结综合征

（1）病态窦房结综合征(SSS)简称病窦综合征。由窦房结及其邻近组织病变引起的窦房结起搏功能和/或窦房结传导功能减退,从而产生多种心律失常的综合表现。

（2）病态窦综合征常见病因为冠心病、心肌病、心肌炎,也可见于结缔组织病、代谢性疾病及家族性遗传性疾病等,少数病因不明。主要临床表现为心动过缓所致脑、心、肾等脏器供血不足症状,尤以脑供血不足症状为主。轻者表现为头晕、心悸、乏力、记忆力减退等,重者可发生短暂晕厥或阿-斯综合征。部分患者合并短阵室上性快速性心律失常发作(慢-快综合征),进而可出现心悸、心绞痛或心力衰竭。

（3）心电图特点(图 4-5):①持续而显著的窦性心动过缓(心率＜50 次/分)。②窦性停搏和/或窦房阻滞。③窦房传导阻滞与房室传导阻滞并存。④心动过缓-心动过速综合征,又称慢-快综合征,是指心动过缓与房性快速性心律失常(如房性心动过速、心房扑动、心房颤动)交替发作,房室交界区性逸搏心律。

（4）积极治疗原发疾病。无症状者,不必给予治疗,仅定期随访观察;反复出现严重症状及心电图大于 3 秒长间歇者宜首选安装人工心脏起搏器。慢-快综合征应用起搏器治疗后,患者仍有心动过速发作,则可同时用药物控制快速性心律失常发作。

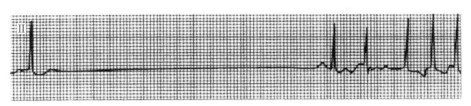

图 4-5 病态窦房结综合征(慢-快综合征)

(二)房性期前收缩

房性期前收缩是指窦房结以外的异位起搏点发出的过早冲动引起的心脏收缩搏动。根据异位起搏点的部位不同可分为房性、房室交界性和室性。期前收缩可偶发或频发,如每个窦性搏动后出现一个期前收缩,称为二联律;每两个窦性搏动后出现一个期前收缩,称三联律。在同一导联上如室性期前收缩的形态不同,称为多源性室性期前收缩。

房性期前收缩可见于健康人,其发生与情绪激动、过度疲劳、过量饮酒或吸烟、饮浓茶、咖啡等有关。病理性冠心病急性心肌梗死、风湿性心瓣膜病、心肌病、心肌炎等各种心脏病常可引起。此外,药物毒性作用,电解质紊乱,心脏手术或心导管检查均可引起期前收缩。

1.临床意义

偶发的房性期前收缩一般无症状,部分患者可有漏跳的感觉。频发的房性期前收缩由于影响心排血量,可引起头痛、乏力、晕厥等;原有心脏病者可诱发或加重心绞痛或心力衰竭。听诊心律不规则,期前收缩的第一心音增强,第二心音减弱或消失。脉搏触诊可发现脉搏脱落。

2.心电图特点

(1)房性期前收缩(图 4-6)提前出现的房性异位 P′波,其形态与同导联窦性 P 波不同;P′R 间期>0.12 秒;P′波后的 QRS 波群有三种可能:①与窦性心律的 QRS 波群相同。②因室内差异性传导出现宽大畸形的 QRS 波群。③提前出现的 P′波后无 QRS 波群,称为未下传的房性期前收缩;多数为不完全性代偿间歇(即期前收缩前后窦性 P 波之间的时限常短于 2 个窦性 PP 间期)。

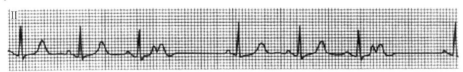

图 4-6 房性期前收缩

(2)房室交界区性期前收缩(图 4-7)提前出现的 QRS 波群,其形态与同导联窦性心律 QRS 波群相同,或因室内差异性传导而变形;逆行 P 波(Ⅰ、Ⅱ、aVF 导联倒置,aVR 导联直立)有三种可能:①P′波位于 QRS 波群之前,P′R 间期<0.12 秒。②P′波位于 QRS 波群之后,RP′间期<0.20 秒。③P′波埋于 QRS 波群中,QRS 波群之前后均看不见 P′波;多数为完全性代偿间期(即期前收缩前后窦性 P 波之间的时限等于2 个窦性 PP 间期)。

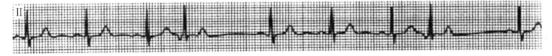

图 4-7 房室交界性期前收缩

(3)室性期前收缩(图 4-8):①提前出现的 QRS 波群宽大畸形,时限>0.12 秒,其前无 P 波。

②QRS 波群前无相关的 P 波。③T 波方向与 QRS 波群主波方向相反。④多数为完全性代偿间歇。

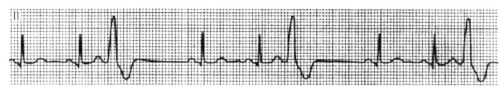

图 4-8　室性期前收缩

3.治疗要点

(1)病因治疗:积极治疗原发病,解除诱因。如改善心肌供血,控制心肌炎症,纠正电解质紊乱,避免情绪激动或过度疲劳等。

(2)药物治疗:无明显自觉症状或偶发的期前收缩者,一般无须抗心律失常药物治疗,可酌情使用镇静剂,如地西泮等。如频繁发作,症状明显或有器质性心脏病者,必须积极治疗。根据期前收缩的类型选用不同的药物。房性期前收缩、交界性期前收缩可选用维拉帕米、普罗帕酮、莫雷帕酮或 β 受体阻滞剂等药物。室性期前收缩选用 β 受体阻滞剂、美西律、普罗帕酮、莫雷帕酮等药物。

(3)其他:急性心肌梗死早期发生的室性期前收缩可选用利多卡因;洋地黄中毒引起的室性期前收缩者首选苯妥英钠。

(三)阵发性心动过速

阵发性心动过速是一种阵发性快速而规律的异位心律,是由三个或三个以上连续发生的期前收缩形成,根据异位起搏点的部位不同可分为房性、房室交界性和室性阵发性心动过速。由于房性、房室交界性阵发性心动过速在临床上难以区别,故统称为阵发性室上性心动过速(PSVT)。阵发性室上性心动过速常见于无器质性心脏病者,其发作与体位改变、情绪激动、过度疲劳、烟酒过量等有关。阵发性室性心动过速多见于心肌病变广泛而严重的患者,如冠心病发生急性心肌梗死时;其次是心肌病、心肌炎、二尖瓣脱垂、心瓣膜病等。

1.临床意义

(1)阵发性室上性心动过速突然发作、突然终止,持续时间长短不一。发作时患者常有心悸、焦虑、紧张、乏力,甚至诱发心绞痛、心功能不全、晕厥或休克。症状轻重取决于发作时的心率、持续时间和有无心脏病变等。听诊,心律规则,心率 150～250 次/分,心尖部第一心音强度不变。

(2)阵发性室性心动过速症状轻重取决于室速发作的频率、持续时间、有无器质性心脏病及心功能状况。非持续性室速(发作时间<30 秒)患者通常无症状或仅有心悸;持续性室速患者常伴明显血流动力学障碍与心肌缺血,可出现低血压、晕厥、心绞痛、休克或急性肺水肿。听诊心律略不规则,心率常在100～250 次/分。如发生完全性房室分离,则第一心音强度不一致。

2.心电图特点

(1)阵发性室上性心动过速(图 4-9):①三个或三个以上连续而迅速的室上性期前收缩,频率范围达150～250 次/秒,节律规则。②P 波为逆行性,常埋藏于 QRS 波群内或位于其终末部位,与 QRS 波群的关系恒定。③绝大多数患者 QRS 波群形态与时限正常。

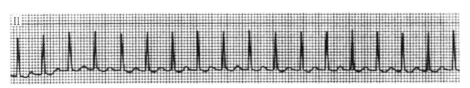

图 4-9　阵发性室上性心动过速

(2)阵发性室性心动过速(图 4-10)：①三个或三个以上连续而迅速的室性期前收缩,频率范围达100～250 次/分,节律较规则或稍有不齐。②QRS 波群形态畸形,时限＞0.12 秒,有继发ST-T 改变。③如有 P 波,则 P 波与 QRS 波无关,且其频率比 QRS 频率缓慢。④常可见心室夺获与室性融合波。

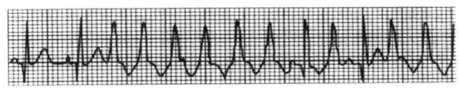

图 4-10　阵发性室性心动过速

3.治疗要点

(1)阵发性室上性心动过速：急性发作时治疗。①兴奋迷走神经：可起到减慢心率、终止发作的作用。方法包括刺激悬雍垂诱发恶心、呕吐;深吸气后屏气,再用力做呼气动作(Valsalva 动作);颈动脉窦按摩等。上述方法可重复多次使用。②药物终止发作：当刺激迷走神经无效时,可采用维拉帕米或三磷酸腺苷(ATP)静脉注射。

预防复发：除避免诱因外,发作频繁者可选用地高辛、长效钙通道阻滞剂、长效普萘洛尔等药物。

对于反复发作或药物治疗无效者,可考虑施行射频消融术。该方法具有安全、迅速、有效且能治愈心动过速的优点,可作为预防反复发作的首选方法。

(2)阵发性室性心动过速：由于室速多发生于器质性心脏病者,往往导致血流动力学障碍,甚至发展为室颤,应严密观察予以紧急处理,终止其发作。

一般遵循的原则是：无器质性心脏病者发生的非持续性室速,如无症状,无需进行治疗;持续性室速发作,无论有无器质性心脏病,均应给予治疗;有器质性心脏病的非持续性室速亦应考虑治疗。药物首选利多卡因,静脉注射 100 mg,有效后可予静脉滴注维持。其他药物如普罗帕酮、胺碘酮也有疗效。如使用上述药物无法终止发作,且患者已出现低血压、休克、脑血流灌注不足等危险表现,应立即给予同步直流电复律。

(四)扑动与颤动

当自发性异位搏动的频率超过阵发性心动过速的范围时,形成扑动或颤动。根据异位起搏点的部位不同可分为心房扑动(简称房扑)与心房颤动(简称房颤);心室扑动(简称室扑)与心室颤动(简称室颤)。房颤是成人最常见的心律失常之一,远较房扑多见,两者发病率之比为 10∶1～20∶1,绝大多数见于各种器质性心脏病,其中以风湿性心瓣膜病最为常见。室扑与室颤是最严重的致命性心律失常,室扑多为室颤的前奏,而室颤则是导致心源性猝死的常见心律失常,也是心脏病或其他疾病临终前的常见表现。

1.临床意义

(1)心房扑动与心房颤动:房扑和房颤的症状取决于有无器质性心脏病、基础心功能及心室率的快慢。如心室率不快且无器质性心脏病者可无症状;心室率快者可有心悸、胸闷、头晕、乏力等。房颤时心房有效收缩消失,心排血量减少25%~30%,加之心室率增快,对血流动力学影响较大,导致心排血量、冠状循环及脑部供血明显减少,引起心力衰竭、心绞痛或晕厥;还易引起心房内附壁血栓的形成,部分血栓脱落可引起体循环动脉栓塞,以脑栓塞最常见。体检时房扑的心室律可规则或不规则。房颤时,听诊第一心音强弱不等,心室律绝对不规则;心室率较快时,脉搏短绌(脉率慢于心率)明显。

(2)心室扑动与心室颤动:室扑和室颤对血流动力学的影响均等于心室停搏。其临床表现无差别,两者具有下列特点:意识突然丧失,常伴有全身抽搐,持续时间长短不一;心音消失,脉搏触不到,血压测不出;呼吸不规则或停止;瞳孔散大,对光反射消失。

2.心电图特点

(1)心房扑动心电图特征(图4-11):①正常窦性P波消失,代之以250~350次/分,间隔均匀,形状相似的锯齿状心房扑动波(F波)。②F波与QRS波群成某种固定的比例,最常见的比例为2:1房室传导,有时比例关系不固定,则引起心室律不规则。③QRS波群形态一般正常,伴有室内差异性传导者QRS波群可增宽、变形。

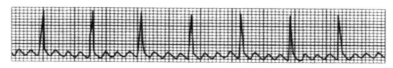

图4-11　心房扑动(2:1房室传导)

(2)心房颤动心电图特征(图4-12):①P波消失,代之以大小不等、形态不一、间期不等的心房颤动波(f波),频率为150~500次/分。②RR间期绝对不等。③QRS波群形态通常正常,当心室率过快,发生室内差异性传导时,QRS波群无法分辨或消失。

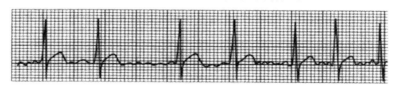

图4-12　心房颤动

(3)心室扑动的心电图特征(图4-13):P-QRS-T波群消失,代之以150~300次/分波幅大而较规则的正弦波(室扑波)图形。

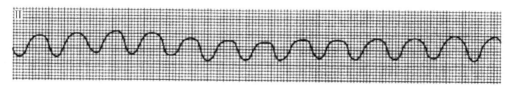

图4-13　心室扑动

(4)心室颤动的心电图特征(图4-14):P-QRS-T波群消失,代之以形态、振幅与间隔绝对不规则的心室颤动波(室颤波),频率为150~500次/分。

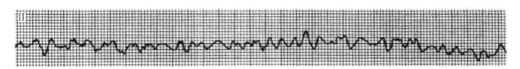

图 4-14 心室颤动

3.治疗要点

（1）心房扑动和颤动：房扑或房颤伴有较快心室率时，可使用洋地黄类药物减慢心室率，以保持血流动力学的稳定，此法可以使有些房扑或房颤转为窦性心律。其他药物如维拉帕米、地尔硫草等也能起到终止房扑、房颤的作用。对于持续性房颤的患者，符合条件者可采用药物如奎尼丁、胺碘酮等进行复律。无效时可使用电复律。

（2）心室扑动和颤动：室扑或室颤发生后，如果不迅速采取抢救措施，患者一般在3～5分钟内死亡，因此必须争分夺秒、尽快恢复有效心律。一旦心电监测确定为心室扑动或颤动时，立即采用除颤器进行非同步直流电除颤，同时配合胸部按压及人工呼吸等心肺复苏术，并经静脉注射利多卡因及其他复苏药物如肾上腺素等。

（五）房室传导阻滞

房室传导阻滞（AVB）是指冲动从心房传到心室的过程中，冲动传导的延迟或中断。根据病因不同，其阻滞部位可发生在房室结、房室束及束支系统内，按阻滞程度可分为3类。常见于器质性心脏病，偶尔一度和二度Ⅰ型房室传导阻滞可见于健康人，与迷走神经张力过高有关。

1.临床意义

（1）一度房室传导阻滞：指传导时间延长（PR间期延长）；患者多无自觉症状，听诊时第一心音可略为减弱。

（2）二度房室传导阻滞：指心房冲动部分不能传入心室（心搏脱漏）；心搏脱漏仅偶尔出现时，患者多无症状或偶有心悸，如心搏脱漏频繁心室率缓慢时，可有乏力、头晕甚至短暂晕厥，听诊有第一心音逐渐减弱并有心音脱漏，触诊脉搏脱落，若为2：1传导阻滞，则可听到慢而规则的心室率。

（3）三度房室传导阻滞：指心房冲动全部不能传入心室；患者症状取决于心室率的快慢，如心室率过慢，心排血量减少，导致心脑供血不足，可出现头晕、疲乏、心绞痛、心力衰竭等，如心室搏动停顿超过15秒可引起晕厥、抽搐，即阿-斯综合征发生，严重者可猝死；听诊心律慢而规则，心室率多为35～50次/分，第一心音强弱不等，偶尔闻及心房音及响亮清晰的第一心音（大炮音）。

2.心电图特点

（1）一度房室传导阻滞心电图特征（图4-15）：①PR间期延长，成人>0.20秒（老年人>0.21秒）；②无QRS波群脱落。

（2）二度房室传导阻滞：按心电图表现可分为Ⅰ型和Ⅱ型。

二度Ⅰ型房室传导阻滞心电图特征（图4-16）：①PR间期在相继的心搏中逐渐延长，直至发生心室脱漏，直至QRS波群脱落，脱漏后的第1个PR间期缩短，如此周而复始。②相邻的RR间期进行性缩短，直至P波后QRS波群脱漏。③心室脱漏造成的长RR间期小于两个PP间期之和。

二度Ⅱ型房室传导阻滞心电图特征（图4-17）：①PR间期固定不变（可正常或延长）；②数个P波之后有一个QRS波群脱漏，形成2：1、3：1、3：2等不同比例房室传导阻滞；③QRS波群形态一般正常。

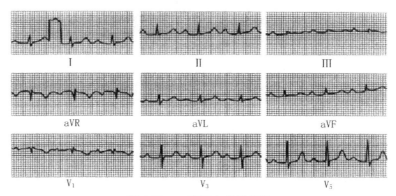

图 4-15　一度房室传导阻滞

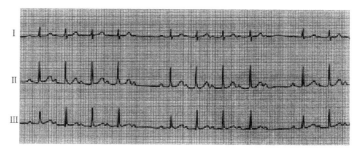

图 4-16　二度Ⅰ型房室传导阻滞

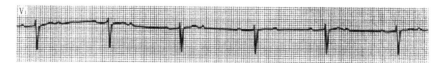

图 4-17　二度Ⅱ型房室传导阻滞

　　如果二度Ⅱ型房室传导阻滞下传比例≥3：1时,称为高度房室传导阻滞。

　　(3)三度房室传导阻滞心电图特征(图 4-18)：①P 波与 QRS 波群各有自己的规律,互不相关,无固定关系,呈完全性房室分离。②心房率＞心室率。③QRS 波群形态和时限取决于阻滞部位,如阻滞位于希氏束及其附近,心室率 40～60 次/分,QRS 波群正常。④如阻滞部位在希氏束分叉以下,心室率可在40 次/分以下,QRS 波群宽大畸形。

　　3.治疗要点

　　(1)病因治疗：积极治疗引起房室传导阻滞的各种心脏病,纠正电解质紊乱,停用有关药物,解除迷走神经过高张力等。一度或二度Ⅰ型房室传导阻滞,心室率不太慢(＞50 次/分)且无症状者,仅需病因治疗,心律失常本身无需进行治疗。

　　(2)药物治疗：二度Ⅱ型或三度房室传导阻滞,心室率慢并影响血流动力学,应及时提高心室率以改善症状,防止发生阿-斯综合征。常用药物：①异丙肾上腺素持续静脉滴注,使心室率维持在60～70 次/分,对急性心肌梗死患者要慎用。②阿托品静脉注射,适用于阻滞部位位于房室结的患者。

　　(3)人工心脏起搏治疗：对心室率低于 40 次/分,症状严重者,特别是曾发生过阿-斯综合征者,应首选安装人工心脏起搏器。

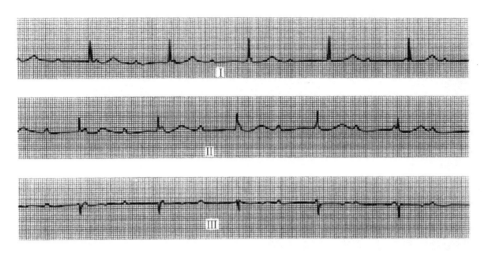

图 4-18　三度房室传导阻滞

五、常见护理诊断

(一)活动无耐力
活动无耐力与心律失常导致心排血量减少有关。

(二)焦虑
焦虑与心律失常致心跳不规则、停跳及反复发作、治疗效果不佳有关。

(三)潜在并发症
心力衰竭、猝死。

六、护理措施

(一)一般护理
1.体位与休息

当心律失常发作患者出现胸闷、心悸、头晕等不适时,应采取高枕卧位、半卧位或其他舒适体位,尽量避免左侧卧位。有头晕、晕厥发作或曾有跌倒病史者应卧床休息,加强生活护理。

2.饮食护理

给予清淡易消化、低脂和富于营养的饮食,且少量多餐,避免刺激性饮料及饱餐。有心力衰竭患者应限制钠盐摄入,对服用利尿剂者应鼓励多进食富含钾盐的食物,避免出现低钾血症而诱发心律失常。

(二)病情观察
(1)评估心律失常可能引起的临床症状,如心悸、乏力、胸闷、头晕、晕厥等,注意观察和询问这些症状的程度、持续时间及给患者日常生活带来的影响。

(2)定期测量心率和心律,判断有无心动过速、心动过缓、期前收缩、房颤等心律失常发生。对于房颤患者,两名护士应同时测量患者心率和脉率1分钟,并记录,以观察脉短绌的变化发生情况。

(3)心电图检查是判断心律失常类型及检测心律失常病情变化的最重要的手段,护士应掌握心电图机的使用方法,在患者心律失常突然发作时及时描记心电图并表明日期和时间。行 24 小时动态心电图检查的患者,应嘱其保持平素的生活和活动,并记录症状出现的时间及当时所从事的活动,以利于发现病情及查找病因。

(4)对持续心电监测的患者,应注意观察是否出现心律失常及心律失常的类型、发作次数、持续时间、治疗效果等情况。当患者出现频发、多源性室性期前收缩、RonT 现象、阵发性室性心动过速、二度Ⅱ型房室传导阻滞及三度房室传导阻滞时,应及时通知医师。

(三)用药护理

严格遵医嘱按时按量应用抗心律失常药物,静脉注射抗心律失常药物时速度应缓慢,静脉滴注速度严格按医嘱执行。用药期间严密监测脉率、心律、心率、血压及患者的反应,以及时发现因用药而引起的不良反应和药物中毒,做好相应的护理。

1.奎尼丁

奎尼丁毒性反映较重,可致心力衰竭、窦性停搏、房室传导阻滞、室性心动过速等心脏毒性反应,故在给药前要测量血压、心率、心律,如有血压低于 12.0/8.0 kPa(90/60 mmHg),心率慢于 60 次/分,或心律不规则时需告知医师。

2.普罗帕酮

普罗帕酮可引起恶心、呕吐、眩晕、视物模糊、房室传导阻滞,诱发和加重心力衰竭等。餐时或餐后服用可减少胃肠道刺激。

3.利多卡因

利多卡因剂量过大时有中枢抑制作用和心血管系统不良反应,牵着可引起震颤、抽搐,甚至呼吸抑制和心脏停搏等;后者可有窦房结抑制,房室传导阻滞,见于少数患者,应注意给药的剂量和速度。对心力衰竭、肝肾功能不全、酸中毒和老年人应减少剂量。

4.普萘洛尔

普萘洛尔在心脏方面可引起低血压、心动过缓、心力衰竭,并可加重哮喘与慢性阻塞性肺部疾病。在给药前应测量患者的心率,当心率低于 50 次/分时应及时停药。糖尿病患者可能引起低血糖、乏力。

5.胺碘酮

胺碘酮可致胃肠道反应、肝功能损害、心动过缓、房室传导阻滞,久服可影响甲状腺功能和引起角膜碘沉着,少数患者可出现肺纤维化,是其最严重的不良反应。

6.维拉帕米

已用 β 受体阻滞剂者或有血流动力学障碍者,可出现低血压、心动过缓、房室传导阻滞等。严重心衰、高度房室传导阻滞及低血压者禁用偶有肝毒性增加地高率血浓度。

7.腺苷

患者可出现面部潮红、胸闷、呼吸困难,心动过缓、房室传导阻滞等,通常持续时间小于 1 分钟。

(四)特殊护理

当患者发生较严重心律失常时应采取如下护理措施。

(1)嘱患者卧床休息,保持情绪稳定,以减少心肌耗氧量和对交感神经的刺激。

(2)给予鼻导管吸氧,改善因心律失常造成血流动力学改变而引起的机体缺氧。立即建立静脉通道,为用药、抢救做好准备。

(3)准备好纠正心律失常的药物、其他抢救药品及除颤器、临时起搏器等。对突然发生室扑或室颤的患者,应立即施行非同步直流电除颤。

(4)遵医嘱给予抗心律失常药物,注意药物的给药途径、剂量、给药速度,观察药物的作用效果和不良反应。用药期间严密监测心电图、血压,以及时发现因用药而引起的新的心律失常。

(五)健康教育

1.疾病知识指导

向患者及家属讲解心律失常的常见病因、诱因及防治知识,使患者和家属能充分了解该疾病,而与医护人员配合共同控制疾病。

2.生活指导

快速心律失常患者应改变不良的生活习惯,如吸烟、饮酒、喝咖啡、浓茶等;避开造成精神紧张激动的环境,保持乐观稳定的情绪,分散注意力,不要过分注意心悸的感受。使患者和亲属明确无器质性心脏病的良性心律失常对人的影响主要是心理因素。帮助患者协调好活动与休息,根据心功能情况合理安排,注意劳逸结合。运动有诱发心律失常的危险,建议做较轻微的运动或最好在有家人陪同的条件下运动。心动过缓者应避免屏气用力的动作,以免兴奋迷走神经而加重心动过缓,保持大便通畅,避免排便用力而加重心律失常。

3.用药指导

让患者认识服药的重要性,按医嘱继续服用抗心律失常药物,不可自行减量或撤换药物。教会患者观察药物疗效和不良反应,必要时提供书面材料,嘱有异常时及时就医。对室上性阵发性心动过速的患者和家属,教会采用刺激迷走神经的方法,如刺激咽后壁诱发恶心;深吸气后屏气再用力呼气,上述方法可终止或缓解室上速。教会患者家属徒手心肺复苏的方法,以备紧急需要时应用。

4.自我监测指导

教会患者及家属测量脉搏的方法,每天至少一次,每次应在一分钟以上并做好记录。告诉患者和家属何时应来医院就诊:①脉搏过缓,少于 60 次/分,并有头晕、目眩或黑蒙。②脉搏过快,超过100 次/分,休息及放松后仍不减慢。③脉搏节律不齐,出现漏搏、期前收缩超过 5 次/分。④原本整齐的脉搏出现脉搏忽强忽弱、忽快忽慢的现象。⑤应用抗心律失常药物后出现不良反应。出现上述情形应及时就诊,并能按时随诊复查。

(苏春霞)

第三节　心脏瓣膜病

心脏瓣膜病是由于炎症、黏液瘤样变性、退行性改变、缺血性坏死、先天性畸形、创伤等原因引起的单个或多个瓣膜(包括瓣叶、瓣环、腱索、乳头肌等)的功能或结构异常,导致瓣口狭窄和/或关闭不全。二尖瓣最常受累,约占 70%,二尖瓣并主动脉病变者占 20%～30%;单纯主动脉病变占 2%～5%;而三尖瓣和肺动脉瓣病变者少见;其次为主动脉瓣。

风湿性心脏病简称风心病,是风湿性炎症过程所致瓣膜损害,主要累及 40 岁以下人群,女性多于男性。近年发病率已有所下降,但仍是我国常见的心脏病之一。老年人的瓣膜钙化和瓣膜黏液瘤样变性在我国日渐增多。

一、常见的心脏瓣膜病

(一)二尖瓣狭窄

1.病因

二尖瓣狭窄的最常见病因为风湿热。急性风湿热后,至少需 2 年始形成明显的二尖瓣狭窄。风湿性二尖瓣狭窄仍是我国主要的瓣膜病,2/3 的患者为女性。约半数患者无急性风湿热史,但多有反复链球菌扁桃体炎或咽峡炎史。反复风湿活动、呼吸道感染、心内膜炎、妊娠、分娩等诱因均可促使病情加重。多次发作急性风湿热较一次发作后出现狭窄早。

2.临床表现

(1)早期患者可无症状,一般在二尖瓣中度狭窄时方有明显症状。①呼吸困难:最常见的早期症状,主要由肺的顺应性降低所致。患者首次呼吸困难发作常以运动、精神紧张、性交、感染、妊娠或心房颤动为诱因,并先有劳力性呼吸困难,严重者出现阵发性夜间呼吸困难、静息时呼吸困难、端坐呼吸,甚至发生急性肺水肿。②咯血:突然咯大量鲜血,通常见于严重二尖瓣狭窄,可为首发症状。支气管静脉同时回流入体循环静脉和肺静脉,当肺静脉压突然升高时,黏膜下淤血、扩张而壁薄的支气管静脉破裂引起大咯血,咯血后肺静脉压减低,咯血可自止;血性痰或带血丝痰伴阵发性夜间呼吸困难或咳嗽;急性肺水肿时咳大量粉红色泡沫痰;肺梗死伴咯血,为本症晚期并发慢性心衰时少见的情况。③咳嗽:常见,尤其在冬季明显。表现在卧床时干咳,可能与支气管黏膜淤血水肿易引起慢性支气管炎,或左心房增大压迫主支气管有关。④声音嘶哑:较少见,由于扩张的左心房增大压迫左主支气管有关。⑤其他:如乏力、心悸,前者由心功能减退、心排血量减少供血不足所致,后者由心律失常尤其是心房颤动所致。食欲减退、腹胀、肝区胀痛、下肢水肿由右心衰竭致体循环淤血所致。

(2)体征:①二尖瓣重度狭窄常有"二尖瓣面容",双颧绀红。②心尖部可触及舒张期震颤。③听诊可闻及舒张中晚期隆隆样杂音,是二尖瓣狭窄最重要的体征。④心尖部第一心音亢进呈拍击样及二尖瓣开瓣音,存在则高度提示二尖瓣狭窄及瓣膜仍有一定的柔顺性和活动力,对决定手术治疗的方法有一定的意义。⑤肺动脉瓣区第二心音亢进伴分裂。⑥右心功能不全可有颈静脉怒张、肝大、下肢水肿等。

3.并发症

(1)心律失常:以心房颤动最常见,为相对早期的并发症,起始可为阵发性,此后可发展为慢性房颤。心房颤动的发生率随左房增大和年龄增长而增加。房颤降低心排血量更诱发或加重心力衰竭。

(2)急性肺水肿:为重度二尖瓣狭窄的严重并发症,如不及时救治,可能致死。

(3)血栓:以脑动脉栓塞最常见,20%的患者可发生体循环栓塞,其余依次为外周(下肢、视网膜)动脉、内脏(脾、肾、肠系膜)动脉和肺动脉等栓塞。栓塞栓子大多来自左心耳,多发生在伴房颤时,因左心房扩张和淤血易形成血栓,血栓脱落引起动脉栓塞。

(4)其他:并发肺部感染常见,可诱发或加重心力衰竭。晚期常有右心衰竭,是晚期常见并发症及主要死亡原因。亦可并发感染性心内膜炎,但较少见。

(二)二尖瓣关闭不全

二尖瓣关闭不全常与二尖瓣狭窄同时存在,亦可单独存在。

1.病因

心脏收缩期二尖瓣关闭依赖二尖瓣装置(瓣叶、瓣环、腱索、乳头肌)和左心室的结构和功能的完整性,其中任何部分的异常均可致二尖瓣关闭不全。风湿性炎症引起瓣叶纤维化、增厚、僵硬和缩短,使心室收缩时两瓣叶不能紧密闭合,如有乳头肌纤维化、融合和缩短,更加重关闭不全。

2.临床表现

(1)症状。①急性:轻度二尖瓣反流仅有轻微劳力性呼吸困难;严重反流(如乳头肌断裂)很快发生急性左心衰竭,甚至出现急性肺水肿或心源性休克。②慢性:轻度二尖瓣关闭不全可终身无症状,严重反流有心排血量减少,首先出现的突出症状是疲乏无力,肺淤血的症状如呼吸困难出现较晚。风心病无症状期常超过 20 年,一旦出现症状,多有不可逆的心功能损害,急性肺水肿和咯血较二尖瓣狭窄少见;二尖瓣脱垂多无症状,或仅有不典型胸痛、心悸、乏力、头晕、体位性晕厥和焦虑等,严重的二尖瓣关闭不全晚期出现左心衰竭。

(2)体征。①急性:心尖冲动为高动力型;第二心音肺动脉瓣成分亢进;心尖区反流性杂音于第二心音前终止,而非全收缩期,低调,呈递减型,不如慢性者响。②慢性:心尖冲动呈高动力型,左心室增大时向左下移位。风心病时第一心音减弱,可闻及全收缩期吹风样的高调一贯型杂音,向左腋下和左肩胛下区传导;二尖瓣脱垂和冠心病时第一心音多正常,在典型的二尖瓣脱垂为随喀喇音之后的收缩晚期杂音;冠心病乳头肌功能失常时可有收缩早期、中期、晚期或全收缩期杂音。

3.并发症

并发症与二尖瓣狭窄相似,但感染性心内膜炎发生率较二尖瓣狭窄高,而体循环栓塞较二尖瓣狭窄少见。

(三)主动脉瓣狭窄

1.病因

先天性二叶瓣畸形为最常见的先天性主动脉瓣狭窄的病因。风湿性炎症导致主动脉瓣膜交界处粘连融合、瓣叶纤维化、僵硬、钙化和挛缩畸形,因而瓣口狭窄。老年人单纯主动脉瓣狭窄的常见原因是退行性钙化。

2.临床表现

(1)症状出现较晚,呼吸困难、心绞痛和晕厥为典型主动脉瓣狭窄常见的三联征。①呼吸困难:劳力性呼吸困难见于 90% 的有症状患者,进而可发生阵发性夜间呼吸困难、端坐呼吸和急性肺水肿。②心绞痛:见于 60% 的有症状患者,常由运动诱发,休息后缓解,主要由心肌缺血引起。③晕厥:见于 1/3 的有症状患者,多发生于直立、运动中或运动后即刻,少数在休息时发生,由于脑缺血引起。

(2)体征:①心尖冲动相对局限、持续有力,主动脉瓣第一听诊区可触及收缩期震颤,并可闻及粗糙而响亮的喷射性收缩期吹风样杂音,向颈部、胸骨左下缘和心尖区传导,主动脉区粗糙而响亮的收缩期杂音是主动脉瓣狭窄的最重要体征。②第二心音减弱。老年人钙化性主动脉瓣狭窄者杂音在心底部。③心尖区抬举性搏动。④脉压缩小。

3.并发症

(1)心律失常:10% 的患者可发生心房颤动,可致严重低血压、晕厥或肺水肿。主动脉钙化侵及传导系统可致房室传导阻滞;左心室肥厚、心内膜下心肌缺血可致室性心律失常;两种情况均可导致晕厥,甚至猝死。猝死一般发生于先前有症状者。患者若发生左心衰竭,自然病程明显缩短,因此终末期的右心衰竭少见。

(2)心脏性猝死:仅见于 1%～3% 的患者。

(3)感染性心内膜炎:不常见,年轻人的较轻瓣膜畸形比老年人的钙化性瓣膜狭窄发生感染性心内膜炎的危险性大。

(4)其他:体循环栓塞、心力衰竭和胃肠道出血少见。

(四)主动脉瓣关闭不全

1.病因

(1)急性:主动脉瓣膜穿孔或瓣周脓肿、创伤、主动脉夹层和人工瓣撕裂。

(2)慢性:约 2/3 的主动脉瓣关闭不全为风心病所致,由于风湿性炎性病变使瓣叶纤维化、增厚、缩短、变形,影响舒张期瓣叶边缘对合,可造成关闭不全。感染性心内膜炎的感染性赘生物妨碍主动脉瓣闭合而引起关闭不全。另外,先天畸形和主动脉瓣黏液样变性也可引起主动脉瓣关闭不全。

2.临床表现

(1)症状。①急性:轻者无症状,重者出现急性左心衰竭和低血压。②慢性:多年可无症状,常有体位性头晕。心悸是最先出现的症状,伴心前区不适,因左心室明显增大、心尖冲动增强所致;因舒张压过低、快速改变体位时可产生脑缺血而眩晕,脉压增大明显时可有颈部搏动感;左心衰竭是晚期出现的表现;心绞痛较主动脉瓣狭窄少见,由冠状动脉供血减少所致。

(2)体征:①心尖冲动向左下移位,呈心尖抬举样搏动。②胸骨左缘第 3～4 肋间主动脉瓣第二听诊区可闻及高调舒张期叹气样递减型杂音,是主动脉瓣关闭不全的最重要体征,舒张早期向心尖部传导,前倾坐位和深呼气时易听到。③主动脉瓣区第二心音减弱或消失,见于瓣膜活动很差或反流严重时。④心尖冲动向左下移位,呈抬举性搏动。⑤严重主动脉瓣关闭不全时,收缩压升高、舒张压降低、脉压增大。可出现周围血管征如颈动脉搏动明显、随心脏搏动的点头征、毛细血管搏动征、水冲脉、枪击音等。

3.并发症

(1)左心衰竭为主要并发症,也是主动脉瓣关闭不全患者的主要死亡原因。

(2)感染性心内膜炎较常见。

(3)可发生室性心律失常,心脏性猝死少见。

二、护理

(一)护理目标

患者焦虑减轻,体温得到控制,未发生感染或发生后得到及时的控制;未发生并发症;患者及家属了解了整个疾病的发生发展过程。

(二)护理措施

1.一般护理

(1)休息与活动:心功能代偿期,一般体力活动不限制,但要注意多休息,以降低耗氧量,减轻心脏负担。心功能失代偿期,卧床休息,限制活动量,协助生活护理,待病情好转,实验室检查正常后逐渐增加活动。左房内有巨大附壁血栓者应绝对卧床休息,以防血栓脱落造成其他部位栓塞。病情允许时应鼓励并协助患者翻身、活动下肢或下床活动,防止下肢深静脉血栓形成。

（2）饮食：给予高热量、高蛋白、高维生素易消化饮食。有心力衰竭时应限制钠盐摄入、少量多餐、多吃蔬菜、水果，保持大便通畅。

2.病情观察

监测生命体征，尤其是心率、心律、血压、脉搏、呼吸频率、节律及伴随症状，注意患者的精神状态及意识变化。观察有无风湿活动的表现，如皮肤环行红斑、皮下结节、关节红肿及疼痛等。观察患者有无呼吸困难、乏力、食欲减退、尿少等心力衰竭的征象。密切观察有无栓塞的征象，一旦发生，立即报告医师并给予相应的处理。

3.对症护理

根据病情给予间断或持续吸氧。每 4 小时测量一次体温，超过 38.5 ℃给予物理降温并记录降温效果。大量出汗者应勤换衣裤、被褥，防止受凉。关节炎时可局部热敷以减轻关节炎性水肿对神经末梢的压迫，改善血液循环，使疼痛减轻。

4.用药护理

遵医嘱给予抗生素及抗风湿药物治疗，观察其疗效和不良反应，如阿司匹林可致胃肠道反应、柏油便、牙龈出血等。注意药物不良反应如低血钾、洋地黄中毒等。

5.心理护理

加强与患者的沟通，耐心向患者解释病情，消除患者的焦虑紧张情绪，使其积极配合治疗。向患者和家属详细介绍治疗的方法和目的，缓解患者或家属因不了解介入或手术治疗的效果和顾虑费用而产生的压力。

6.健康指导

（1）疾病知识：告诉患者及家属本病的病因和病程进展特点，说明本病治疗的长期性，鼓励患者树立信心。有手术适应证者应尽早择期手术。提高生活质量。

（2）休息与活动：保持室内空气流通、温暖、干燥、阳光充足，避免居住环境潮湿、阴暗等不良条件。帮助患者根据心功能情况协调好活动与休息，避免重体力劳动和剧烈运动。教育家属理解患者并给予支持。

（3）预防感染：防治链球菌感染，避免上呼吸道感染、咽炎、扁桃腺炎，注意防寒保暖、一旦发生上呼吸道感染、咽炎、扁桃体炎应立即用药治疗。扁桃体反复发炎者在风湿活动控制后 2～4 个月可手术摘除扁桃体。行拔牙、内镜检查、导尿术、分娩、人工流产等手术操作要预防性使用抗生素。风湿活动期禁止拔牙、导尿等侵入性操作。保持口腔清洁，预防口腔感染。

（4）用药指导：告诉患者坚持服药的重要性，按医嘱服用抗风湿药物、抗心衰药物及抗生素。并定期门诊复查，防止病情进展。

（5）妊娠指导：育龄妇女要根据心功能情况在医师指导下控制好妊娠与分娩时机，病情较重不能妊娠与分娩者，做好患者及家属的思想工作。

（三）护理评价

患者能保持一定的活动耐力，生活自理；自我保护意识增强，感染减少；了解疾病的特点，理解治疗的长期性，能积极配合；家庭成员能从各个方面给予患者支持与鼓励，积极配合医院治疗。

（苏春霞）

第四节　感染性心内膜炎

感染性心内膜炎是指病原微生物经血液直接侵犯心内膜、瓣膜或大动脉内膜而引起的感染性炎症,常伴有赘生物形成。根据病情和病程,它分为急性感染性心内膜炎和亚急性感染性心内膜炎,亚急性感染性心内膜炎较多见。根据瓣膜类型,它可分为自体瓣膜心内膜炎、人工瓣膜心内膜炎和静脉药瘾者的心内膜炎。

一、护理评估

(一)致病因素

急性感染性心内膜炎的发病机制尚不清楚,主要累及正常瓣膜,病原菌来自皮肤、肌肉、骨骼或肺等部位的活动感染灶;而亚急性感染性心内膜炎的病例至少占2/3,主要发生于器质性心脏病基础上,以风湿性心脏瓣膜病的二尖瓣关闭不全和主动脉瓣关闭不全常见,先天性心脏病的室间隔缺损、法洛四联症等也较常见。

1.病原体

亚急性感染性心内膜炎的致病菌以草绿色链球菌最常见,而急性感染性心内膜炎的致病菌以金黄色葡萄球菌最常见;其他病原微生物有肠球菌、表皮葡萄球菌、溶血性链球菌、大肠埃希菌、真菌及立克次体等。

2.感染途径

病原体可因上呼吸道感染、咽峡炎、扁桃体炎及扁桃体切除术、拔牙、流产、导尿、泌尿道器械检查及心脏手术等侵入血流。静脉药瘾者通过静脉注射将皮肤致病微生物带入血流而感染心内膜。

3.发病机制

由于心脏瓣膜原有病变或先天性血管畸形,异常的高速血流冲击心脏或大血管内膜,导致内膜损伤,有利于血小板、纤维蛋白及病原微生物在该部位聚集和沉积,形成赘生物和心内膜炎症。

(二)身体状况

1.症状和体征

(1)发热:是最常见的症状。亚急性感染性心内膜炎患者的体温多低于39 ℃,呈弛张热,可有乏力、食欲缺乏、体质量减轻等非特异性症状,头痛、背痛和肌肉关节痛常见。急性感染性心内膜炎患者有高热、寒战,突发心力衰竭者较为常见。

(2)心脏杂音:绝大多数患者可闻及心脏杂音,可由基础心脏病和/或心内膜炎导致瓣膜损害所致。急性感染性心内膜炎患者比亚急性感染性心内膜炎患者更易出现杂音强度和性质的变化,或出现新的杂音。

(3)周围血管体征:系细菌性微栓塞和免疫介导系统激活引起的微血管炎所致,多为非特异性。①瘀点,常见于锁骨以上皮肤、口腔黏膜和睑结膜处。②指(趾)甲下线状出血。③Osler结节,为指和趾垫出现的豌豆大的红色或紫色痛性结节。④詹韦损害,是位于手掌或足底的直径1~4 cm的无压痛出血红斑。⑤罗特斑,为视网膜的卵圆形出血斑,其中心呈白色。

（4）动脉栓塞：赘生物引起的动脉栓塞占 20％～30％，栓塞（如脑栓塞、脾栓塞、肾栓塞、肠系膜动脉栓塞、四肢动脉栓塞和肺栓塞）可发生在机体的任何部位，并出现相应的临床表现。

（5）其他：出现轻度、中度贫血，病程超过 6 周者脾大。

2.并发症

可出现心力衰竭、细菌性动脉瘤、迁移性脓肿、神经系统受累及肾脏受累的表现。

3.急性感染性心内膜炎与亚急性感染性心内膜炎的比较

急性感染性心内膜炎与亚急性感染性心内膜炎的比较见表 4-2。

表 4-2　急性感染性心内膜炎与亚急性感染性心内膜炎的比较

比较项目	急性感染性心内膜炎	亚急性感染性心内膜炎
病原体	金黄色葡萄球菌	草绿色链球菌
中毒症状	明显	轻
病程	进展迅速，病程长达数周或数月，引起瓣膜破坏	进展缓慢，病程较长
感染迁移	多见	少见

（三）心理社会状况

由于症状逐渐加重，患者烦躁、焦虑；当病情进展且疗效不佳时，患者往往出现精神紧张、悲观、绝望等心理反应。

（四）实验室及其他检查

1.血液检查

亚急性感染性心内膜炎患者多呈进行性贫血；白细胞计数正常或升高，红细胞沉降率加快；50％以上的患者血清类风湿因子呈阳性。

2.尿液检查

尿液检查常有镜下血尿和轻度蛋白尿，肉眼血尿提示肾梗死。

3.血培养

血培养是诊断感染性心内膜炎的最重要方法，血培养结果呈阳性是诊断该病最直接的证据。药敏试验可为治疗提供依据。

4.超声心动图

该检查可探测赘生物，观察瓣叶、瓣环、室间隔及心肌脓肿等。

二、护理诊断

（1）体温过高与感染有关。

（2）营养失调，低于机体需要量，与食欲缺乏、长期发热导致机体消耗过多有关。

（3）焦虑与发热、疗程长或病情反复有关。

（4）潜在并发症有栓塞、心力衰竭。

三、治疗要点及护理措施

（一）治疗要点

1.抗生素治疗

（1）治疗原则：①早期用药。②选用敏感的杀菌药物。③剂量充足，疗程长。④联合用药。

⑤以静脉给药为主。

（2）常用药物：首选青霉素。该病大多数致病菌对其敏感，且青霉素的毒性小，常用剂量为$(2\sim4)\times10^7$ U/d；青霉素过敏者可用万古霉素；青霉素与氨基糖苷类抗生素（如链霉素、庆大霉素、阿米卡星）联合应用可以增强杀菌能力。也可根据细菌培养结果和药敏试验针对性地选择抗生素。

（3）治愈标准：①自觉症状消失，体温恢复正常。②脾缩小。③未再发生栓塞和产生出血点。④抗生素治疗结束后的第1、2、6周分别做血培养，结果为阴性。

2.对症治疗

加强营养，纠正贫血，积极治疗各种并发症等。

3.手术治疗

如患者对抗生素治疗无效，有严重心内并发症，应考虑手术治疗。

（二）护理措施

1.病情观察

密切观察患者的体温变化情况，4～6小时测量体温1次并记录；注意观察皮肤瘀点、甲床下出血、奥斯勒结节、詹韦结节等皮肤黏膜病损及消退情况；观察有无脑、肾、脾、肺、冠状动脉、肠系膜动脉及肢体动脉栓塞，一旦发现，立即报告医师并协助处理。

2.生活护理

根据患者的病情安排其适当活动。病情严重者避免剧烈运动和情绪激动。患者的饮食应为高热量、高蛋白、高维生素、低胆固醇、清淡、易消化的半流食或软食。对有心力衰竭者按心力衰竭患者的饮食进行指导。

3.药物治疗护理

长期、大剂量静脉应用抗生素时，应严格遵医嘱用药，以确保维持有效的血药浓度。注意保护患者的静脉，避免多次穿刺增加患者的痛苦。在用药过程中，注意观察药物的疗效及毒性反应。

4.发热的护理

对高热患者给予物理降温（如使用冰袋、温水擦浴），以及时记录体温变化。若患者出汗多，要及时为其更换衣服，以增加舒适感，鼓励患者多饮水，同时做好口腔护理。

5.正确采集血培养标本

告知患者暂时停用抗生素和反复多次采集血培养标本的必要性，以取得患者的理解与配合。

（1）对未经治疗的亚急性感染性心内膜炎患者，应在第1天每隔1小时采血1次，共采3次；如次日未见细菌生长，重复采血3次后，开始抗生素治疗。

（2）对已用抗生素者，停药2～7天后采血。

（3）对急性感染性心内膜炎患者，应在入院后立即安排采血，在3小时内每隔1小时采血1次，共采3次血标本后，按医嘱开始治疗。

（4）该病的菌血症为持续性，无须在体温升高时采血。

（5）每次采血10～20 mL，同时做需氧菌和厌氧菌培养。

6.心理护理

关心患者，耐心地向患者解释治疗目的与意义，避免其精神紧张，使其积极配合治疗与护理。

7.健康指导

嘱患者平时注意保暖、避免感冒、增强机体抵抗力；避免挤压痤疮等，减少病原体入侵的机会；教会患者自我监测病情变化，如有异常，以及时就医。

（李 娜）

第五节 急性心包炎

急性心包炎为心包脏层和壁层的急性炎症，可由细菌、病毒、自身免疫、物理、化学等因素引起。主要病因为风湿热、结核及细菌性感染。近年来，病毒感染、肿瘤、尿毒症及心肌梗死性心包炎发病率明显升高。心包炎分为纤维蛋白性和渗出性两种。

一、病因

（一）感染性心包炎

其病因主要是细菌感染，尤其是结核分枝杆菌和化脓性细菌感染。其他病原体有病毒、肺炎支原体、真菌和寄生虫等。

（二）非感染性心包炎

该型以风湿性为最常见，其他有尿毒症性、结缔组织病性、变态反应性、肿瘤性、放射线性和乳糜性等。临床上以结核性、风湿性、化脓性和急性非特异性心包炎较为多见。

二、临床表现

（一）心前区疼痛

心前区疼痛为纤维蛋白性心包炎的主要症状，可放射到颈部、左肩、左臂及左肩胛骨。疼痛也可呈压榨样，位于胸骨后。

（二）呼吸困难

呼吸困难是心包积液时最突出的症状。患者可有端坐呼吸、身体前倾、呼吸浅速、面色苍白、发绀等表现。

（三）心包摩擦音

心包摩擦音是纤维蛋白性心包炎的特异性征象，以胸骨左缘第3、第4肋间听诊最为明显。渗出性心包炎心脏叩诊，浊音界向两侧增大为绝对浊音区，心尖冲动弱，心音低而遥远，大量心包积液时可出现心包积液征。可出现奇脉、颈静脉怒张、肝大、腹水及下肢水肿等。

三、诊断要点

根据心前区疼痛、呼吸困难、全身中毒症状，心包摩擦音、心音遥远等临床征象，结合心电图、X线和超声心动图等检查，便可确诊。

四、治疗

对结核性心包炎应给予抗结核治疗，总疗程不少于半年；对化脓性心包炎除使用足量、有效的抗生素外,应早期施行心包切开引流术;对风湿性心包炎主要是抗风湿治疗;对急性非特异性心包炎目前常采用抗生素及皮质激素治疗。对心包渗液较多且心脏受压明显者,可行心包穿刺,以解除心脏压塞的症状。

五、评估要点

(一)一般情况

观察生命体征有无异常,询问患者有无过敏史、家族史,有无发热、消瘦等,了解患者对疾病的认识。

(二)专科情况

(1)了解患者呼吸困难的程度、肺部啰音的变化。

(2)了解患者心前区疼痛的性质、部位及其变化,是否可闻及心包摩擦音。

(3)了解患者是否有颈静脉怒张、肝大、下肢水肿等心功能不全的表现。

(4)了解患者是否有心包积液征:左肩胛骨下出现浊音及左肺受压时引起的支气管呼吸音。了解心脏叩诊的性质。

(三)实验室及其他检查

1.心电图

心电图改变主要由心外膜下心肌受累而引起,多个导联出现弓背向下的 ST 段抬高;心包渗液时可有 QRS 波群低电压。

2.超声心动图

超声心动图是简而易行的可靠方法,可见液性暗区。

3.心包穿刺

心包穿刺可以证实心包积液的存在,并进一步确定积液的性质及药物治疗。

六、护理诊断

(一)气体交换受损

其与肺淤血、肺或支气管受压有关。

(二)疼痛

心前区痛与心包炎有关。

(三)体温过高

其与细菌、病毒等因素导致急性炎症反应有关。

(四)活动无耐力

其与心排血量减少有关。

七、护理措施

(1)给予氧气吸入,让患者充分休息,保持情绪稳定,注意防寒保暖,防止呼吸道感染。

(2)给予高热量、高蛋白、高维生素、易消化的饮食,限制钠盐摄入。

(3)帮助患者采取半卧位或前倾坐位,保持舒适。

(4)记录心包抽液的量、性质,按要求留标本并送检。

(5)控制输液的滴速,防止加重心脏负荷。

(6)加强巡视,以及早发现心脏压塞的症状,如心动过速、血压下降。

(7)遵医嘱给予抗菌、抗结核、抗肿瘤等药物,密切观察药物的不良反应。

(8)应用止痛药物时,观察止痛药物的疗效。

八、应急措施

出现心包压塞征象时,保持患者处于平卧位;迅速建立静脉通路,遵医嘱给予升压药;密切观察生命体征的变化,准备好抢救物品;配合医师做好紧急心包穿刺。

九、健康教育

(1)嘱患者注意充分休息,加强营养,注意防寒保暖,防止呼吸道感染。

(2)告诉患者应坚持足够疗程的药物治疗,勿擅自停药。

(3)对缩窄性心包炎的患者应讲明行心包切除术的重要性,解除其顾虑,使其尽早接受手术治疗。

(李 娜)

第六节 急性心肌梗死

急性心肌梗死(acute myocardial infarction,AMI)是急性心肌缺血性坏死,是在冠状动脉病变的基础上,冠状动脉血供急剧减少或中断,使相应的心肌严重而持久地急性缺血所致。原因通常是在冠状动脉样硬化病变的基础上形成血栓。非动脉粥样硬化所导致的心肌梗死可由感染性心内膜炎、血栓脱落、主动脉夹层形成、动脉炎等引起。

该病在欧美常见,20世纪50年代美国该病的死亡率超过300/10万人,20世纪70年代以后降到低于200/10万人。美国35～84岁人群中男性的年发病率为71‰,女性的年发病率为22‰;每年约有80万人发生心肌梗死。在我国该病远不如欧美多见,20世纪70年代和80年代北京、河北、哈尔滨、黑龙江、上海、广州等省市年发病率仅为0.2‰～0.6‰,华北地区的年发病率最高。

一、病因和发病机制

急性心肌梗死绝大多数(90%以上)是由冠状动脉粥样硬化所致。由于冠状动脉有弥漫而广泛的粥样硬化病变,管腔有超过75%的狭窄。侧支循环尚未充分建立。一旦管腔内血栓形成,有劳力、情绪激动、休克、外科手术或血压剧升等诱因而导致血供进一步急剧减少或中断,使心肌严重而持久急性缺血达1小时以上,即可发生心肌梗死。

冠状动脉闭塞后约半小时,心肌开始坏死,1小时后心肌凝固性坏死,心肌间质充血、水肿,炎性细胞浸润。以后坏死心肌逐渐溶解,形成肌溶灶,随后渐有肉芽组织形成,坏死组织在1～2周开始吸收,逐渐纤维化,在6～8周形成瘢痕而愈合,即为陈旧性心肌梗死。坏死心肌波及心包可引起心包炎。心肌全层坏死,可产生心室壁破裂,游离壁破裂或室间隔穿孔,也可引起乳头肌断裂。若仅有心内膜下心肌坏死,在心室腔压力的冲击下,外膜下层向外膨出,形成室壁膨胀瘤,造成室壁运动障碍甚至矛盾运动,严重影响左心室射血功能。冠状动脉可有一支或几支闭塞而引起所供血区部位的梗死。

发生急性心肌梗死时,心脏的收缩力减弱,顺应性减低,心肌收缩不协调,心排血量下降,严重时发生泵衰竭、心源性休克及各种心律失常,病死率高。

二、病理生理

主要出现左心室舒张和收缩功能障碍的一些血流动力学变化,其严重度和持续时间取决于梗死的部位、程度和范围。心脏收缩力减弱,顺应性降低,心肌收缩不协调,左心室压力曲线最大上升速度(dp/dt)降低,左心室舒张末期压升高,舒张和收缩末期容量增多。射血分数降低,心搏量和心排血量下降,心率加快或有心律失常,血压下降,静脉血氧含量降低。心室重构,出现心壁厚度改变,心脏扩大和心力衰竭(先左心衰竭,然后全心衰竭),可发生心源性休克。右心室梗死在心肌梗死患者中少见,其主要病理生理改变是右心衰竭的血流动力学变化,右心房压力升高,高于左心室舒张末期压,心排血量降低,血压下降。

急性心肌梗死引起的心力衰竭称为泵衰竭,按基利普(Killip)分级法可分为Ⅰ级,尚无明显心力衰竭;Ⅱ级,有左心衰竭;Ⅲ级,有急性肺水肿;Ⅳ级,有心源性休克等不同程度或阶段的血流动力学变化。心源性休克是泵衰竭的严重阶段,但如兼有肺水肿和心源性休克,则情况严重。

三、临床表现

(一)病史

发病前常有明显诱因,如精神紧张、情绪激动、过度体力活动、饱餐、高脂饮食、未控制的糖尿病、感染、手术、大出血、休克。少数患者在睡眠中发病。约半数的患者有高血压及心绞痛史。部分患者则无明确病史及先兆表现,首次发展即是急性心肌梗死。

(二)症状

1.先兆症状

急性心肌梗死多突然发病,少数患者起病症状轻微。1/2～2/3 的患者起病前 1～2 天或 1～2 周或更长时间有先兆症状。最常见的是稳定性心绞痛转变为不稳定型;或既往无心绞痛,突然出现心绞痛,且发作频繁,程度较重,用硝酸甘油难以缓解,持续时间较长,伴恶心、呕吐、血压剧烈波动。心电图显示 ST 段一时性明显上升或降低,T 波倒置或升高。出现这些先兆症状,如诊断及时,治疗得当,半数以上患者可免于发生心肌梗死;即使发生,症状也较轻,预后较好。

2.胸痛

胸痛为最早出现而突出的症状。其性质和发生部位多与心绞痛相似,但更为剧烈,呈难以忍受的压榨感、窒息感,其至"濒死感",伴有大汗淋漓及烦躁不安。持续时间可长达 1～2 小时其至 10 小时以上,或时重时轻达数天之久。用硝酸甘油无效,需用麻醉性镇痛药才能减轻。疼痛部位多在胸骨后,但范围较为广泛,常波及整个心前区,约 10% 的病例波及剑突下及上腹部或颈、背部,偶尔到下颌、咽部及牙齿处。约 25% 的病例无明显的疼痛,多见于糖尿病或神志不清患者,或有急性循环衰竭者,疼痛被其他严重症状所掩盖。15%～20% 的病例在急性期无症状。

3.心律失常

心律失常见于 75%～95% 的患者,多发生于起病后 1～2 周,而发病后 24 小时内发生心律失常最多见。经心电图检查可发现各种心律失常,可伴乏力、头晕、晕厥等症状。心律失常为急性期引起死亡的主要原因之一。最严重的心律失常是室性异位心律(包括频发性期前收缩、阵发性心动过速和颤动)。频发(超过每分钟 5 次)、多源性、成对室性期前收缩,或 R 波落在 T 波上的室性期前收缩可能为心室颤动的先兆。房室传导阻滞和束支传导阻滞也较多见,严重者可出现完全性房室传导阻滞。室上性心律失常则较少见,多发生于心力衰竭患者。前壁心肌梗死易发生室性心律失常。下壁(膈面)梗死易发生房室传导阻滞。

4.心力衰竭

心力衰竭主要是急性左心衰竭,为心肌梗死后收缩力减弱或不协调所致,可出现呼吸困难、咳嗽、烦躁及发绀等症状。严重时两肺满布湿啰音,形成肺水肿,进一步发展则导致右心衰竭。右心室心肌梗死者可一开始就出现右心衰竭。

5.低血压和休克

仅于疼痛剧烈时血压下降,未必是休克。但如疼痛缓解而收缩压仍低于 10.7 kPa(80 mmHg),伴有烦躁不安、大汗淋漓、脉搏细快、尿量减少(<20 mL/h)、神志恍惚甚至晕厥,则为休克,主要为心源性,由心肌广泛坏死、心排血量急剧下降所致。而神经反射引起的血管扩张尚属次要,有些患者还有血容量不足的因素。

6.胃肠道症状

疼痛剧烈时,伴有频繁的恶心、呕吐、上腹胀痛、肠胀气等,与迷走神经张力升高有关。

7.坏死物质吸收引起的症状

这类症状主要是发热,一般在发病后 1~3 天出现,体温 38 ℃左右,持续约 1 周。

(三)体征

(1)约半数患者心浊音界轻度至中度扩大,有心力衰竭时较显著。

(2)多数患者的心率加快,少数患者的心率可减慢。

(3)心尖区第一心音减弱,有时伴有奔马律。

(4)10%~20%的患者在病后 2~3 天出现心包摩擦音,多数在几天内又消失,是坏死波及心包面引起的反应性纤维蛋白性心包炎所致。

(5)心尖区可出现粗糙的收缩期杂音或收缩中晚期喀喇音,为二尖瓣乳头肌功能失调或断裂所致。

(6)可听到各种心律失常的心音改变。

(7)常见到血压下降到正常水平以下(病前高血压者血压可降至正常),且可能不再恢复到起病前水平。

(8)还可有休克、心力衰竭的相应体征。

(四)并发症

心肌梗死除可并发心力衰竭及心律失常外,还可有下列并发症。

1.动脉栓塞

其主要为左心室壁血栓脱落所引起。发生动脉栓塞,可能产生脑部或其他部位的相应症状,常在起病后 1~2 周发生。

2.心室膨胀瘤

梗死部位在心脏内压的作用下,显著膨出。心电图显示持久的 ST 段抬高。

3.心肌破裂

心肌破裂少见,可在发病 1 周内出现。患者常突然休克,甚至死亡。

4.乳头肌功能不全

乳头肌功能不全的病变可分为坏死性与纤维性,在发生心肌梗死后,心尖区突然出现响亮的全收缩期杂音,第一心音减弱。

5.心肌梗死后综合征

该综合征的发生率约10%。该综合征于心肌梗死后数周至数月内出现,可反复发生,表现为发热、胸痛、心包炎、胸膜炎或肺炎等症状、体征,可能为机体对坏死物质的变态反应。

四、诊断要点

(一)诊断标准

诊断 AMI 必须至少具备以下标准中的两条。

(1)患者有缺血性胸痛的临床病史,疼痛常持续 30 分钟以上。

(2)心电图有特征性改变和动态演变。

(3)心肌坏死的血清心肌标记物浓度升高和动态变化。

(二)诊断步骤

对疑为 AMI 的患者,应争取在 10 分钟内完成诊断。

(1)临床检查(问清缺血性胸痛病史,如疼痛的性质、部位、持续时间、缓解方式、伴随症状;查明心、肺、血管等的体征)。

(2)描记 18 导联心电图(常规 12 导联加 $V_7 \sim V_9$,$V_{3R} \sim V_{5R}$),并立即进行分析、判断。

(3)迅速进行简明的临床鉴别诊断后做出初步诊断(老年人突发原因不明的休克、心力衰竭、上腹部疼痛伴胃肠道症状、严重心律失常或较重而持续性胸痛或胸闷,应慎重考虑有无 AMI 的可能)。

(4)对病情做出基本评价并确定即刻处理方案。

(5)继而尽快进行相关的诊断性检查和监测(如血清心肌标记物浓度的检测),结合缺血性胸痛的临床病史、心电图的特征性改变,做出 AMI 的最终诊断。此外,应进行血常规、血脂、血糖、凝血时间、电解质等检测,二维超声心动图检查,床旁心电监护等。

(三)危险性评估

(1)患者伴下列任何一项:高龄(>70 岁)、既往有心肌梗死史、心房颤动、前壁心肌梗死、心源性休克、急性肺水肿或持续低血压,可确定为高危患者。

(2)血清心肌标记物浓度与心肌损害范围呈正相关,可帮助估计梗死面积和患者预后。

五、鉴别诊断

(一)不稳定型心绞痛

疼痛的性质、部位与心肌梗死相似,但发作持续时间短,频繁,含服硝酸甘油有效。心电图的改变及酶学检查是区别该病与心肌梗死的主要依据。

(二)急性肺动脉栓塞

大块的栓塞可引起胸痛、呼吸困难、咯血、休克,但多出现右心负荷急剧增加的表现,如右心室增大,P_2 亢进,心力衰竭。无心肌梗死时的典型心电图改变和血清心肌酶的变化。

(三)主动脉夹层

该病也具有剧烈的胸痛,有时出现休克,其疼痛常为撕裂样,一开始即达高峰,多放射至背部、腹部、腰部及下肢。两上肢的血压和脉搏常不一致是该病的重要体征。可出现主动脉瓣关闭不全的体征,心电图和血清心肌酶学检查无 AMI 的变化。X 线和超声检查可出现主动脉明显增宽。

(四)急腹症

急性胆囊炎、胆石症、急性坏死性胰腺炎、溃疡病穿孔等常出现上腹痛及休克的表现,但应有相应的腹部体征,心电图及酶学检查有助于鉴别。

(五)急性心包炎

急性心包炎尤其是非特异性急性心包炎,也可出现严重胸痛、心电图 ST 段抬高,但该病发病前常有上呼吸道感染,呼吸和咳嗽时疼痛加重,早期即有心包摩擦音,无心电图的演变及酶学异常。

六、处理

(一)治疗原则

改善冠状动脉血液供给,减少心肌耗氧量,保护心脏功能,挽救因缺血而濒死的心肌,防止梗死面积扩大,缩小心肌缺血范围,以及时发现、处理,防治严重心律失常、泵衰竭和各种并发症,防止猝死。

(二)院前急救

流行病学调查发现,50％的患者发病后 1 小时在院外猝死,死因主要是可救治的心律失常。因此,院前急救的重点是尽可能地缩短患者就诊延误的时间和院前检查、处理、转运所用的时间;尽量帮助患者安全、迅速地转送到医院;尽可能及时给予相关急救措施,如嘱患者停止任何主动性活动和运动,舌下含化硝酸甘油,高流量吸氧,镇静止痛(用吗啡或哌替啶),必要时静脉注射或滴注利多卡因,或给予除颤治疗和心肺复苏;对缓慢性心律失常患者肌内注射或静脉注射阿托品;及时将患者的情况通知急救中心或医院,在严密观察、治疗下迅速将患者送至医院。

(三)住院治疗

急诊室医师应力争在 10～20 分钟内完成询问病史、临床检验、记录 18 导联心电图,尽快明确诊断。对 ST 段抬高者应在 30 分钟内收住冠心病监护病房并开始溶栓,或在 90 分钟内行急诊经皮腔内冠状动脉成形术。

1.休息

患者应卧床休息。保持环境安静,减少探视,防止不良刺激。

2.监测

在冠心病监护室进行心电图、血压和呼吸的监测,5～7 天,必要时进行床旁血流动力学监测,以便于观察病情和指导治疗。

3.护理

患者第一周完全卧床。护理人员加强护理,帮助患者进食、洗漱、大小便、翻身等。第二周患者可从床上坐起,第三至四周可逐步离床和在室内缓步走动。但病重或有并发症者的卧床时间宜适当延长。以易消化的流质或半流质食物为主,病情稳定后逐渐改为软食。便秘 3 天者可服轻泻剂或用甘油栓等,必须防止用力大便造成病情突变。焦虑、不安患者可用地西泮等镇静剂。禁止吸烟。

4.吸氧

在 AMI 早期,即便未合并有左侧心力衰竭或肺疾病,也常有不同程度的动脉低氧血症。其原因可能是细支气管周围水肿,使小气道狭窄,增加小气道的阻力,气流量降低,局部换气量减少,特别是两肺底部最为明显。有些患者虽未测出动脉低氧血症,由于增加肺间质液体,肺顺应性一过性降低,而有气短症状。因此,应给予吸氧,通常在发病早期用鼻塞给氧 24～48 小时,3～5 L/min。这有利于氧气运送到心肌,可能减轻气短、疼痛或焦虑症状。严重左侧心力衰竭、肺水肿合并有机械性并发症的患者,多伴有严重低氧血症,需以面罩加压给氧或气管插管并机械通气。

5.补充血容量

心肌梗死患者由于发病后出汗、呕吐或进食少及应用利尿药等,血容量不足和血液浓缩,从而加重缺血和血栓形成,有导致心肌梗死面积扩大的危险。如每天液体的摄入量不足,应适当补液,以保持出入量的平衡。一般可用极化液。

6.缓解疼痛

发生 AMI 时,剧烈胸痛使患者的交感神经过度兴奋,于是心动过速、血压升高和心肌收缩力增强,从而增加心肌耗氧量,易诱发快速性室性心律失常,应迅速给予有效镇痛药。对该病的早期疼痛是难以区分坏死心肌疼痛和可逆性心肌缺血疼痛的,两者常混杂在一起。先给患者含服硝酸甘油,随后静脉滴注硝酸甘油,如疼痛不能迅速缓解,应立即用强的镇痛药,常用吗啡和哌替啶。吗啡是解除 AMI 患者疼痛最有效的药物。其作用于中枢阿片受体而发挥镇痛作用,并阻滞中枢交感神经冲动的传出,导致外周动脉、静脉扩张,从而降低心脏前后负荷及心肌耗氧量。通过镇痛,减轻疼痛引起的应激反应,使心率减慢。1 次给药后10～20 分钟发挥镇痛作用,1～2 小时作用最强,持续 4～6 小时。通常静脉注射吗啡 3 mg,必要时 5 分钟重复1 次,总量不宜超过15 mg。使用治疗剂量的吗啡即可发生不良反应,随剂量增加,发生率增加。不良反应有恶心、呕吐、低血压和呼吸抑制。其他不良反应有眩晕、嗜睡、表情淡漠、注意力分散等。一旦出现呼吸抑制,可每隔3 分钟静脉注射纳洛酮(有拮抗吗啡的作用),剂量为 0.4 mg,总量不超过 1.2 mg。一般用药后呼吸抑制症状可很快消除,必要时采用人工辅助呼吸。哌替啶的不良反应有心动过速和呕吐,可用阿托品 0.5 mg 对抗之。临床上可肌内注射 25～75 mg 哌替啶,必要时2～3 小时重复,过量会出现麻醉作用和呼吸抑制,当引起呼吸抑制时,也可应用纳洛酮治疗。对重度烦躁者可应用冬眠疗法,肌内注射哌替啶25 mg、异丙嗪 12.5 mg,必要时 4～6 小时重复 1 次。

中药可用复方丹参滴丸,口服麝香保心丸,或把复方丹参注射液 16 mL 加入 5％的葡萄糖注射液250～500 mL中,静脉滴注。

(四)再灌注心肌

起病 3～6 小时,使闭塞的冠状动脉再通,心肌得到再灌注,濒临坏死的心肌可能存活或使坏死范围缩小,预后改善。

1.急诊溶栓治疗

溶栓治疗是 20 世纪 80 年代初兴起的一项技术,其治疗原理是针对 AMI 发病的基础,即大部分穿壁性心肌梗死是由冠状动脉血栓性闭塞引起的。血栓是由于凝血酶原在异常刺激下被激活,形成凝血酶,使纤维蛋白原转化为纤维蛋白,然后与其他有形成分(如红细胞、血小板)一起形成的。机体内存在一个纤维蛋白溶解系统,它是由纤维蛋白溶解原和内源性或外源性激活物组成的。在激活物的作用下,纤维蛋白溶酶原被激活,形成纤维蛋白溶酶,它可以溶解稳定的纤维蛋白血栓,还可以降解纤维蛋白原,促使纤维蛋白裂解、血栓溶解。但是纤维蛋白溶酶的半衰期很短,要想获得持续的溶栓效果,只有依靠连续输入外源性激活物的办法。现在临床常用的纤溶激活物有两大类,一类为非选择性纤溶剂,如链激酶、尿激酶。它们除了激活与血栓相关的纤维蛋白溶酶原外,还激活循环中的纤溶酶原,导致全身的纤溶状态,因此可以引起出血并发症。另一类为选择性纤溶剂,有重组组织型纤溶酶原激活物、单链尿激酶型纤溶酶原激活剂及乙酰纤溶酶原-链激酶激活剂复合物。它们选择性地激活与血栓有关的纤溶酶原,而对循环中的纤溶酶原仅有中等程度的作用。这样可以避免或减少出血并发症的发生。

(1)溶栓疗法的适应证:①持续性胸痛超过半小时,含服硝酸甘油片后症状不能缓解。②相邻两个或更多导联 ST 段抬高超过 0.2 mV。③发病 6 小时内,或虽超过 6 小时,患者仍有严重胸痛,并且 ST 段抬高的导联有 R 波,也可考虑溶栓治疗。

(2)溶栓治疗的禁忌证:①患者近 10 天内施行过外科手术(包括活检、胸腔或腹腔穿刺和心脏体外按压术等)。②患者 10 天内做过动脉穿刺。③患者有颅内病变(包括出血、梗死或肿瘤等)。④患者有明显出血或潜在的出血性病变,如溃疡性结肠炎、胃十二指肠溃疡或有空洞形成的肺部病变。⑤患者有出血性或脑栓死倾向的疾病,如各种出血性疾病,肝和肾的疾病,心房颤动,感染性心内膜炎,收缩压>24.0 kPa(180 mmHg),舒张压>14.7 kPa(110 mmHg)。⑥患者处于妊娠期和分娩后头 10 天。⑦患者在半年至 1 年内进行过链激酶治疗。⑧患者超过 65 岁,因为对高龄患者,溶栓疗法引起颅内出血者多,而且冠脉再通率低于中年患者。

链激酶(SK):SK 是 C 类乙型链球菌产生的酶,在体内将前活化素转变为活化素。用 SK 前需做皮肤过敏试验。静脉滴注常用量为 $(5\sim10)\times10^5$ U,加入 5% 的葡萄糖注射液 100 mL 内,30~60 分钟滴完,后每小时给予 1×10^5 U,滴注24 小时。治疗前半小时肌内注射异丙嗪 25 mg,加少量(2.5~5.0 mg)地塞米松,可减少变态反应的发生。用药前、后进行凝血方面的化验检查,用量大时尤应注意出血倾向。冠状动脉内注射时先做冠状动脉造影,经导管向闭塞的冠状动脉内注入硝酸甘油 0.2~0.5 mg,后注入 SK 2×10^4 U,继之每分钟 2 000~4 000 U,共30~90 分钟,至再通后继用每分钟2 000 U,共 30~60 分钟。患者的胸痛突然消失,ST 段恢复正常,心肌酶峰值提前出现为再通征象,可每分钟注入 1 次造影剂,观察是否再通。

尿激酶(UK):作用于纤溶酶原,使之转变为纤溶酶。UK 无抗原性,作用较 SK 弱。静脉滴注 $(5\sim10)\times10^5$ U,60 分钟滴完。在冠状动脉内应用时,每分钟 6 000 U 持续 1 小时以上,至溶栓后再维持 0.5~1.0 小时。

重组组织型纤溶酶原激活物:对血凝块有选择性,故疗效高于 SK。冠状动脉内滴注 0.375 mg/kg,持续 45 分钟。静脉滴注用量为 0.75 mg/kg,持续 90 分钟。

其他制剂还有单链尿激酶型纤维蛋白溶酶原激活剂,乙酰化纤溶酶原-链激酶激活剂复合物等。

(3)文献资料显示,用药 2~3 小时的开通率:重组组织型纤溶酶原激活物为 65%~80%,SK 为 65%~75%,UK 为 50%~68%,乙酰化纤溶酶原-链激酶激活剂复合物为 68%~70%。选用哪一种溶栓剂,不能根据以上的数据武断地选择,而应根据患者的病变范围和部位、年龄、起病时间及经济情况等因素选择。比较而言,如患者年轻(年龄小于45 岁),有大面积前壁 AMI,到达医院时间较早(发病 2 小时内),无高血压,应首选重组组织型纤溶酶原激活物。如果年龄较大(大于70 岁),有下壁 AMI,有高血压,应选 SK 或 UK。乙酰化纤溶酶原-链激酶激活剂复合物的半衰期最长(70~120 分钟),因此可在患者家中或救护车上一次性快速静脉注射该类药;重组组织型纤溶酶原激活物的半衰期最短(3~4 分钟),需静脉持续滴注 90~180 分钟;SK 的半衰期为 18 分钟,给药持续时间为 60 分钟;UK 的半衰期为40 分钟,给药时间为 30 分钟。SK 与乙酰化纤溶酶原-链激酶激活剂复合物可引起低血压和变态反应,UK 与重组组织型纤溶酶原激活物无这些不良反应。重组组织型纤溶酶原激活物需要联合使用肝素,SK、UK、乙酰化纤溶酶原-链激酶激活剂复合物除具有纤溶作用外,还有明显的抗凝作用,不需要使用肝素。另外,重组组织型纤溶酶原激活物较贵,SK、UK 的价格较低廉。在临床选用溶栓剂时应考虑以上这些因素。

(4)溶栓治疗的并发症如下。

出血:①轻度出血,皮肤、黏膜轻度出血,有肉眼及显微镜下血尿,或小量咯血、呕血等(穿刺或注射部位的少量瘀斑不作为并发症)。②重度出血,大量咯血或消化道大出血,腹膜后出血等引起失血性休克或低血压,需要输血。③危及生命部位的出血,颅内、蛛网膜下腔、纵隔内或心包出血。

再灌注心律失常,注意其对血流动力学的影响。

患者有一过性低血压及其他的变态反应。

溶栓治疗急性心梗的价值是肯定的。可以加速血管再通,减少和避免冠脉早期血栓性再堵塞,可以进一步增加疗效。已证实有效的抗凝治疗可加速血管再通和有助于保持血管通畅。今后研究应着重于改进治疗方法或使用特异性溶栓剂,以减少纤维蛋白分解、防止促凝血活动和纤溶酶原偷窃;研制合理的联合使用的药物和方法。如此,可以使现已明显降低的 AMI 死亡率进一步下降。

2.经皮腔内冠状动脉成形术(percutaneous transluminal coronary angioplasty,PTCA)

(1)直接 PTCA(direct PTCA):急性心肌梗死发病后直接做 PTCA。指征:静脉溶栓治疗有禁忌证者;合并心源性休克者;诊断不明患者,如急性心肌梗死病史不典型或左束支传导阻滞者,可从直接冠状动脉造影和 PTCA 中受益;有条件在发病后数小时内行 PTCA 者。

(2)补救性 PTCA(rescue PTCA):在发病 24 小时内,静脉溶栓治疗失败,患者的胸痛症状不缓解时,行急诊 PTCA,以挽救存活的心肌,限制梗死面积进一步扩大。

(3)半择期 PTCA(semi-elective PTCA):溶栓成功患者在梗死后 7～10 天,有心肌缺血指征或冠脉再闭塞。

(4)择期 PTCA(elective PTCA):在急性心肌梗死后 4～6 周,用于再发心绞痛或有心肌缺血客观指征,如运动试验、动态心电图证实有心肌缺血。

(5)冠状动脉旁路移植术:适用于溶栓疗法及 PTCA 无效,而仍有持续性心肌缺血;急性心肌梗死合并有左房室瓣关闭不全或室间隔穿孔等机械性障碍,需要手术矫正和修补,同时进行冠状动脉旁路移植术;多支冠状动脉狭窄或左冠状动脉主干狭窄。

(五)缩小梗死面积

AMI 是心肌氧供/氧需的严重失衡,纠正这种失衡,就能挽救濒死的心肌,限制梗死的扩大,有效地减少并发症和改善患者的预后。控制心律失常,适当地补充血容量和治疗心力衰竭,均有利于减少梗死区。目前多主张采用以下几种药物。

1.扩血管药物

扩血管药物必须应用于梗死初期的发展阶段,即起病后 4～6 小时。一般首选硝酸甘油静脉滴注或异山梨酯舌下含化,也可在皮肤上用硝酸甘油贴片或软膏。使用时应注意:静脉给药时,最好有血流动力学监测,当肺动脉楔嵌压小于 2 kPa,动脉压正常或增高时,其疗效较好,反之,则可使病情恶化;应从小剂量开始,在应用过程中保持肺动脉楔压不低于 2 kPa(2.0～2.4 kPa),且动脉压不低于正常低限,以保证必需的冠状动脉灌注。

2.β受体阻滞剂

大量临床资料表明,在AMI发生后的4～12小时,给普萘洛尔或阿普洛尔、阿替洛尔、美托洛尔等药治疗(最好是早期静脉内给药),常能明显降低患者的最高血清酶(肌酸激酶、肌酸激酶同工酶等)水平,提示药物有限制梗死范围扩大的作用。但因这些药的负性肌力效应、负性频率作用,临床应用时,心率低于每分钟60次,收缩压≤14.6 kPa,有心力衰竭及下壁心梗者应慎用。

3.低分子右旋糖酐及复方丹参等活血化瘀的药物

一般可选用低分子右旋糖酐,每天静脉滴注250～500 mL,7～14天为1个疗程。在低分子右旋糖酐内加入活血化瘀药物(如血栓通4～6 mL、川芎嗪80～160 mg或复方丹参注射液12～30 mL),疗效更佳。心功能不全者低分子右旋糖酐者慎用。

4.极化液

可减少心肌坏死,加速缺血心肌的恢复。但近几年因其效果不显著,已趋向于不用,仅用于AMI伴有低血容量者。其他改善心肌代谢的药物有维生素C(3～4 g)、辅酶A(50～100 U)、肌苷(0.2～0.6 g)、维生素B_6(50～100 mg),每天1次,静脉滴注。

5.其他

有人提出用大量激素(氢化可的松150 mg/kg)或透明质酸酶(每次500 U/kg,6小时1次,每天4次),或用钙通道阻滞剂(硝苯地平20 mg,4小时1次)治疗AMI,但对此分歧较大,尚无统一结论。

(六)严密观察,以及时处理并发症

1.左心功能不全

发生AMI时左心功能不全,因病理生理改变的程度不同,可表现轻度肺淤血、急性左心衰竭(肺水肿)、心源性休克。

(1)急性左心衰竭(肺水肿)的治疗:可选用吗啡、利尿剂(呋塞米等)、硝酸甘油(静脉滴注),尽早口服血管紧张素转化酶抑制剂(以短效制剂为宜)。肺水肿合并严重高血压时应静脉滴注硝普钠,由小剂量(10 μg/min)开始,据血压调整剂量。对伴严重低氧血症者可行人工机械通气治疗。在AMI发病24小时内不主张使用洋地黄制剂。

(2)心源性休克:在严重低血压时应静脉滴注多巴胺5～15 μg/(kg·min),一旦血压升至12.0 kPa(90 mmHg)以上,则可同时静脉滴注多巴酚丁胺3～10 μg/(kg·min),以减少多巴胺的用量。如血压不升,应使用大剂量多巴胺[≥15 μg/(kg·min)]。大剂量多巴胺无效时,可静脉滴注去甲肾上腺素2～8 μg/min。有轻度低血压时,可用多巴胺或与多巴酚丁胺合用。药物治疗无效者应使用主动脉内球囊反搏。AMI合并心源性休克用PTCA再灌注治疗。用中药时,可酌情选用独参汤、参附汤、生脉散等。

2.抗心律失常

AMI患者急性心肌梗死有90%以上出现心律失常,绝大多数发生在梗死后72小时内,不论是快速性心律失常还是缓慢性心律失常,对AMI患者均可引起严重后果。因此,应及早发现心律失常,特别是严重的心律失常的前驱症状,并给予积极的治疗。

(1)对出现室性期前收缩的急性心肌梗死患者,应严密心电监护及处理。频发的室性期前收缩或室性心动过速,应静脉注射利多卡因50～100 mg,无效时5～10分钟重复注射,控制后以每分钟1～3 mg静脉滴注维持,情况稳定后可改为口服药物;使用美西律150～200 mg、普鲁卡因胺250～500 mg、溴苄胺100～200 mg,6小时1次维持。

（2）对已发生室颤患者应立即行心肺复苏术，在进行心脏按压和人工呼吸的同时争取尽快实行电除颤，一般首次即采取较大能量（200～300 J），争取 1 次成功。

（3）对窦性心动过缓，如心率小于每分钟 50 次，或心率在每分钟 50～60 次，合并低血压或室性心律失常，可用阿托品，每次 0.3～0.5 mg，静脉注射，无效时 5～10 分钟重复，但总量不超过 2 mg。也可用氨茶碱0.25 g或异丙基肾上腺素 1 mg，分别加入 300～500 mL 5％葡萄糖注射液中静脉滴注，但这些药物有可能增加心肌氧耗或诱发室性心律失常，故均应慎用。以上治疗无效，症状严重时可采用临时起搏措施。

（4）对房室传导阻滞一度和二度量型者，可应用肾上腺皮质激素、阿托品、异丙肾上腺素来治疗，但应注意其不良反应。对三度及二度Ⅱ型者宜行临时心脏起搏。

（5）对室上性快速心律失常可选用β受体阻滞剂、洋地黄类药物（24 小时内尽量不用）、维拉帕米、胺碘酮、奎尼丁、普鲁卡因胺等治疗，对阵发性室上性、心房颤动及心房扑动药物治疗无效可考虑直流电同步心律转复或用人工心脏起搏器复律。

3.机械性并发症的处理

（1）心室游离壁破裂：可引起急性心脏压塞，致突然死亡，临床表现为电-机械分离或心脏停搏，患者常因难以即时救治而死亡。对亚急性心脏破裂应积极争取冠状动脉造影后行手术修补及采用血管重建术。

（2）室间隔穿孔：对伴血流动力学失代偿者，在血管扩张剂和利尿剂治疗及主动脉内球囊反搏支持下，进行早期或急诊手术治疗。如穿孔较小，无充血性心力衰竭，血流动力学稳定，可保守治疗，6 周后择期手术。

（3）急性二尖瓣关闭不全：急性乳头肌断裂时突发左心衰竭和/或低血压，主张用血管扩张剂、利尿剂及主动脉内球囊反搏治疗，在血流动力学稳定的情况下做急诊手术。对左心室扩大或乳头肌功能不全者，应积极应用药物治疗心力衰竭，改善心肌缺血并行血管重建术。

（七）恢复期处理

患者住院 3～4 周后，如病情稳定，体力增进，可考虑出院。近年主张出院前做症状限制性运动负荷心电图、放射性核素和/或超声显像检查，如显示心肌缺血或心功能较差，宜行冠状动脉造影检查，进一步处理。心室晚电位检查有助于预测发生严重室性心律失常的可能性。

七、护理

（一）护理评估

1.病史

发病前常有明显诱因，如精神紧张、情绪激动、过度体力活动、饱餐、高脂饮食、未控制的糖尿病、感染、手术、大出血、休克。少数患者在睡眠中发病。约半数的患者有高血压及心绞痛史。部分患者则无明确病史及先兆表现，首次发展即是 AMI。

2.身体状况

（1）先兆：半数以上患者在梗死前数天至数周，有乏力、胸部不适、活动时心悸、气急、心绞痛等，最突出的表现为心绞痛发作频繁，持续时间较长，疼痛较剧烈，甚至伴恶心、呕吐、大汗、心动过缓，硝酸甘油疗效差。应警惕近期内发生心肌梗死的可能，要及时住院治疗。

（2）症状：AMI 的临床表现与梗死的大小、部位、发展速度及原来心脏的功能情况等有关。①疼痛：是最常见的起始症状。典型的疼痛部位和性质与心绞痛相似，但疼痛更剧烈，诱因多不明显,持续时间较长,一般超过 30 分钟,也可达数小时,休息和含服硝酸甘油多不能缓解。患者常烦躁不安、出汗、恐惧,或有濒死感。糖尿病患者及脱水、休克患者常无疼痛。少数患者以休克、急性心力衰竭、突然晕厥为始发症状。部分患者的疼痛位于上腹部,或者疼痛放射至下颌、颈部、背部上方,易被误诊,应区别其与相关疾病。②全身症状:有发热和心动过速等。发热由坏死物质吸收所引起,一般在疼痛后24～48 小时出现,体温一般在 38 ℃左右,持续约 1 周。③胃肠道症状:常伴有恶心、呕吐、肠胀气和消化不良。重症者可发生呃逆。④心律失常:见于 75%～95%的患者,以发病 24 小时内最多见,可伴心悸、乏力、头晕、晕厥等症状。以室性心律失常居多,可出现室性期前收缩、室性心动过速、心室颤动或加速性心室自主心律。频发的、成对的、多源性的室性期前收缩和 R 波落在 T 波上的室性期前收缩或室性心动过速,常为心室颤动的先兆。心室颤动是 AMI 早期主要的死因。室上性心律失常较少,多发生在心力衰竭者中。缓慢型心律失常中以房室传导阻滞最为常见,束支传导阻滞和窦性心动过缓也较多见。⑤低血压和休克:见于 20%～30%的患者。疼痛期血压下降未必是休克。如疼痛缓解后收缩压仍低于 10.7 kPa(80 mmHg),伴有烦躁不安、面色苍白、皮肤湿冷、大汗淋漓、脉细而快、少尿、精神迟钝,甚或昏迷,则为休克表现。休克多在起病后数小时至 1 周内发生,主要是心源性,为心肌收缩力减弱、心排血量急剧下降所致,还有血容量不足、严重心律失常、周围血管舒缩功能障碍和酸中毒等因素。⑥心力衰竭:主要为急性左心衰竭。可在发病最初的几天内发生,或在疼痛、休克好转阶段出现。它是由心肌梗死后心脏收缩力显著减弱或不协调所致。患者可突然出现呼吸困难,咳泡沫痰,发绀等,严重时可发生急性肺水肿,也可继而出现全心衰竭。

(3)体征:①一般情况,患者常呈焦虑不安或恐惧,手抚胸部,面色苍白,皮肤潮湿,呼吸加快;左心功能不全时呼吸困难,常采取半卧位或咯粉红色泡沫痰;发生休克时四肢厥冷,皮肤有蓝色斑纹。多数患者于发病第2天体温升高,一般在 38 ℃左右,1 周内体温退至正常。②心脏浊音界可轻至中度扩大;心率加快或减慢;可有各种心律失常;心尖部第一心音常减弱,可出现第三或第四心音奔马律;一般听不到心脏杂音,二尖瓣乳头肌功能不全或腱索断裂时心尖部可听到明显的收缩期杂音;室间隔穿孔时,胸骨左缘可闻及响亮的全收缩期杂音;发生严重的左心衰竭时,心尖部也可闻及收缩期杂音;1%～20%的患者可在发病 1～3 天内出现心包摩擦音,持续数天,少数可持续 1 周以上。③发病早期肺底可闻及少数湿啰音,常在 1～2 天消失,湿啰音持续存在或增多常提示左心衰竭。

(二)护理目标

(1)患者疼痛减轻。

(2)患者能遵医嘱服药,说出治疗的重要性。

(3)患者的活动量增加,心率正常。

(4)生命体征维持在正常范围。

(5)患者看起来放松。

(三)护理措施

1.一般护理

(1)安置患者于冠心病监护病房,连续监测心电图、血压、呼吸 5～7 天,对行漂浮导管检查者做好相应护理,询问患者有无心悸、胸闷、胸痛、气短、乏力、头晕等不适。

(2)保持病室安静、舒适,限制探视,有计划地护理患者,减少对患者的干扰,保证患者充足的休息和睡眠时间,防止任何不良刺激。根据病情安置患者于半卧位或平卧位。患者在第 1～3 天绝对卧床休息,翻身、进食、洗漱、排便等均由护理人员帮助料理;第4~6天可在床上活动肢体,无并发症者可在床上坐起,逐渐过渡到坐在床边或椅子上,每次20分钟,每天3~5次,护理人员鼓励患者深呼吸;第1~2周开始在室内走动,逐步过渡到室外行走;第3~4周可试着上、下楼梯或出院。病情严重或有并发症者应适当延长卧床时间。

(3)介绍该病的知识和监护室的环境。关心、尊重、鼓励、安慰患者,以和善的态度回答患者提出的问题,帮助其树立战胜疾病的信心。

(4)给予低钠、低脂、低胆固醇、无刺激、易消化的饮食,嘱患者少食多餐,避免进食过饱。

(5)心肌梗死患者由于卧床休息,消化功能减退,应用止痛药物,胃肠功能弱和膀胱收缩无力,易发生便秘和尿潴留。应予以足够的重视,酌情给予轻泻剂,嘱患者排便时勿屏气,避免增加心脏负担和导致附壁血栓脱落。排便不畅时宜加用开塞露,对5天无大便者可保留灌肠或给低压盐水灌肠。对排尿不畅者,可采用物理或诱导法,协助排尿,必要时导尿。

(6)吸氧:氧治疗可改善低氧血症,有利于心肌梗死的康复。急性期给患者高流量吸氧,持续48小时。氧流量为3~5 L/min,病情变化,可延长吸氧时间。待疼痛减轻,休克解除,可降低氧流量。注意鼻导管的通畅,24小时更换1次。如果合并急性左心衰竭,出现重度低氧血症,病死率较高,可采用加压吸氧或酒精湿化吸氧。

(7)防止血栓性静脉炎或深部静脉血栓形成:血栓性静脉炎表现为受累静脉局部红、肿、痛,可延伸呈条索状,多由反复静脉穿刺输液和输注多种药物所致。所以行静脉穿刺时应严格无菌操作,患者感觉输液局部皮肤疼痛或红肿,应及时更换穿刺部位,并予以热敷或理疗。下肢静脉血栓形成,一般在血栓较大引起阻塞时才出现患肢的肤色改变、皮肤温度升高和可凹性水肿。应注意每天协助患者做被动下肢活动2~3次,注意下肢皮肤温度和颜色的变化避免选用下肢静脉输液。

2.病情观察与护理

AMI为危重疾病,应早期发现危及患者生命的先兆表现,如及时处理,可使患者转危为安。故需严密观察以下情况。

(1)血压:始发病时应0.5~1小时测量一次血压,随血压恢复情况逐步减少测量,次数为每天4~6次,基本稳定后每天1~2次。若收缩压在12.0 kPa(90 mmHg)以下,脉压减小,且音调低落,要注意患者的神志状态、脉搏、面色、皮肤色泽及尿量等,是否有心源性休克的发生。此时,在通知医师的同时,对休克者采取抗休克措施,如补充血容量,应用升压药、血管扩张剂及纠正酸中毒,避免脑缺氧,保护肾功能等。有条件者应准备好中心静脉压测定装置或漂浮导管、测定肺微血管楔压设备。

(2)心率、心律:在冠心病监护病房进行连续的心电、呼吸监测,在心电监测示波屏上,应注意观察心率及心律变化。及时检出可能作为恶性心动过速先兆的任何室性期前收缩、室颤或完全性房室传导阻滞、严重的窦性心动过缓、房性心律失常等。如发现室性期前收缩每分钟5次以上,呈二联律、三联律,为多源性室性期前收缩,室性期前收缩的R波落在前一次主搏的T波之上,均为转变阵发性室性心动过速及心室颤动的先兆,易造成心搏骤停。遇有上述情况,在立即通知医师的同时,需应用相应的抗心律失常药物,并准备好除颤器和人工心脏起搏器,协同医师抢救。

(3)胸痛:AMI患者常伴有持续、剧烈的胸痛,因此,应注意观察患者的胸痛程度,因剧烈胸痛可导致低血压,加重心肌缺氧,扩大梗死面积,引起心力衰竭、休克及心律失常。常用罂粟碱,肌内注射或静脉滴注;硝酸甘油 0.6 mg,含服;对疼痛较重者可用盐酸哌替啶或吗啡。在护理中应注意可能出现的药物不良反应,同时注意观察血压、尿量、呼吸等,确保用药的安全。

(4)呼吸急促:注意观察患者的呼吸状态,对有呼吸急促的患者应注意观察血压、皮肤黏膜的血循环情况、肺部体征的变化、血流动力学和尿量的变化。发现患者有呼吸急促,不能平卧,烦躁不安,咳嗽,咯泡沫样血痰时,立即取半坐位,给予吸氧,准备好强心剂、利尿剂,配合医师按急性心力衰竭处理。

(5)体温:AMI 患者可有低热,体温为 37.0～38.5 ℃,多持续 3 天左右。如体温持续升高,1 周后仍不下降,应疑有继发肺部或其他部位感染,以及时向医师报告。

(6)意识变化:如发现患者意识恍惚,烦躁不安,应注意观察血流动力学及尿量的变化。警惕心源性休克的发生。

(7)器官栓塞:在 AMI 发生后 1～2 周内,注意观察组织或脏器有无发生栓塞。左心室内附壁血栓可脱落,而引起脑、肾、四肢、肠系膜等动脉栓塞。如发现栓塞,应及时向医师报告。

(8)心室膨胀瘤:在心肌梗死恢复的过程中,心电图表现虽有好转,但患者仍有顽固性心力衰竭或心绞痛,应疑有心室膨胀瘤。这是由于在心肌梗死区愈合过程中,心肌被结缔组织所替代,成为无收缩力的薄弱纤维瘢痕区。该区受心腔内的压力而向外呈囊状膨出,形成心室膨胀瘤。应配合医师进行 X 线检查以确诊。

(9)心肌梗死后综合征:需注意在 AMI 发生后 2 周、数月甚至 2 年内,可并发心肌梗死后综合征。表现为肺炎、胸膜炎和心包炎征象,同时也有发热、胸痛、红细胞沉降率和白细胞计数升高现象,酷似 AMI 的再发。这是由坏死心肌引起机体自身免疫变态反应所致。如心肌梗死的特征性心电图变化有好转现象又有上述表现,应做好 X 线检查的准备,配合医师做出鉴别诊断。若因误诊而用抗凝药物,可导致心腔内出血而发生急性心脏压塞。故应严密观察病情,在确诊为该病后,应向患者及家属做好解释工作,解除其顾虑,必要时给患者应用镇痛及镇静剂;做好休息、饮食等生活护理。

(四)健康教育

(1)嘱患者注意劳逸结合,根据心功能进行适当的康复锻炼。

(2)嘱患者避免紧张、劳累、情绪激动、饱餐、便秘等诱发因素。

(3)嘱患者节制饮食,忌烟、酒、咖啡、刺激性食物,多吃蔬菜、高蛋白质食物,少食动物脂肪、胆固醇含量较高的食物。

(4)嘱患者按医嘱服药,随身常备硝酸甘油等扩张冠状动脉的药物,定期复查。

(5)指导患者及家属,病情突变时,采取简易的应急措施。

（李　娜）

第七节　慢性肺源性心脏病

慢性肺源性心脏病简称慢性肺心病,是肺组织、肺血管或胸廓的慢性病变引起肺组织结构和功能异常,导致肺血管阻力增加,肺动脉压力增加,右心室扩张、肥大,伴或不伴有右心衰竭的心脏病。

肺心病是我国中老年人的常见病、多发病,患病年龄多在 40 岁以上,随年龄增长患病率升高。我国肺心病的平均患病率约为 0.4％,农村的该病平均患病率高于城市,吸烟者的该病平均患病率比不吸烟者明显升多。急性呼吸道感染是肺心病急性发作的主要诱因,常导致心肺功能衰竭。目前重症肺心病的病死率仍然较高。

一、病因及发病机制

按原发病的不同部位,其病因分为三类。

(一)支气管疾病、肺疾病

这类病因以慢性阻塞性肺疾病最为多见,其次为支气管哮喘、支气管扩张、重症肺结核、尘肺、慢性弥漫性肺间质纤维化、结节病等。

(二)胸廓运动障碍性疾病

这类病因较少见,包括脊椎后凸或侧凸、脊椎结核、类风湿关节炎等引起的严重胸廓或脊柱畸形,神经肌肉疾病(如脊髓灰质炎、多发性神经炎),可以引起胸廓活动受限、肺受压、支气管扭曲或变形、肺功能受损。

(三)肺血管疾病

这类病因甚少见,如广泛或反复发生的多发性肺小动脉栓塞及肺小动脉炎、原因不明的原发性肺动脉高压。引起右心室肥大的因素很多,但先决条件是肺的结构和功能的不可逆性改变。气道的反复感染、低氧血症和/或高碳酸血症等一系列体液因子和肺血管的变化,使肺血管阻力增大、肺动脉血管重构、血容量增多和血液黏稠度增加,导致肺动脉高压,而肺动脉高压的形成是肺心病发生的关键因素。

二、临床表现

该病发展缓慢,临床上除原有肺、心疾病的各种症状和体征外,还有逐步出现的心肺功能衰竭和其他器官损害的表现。

(一)心肺功能代偿期

1.症状

症状有咳嗽,咳痰,气促,活动后有心悸、呼吸困难、乏力和活动耐力下降。急性感染可使上述症状加重。患者少有胸痛或咯血。

2.体征

患者可有不同程度的发绀和肺气肿体征,偶有干啰音、湿啰音,心音遥远。肺动脉瓣区第二心音亢进,提示有肺动脉高压。三尖瓣区出现收缩期杂音,或剑突下心脏搏动增强,提示有右心室肥厚。部分患者因肺气肿胸膜腔内压升高,阻碍腔静脉回流,可见颈静脉充盈。因膈肌下降,故肝界下移。

(二)心肺功能失代偿期

1.呼吸衰竭

(1)症状:呼吸困难加重,夜间更重,患者常头痛、失眠、食欲缺乏,但白天嗜睡,甚至有表情淡漠、神志恍惚、谵妄等肺性脑病的表现。

(2)体征:明显发绀,球结膜充血、水肿,严重时可有视网膜血管扩张、视盘水肿等颅内压升高的表现。腱反射减弱或消失,出现病理反射。因高碳酸血症可出现周围血管扩张的表现,如皮肤潮红、多汗。

2.右心衰竭

（1）症状：气促更明显，出现心悸、气急、腹胀、食欲缺乏、恶心、呕吐等。

（2）体征：发绀更明显，颈静脉怒张，心率加快，可出现心律失常，三尖瓣区可闻及收缩期杂音，甚至出现舒张期杂音。肝大伴压痛，肝颈静脉回流征呈阳性，下肢水肿，严重者有腹水。少数患者可出现肺水肿及全心衰竭的体征。

（三）并发症

低氧血症和高碳酸血症使多个重要脏器受累，出现严重并发症，如肺性脑病、酸碱失衡及电解质紊乱、心律失常、休克、消化道出血、弥散性血管内凝血。

三、辅助检查

（一）胸部 X 线检查

除原发病的 X 线征象外，还有肺动脉高压和右心室肥大的征象。

（二）心电图检查

主要为右心室肥大的改变。

（三）血气分析

出现低氧血症、高碳酸血症，$PaO_2 < 8.0$ kPa（60 mmHg），$PaCO_2 > 6.6$ kPa（50 mmHg），提示呼吸衰竭。

（四）血液检查

红细胞和血红蛋白计数升高，全血黏度和血浆黏度增加；并发感染时，白细胞总数升高，中性粒细胞增加。部分患者的血清学检查结果提示有肾功能、肝功能的异常及电解质紊乱。

（五）其他检查

肺功能检查对早期或缓解期肺心病患者有意义。痰细菌学检查结果可以指导对急性加重期肺心病患者抗生素的选用。

四、诊断要点

患者有慢性支气管、肺、胸疾病的病史，有肺动脉高压、右心室肥大或伴有右心功能不全的表现，结合实验室检查，可做出诊断。但需排除其他心脏病，如冠状动脉粥样硬化性心脏病（简称冠心病）、风湿性心脏病（简称风心病）。

五、治疗要点

（一）急性加重期

1.控制感染

社区获得性感染的病原菌以革兰阳性菌为主，医院感染的病原菌则以革兰阴性菌为主。选用两者兼顾的抗生素（如青霉素类、氨基糖苷类、喹诺酮类及头孢菌素类）来控制感染。

2.合理用氧

纠正缺氧和二氧化碳潴留，维持呼吸道通畅，改善呼吸功能。

3.控制心力衰竭

慢性肺心病患者一般在积极控制感染、改善呼吸功能后，心力衰竭便能得到改善。对治疗无效的重症患者,适当选用利尿药、强心药或血管扩张药物来控制心力衰竭。

(1)利尿药:以缓慢、小量和间歇用药为原则。常用药物有氢氯噻嗪;尿量多时需加10%的氯化钾,或选用保钾利尿药,如氨苯蝶啶。重度或需要快速利尿者,肌内注射或口服呋塞米。

(2)强心药:宜选用速效、排泄快的制剂,剂量宜小。常用药物有毒毛花苷K 0.125~0.250 mg,或毛花苷C 0.2~0.4 mg,加入10%的葡萄糖注射液内,缓慢静脉推注。

(3)控制心律失常:一般治疗肺心病的感染、缺氧后,心律失常自行消失;如果持续存在,根据心律失常的类型选用药物。

(二)缓解期

以中西医结合的综合措施,防治原发病,消除诱发因素,避免或减少急性发作,提高机体免疫功能,延缓病情的发展。

六、常用护理诊断

(一)气体交换受损

其与呼吸道阻塞、呼吸面积减少引起通气和换气功能障碍有关。

(二)清理呼吸道无效

其与呼吸道感染、痰液过多而黏稠或咳嗽无力有关。

(三)体液过多

其与右心功能不全、静脉回流障碍、静脉压升高有关。

(四)潜在并发症

潜在并发症为肺性脑病。

七、护理措施

(一)一般护理

1.休息与活动

急性发作期,患者卧床休息,取半卧位,减少机体耗氧量,减轻心脏负担。缓解期,患者在护理人员指导下根据心肺功能适当地活动,增强体质,改善心肺功能。

2.合理氧疗

为患者翻身、拍背,使其排出呼吸道分泌物,使呼吸道保持通畅,这是改善通气功能的一项有效措施。在此基础上持续低流量、低浓度给氧,氧流量为1~2 L/min,浓度为25%~29%,可纠正缺氧,并且要防止高浓度吸氧抑制呼吸,加重二氧化碳潴留,导致肺性脑病。

3.饮食护理

患者应选低盐、低热量、清淡、易消化和富含维生素及纤维的饮食。限制钠盐摄入。液体摄入量限制在1.0~1.5 L/d。患者应少食多餐。应用排钾利尿剂的患者注意钾的摄入,多吃含钾高的食物,如香蕉、枣,保持大便通畅。

4.皮肤护理

对久病卧床、水肿明显者应加强皮肤护理。避免腿部和踝部交叉受压;保持衣服宽大、柔软;在受压部位垫气圈或海绵垫,可用气垫床;帮助患者抬高下肢,促进静脉回流;帮助患者定时变换体位,预防压疮。

（二）病情观察

密切观察患者病情的变化,监测生命体征及血气分析。观察呼吸频率、节律、深度及其变化特点。如患者出现点头呼吸、提肩呼吸,或呼吸由深而慢转为浅而快,提示呼吸衰竭。如果患者出现注意力不集中、好言多动、烦躁不安、昼睡夜醒、神志恍惚等,提示肺性脑病的先兆症状,立即报告医师,并协助抢救。

（三）用药护理

1.利尿剂

尽可能在白天给药,以免因频繁排尿而影响患者的夜间睡眠。用药后应观察精神症状、痰液黏稠度,有无腹胀、四肢无力等,准确记录液体出入量。过多应用利尿剂可能导致以下情况:①脱水使痰液黏稠不易咳出,加重呼吸衰竭。②低钾、低氯性碱中毒,抑制呼吸中枢,造成通气量降低,耗氧量增加,加重神经精神症状。③血液浓缩增加循环阻力,且易发生弥散性血管内凝血。

2.强心剂

遵医嘱给药,注意药效并观察毒性反应。由于肺心病患者长期处于缺氧状态,对洋地黄类药物的耐受性很差,故疗效差、易中毒,用药前注意纠正缺氧。

3.呼吸兴奋剂

遵医嘱使用呼吸兴奋剂。注意保持呼吸道通畅,适当增加吸入氧浓度。用药过程中如患者出现恶心、呕吐、震颤,甚至惊厥,提示药物过量,以及时通知医师。

（四）心理护理

关爱患者,多与患者交谈,给予患者理解与支持,鼓励患者积极配合治疗与护理,树立信心;教会其自我护理,避免各种诱发因素,保护心肺功能;动员患者的家属与朋友多陪护探视,增强患者的支持系统。

（五）健康教育

1.疾病知识指导

使患者和家属了解疾病的发生、发展过程及防止原发病的重要性,减少反复发作的次数。积极防治原发病,避免和防治各种可能导致病情急性加重的诱因。坚持家庭氧疗等。

2.生活指导

患者要加强营养,以保证机体康复的需要。病情缓解期应根据心肺功能及体力情况进行适当的体育锻炼和呼吸功能锻炼,如散步、练气功、打太极拳、腹式呼吸、缩唇呼吸,改善呼吸功能,提高机体免疫功能。

3.用药指导

向患者介绍药物的用法和注意事项,观察疗效及不良反应。

4.自我监测指导

告知患者及其家属病情变化的征象,如体温升高、呼吸困难加重、咳嗽剧烈、咳痰不畅、尿量减少、水肿明显或患者神志淡漠、嗜睡、躁动、口唇发绀加重,均提示病情变化或加重,需及时就医。

（李　娜）

第八节　慢性心力衰竭

慢性心力衰竭是大多数心血管疾病的最终结果,也是最主要的死亡原因。在西方国家,引起慢性心力衰竭的基础心脏病以高血压、冠心病为主;在我国,过去以心瓣膜病为主,如今冠心病和高血压已成为心力衰竭的常见病因。

一、护理评估

(一)病因

1.基该病因

(1)原发性心肌损害。①缺血性心肌损害:冠心病心肌缺血和/或心肌梗死是常见的原因。②心肌炎和心肌病:各种类型的心肌炎和心肌病均可导致心力衰竭,病毒性心肌炎及原发性扩张型心肌病多见。③心肌代谢障碍性疾病:最常见于糖尿病心肌病,而维生素 B_1 缺乏和心肌淀粉样变性等罕见。

(2)心脏负荷过重。①压力负荷(后负荷)过重:是指心脏收缩期射血阻力增加。常见原因有高血压、主动脉瓣狭窄、肺动脉高压、肺动脉瓣狭窄等。②容量负荷(前负荷)过重:是指心脏舒张期所承受的容量负荷增加。其常见于主动脉瓣或肺动脉瓣关闭不全、房间隔缺损、室间隔缺损、动脉导管未闭等。此外,伴有全身血容量增多或循环血容量增多的疾病(如慢性贫血、甲状腺功能亢进),心脏的容量负荷也必然增加。

2.诱因

据统计,有 $80\%\sim90\%$ 的慢性心力衰竭是在原有心脏病的基础上,由一些增加心脏负荷的因素所诱发的,常见的诱发因素有以下几种。

(1)感染:呼吸道感染是最常见、最重要的诱因。其次为感染性心内膜炎、全身感染等。

(2)心律失常:心房颤动是诱发心力衰竭的重要因素。亦可见某些类型的快速性心律失常和严重的缓慢性心律失常。

(3)血容量增加:由摄入钠盐过多,输液或输血过多、过快等引起。

(4)生理或心理压力过大。

(5)合并贫血、甲状腺功能亢进、不恰当地停用洋地黄类药物或降压药及原有心脏病变加重等,也可成为发生心力衰竭的诱因。

(二)病理生理

慢性心力衰竭的病理生理变化十分复杂,当心脏病发展至心功能障碍时,机体首先发生代偿反应。这种代偿机制在一定时间内可使心功能维持在相对正常的水平,但代偿机制也有其负性效应。不同机制互相作用衍生出更多反应,久之发生失代偿,会发生更为复杂的病理生理变化。

1.代偿机制

(1)Frank-Starling 定律:当回心血量增多,心脏前负荷升高时,心室舒张末期容积增加,从而增加心排血量及心脏做功量。由于心室舒张末期容积增大,压力升高,心房压、静脉压相应地升高。当后者达到一定程度时,即出现肺的充血或腔静脉系统充血。

(2)心肌肥厚:当心脏后负荷升高时,常以心肌肥厚作为主要的代偿机制。心肌肥厚时,心肌细胞数增多并不明显,以心肌细胞增大为主。作为能量供应物的线粒体增加的程度和速度落后于心肌纤维,因此心肌处于相对的能源不足状态,继续发展至心肌细胞死亡。肥厚的心肌收缩力增强,使心排血量暂时维持正常。但肥厚心肌的顺应性下降,舒张功能降低,心室舒张末压升高,客观上已经存在心功能障碍的表现。

(3)神经体液代偿机制。①交感神经兴奋性增强:心力衰竭患者血中的去甲肾上腺素水平升高,作用于心肌的 β_1 肾上腺素能受体,增强心肌收缩力并提高心率,增加心排血量,同时因外周血管收缩,心率加快,心脏后负荷增加,使心肌耗氧量增加。②肾素-血管紧张素系统激活:心排血量低时,该系统被激活,一方面使心肌收缩力增强,周围血管收缩,维持血压,调节血液的再分配,保证心、脑等重要器官的血液供应。另一方面促进醛固酮分泌,使水、钠潴留,增加总体液量及心脏前负荷,对心力衰竭起到代偿作用。

此外,心钠肽、脑钠肽、精氨酸加压素、缓激肽等体液因子也参与了心力衰竭的发生和发展。

2.心肌收缩性减弱的机制

(1)收缩相关蛋白质的破坏:当心肌细胞坏死或凋亡后,与心肌收缩有关的蛋白质随即被分解,心肌收缩力也随之下降。

(2)心肌能量代谢紊乱:心肌收缩是一个主动耗能过程,钙离子的转运和肌丝的滑动都需要三磷酸腺苷。能量生成、储存或利用障碍(如心肌缺血、缺氧)均可影响心肌的收缩性。

(3)心肌兴奋-收缩耦联障碍:心肌的兴奋是电活动,而收缩是机械活动,钙离子是把兴奋的电信号转化为收缩的机械活动所需的重要介质,因此,钙离子转运、分布异常会影响心肌的兴奋-收缩耦联。

(4)心室重构:原发性心肌损害和心脏负荷过重可使心功能受损,导致心室反应性肥大和扩张,心肌细胞、胞外基质、胶原纤维等发生相应变化,即心室重构过程。心室重构可使心脏扩张,心肌肥厚、舒缩不协调,引起心力衰竭的发生和发展。

3.心脏舒张功能异常

心脏舒张功能异常见于以下两种情况。

(1)心肌主动舒张异常:在能量供给不足(如心肌缺血、心肌肥大)的情况下,心肌舒张时肌膜上的钙离子-三磷酸腺苷酶不能迅速将胞浆内的钙离子排出胞外,肌浆网钙泵也不能将胞浆中的钙离子重摄回去,肌钙蛋白与钙离子仍处于结合状态,心肌无法充分舒张。心肌舒张不仅要求钙离子从肌钙蛋白上解离下来,还要使肌球-肌动蛋白复合体解离,这是一个耗能过程,因此,三磷酸腺苷不足时,肌球-肌动蛋白复合体不能解离亦可导致心肌舒张功能障碍而引发心力衰竭。

(2)心室顺应性降低:在心室肥厚、心肌纤维化等情况下,心肌的顺应性下降,有充盈障碍,需要较大的充盈压才能使心室容积相应增大,当左室舒张末压过高时,肺循环出现高压和淤血,即舒张性心功能不全。

4.心脏各部舒缩活动的不协调性

一旦发生心脏舒缩活动的协调性破坏,可使心脏泵血功能紊乱而导致心排血量下降。

近年来研究还证明心力衰竭的发生与心脏负荷过重和内分泌激素所致的基因结构和表达异常有关。

(三)健康史

(1)了解患者原有的心脏病史。

（2）评估可能诱发或加重心力衰竭的因素。

（四）身体状况

1.左心衰竭

左心衰竭在临床上最常见，主要表现为肺循环静脉淤血和心排血量降低。

（1）主要症状有呼吸困难、咳嗽、咳痰、咯血、低心排血量症状、少尿及肾功能损害症状等。

呼吸困难：是左心衰竭最重要和最常见的症状。①劳力性呼吸困难：最早出现，开始多发生在较重的体力活动时，休息后缓解，随着病情的进展，轻微体力活动时即可出现。发生机制是运动使回心血量增加，左心房压力升高，加重了肺淤血。引起呼吸困难的运动量随心力衰竭程度加重而减少。②夜间阵发性呼吸困难：是指患者入睡后突然因憋气而惊醒，被迫坐起，轻者端坐休息后可缓解，重者可有哮鸣音，称为心源性哮喘。此为左心衰竭的典型表现。发生机制有睡眠平卧时，血液重新分布使肺血量增加，夜间迷走神经张力升高，小支气管收缩，横膈处于高位，肺活量减少等。③端坐呼吸：是严重心力衰竭的表现。当肺淤血达到一定程度时，患者不能平卧时，因平卧时回心血量升多，且膈肌上抬，使呼吸更为困难。取高枕卧位、半卧位甚至端坐位方能使呼吸困难程度减轻。④急性肺水肿：是左心衰竭呼吸困难最严重的形式。心脏收缩力突然减弱或左室瓣膜急性反流，心排血量急剧下降，左室舒张末压迅速升高，肺静脉回流不畅，导致肺静脉压迅速升高，肺毛细血管压随之升高，使血管内液渗入肺间质和肺泡内而产生急性肺水肿。

咳嗽、咳痰与咯血：咳嗽也是较早发生的症状，咳嗽多在体力劳动或夜间平卧时加重，可咳出白色浆液性泡沫状痰，偶见痰中带血丝，当肺淤血明显加重或有肺水肿时，可咳粉红色泡沫痰。发生机制为肺泡和支气管黏膜淤血。肺静脉因长期慢性淤血而压力升高，导致肺循环和支气管血液循环之间形成侧支，在支气管黏膜下形成扩张的血管，一旦破裂，可引起大咯血。

低心排血量症状：包括疲劳、乏力、头晕、嗜睡、心悸、发绀等，其主要是由心排血量降低，器官、组织灌注不足及代偿性心率加快所致。

少尿及肾功能损害症状：严重左心衰竭时肾血流量明显减少，患者可出现少尿，血尿素氮、肌酐含量升高，并可有肾功能不全的相关症状。

（2）体征。①一般表现：呼吸加快，出现交替脉，血压一般正常，有时脉压减小。皮肤黏膜苍白或发绀。②肺部湿啰音：由于肺毛细血管压升高，液体可渗出至肺泡而出现湿啰音。开始两肺底闻及湿啰音，有时伴哮鸣音，随病情加重，湿啰音可遍及全肺。③心脏体征：除基础心脏病的固有体征外，多数患者左心室增大，心率加快，心尖区可闻及舒张期奔马律，肺动脉瓣区第二心音亢进，亦可出现心律失常。

2.右心衰竭

单纯右心衰竭较少见，右心衰竭的主要表现为体循环静脉淤血。

（1）症状。①胃肠道症状：包括食欲缺乏、恶心、呕吐、腹胀、便秘及上腹疼痛等症状，是右心衰竭最常见的症状，主要是由胃肠道淤血引起的。②劳力性呼吸困难：右心衰竭可由左心衰竭发展而来，单纯性右心衰竭多由先天性心脏病或肺部疾病所致，两者均可有明显的呼吸困难。

（2）体征。①水肿：是右心衰竭的典型体征。水肿首先发生在身体的最低垂的部位，起床活动的患者，足、踝及胫骨前水肿较明显（尤以下午为甚），为对称性压陷性水肿。卧床患者的骶部和大腿内侧水肿较显著。右心衰竭严重者可呈全身性水肿。②颈静脉征：颈外静脉充盈、怒张，是右心衰竭的主要体征，并可出现明显搏动。肝颈静脉反流征呈阳性则有特征性。③肝脏体征：肝因淤血而肿大，常伴有压痛。持续慢性右心衰竭可引起心源性肝硬化，晚期可出现肝功能受损、黄疸及大量腹水。④心脏体征:除基础心脏病的相应体征外,单纯右心衰竭患者,剑突下可见明显搏动,可闻及右心室舒张期奔马律,亦可因三尖瓣相对关闭不全出现收缩期吹风样杂音。

3.全心衰竭

左心衰竭、右心衰竭的临床表现同时存在。全心衰竭时,肺淤血可因右心衰竭、右心排血量减少而减轻,故表现为呼吸困难减轻而发绀加重。

4.心功能分级

(1)目前统一采用 NYHA(纽约心脏病协会)心功能分级标准将心功能分为 4 级。

Ⅰ级:患者有心脏病,但体力活动不受限制。平时一般的体力活动不引起疲劳、心悸、呼吸困难或心绞痛等症状。

Ⅱ级:体力活动稍受限制。休息时无自觉症状,但平时一般的体力活动会引起疲劳、心悸、呼吸困难或心绞痛,休息后很快缓解。

Ⅲ级:体力活动明显受限。休息时尚无症状,但一般的轻体力活动就会引起疲劳、心悸、呼吸困难或心绞痛,休息较长时间方可缓解。

Ⅳ级:患者有心脏病,体力活动能力完全丧失,休息时仍可存在心力衰竭症状或心绞痛,进行任何体力活动都会使症状加重。

(2)美国心脏病学会及美国心脏学会将心力衰竭分为 A、B、C、D 4 期。各期的特点如下。

A 期:有发生心力衰竭的高危险因素,但无心脏结构异常或心力衰竭的表现。

B 期:有心肌重塑或心脏结构的异常,但无心力衰竭的表现。

C 期:目前或既往有心力衰竭的表现,包括射血分数降低和射血分数正常两类。

D 期:即难治性终末期心力衰竭。尽管采用了优化的药物治疗,患者的症状仍未改善或迅速复发,典型表现为休息或轻微活动即有症状(包括明显的疲劳感),不能完成日常活动,常有心性恶病质表现,并且需要再次和/或延长住院时间,接受强化治疗。

(五)实验室及其他检查

1.心电图检查

可有左心室肥厚劳损、右心室肥大等心电图改变。

2.影像学检查

(1)X 线检查:左心衰竭时可发现左心室或左心房增大,以左心室增大为主。肺淤血早期可见肺门血管影增强,慢性肺淤血可见克利 B 线等。右心衰竭继发于左心衰竭者,X 线检查显示心脏向两侧扩大,单纯右心衰竭者,X 线检查可见右心室、右心房扩大,肺野清晰,上腔静脉和/或奇静脉扩张。全心衰竭者有左心衰竭和右心衰竭的混合表现。

(2)超声心动图检查:比 X 线检查更准确地反映各心腔大小及瓣膜结构和功能的变化。也可计算出心排血量、左室射血分数和心脏指数,能较好地反映左心室的收缩及舒张功能。

(3)放射性核素与 MRI 检查:核素心血管造影可测定左心室、右心室的收缩末期容积、舒张末期容积和射血分数。MRI 检查能精确地计算收缩末期容积、舒张末期容积、心搏量和射血分数。

3.有创性血流动力学检查

该检查多用于临床抢救患者,提供可靠的血流动力学改变依据。应用漂浮导管和温度稀释法可测定肺毛细血管楔压、心排血量、心脏指数、中心静脉压。肺毛细血管楔压正常值为 0.8～1.6 kPa(6～12 mmHg)。肺毛细血管楔压的升高程度与肺淤血呈正相关。

(六)心理、社会评估

心力衰竭是心血管病发展至晚期的表现。患者长期受疾病折磨,体力活动受到限制,甚至不能从事任何体力活动,生活上需他人照顾。患者的家属也可因长期照顾患者感到疲劳,过多地考虑今后的生活,忽视患者的病情,常使患者陷于焦虑、内疚、绝望甚至对死亡的恐惧之中。

二、主要护理诊断

(1)气体交换受损与左心衰竭致肺淤血有关。

(2)活动无耐力与心排血量下降有关。

(3)体液过多与右心衰竭致体循环淤血,水、钠潴留,低蛋白血症有关。

(4)潜在并发症有洋地黄中毒、电解质紊乱。

三、护理目标

患者的呼吸困难减轻,血气分析结果维持在正常范围;心排血量增加;水肿、腹水减轻或消失;活动耐力增强;无感染、洋地黄中毒、电解质紊乱,或一旦发生,能得及时发现和控制。

四、护理措施

慢性心力衰竭的治疗原则为积极治疗原发病,消除诱因,减轻心脏负荷,增强心脏收缩力,拮抗神经内分泌激活的不良影响。

(一)一般护理

1.休息与活动

良好的休息可减轻心脏负担,但长期卧床易导致静脉血栓形成,甚至产生肺栓塞,同时也使消化功能降低,肌肉萎缩。因此,应根据心力衰竭患者的病情轻重安排休息。

(1)心功能为Ⅰ级时,不限制一般的体力活动,患者可以积极参加体育锻炼,但避免剧烈运动及重体力劳动。

(2)心功能为Ⅱ级时,适当限制体力活动,增加午睡时间,下午多休息,停止比较剧烈的运动,保证充足的睡眠。

(3)心功能为Ⅲ级时,严格限制一般的体力活动,每天有充分的休息时间,日常生活可自理或在他人协作下自理。

(4)心功能为Ⅳ级时,患者要绝对卧床休息,生活由他人照顾,定时改变体位,防止发生压疮。为防止长期卧床引起静脉血栓甚至肺栓塞,便秘,虚弱,直立性低血压,可根据患者的病情安排床上肢体运动、床边活动等。

2.饮食

患者应选低盐、低热量、高蛋白、高维生素的清淡、易消化的饮食,避免产气的食物,不吃辛辣刺激性食物,不喝浓茶、咖啡;戒烟、酒;多吃蔬菜、水果,少食多餐,不宜过饱。肥胖者更要适当限制饮食。限制水分和钠盐的摄入,根据患者的具体情况决定每天的饮水量,通常一半量在用餐时摄取,另一半量在两餐之间摄取。必要时行口腔护理,以减轻口渴感。食盐一般限制在每天 5 g以下,告诉患者及其家属低盐饮食的重要性并督促其执行。中度心力衰竭者每天食盐的摄入量为 2.5~3 g,重度心力衰竭者每天食盐的摄入量控制在 1 g 以下。除了低盐饮食外,还要控制腌制品、发酵的点心、海产品、罐头、皮蛋等含钠量高的食品的摄入量。可用糖、醋、蒜调味以增进食欲。但在应用强效排钠利尿剂时,不宜过分限盐,以免引起低钠血症。

3.排便的护理

指导患者养成每天按时排便的习惯,预防便秘。排便时切忌过度用力,以免增加心脏负荷,甚至诱发严重的心律失常。长期卧床的患者定期变换体位,沿顺时针方向做腹部按摩,或每天收缩腹肌数次,必要时使用缓泻剂。

(二)病情观察

密切观察患者呼吸困难的程度、给氧后发绀情况、肺部啰音的变化、水肿的变化、血气分析结果和血氧饱和度等,控制输液的量及速度,滴速以每分钟 15～30 滴为宜,防止输液过多、过快。详细记录 24 小时出入量,准确测量体质量并记录。

(三)吸氧

一般采用持续吸氧,流量为 2～4 L/min,随时清除鼻腔分泌物,保持输氧管通畅。同时观察患者的呼吸频率、节律、深度的改变,随时评估呼吸困难的改善情况并记录。

(四)用药护理

对慢性心力衰竭有非药物治疗和药物治疗,前者包括休息、限制钠盐、吸氧、避免刺激、加强营养等,后者包括使用利尿剂(是治疗心力衰竭最常用的药物)、血管扩张剂、血管紧张素转换酶抑制剂、抗醛固酮制剂、β受体阻滞剂等。

常用利尿药及洋地黄制剂的作用及剂量如表 4-3 和表 4-4。

表 4-3　常用利尿剂的作用和剂量

种类	药物	作用于肾脏的部位	每天剂量(mg)	给药方式
排钾类	氢氯噻嗪	远曲小管	25～100	口服
	呋塞米	髓襻上升支	20～100	口服或静脉注射
保钾类	螺内酯	集合	25～100	口服
	氨苯蝶啶	集合管	100～300	口服
	阿米洛利	集合管	5～10	口服

表 4-4　常用洋地黄制剂的作用及剂量

药品名	剂型	药物作用			平均洋地黄化量(mg)	维持量(mg)	给药方式
		开始时间(分钟)	高峰(小时)	半衰期(天)			
毒毛花苷 K	每支 0.25 mg	5～10	0.5～2.0	1	0.25～0.50(静脉)	—	静脉注射
毛花苷 C	每支 0.4 mg	10～30	1～2	1.5	0.8(静脉)	0.2～0.4	静脉注射
地高辛	每片 0.25 mg	60～120	3～6	1.5	1.2～1.5(口服)	0.25～0.50	口服
洋地黄毒苷	每片 0.25 mg	120～240	8～12	4～6	0.7～1.2(口服)	0.1	口服

1.洋地黄类药物

(1)向患者讲解用洋地黄类药物治疗的必要性及洋地黄中毒的表现。

(2)给药前应检查心率、心律情况,若心率低于 60 次/分,或发生节律改变,应暂停给药,并通知医师。

(3)宜稀释静脉注射用药后缓慢注射,一般需 10～15 分钟。注射后注意观察心率、心律的改变及患者的反应。

(4)毒性反应的观察及护理:胃肠道症状最常见,表现为食欲缺乏、恶心、呕吐;神经精神症状有头痛、乏力、烦躁、易激动等;视觉异常,表现为视物模糊、黄视、绿视等。心脏表现主要有心律失常,常见室性期前收缩呈二联律或三联律,心动过缓,房室传导阻滞等。用药后注意观察疗效,有无上述毒性反应,发现异常时应及时报告医师,进行相应的处理。

(5)对洋地黄中毒的处理:包括停用洋地黄类药物、补充钾盐、纠正心律失常。立即停用洋地黄类药物是治疗洋地黄中毒的首要措施。可口服或静脉补充氯化钾、门冬氨酸钾镁,停用排钾利尿剂。若有快速性心律失常,可用利多卡因或苯妥英钠。若患者心动过缓,可静脉注射阿托品或用临时起搏器。患者地高辛中毒,可用抗地高辛抗体。

2.利尿剂

(1)应用利尿剂前测体质量,尽量在早晨或日间,以免夜间频繁排尿而影响患者休息;用药后准确记录出入量,以判断利尿效果。

(2)观察各类利尿剂的不良反应:噻嗪类利尿剂的主要不良反应有电解质紊乱、高尿酸血症及高血糖;襻利尿剂的主要不良反应有水与电解质紊乱、消化道症状、听力障碍等;保钾利尿剂的主要不良反应有胃肠道反应、嗜睡、乏力、皮疹等。服用该类利尿剂时不宜同时服用钾盐,高钾血症者禁用该类利尿剂。

3.β受体阻滞剂

β受体阻滞剂可产生心肌收缩力减弱、心率减慢、房室传导时间延长、支气管痉挛、低血糖、血脂升高的不良反应,因此,应监测患者的心音、心率、心律和呼吸,定期查血糖、血脂。

4.非洋地黄类正性肌力药物和血管紧张素转化酶抑制剂

长期应用非洋地黄类正性肌力药物可引起心律失常;应用血管紧张素转化酶抑制剂,可出现低血压、高血钾、干咳、肾功能减退等。故应严密观察病情的变化,发现异常,以及时处理。

(五)心理护理

对焦虑的心力衰竭患者应鼓励其说出焦虑的感受及原因。加强与患者的沟通,建立良好的护患关系。指导患者进行自我心理调整,减轻焦虑,保持积极、乐观、轻松、愉快的情绪,增强战胜疾病的信心。

(六)健康指导

1.疾病知识指导

指导患者积极治疗原发病,注意避免心力衰竭的诱发因素,如感染(尤其是呼吸道感染)、心律失常、过度劳累、情绪激动、饮食不当。注意保暖,防止感冒,保持乐观情绪。

2.活动指导

嘱患者合理休息与活动,活动应循序渐进,活动量以不出现心悸、气急为度。保证充足的睡眠。

3.饮食指导

嘱患者坚持合理饮食,选择低盐、低脂、低热量、高蛋白、高维生素、清淡、易消化的饮食;少食多餐,每餐不宜过饱;多食蔬菜、水果,防止便秘;戒烟、酒;避免浓茶、咖啡及刺激性食物。

4.自我监测指导

教会患者及其家属监测脉搏,观察病情的变化。若患者的踝部出现水肿,突然气急加重,夜尿增多,体质量增加,有厌食饱胀感,提示心力衰竭复发。

5.用药指导

指导患者及其家属了解强心剂、利尿剂等药物的服用方法、剂量、不良反应等。嘱患者定期复查,如有不适,以及时复诊。

五、护理评价

患者的呼吸困难得到改善;水肿消退,体质量减轻,皮肤保持完整。患者能说出低盐饮食的重要性和服用利尿剂的注意事项,腹水减轻或消失。活动耐力增强。体液、电解质、酸碱维持平衡。无感染及洋地黄中毒或感染和洋地黄中毒得到控制。

（李　娜）

第五章 肿瘤内科护理

第一节 颅 内 肿 瘤

一、概述

颅内肿瘤即各种脑肿瘤,是常见的神经系统疾病之一。一般分为原发和继发两大类。原发性颅内肿瘤可发生于脑组织、脑膜、脑神经、垂体、血管残余胚胎组织等;继发性颅内肿瘤由身体其他部位如肺、子宫、乳腺、消化道、肝脏等的恶性肿瘤转移至脑部,或由邻近器官的恶性肿瘤由颅底侵入颅内。

据统计,就全身肿瘤的发病率而论,颅内肿瘤居第五位(6.31%),仅低于胃、子宫、乳腺、食管肿瘤。颅内肿瘤可发生于任何年龄,以成人多见,其发病年龄、好发部位与肿瘤类型存在相互关联。少儿多发生在幕下及脑的中线部位,主要为髓母细胞瘤、颅咽管瘤及室管膜瘤;成人以大脑半球胶质瘤为最多见,如星形细胞瘤、胶质母细胞瘤、室管膜瘤等,其次为脑膜瘤、垂体瘤及颅咽管瘤、神经纤维瘤、海绵状血管瘤等;老年人以多形性胶质母细胞瘤、脑膜瘤、转移瘤等居多。

(一)病因

颅内肿瘤和其他肿瘤一样,病因尚不完全清楚,可能与以下几种因素有关。

1.遗传因素

据报道,神经纤维瘤、血管网状细胞瘤和视网膜母细胞瘤等有明显家庭发病倾向,这些肿瘤常在一个家庭中的几代人出现。胚胎原始细胞在颅内残留和异位生长也是颅内肿瘤形成的一个重要原因,如颅咽管瘤、脊索瘤、皮样囊肿、表皮样囊肿及畸胎瘤。

2.电离辐射

目前已经肯定,X线及非离子射线的电离辐射能增加颅内肿瘤发病率。颅脑放射(即使是小剂量)可使脑膜瘤发病率增加10%,胶质瘤发病率增加3%~7%;潜伏期长,可达放射后10~20年以上。

3.外伤

创伤一直被认为是脑膜瘤或胶质细胞瘤发生的可能因素。文献报道在头颅外伤的局部骨折或瘢痕处出现脑膜瘤的生长。

4.化学因素

亚硝胺类化合物、致瘤病毒、甲基胆蒽、二苯蒽等都能诱发脑瘤。

(二)临床表现

1.一般的症状和体征

脑瘤患者颅内压增高症状占90％以上。

(1)头痛、恶心、呕吐：头痛多位于前额及颞部，开始为阵发性头痛渐进性加重，后期为持续性头痛阵发性加剧，早晨头痛更重，间歇期正常。颅后窝肿瘤可致枕颈部疼痛并向眼眶放射。幼儿因颅缝未闭或颅缝分离可没有头痛只有头昏。呕吐呈喷射性，多伴有恶心，在头痛剧烈时出现。由于延髓呕吐中枢、前庭、迷走神经受到刺激，故幕下肿瘤出现呕吐要比幕上肿瘤较早而且严重。

(2)视盘水肿及视力减退：是颅内高压的重要客观体征。颅内压增高到一定时期后可出现视盘水肿。它的出现和发展与脑肿瘤的部位、性质、病程缓急有关，如颅后窝肿瘤出现较早且严重，大脑半球肿瘤较颅后窝者出现较晚而相对要轻，而恶性肿瘤一般出现较早，发展迅速并较严重。早期无视力障碍，随着时间的延长，病情的发展，出现视野向心性缩小，晚期视神经继发性萎缩则视力迅速下降，这也是与视神经炎所致的假性视盘水肿相区分的要点。

(3)精神及意识障碍及其他症状：可出现头晕、复视、一过性黑、猝倒、意识模糊、精神不安或淡漠等症状，甚至可发生癫痫、昏迷。

(4)生命体征变化：颅内压呈缓慢增高者，生命体征多无变化。中度与重度急性颅内压增高时，常引起呼吸、脉搏减慢，血压升高。

2.局灶性症状和体征

局灶性症状是指脑肿瘤引起的局部神经功能紊乱。主要取决于肿瘤生长的部位，因此可以根据患者特有的症状和体征作出肿瘤的定位诊断。

(1)大脑半球肿瘤的临床症状：肿瘤位于半球的不同部位可产生不同定位症状和体征。①精神症状：常见于额叶肿瘤，多表现为反应迟钝，生活懒散，近期记忆力减退，甚至丧失，严重时丧失自知力及判断力，亦可表现为脾气暴躁，易激动或欣快。②癫痫发作：额叶肿瘤较易出现，其次为颞叶、顶叶肿瘤多见。包括全身大发作和局限性发作，有的病例抽搐前有先兆，如颞叶肿瘤，癫痫发作前常有幻想、眩晕等先兆，顶叶肿瘤发作前可有肢体麻木等异常感觉。

(2)锥体束损害症状：表现为肿瘤对侧半身或单一肢体力弱或瘫痪病理征阳性。

(3)感觉障碍：为顶叶的常见症状，表现为肿瘤对侧肢体的位置觉、两点分辨觉、图形觉、质料觉、失算、失明、左右不分、手指失认，实体觉的障碍。

(4)失语症：见于优势大脑半球肿瘤，分为运动性和感觉性失语。

(5)视野改变：枕叶及颞叶深部肿瘤因累及视辐射，表现为视野缺损，同向性偏盲及闪光、颜色等幻视。。

3.蝶鞍区肿瘤的临床症状

早期就出现视力、视野改变及内分泌功能紊乱等症状，颅内压增高症状较少见。

(1)视觉障碍：肿瘤向蝶鞍区上发展压迫视交叉引起视力减退及视野缺损，蝶鞍肿瘤患者常因此原因前来就诊，眼底检查可发现原发性视神经萎缩和不同类型的视野缺损。

(2)内分泌功能紊乱：如性腺功能低下，女性表现为月经期延长或闭经，男性表现为阳痿、性欲减退及发育迟缓。生长激素分泌过盛在发育成熟前可导致巨人症，如相应激素分泌过多，则发育成熟后表现为肢端肥大症。

4.颅后窝肿瘤的临床症状

(1)小脑半球肿瘤:主要表现为患侧肢体协调动作障碍,可出现患侧肌张力减弱或无张力,膝腱反射迟钝,眼球水平震颤,有时也可出现垂直或旋转性震颤。

(2)小脑蚓部肿瘤:主要表现为躯干性和下肢远端的共济失调,行走时步态不稳,步态蹒跚,或左右摇晃如醉汉,站立时向后倾倒。

(3)脑干肿瘤:临床表现为出现交叉性麻痹,如中脑病变,表现为病变侧动眼神经麻痹;脑桥病变,可表现为病变侧眼球外展及面肌麻痹,同侧面部感觉障碍及听觉障碍;延髓病变,可出现同侧舌肌麻痹、咽喉麻痹、舌后1/3味觉消失等。

(4)小脑脑桥角肿瘤:表现为耳鸣、眩晕、进行性听力减退、颜面麻木、面肌抽搐、面肌麻痹及声音嘶哑、食水呛咳、病侧共济失调及眼球震颤。

5.松果体区肿瘤临床症状

(1)四叠体受压征:即瞳孔反应障碍、垂直凝视麻痹和耳鸣、耳聋是其特征性体征。

(2)两侧锥体束征:即尿崩症、嗜睡、肥胖、全身发育停顿,男性可见性早熟。

(三)诊断

1.病史与临床检查

这是正确诊断的基础。

(1)需要详细了解发病时间,首发症状和以后症状出现的次序,这些对定位诊断具有重要意义。

(2)临床检查:包括全身与神经系统等方面。神经系统检查注意意识、精神状态、脑神经、运动、感觉和反射的改变。需常规检查眼底,怀疑颅后凹肿瘤,需做前庭功能与听力检查。全身检查按常规进行。

2.辅助检查

原则上应选用对患者痛苦较轻、损伤较少、反应较小、意义较大与操作简便的方法。

(1)X线检查:神经系统的X线检查包括头颅平片、脑脊髓血管造影、脑室、脑池及椎管造影等。脑血管造影可了解颅内肿瘤的供血情况,对血管性肿瘤价值较大。

(2)腰椎穿刺与脑脊液检查:仅作参考,颅内肿瘤常引起一定程度颅内压增高,但压力正常时,不能排除脑瘤。需要注意,已有显著颅内压增高,或疑为脑室内或幕下肿瘤时,腰穿应特别谨慎或禁忌,以免因腰穿特别是不适当的放出脑脊液,打破颅内与椎管内上下压力平衡状态,促使发生脑疝危象。

(3)CT脑扫描与磁共振扫描:是当前对颅内瘤诊断最有价值的诊断方法。一般可发现直径3 mm以上的肿瘤。肿瘤CT异常密度和MRI信号变化、脑室受压和脑组织移位、瘤周脑水肿范围,可反映瘤组织及其继发改变如坏死、出血、囊变和钙化等情况,并确定肿瘤部位、大小、数目、血供与周围重要结构的解剖关系,结合增强扫描对绝大部分肿瘤作出定性诊断。

(4)放射性核素扫描:目前主要有单光子发射计算机断层显像(SPECT)与正电子发射计算机断层显像(PET)两项技术。PET可显示肿瘤影像和局部脑细胞功能活力情况。

(5)内分泌检查:对诊断垂体腺瘤很有价值,此外酶的改变、免疫学诊断亦有一定参考价值,但多属非特异性的。

(6)活检:肿瘤定性诊断困难,影响选择治疗方法时,可利用立体定向和神经导航技术取活检行组织学检查确诊,指导治疗。

（四）治疗

颅内肿瘤治疗可通过手术治疗、化疗、放疗、分子靶向治疗及免疫治疗等方法。目前,综合治疗对大部分中枢神经系统肿瘤来讲,是较为合适的治疗方案。

1.手术治疗

原则是凡良性肿瘤应力争全切除以达到治愈的效果;凡恶性肿瘤或位于重要功能区的良性肿瘤,应根据患者情况和技术条件予以大部切除或部分切除,以达到减压的目的。

2.放射治疗

凡恶性肿瘤或未能全切除而对放射线敏感的良性肿瘤,术后均应进行放射治疗。目前包括常规放射治疗、立体定位放射外科治疗及放射性核素内放射治疗。如肿瘤位于要害部位,无法施行手术切除,而药物治疗效果不好时,可行脑脊液分流术、颞肌下减压术、枕肌下减压术或去骨瓣减压术等姑息性手术。

3.化学治疗

恶性肿瘤,特别是胶质瘤和转移瘤,术后除放射治疗外,尚可通过不同途径和方式给予化学药物治疗。但是由于血-脑脊液屏障的存在,颅内肿瘤不同于其他部位的肿瘤,某些化疗药物难以到达颅内肿瘤细胞而起到杀伤作用。故化疗药物应与减弱血-脑脊液屏障的药物联合应用。

4.免疫治疗

颅内肿瘤抗原的免疫原性弱,不易引起强烈的免疫反应,又由于血-脑脊液屏障的存在,抗癌免疫反应不易落实至脑内。这方面有一些实验研究与药物临床试验,如应用免疫核糖核酸治疗胶质瘤取得一定效果,但尚需进一步观察、总结与发展。

5.对症治疗

（1）抗癫痫治疗:幕上脑膜瘤、转移瘤等开颅手术后发生癫痫的概率较高。术前有癫痫史或术后出现癫痫者,应连续服用抗癫痫药,癫痫停止发作6个月后可以缓慢停药。

（2）降低颅内压:对于发生颅内高压的患者,应使用脱水药、糖皮质激素、冬眠疗法等手段减轻脑组织损伤。

颅内肿瘤患者的预后与肿瘤的性质及生长部位有关。良性肿瘤如能彻底摘除可得到根治;恶性肿瘤预后较差,绝大多数肿瘤在经过综合治疗后仍有可能复发。

二、护理

（一）护理要点

1.心理护理

面对肿瘤的威胁,患者通常要经过一个对疾病理解并接受治疗的复杂心理适应过程。护士通过为患者提供关于肿瘤和治疗信息,运用交流技巧,给患者以心理支持,可以促进患者对这一紧张状态的调整适应过程。同时,护士一定要在精神上经常地给予其安慰和鼓励,耐心解释治疗的安全性和有效性,以解除患者的焦虑和不安,这种心理上的支持,会使患者情绪稳定、乐观,有助于减轻治疗反应,使治疗顺利完成。

2.头痛的护理

（1）密切观察患者病情,包括神志、瞳孔、生命体征的变化。对于躁动的患者需加床栏保护。

（2）给予脱水等对症治疗。

（3）环境要安静,室内光线要柔和。

（4）心理护理：多与患者交流，了解思想状况，进行细致的解释和安慰，同时与家属共同体贴关心患者，减轻患者的精神压力，以利患者积极配合治疗。

（5）指导患者卧床休息，可通过看报纸、听轻柔的音乐等方式分散注意力以减轻疼痛。

（6）饮食护理：指导患者进食清淡、宜消化的软食，可食新鲜的蔬菜、水果，保持大便的通畅，若便秘应指导患者勿用力解大便，以免腹压增高引起颅内压增高。

3.癫痫的护理

（1）应尽量为其创造安静环境，以避免任何不良刺激，如疼痛、紧张、高热、外伤、过度疲劳、强烈的情绪波动（急躁、发怒）等。另外饮酒、食用刺激和油腻食物等也可诱发癫痫发作，应尽量避免其接触。

（2）仔细观察了解癫痫发作的诱因，以及时发现发作前的预兆。当患者出现前驱症状时，预示其可能在数小时或数天内出现癫痫发作，这时要做好患者的心理护理，帮助其稳定情绪，同时与医师联系，在医师指导下调整癫痫药物的剂量和/或种类，预防癫痫发作。

（3）癫痫发作时的护理，以及时移开身边硬物迅速让患者平卧，如来不及上述安排，发现患者有摔倒危险时应迅速扶住患者让其顺势倒下，严防患者忽然倒地摔伤头部或肢体造成骨折。如果癫痫发作时患者的口是张开的，应迅速用缠裹无菌纱布的压舌板或筷子等物品垫在患者嘴巴一侧的上、下牙之间，以防其咬伤舌头。如患者已经咬紧牙关，则使用开口器从臼齿处插入，避免使用坚硬物品，以免其牙齿脱落，阻塞呼吸道。发作时呼吸道的分泌物较多，可造成呼吸道的阻塞或误吸窒息而危及生命，应让其头侧向一方使分泌物流出，同时解开衣领及腰带保持呼吸通畅。通知医师，给予对症处理。

4.预防跌倒的护理

评估患者易致跌倒的因素，创造良好的病室安全环境，地面保持干净无水迹，走廊整洁、畅通、无障碍物、光线明亮。定时巡视患者，严密观察患者的生命体征及病情变化，使用床栏并合理安排陪护。加强与患者及其家属的交流沟通，关注患者的心理需求。给予必要的生活帮助和护理。对使用床栏的患者需告之下床前放下床栏，勿翻越。呼叫器、便器等常用物品放在患者易取处；对患者及其家属进行安全宣教。

5.放射治疗的护理

（1）做好放疗前的健康宣教：告知患者放疗的相关知识及不良反应，耐心细致地向患者解释，消除患者对放疗的恐惧感。

（2）颅内压增高的观察和护理：当照射剂量达到 1 000～1 500 cGy 时，脑组织由于受到放射线的损伤，细胞膜的通透性发生改变，导致脑水肿而引起颅内压增高。因此，需密切观察患者的意识、瞳孔及血压的变化，如出现剧烈头痛或频繁呕吐，则有脑疝发生的可能，应立即通知医师，做好降压抢救处理。

（3）饮食护理：由于放疗后患者表现食欲差，饮食要保持色、香、味美以刺激食欲。鼓励患者进高蛋白、高维生素、高纤维的饮食，忌食过热、过冷、油煎及过硬食物。

（4）口腔护理：放射治疗期间保持口腔卫生，积极防治放射性口腔炎。加强口腔护理，每天用软毛牙刷刷牙，每次进食后用清水漱口。放疗期间及放疗后 3 年禁止拔牙，如确须拔牙应加强抗感染治疗，以防放疗后牙床血管萎缩诱发牙槽炎、下颌骨坏死、骨髓炎。

（5）照射野皮肤的护理：放疗中保持照射野部位清洁、干燥，指导患者局部避免搔抓，避免刺激，禁用碘酒、酒精、胶布，忌用皂类擦洗，夏天外出可戴透气性好的太阳帽或打遮阳伞，防止日光对皮肤的直接照射引起损伤。

(6)观察体温及血常规的变化:体温38℃以上者,报告医师暂停放疗,观察血常规的变化,结合全身情况配合医师做好抗感染治疗。

(二)健康教育

(1)注意营养均衡,多吃蔬菜、水果、粗纤维食物及易消化的食物,多饮水,保持大便通畅。

(2)注意休息,避免重体力劳动。

(3)放疗患者出院后一个月内应注意保护照射野皮肤。

(4)定期复查。

(徐茂云)

第二节 甲状腺癌

甲状腺癌是头颈部肿瘤中常见的恶性肿瘤,是最常见的内分泌恶性肿瘤,占全身肿瘤的1%。发病率按国家或地区而异。甲状腺癌可发生于任何年龄,女性多于男性,男女比例为1:3,20~40岁为发病高峰期,50岁后明显下降。

一、病因

甲状腺癌发生的原因不明,相关因素如下。

(一)电离辐射

电离辐射是唯一一个已经确定的致癌因素。放射线对人体有明显的致癌作用,尤其是儿童及青少年,被照射的小儿年龄越小、发生癌的危险度越高。

(二)碘摄入异常

摄碘过量或缺碘均可使甲状腺的结构和功能发生改变,高碘或缺碘地区甲状腺癌发病率升高。

(三)性别和激素

甲状腺的生长主要受促甲状腺素(TSH)支配,神经垂体释放的TSH是甲状腺癌发生的促进因子。有实验表明,甲状腺乳头状癌组织中女性激素受体含量较高。

(四)遗传因素

5%~10%甲状腺髓样癌患者及3.50%~6.25%乳头状癌患者有明显的家族史,推测这类癌的发生可能与染色体遗传因素有关。

(五)甲状腺良性病变

甲状腺良性病变如腺瘤样甲状腺肿和功能亢进性甲状腺肿等一些甲状腺增生性疾病偶尔发生癌变。

二、病理分型

目前原发性甲状腺癌分为分化型甲状腺癌(乳头状癌、滤泡状癌)、髓样癌、未分化癌等。

(一)分化型甲状腺癌

1.乳头状癌

乳头状癌是甲状腺癌中最常见的类型,占甲状腺癌的 80％以上。一般分化良好,恶性程度低,病情发展缓慢、病程长、预后好。一般以颈淋巴结转移最为多见,血行转移较少见,血行转移中以肺转移为多见。

2.滤泡状癌

滤泡状癌较乳头状癌少见,世界卫生组织将嗜酸性细胞癌纳入滤泡状癌中。滤泡状癌占甲状腺癌的 10.6％～15.0％,居第二位,发展缓慢、病程长、预后较好。以滤泡状结构为主要组织学特征。患病年龄比乳头状癌患者大。播散途径主要是通过血液转移到肺、骨和肝,淋巴转移相对较少。在分化型甲状腺癌中,其预后不及乳头状癌好,以嗜酸性细胞癌的预后最差。

(二)髓样癌

髓样癌较少见,发生在甲状腺滤泡旁细胞,亦称为 C 细胞的恶性肿瘤。C 细胞的特征主要为分泌甲状腺降钙素及多种物质,并产生淀粉样物等。发病主要为散发性,少数为家族性。女性较多,以颈淋巴结转移较为多见。

(三)未分化癌

未分化癌较少见,约占甲状腺癌的 1％,恶性程度较高,发展快,预后极差。以中年以上男性多见。未分化癌生长迅速,往往早期侵犯周围组织。常发生颈淋巴结转移,血行转移亦较多见。

三、临床表现

(一)症状

(1)颈前肿物:早期缺乏特征性临床表现,但 95％以上的患者均有颈前肿块。乳头状癌、滤泡状癌、髓样癌等类型颈前肿物生长缓慢,而未分化癌颈前肿物发展迅速。

(2)周围结构受侵的表现:晚期常压迫喉返神经、气管、食管而产生声音嘶哑、呼吸困难或吞咽困难等症状。

(3)其他脏器转移的表现。

(4)内分泌表现:可伴有腹泻或阵发性高血压,甲状腺髓样癌可出现与内分泌有关的症状,如顽固性腹泻(多为水样便)和阵发性高血压。

(二)体征

(1)甲状腺结节:多呈单发,活动受限或固定,质地偏硬且不光滑。

(2)颈淋巴结肿大:乳头状癌、未分化癌、髓样癌等类型颈淋巴结转移率高,多为单侧颈淋巴结肿大。滤泡状癌以血行转移为多见。

四、辅助检查

(一)影像学检查

1.B 超检查

甲状腺 B 超检查有助于诊断。恶性肿瘤的超声检查可见边界不清,内部回声不均匀,瘤体内常见钙化强回声。

2.单光子发射计算机断层显像检查

单光子发射计算机断层显像(SPECT)检查可以明确甲状腺的形态及功能,一般将甲状腺结节分为 3 种:热结节、温结节、凉(冷)结节,甲状腺癌大多表现为凉(冷)结节。

3.颈部 CT、MRI 检查

CT、MRI 检查可提出良、恶性诊断依据。明确显示甲状腺肿瘤的癌肿侵犯范围。

4.X 线检查

颈部正侧位片可观察有无胸骨后扩展、气管受压或钙化等,常规胸片可观察有无转移等。

5.正电子发射计算机断层显像检查

正电子发射计算机断层显像(PET)检查对甲状腺良恶性病变的诊断准确率高。

(二)血清学检查

血清学检查包括甲状腺功能检查、血清甲状腺球蛋白(Tg)、血清降钙素等。

(三)病理学检查

1.细胞学检查

细针穿刺细胞学检查是最简便的诊断方法,诊断效果取决于穿刺取材方法及阅片识别细胞的经验。

2.组织学检查

确诊应由病理切片检查来确定。

五、治疗

甲状腺癌以外科手术治疗为主,配合采用内、外照射治疗,内分泌治疗,化学治疗等。

(一)手术治疗

如确诊为甲状腺癌,应及时行原发肿瘤和颈部转移灶的根治手术。

(二)放射治疗

1.外放射治疗

甲状腺癌对放射线的敏感性与甲状腺癌的分化程度成正比,分化越好,敏感性越差;分化越差,敏感性越高。分化型甲状腺癌如甲状腺乳头状癌对放射线的敏感性较差,其邻近组织如甲状软骨、气管软骨、食管及脊髓等,均对放射线耐受性差,照射剂量过大时常造成严重合并症,一般不宜采用外放射治疗。未分化癌恶性程度高,肿瘤发展迅速,手术切除难以达到根治目的,临床以外放射治疗为主,放射治疗通常宜早进行。对于手术后有残余者或手术无法切除者,术后也可辅助放射治疗。常规放射治疗照射剂量为大野照射 50 Gy,然后缩野针对残留区加量至 60~70 Gy。如采用 IMRT 可以提高靶区治疗剂量,在保护重要器官的情况下,高危区的单次剂量可提高至 2.20~2.25 Gy。

2.内放射治疗

分化好的乳头状癌与滤泡状癌具有吸碘功能,特别是两者的转移灶都可能吸收放射性核素^{131}I。临床上常采用^{131}I 来治疗分化型甲状腺癌的转移灶,一般需行甲状腺全切或次全切除术后,以增强转移癌对碘的摄取能力后再行^{131}I 治疗。不同组织类型肿瘤吸碘不同,未分化型甲状腺癌几乎不吸碘,其次是髓样癌。

(三)化学治疗

甲状腺癌对化学治疗敏感性差。分化型甲状腺癌对化学治疗反应差,化学治疗主要用于不可手术、摄碘能力差或远处转移的晚期癌,相比而言,未分化癌对化学治疗则较敏感,多采用联合化学治疗,常用药物为阿霉素及顺铂、环磷酰胺(CTX)、加紫杉类等。

(四)内分泌治疗

术后长期服用甲状腺素片可以抑制 TSH 分泌,对预防甲状腺癌复发有一定疗效。对生长缓慢的分化型甲状腺癌疗效较好,对生长迅速的未分化甲状腺癌无明显疗效。

甲状腺癌的预后与病理类型、临床分期、根治程度、性别与年龄有关。年龄<15 岁或>45 岁者预后较差,女性好于男性。有学者报道甲状腺癌的 10 年生存率乳头状癌可达 74%～95%,滤泡状癌为 43%～95%。未分化癌预后极差,一般多在数月内死亡,中位生存率仅为 2.5～7.5 个月,2 年生存率仅为 10%。

六、护理

(一)心理支持

护士作为与患者接触最为密切的临床一线专业人员,掌握并合理运用各种心理治疗技术,可使护士有很多机会了解和处理患者的心理问题。如护患沟通中,有时会出现保持沉默和短暂的静息状态,护士不需急于打破这种沉默,而应评价中断的原因和意义,合理把握介入的时机。有时患者表情木然、发愣、流泪、玩弄手指或衣服等时,内心可能正发生着深刻、激烈的认知、感情变化。

1.处理好医疗保护

护士应尊重患者的隐私权,避免向其他患者或相关人员透漏患者的疾病信息。

2.保证信息告知的医护一致性

护士应准确了解患者的疾病及治疗情况,以及时与医师沟通,保证在医疗护理活动中,所提供的信息与医师想让患者知道的信息一致,避免医患冲突,增加患者的信任度。

3.注意患者反应

告知疾病情况后,需随时观察患者心理反应,以及时给予疏导和鼓励。

4.加强对患者及家属的健康教育

鼓励其以积极的心态面对疾病与治疗。

(二)饮食护理

饮食营养应均衡,宜进食高蛋白、低脂肪、低糖、高维生素无刺激性软食,除各种肉、鱼、蛋、奶外,多吃新鲜蔬菜、水果等。戒烟禁酒,少吃多餐。如出现进食时咳嗽、声音嘶哑者,应减少流质饮食,细嚼慢咽,量宜少,并注意防止食物进入气管。忌食肥腻黏滞食物,油炸、烧烤等热性食物和坚硬不易消化食物。

(三)保持呼吸道通畅

指导患者做深呼吸及咳嗽运动,有痰液及时咳出。对声嘶患者多给予生活上的照顾及精神安慰。

(四)放射治疗期间的护理

1.^{131}I 内放射治疗护理

放射性核素^{131}I 是治疗分化型甲状腺癌转移的有效方法,其疗效依赖于肿瘤能否吸收碘。已有报道,^{131}I 对分化型甲状腺癌肺转移及淋巴结转移治疗效果较好。给药前至少 2 周给予低碘饮食(日摄碘量在 20～30 μg),避免食用含碘高的食物如海带、紫菜、海鱼、海参、山药等,碘盐可先在热油中炸烧使碘挥发后食用,同时鼓励患者多吃新鲜蔬菜、水果、蛋、奶、豆制品及瘦肉。并防止从其他途径进入人体的碘剂,如含碘药物摄入、皮肤碘酒消毒、碘油造影等。患者空腹口服^{131}I 2 小时后方可进食,以免影响药物吸收。口服^{131}I 后应注意以下几点。

(1)2 小时后嘱患者口含维生素 C 含片,或经常咀嚼口香糖,促进唾液分泌,以预防放射性唾液腺炎,并多饮水,以及时排空小便,加速放射性药物的排泄,以减少膀胱和全身照射。

(2)注意休息,加强口腔卫生。避免剧烈运动和精神刺激,并预防感染、加强营养。

(3)建立专用粪便处理室,勿随地吐痰和呕吐物,大小便应该使用专用厕所,便后多冲水,严禁与其他非核素治疗的患者共用卫生间,以免引起放射性污染。建立核素治疗患者专用病房。

(4)服药后勿揉压甲状腺,以免加重病情。

(5)2 个月内禁止用碘剂、溴剂,以免影响^{131}I 的重吸收而降低治疗效果。

(6)服药后应住^{131}I 治疗专科专用隔离病房或住单间 7~14 天,以减少对健康人不必要的辐射;指导患者正确处理排泄物和污染物,衣裤、被褥进行放置衰变处理且单独清洗。

(7)女性患者 1 年内避免妊娠。^{131}I 治疗后 3~6 个月定期随访,不适随诊,以便及时预测疗效。

2.口腔护理

放射治疗时加强口腔护理,嘱患者多饮水,常含话梅或维生素 C,促进唾液分泌,预防或减轻唾液腺的损伤。饭前、饭后及临睡时用复方硼砂溶液漱口。黏膜溃疡者进食感疼痛,可用 2% 利多卡因漱口或局部喷洒金因肽。

3.咽喉部护理

观察放射治疗期间的咽喉部情况,对放射治疗引起的咽部充血、喉头水肿应行雾化吸入,根据病情需要在雾化器内可加入糜蛋白酶、地塞米松、庆大霉素等药物,雾化液现配现用,防止污染。每天 1 次,严重时可行 2~3 次。出现呼吸不畅甚至窒息时,应立即通知医师,并做好气管切开的准备。

(五)健康教育

1.服药指导

甲状腺癌行次全或全切除者,指导患者应遵医嘱终身服用甲状腺素片,勿擅自停药或增减剂量,目的在于抑制促甲状腺激素(TSH)的分泌,使血中的 TSH 水平下降,使残存的微小癌减缓生长,甚至消失,防止甲状腺功能减退和抑制 TSH 增高。所有的甲状腺癌术后患者服用适量的甲状腺素片可在一定程度上预防肿瘤的复发。

2.功能锻炼

卧床期间鼓励患者床上活动,促进血液循环和切口愈合。头颈部在制动一段时间后,可开始逐步练习活动,促进颈部的功能恢复。颈淋巴结清扫术者,斜方肌可能受到不同程度损伤,因此,切口愈合后应开始肩关节和颈部的功能锻炼,随时注意保持患肢高于健侧,以纠正肩下垂的趋势。特别注意加强双上肢的活动,应至少持续至出院后 3 个月。

3.定期复查

复查时间第 1 年应为每 1~3 个月复查 1 次,第 2 年可适当延长,每 6~12 个月复查 1 次,5 年以后可每 2~3 年随诊 1 次。指导患者在日常生活中可间断性用双手轻柔触摸双侧颈部及锁骨窝内有无小硬结出现,有无咳嗽、骨痛等异常症状,一旦出现,随时复查及时就医。

(徐茂云)

第三节　原发性纵隔肿瘤

一、概述

纵隔是位于左右纵隔胸膜之间较大的间隙,为含有许多重要生命器官及结构的总称,是分隔左右胸膜腔和左右肺的间隔。纵隔内重要器官包括心包、心脏、气管、大血管、食管、淋巴组织、胸腺、神经及纵隔内脏间的神经组织。

纵隔内包含多个器官,而且其胚胎结构来源较为复杂,因此会导致多种肿瘤的发生,如胸腺瘤、胸内甲状腺肿、淋巴瘤、支气管囊肿、皮样囊肿、畸胎瘤、恶性淋巴肉瘤、心包囊肿、脂肪瘤、神经源性肿瘤、食管囊肿等,以良性者居多。畸胎瘤多见于 30 岁以下,少数发生在 40 岁以上。本病除淋巴肉瘤和恶性淋巴瘤,多数预后良好。

(一)病因

病因目前尚未十分明确。我国中医认为本病可能与以下因素相关:外邪侵袭、情志失调、饮食不节、气机郁滞、脏腑气血失和、痰浊瘀血内生、痰瘀与气血互结,日久成积所致。纵隔内组织和器官较多,胎生结构来源复杂,所以纵隔区内肿瘤种类繁多。有原发的,有转移的,原发肿瘤中以良性多见,但也有相当一部分为恶性。

(二)临床表现

约 40％的原发性纵隔肿瘤患者无症状,这些患者多为常规胸片发现,另外 60％有症状患者的症状多与病变压迫或侵犯周围组织结构有关,或为原发肿瘤伴有的全身综合征。临床常见的症状为胸闷、胸痛、咳嗽、呼吸困难、声音嘶哑、心慌、心律不齐、面颈部水肿、乏力、吞咽困难、体重下降及夜间盗汗。体检有发热、淋巴结肿大、喘鸣、上腔静脉综合征、声带麻痹、霍纳(Horner)综合征及神经学方面异常。

(三)辅助检查

1.影像学检查

(1)X 线检查:常规进行胸部正侧位 X 线检查,可作出初步诊断。

(2)CT 及磁共振(MRI)检查:可显示肿瘤与周围解剖、血管的关系及肿瘤的密度。

(3)单光子发射计算机断层显像(SPECT)。

(4)正电子发射计算机断层显像(PET)。

2.血清学及生化学检查

(1)血清放射免疫检测。

(2)激素测定:有助于不同纵隔肿瘤的鉴别诊断,如甲胎蛋白(AFP)及人绒毛膜促性腺激素(HCG)。

3.有创伤诊断方法

(1)外科活检术:对于靠近胸壁的纵隔肿瘤可行 CT 引导下穿刺活检检查。

(2)全麻下纵隔镜检查:有助于淋巴瘤及肿大淋巴结的诊断。

(3)支气管镜及食管镜检查:有助于明确支气管受压情况、受压程度及肿瘤是否已侵入支气管或食管,以便确立手术的可能性。

(4)前纵隔切开切取组织活检。

(5)剖胸探查切除组织活检,早确诊,早切除。

(四)治疗原则

(1)手术治疗为主:绝大多数原发性纵隔肿瘤只要无禁忌证均应实施外科手术切除,再根据病理性质及完全切除与否来决定下一步是否进行放疗或化疗。

(2)恶变可能者、转移者,根据病理性质辅以放疗或化疗。

(3)恶性淋巴瘤可行放疗、化疗相结合的治疗方法。

二、护理

(一)护理要点

1.心理护理

纵隔肿瘤患者对疾病常有恐惧、焦虑心理,思想负担大。尤其对采取有创方法诊断(如针吸、胸腔镜、纵隔切开、胸廓切开术)及手术、化疗、放疗等,使患者心理压力更大,因此护士应向患者解释各种治疗对挽救生命、缓解症状的重要意义,讲解有关诊断、治疗的知识,使患者对自己的病情、治疗方法及治疗效果有初步的了解,从而取得患者的密切配合。

2.特殊症状的护理

(1)呼吸困难:当肿瘤压迫或侵入支气管时,常会引起咳嗽、气短、呼吸困难、发绀等。应给予舒适体位,吸氧($2\sim4$ L/min),雾化吸入(加入糜蛋白酶及抗生素),应用祛痰药物,必要时吸痰,保持呼吸道的通畅。

(2)胸背部疼痛:纵隔肿瘤侵犯或压迫胸壁可引起胸背部疼痛,用一般止痛药物可缓解。但若是胸壁、胸骨受累,则止痛药无效,必须控制病因才能止痛。

(3)咳出异物(毛发等)症状:此种情况多发生于生殖细胞瘤中,患者咳出的多为畸胎瘤的内容物。除了抗炎及止咳措施外,需手术切除肿瘤才能控制。应做好患者的心理护理,减轻患者的恐惧、害怕情绪。

3.放疗的护理

(1)监测血常规变化:当白细胞计数$<3\times10^9$/L 时,应暂停放疗,并遵医嘱行升白细胞治疗;当白细胞计数$<1\times10^9$/L 时,应做好保护性隔离,病房限制探视,并每天酌情行房间空气消毒$2\sim3$ 次。

(2)放疗时应注意心脏区的保护,监测心功能;胸部照射时可诱发肺水肿、肺炎、胸骨骨髓炎,表现为咳嗽、咳白色泡沫痰、呼吸急促、胸痛、咯血等,应注意观察,一经发现,并遵医嘱应用抗生素、肾上腺皮质激素、雾化吸入等。

(3)急性放射性食管炎是纵隔肿瘤放射治疗的常见并发症。向患者解释这只是暂时的症状,停止放疗后可逐渐消失。指导患者进清淡、易消化、无刺激的流质或半流质饮食,忌食粗、硬、烫、辛辣刺激性食物,进食速度宜缓慢,进食后漱口,并饮温凉开水以冲洗食管。症状严重者可用 2%利多卡因 15 mL、维生素 B_{12} 4 000 μg、庆大霉素 240 000 U 加入生理盐水 500 mL 中,每次取 10 mL 于三餐前及临睡前慢慢吞服;疼痛者可酌情给予止痛剂。

4.化疗的护理

(1)纵隔肿瘤常用的化疗药物有阿霉素类、丝裂霉素、长春新碱、顺铂、氟尿嘧啶等,由于这些药对血管的刺激性大,发生渗漏时有引起组织糜烂坏死的可能,而且化疗通常需要多个疗程,多次的化疗可引起化学性静脉炎,所以最好建议患者在化疗前进行 PICC 置管术。

(2)阿霉素等化疗药物可引起脱发,向患者解释脱发只是暂时性的,停止化疗后头发便可恢复生长。指导患者在化疗前剪短头发或全部剃光,以免脱落的头发黏在衣服及被服上引起患者不舒适及心理上的刺激。指导患者购买适合自己的假发或帽子,以满足患者对美观的需求。

(二)健康教育

(1)保持病房环境整洁,指导患者保持心情愉快。

(2)戒烟:吸烟会增加支气管的分泌,会加重原发支气管炎,尤其影响术后的咳痰,吸烟还影响肺功能,降低血氧饱和度,对手术及术后影响极大。对有长期吸烟者应作好耐心细致的说服工作,严格戒烟。

(3)加强口腔卫生:指导患者每天早晚及餐后刷牙、漱口,预防术后肺部并发症的发生。

(4)注意休息,适当进行体育锻炼:根据身体情况制定活动量,如散步、慢跑、打太极拳等。

(5)定期复查:如出现胸闷、气促等情况,应立即就诊。

(徐茂云)

第四节　胃　　癌

一、概述

胃癌是我国最常见的恶性肿瘤之一。据 Parkin 等最新报道,2002 年全世界约有 934 000 例胃癌新发病例,死亡病例 700 000 例。胃癌的流行病学有明显的地理差别,日本、中国、智利、远东、欧洲和俄罗斯为高发地区,而美国、澳大利亚、丹麦和新西兰发病最低。2/3 的胃癌患者在发展中国家,其中中国占 42%。在我国,西北地区和东南沿海地区发病率较高,广西、广东、贵州发病率低。

(一)病因

1.亚硝基化合物

亚硝酸盐主要来自食物中的硝酸盐,特别是在大量使用氮肥后的蔬菜中,硝酸盐的含量极高。硝酸盐进入胃中经硝酸盐还原酶阳性菌将其还原成亚硝酸盐。亚硝酸盐的含量与胃内硝酸盐还原酶阳性菌的数量呈正相关。据报道,低胃酸患者中胃癌的发生率比正常胃酸者高出 4.7 倍,这与胃内亚硝胺类化合物合成增多有关。

2.幽门螺杆菌

幽门螺杆菌为带有鞭毛的革兰阴性菌,在胃黏膜生长。幽门螺杆菌在发达国家人群中感染率低于发展中国家 30%～40%。在儿童期即可受到感染,如我国广东 1～5 岁儿童中,最高感染率可达 31%。幽门螺杆菌是胃黏膜肠上皮化生和异型性增生及癌变前期的主要危险因素。在正常胃黏膜中很少分离到幽门螺杆菌,而随胃黏膜病变加重,幽门螺杆菌感染率增高。

3.遗传因素

胃癌在少数家族中显示有聚集性。在胃癌患者调查中,一级亲属患胃癌比例明显高于二级、三级亲属。血型与胃癌存在一定关系,A型血人群患胃癌的比例高于一般人群。

4.饮食因素

高浓度食盐可使胃黏膜屏障损伤,造成黏膜细胞水肿,腺体丢失。摄入亚硝基化合物的同时摄入高盐可增加胃癌诱发率,诱发时间也较短,有促进胃癌发生的作用。新鲜蔬菜、水果有预防胃癌的保护性作用。含有巯基类的新鲜蔬菜,如大蒜、大葱、韭菜、洋葱和蒜苗等具有降低胃癌危险的作用。

5.其他因素

吸烟为胃癌的危险因素,吸烟量越大,患胃癌的危险性越高。烟雾中含有多种致癌物质,可溶于口腔唾液进入胃内。此外,吸烟者口腔中硫氰酸含量增高,可使经血液进入口腔的硝酸盐还原成亚硝酸盐。

6.慢性疾病

慢性萎缩性胃炎以胃黏膜腺体萎缩、减少为主要特征,常伴有不同程度的肠上皮化生和异型增生。

(二)病理分型

1.大体形态

胃癌因生长方式的不同,致使其大体形态各异。向胃腔内生长者,呈蕈伞样外观;有的沿胃壁向深层浸润很明显,呈弥漫性生长。Borrmann分类主要根据肿瘤的外生性和内生性部分的相对比例来划分类型,侵至固有层以下的进展期胃癌分为4个类型。

(1)Ⅰ型息肉样型:肿瘤主要向胃腔内生长,隆起明显,呈息肉状,基底较宽,境界较清楚,可有小的糜烂,在进展期胃癌中占3%~5%。

(2)Ⅱ型局限溃疡型:肿瘤有较大溃疡形成,边缘隆起明显,境界比较清楚,向周围浸润不明显。此类患者占30%~40%。

(3)Ⅲ型浸润溃疡型:肿瘤有较大溃疡形成,边缘部分隆起,部分被浸润破坏,境界不清,向周围浸润较明显,癌组织在黏膜下的浸润范围超过肉眼所见的肿瘤边界。此类患者占半数左右。

(4)Ⅳ型弥漫浸润型:呈弥漫性浸润生长,触摸时难以界定肿瘤边界。由于癌细胞的弥漫浸润及纤维组织增生,可导致胃壁增厚、僵硬,形成"革袋胃"。

2.组织学分型

国内目前多采用世界卫生组织的国际分类法,分为腺癌(乳头状腺癌、管状腺癌、黏液腺癌、印戒细胞癌)及其他组织学类型(腺鳞癌、鳞癌、肝样腺癌、壁细胞样腺癌、绒毛膜上皮癌、未分化癌)。有研究显示,在全部胃癌中,高、中分化腺癌占47%,低分化腺癌及印戒细胞癌占56.3%。

3.活检组织的病理诊断

胃癌活检病理诊断的准确率不可能达到100%。肿瘤的生长浸润方式(如主要在黏膜下浸润生长),肿瘤所在部位(如穹隆部取材困难),标本取材不当(如主要取到变形坏死组织)及病理漏诊(将高分化腺癌诊断为重度异型增生或漏掉小的癌灶)都可能致假阴性。

胃癌的前体可分为两个类别:癌前状态和癌前病变。癌前状态是一种临床状态,由此可导致胃癌的发病率较正常人群增高;癌前病变是经过病理检查诊断的特定的组织学改变,在此基础上可逐渐演变发展成胃癌。

（三）临床表现

1.症状

早期胃癌无特异性症状,甚至毫无症状。随着肿瘤的进展,影响胃的功能时才出现较明显的症状,但这种症状也并非胃癌所特有,常与胃炎、溃疡病等慢性胃部疾病相似。常见症状如下。

（1）胃部疼痛:是胃癌最常见的症状,即使是早期胃癌患者,除了少部分无症状的患者外,大部分均有胃部疼痛的症状。起初仅感上腹部不适,或有胀痛、沉重感,常被认为是胃炎、胃溃疡等,给予相应的治疗,症状也可暂时缓解。胃窦部胃癌可引起十二指肠功能改变,出现节律性疼痛,易被忽视,直至疼痛加重甚至黑便才引起重视,此时往往已是疾病的中晚期,治疗效果不佳。

（2）食欲减退、消瘦、乏力:这也是一组常见的胃恶性肿瘤症状,有可能是胃癌的首发症状。很多患者在饱餐后出现饱胀、嗳气而自动限制饮食,体重逐渐减轻。

（3）恶心、呕吐:早期可仅有进食后饱胀和轻度恶心感,常因肿瘤引起梗阻或胃功能紊乱所致。贲门部肿瘤开始可出现进食不顺利感,以后随病情进展而发生吞咽困难及食物反流。胃窦部癌引起幽门梗阻时可呕吐有腐败气味的隔夜饮食。

（4）出血和黑便:早期胃癌有出血黑便者约为20%。小量出血时仅有大便隐血阳性,当出血量较大时可有呕血及黑便。凡无胃病史的老年人出现黑便时必须警惕有胃癌的可能。

（5）其他患者可因为胃酸缺乏、胃排空加快而出现腹泻或便秘及下腹部不适。胃癌血行转移多发生于晚期,以转移至肝、肺最为多见。在腹腔种植转移中,女性患者易转移至卵巢,称为Krukenberg瘤。

2.体征

一般胃癌尤其是早期胃癌常无明显体征,可有上腹部深压痛,有时伴有轻度肌抵触感。上腹部肿块、直肠前触及肿物、脐部肿块、锁骨上淋巴结肿大等均是胃癌晚期或已出现转移的体征。

（四）诊断

胃癌的诊断和治疗需要多学科专家(肿瘤放射科专家、肿瘤外科专家、肿瘤内科专家、营养学专家及内镜专家)共同参与。

1.胃癌的 X 线检查法

X 线检查法主要用于观察胃腔在钡剂充盈下的自然伸展状态,胃的大体形态与位置的变化,胃壁的柔软度及获得病变的隆起高度等,有充盈法、黏膜法、压迫法、双对比法和薄层法。

2.胃癌的 CT 诊断

（1）胃壁增厚:癌肿沿胃壁浸润造成胃壁增厚,增厚的胃壁可为局限性或弥漫性,根据癌肿浸润深度不同,浆膜面可光滑或不光滑,但黏膜面均显示不同程度的凹凸不平是胃癌的特点之一。

（2）腔内肿块:癌肿向胃腔内生长,形成突起在胃腔内的肿块。肿块可为孤立的隆起,也可为增厚胃壁胃腔内明显突出的一部分。肿块的表面不光滑,可呈分叶、结节或菜花状,表面可伴有溃疡。

（3）溃疡:CT 图像可以更好地显示胃癌腔内形成的溃疡。溃疡所形成的凹陷的边缘不规则,底部多不光滑,周边的胃壁增厚较明显,并向胃腔内突出。

（4）环堤:环堤表现为环绕癌性溃疡周围的堤状隆起。环堤的外缘锐利或不清楚。

（5）胃腔狭窄:CT 表现为胃壁增厚基础上的胃腔狭窄,狭窄的胃腔边缘较为僵硬并不规则,多呈非对称性向心狭窄,伴环形周围非对称性胃壁增厚。

（6）黏膜皱襞改变:黏膜皱襞在 CT 横断面图像上,表现为类似小山崎状的黏膜面突起,连续层面显示嵴状隆起间距和形态出现变化,间距的逐渐变窄、融合、消失标志着黏膜皱襞的集中、中断和破坏等改变。

(7)对于女性患者需要进行盆腔 CT 扫描。

3.胃癌的内镜诊断

(1)早期胃癌:癌组织浸润深度仅限于黏膜层或黏膜下层,而不论有无淋巴结转移,也不论癌灶面积。符合以上条件癌灶面积 5.1~10.0 mm 为小胃癌;小于 5 mm 为微小胃癌。原位癌指癌灶仅限于腺管内,未突破腺管基膜。

(2)进展期胃癌:癌组织已侵入胃壁肌层、浆膜层或浆膜外,不论癌灶大小或有无转移均称为进展期胃癌。

4.胃癌的超声诊断

水充盈胃腔法及超声显像液的应用,可显示胃壁蠕动状况。在 X 线及内镜的定位下,可以显示肿瘤的大小、形态、内部结构、生长方式、癌变范围。

5.实验室检查

对胃癌较早诊断有意义的检查是大便隐血试验。

(五)治疗

1.胃癌的治疗原则

经术前分期性检查,包括纤维内镜、腹部 CT、女性患者盆腔 CT 或 B 超、胸部 X 线等,根据检查结果,可考虑如下治疗原则。

(1)无远处转移的患者,临床评价为可手术切除的,首选手术治疗。对有高危因素如低分化腺癌、有脉管瘤栓、年轻(<35 岁)患者应行术后含 5-FU 方案的化疗或同步化放疗。任何有淋巴结转移及局部晚期的患者,均应在术后进行化放疗。

(2)无远处转移的患者,临床评价为不可手术切除的,可行放疗同时 5-FU 增敏。治疗结束后评价疗效,如肿瘤完全或大部分缓解,可观察,或合适的患者行手术切除;如肿瘤残存或出现远处转移,考虑全身化疗,不能耐受化疗的给予最好的支持治疗。

(3)有远处转移的患者,考虑全身化疗为主,或参加临床试验。不能耐受化疗的,给予最好的支持治疗。

2.外科手术

手术方式分为内镜下黏膜切除术、腹腔镜下胃改良切除术、胃癌的根治性切除术、联合脏器切除术、姑息性手术。

3.化学治疗

迄今为止,胃癌的治疗仍以手术治疗为主,但是多数患者仅通过手术难以治愈。化疗在胃癌的治疗中占有重要地位,分为以下三种。

(1)术后辅助化疗:由于单纯的手术治疗疗效欠佳,也由于不少有效的化疗药物或联合化疗方案对胃癌的有效率常可达 40% 以上,因此,希望应用术后辅助化疗处理根治术后可能存在的转移灶,以达到防止复发、提高疗效的目的。有效的化疗药物仍以 5-FU(或卡培他滨)+甲酰四氢叶酸(LV)为主。

(2)术前新辅助化疗:一般用于局部分期较晚的病例,该类患者不论能否手术切除,都有较高的局部复发率。术前化疗的目的是降低期别,便于切除及减少术后复发。常用的联合化疗方案有 FUP 方案(顺铂+5-FU),紫杉醇+顺铂+5-FU 方案,FOLFOX4 方案(奥沙利铂+顺铂+亚叶酸钙）。

（3）晚期或转移性胃癌的化疗：晚期胃癌不可治愈，但是化疗对有症状的患者有姑息性治疗效果。有几种单药对晚期胃癌有肯定的疗效，这些药物包括5-FU、丝裂霉素、依托泊苷和顺铂。有几种新药及其联合方案对胃癌有治疗活性，包括紫杉醇、多西他赛、伊立替康、表柔比星、奥沙利铂、口服依托泊苷和复方替加氟（尿嘧啶和替加氟的复合物）。近年来常用的化疗方案：FAM（5-FU、阿霉素、甲氨蝶呤）、ECF（表柔比星、顺铂、5-FU）、DCF（多西他赛、顺铂、5-FU）等。

（4）腹腔内化疗：由于绝大多数胃癌手术失败的病例均因腹膜或区域淋巴结等的腹腔内复发，现已知在浆膜有浸润的胃癌常可在腹腔内找到游离的癌细胞，甚至报告浸润性胃癌的腹腔内游离的癌细胞阳性率可达75%。对病期较晚已切除的胃癌，在术中进行腹腔温热灌注化疗，有可能提高疗效。

4.放射治疗

放射治疗包括术前、术后或姑息性放疗，是胃癌治疗中的一部分。外照射与5-FU联合应用于局部无法切除的胃癌的姑息治疗时，可以提高生存率。使用三维适形放疗和非常规照射野照射可以精确地对高危靶区进行照射且剂量分布更加均匀。

5.最佳支持治疗

最佳支持治疗目的是预防、降低和减轻患者的痛苦并改善其生活质量，是晚期及转移性胃癌患者完整治疗中的一部分。缓解晚期胃癌患者症状的治疗包括内镜下放置自扩性金属支架（SEMS）缓解食管梗阻症状。手术或外照射或内镜治疗可能对出血患者有效。疼痛控制可使用放疗或镇痛剂。

胃癌的预后取决于诊断时的肿瘤分期情况。国内胃癌根治术后的5年生存率在30%。约有50%的患者在诊断时胃癌已经超过了局部范围，近70%~80%的胃癌切除标本中可以发现局部淋巴结转移。因此，晚期胃癌在临床更为常见。局部晚期和转移性胃食管癌的不良预后因素包括：体力状况（PS）评分不良（≥2），肝转移，腹腔转移和碱性磷酸酶≥100 U/L。

二、护理

（一）护理要点

1.饮食护理

（1）放疗期间的饮食护理：放射治疗后1~2小时，患者可能出现恶心、呕吐等不良反应，告知患者是由于射线致使胃黏膜充血水肿所致。指导患者放疗前避免进食，以减轻可能发生的消化道反应。鼓励患者进食富含维生素B_{12}和含铁、含钙丰富的食物。

（2）化疗期间的饮食护理：常出现的不良反应表现有恶心、畏食、腹痛、腹泻等。食欲减退时，可选用易消化、新鲜、芳香的食品；消化不良时，可选择粥作为主食，也可以吃助消化、开胃的食品。化疗前0.5~1.0小时和化疗后4~6小时给予镇吐剂，会有助于减轻恶心、呕吐。

（3）胃癌根治术后化疗期的饮食护理：胃癌根治术后，患者胃容量缩小、吻合口狭窄、碱性反流性食管炎等因素常常导致患者进食后不适而限制了食物的摄入量。化疗药物对胃肠道上皮黏膜有抑制作用，化疗中患者有恶心、呕吐等胃肠道反应。此期应给予半流质或流质饮食，进餐时间避开化疗药物作用的高峰时间；选择可刺激患者食欲的食物，避免油腻食物，以免产生恶心感。给予热量充足易消化吸收的食物。

2.倾倒综合征的护理

由于胃大部切除术后失去对胃排空的控制,导致胃排空过速所产生的一系列综合征。根据进食后症状出现的时间可分为早期与晚期两种。

(1)早期倾倒综合征:多发生在进食后半小时内,患者以循环系统和胃肠道症状为主要表现。应指导患者通过饮食调整来缓解症状,避免过浓、过甜、过咸的流质食物,宜进低碳水化合物、高蛋白饮食,餐时限制饮水喝汤,进餐后平卧 10～20 分钟。术后半年到 1 年内逐渐自愈,极少数症状严重而持久的患者需手术治疗。

(2)晚期倾倒综合征:餐后 2～4 小时患者出现头晕、心慌、出冷汗、脉搏细弱甚至虚脱等表现。主要因进食后,胃排空过快,含糖食物迅速进入小肠而刺激胰岛素大量释放,继之发生反应性低血糖,故晚期倾倒综合征又被称为低血糖综合征。指导患者出现症状时稍进饮食,尤其糖类即可缓解。

3.腹腔灌注热化疗的护理

腹腔化疗前常规检查血常规、肝肾功能、心电图。有腹水引流者充分补液,以防引流过程中或引流后发生低血容量性反应。指导患者排空膀胱,避免穿刺时误伤膀胱。灌注化疗药物前确认导管在腹腔内,防止化疗药物渗漏到皮下组织。灌注过程中密切观察患者反应,每 15～20 分钟改变体位,使药物均匀的与腹腔组织和脏器接触。

4.静脉化疗的护理

观察药物的特殊不良反应。

(1)氟尿嘧啶:观察有无心绞痛、心律失常,如有发生应立即停药。出现腹泻甚至血性腹泻时应立即停药,通知医师及时处理。静脉推注或静脉滴注可引起血栓性静脉炎,需经 PICC 或 CVC 输入。

(2)紫杉醇:可出现变态反应,多数为 Ⅰ 型变态反应,表现为支气管痉挛性呼吸困难、荨麻疹和低血压。大多数发生在用药 10 分钟以内。为防止发生变态反应,应在静脉滴注紫杉醇之前 12 小时、6 小时给予地塞米松 10～20 mg 口服。紫杉醇可发生神经系统毒性,多数为周围神经病变,表现为轻度麻木及感觉异常,还可发生闪光暗点为特征的视神经障碍。

(3)奥沙利铂:有神经系统毒性,一般为蓄积的、可逆的周围神经毒性,停药后症状逐渐缓解。主要表现为手足末梢麻木感,甚至疼痛,影响到感觉、运动功能,遇冷加重。偶尔出现咽部异样感,甚至呼吸困难,可通过吸氧、地塞米松推注等缓解,必要时使用肾上腺素皮下注射,注射前应用还原型谷胱甘肽及每天口服 B 族维生素可能有减轻症状的作用。大约 3/4 患者的神经毒性在治疗结束 13 周后可逆转。在治疗期间应指导患者注意保暖。奥沙利铂只能用注射用水或 5％葡萄糖稀释,不能用生理盐水或其他含氯的溶液稀释。每瓶 50 mg 加入稀释液 10～20 mL,在原包装内可于 2～8 ℃冰箱中保存 4～48 小时。加入 5％葡萄糖 250～500 mL 稀释后的溶液应尽快滴注,在室温中只能保存 4～6 小时。禁止和碱性液体或碱性药物配伍输注,避免药物接触铝制品,否则会产生黑色沉淀和气体。

5.胃癌患者放疗的护理

(1)告知患者在模拟定位和治疗前 3 小时不要饱食。可使用口服或静脉造影剂进行 CT 模拟定位。

(2)胃的周围有对射线敏感的肾、肝、脾、小肠等器官,放疗前,技术人员应精确摆位,最好使用固定装置,以保证摆位的可重复性。指导患者采用仰卧位进行模拟定位和治疗。

（3）放疗中使用定制的挡块来减少正常组织不必要的照射剂量，包括肝脏（60%肝脏<30 Gy）、肾脏（至少一侧肾脏的 2/3<20 Gy）、脊髓（<45 Gy）、心脏（1/3 心脏<50 Gy，尽量降低肺和左心室的剂量，并使左心室的剂量降到最低）。指导患者稳定体位，以避免射线对周围组织和器官的损伤。放疗中需要暴露受照部位，需注意为患者肩部及上肢保暖，防止受凉。

（4）放射性胃炎的护理：遵医嘱预防性使用止吐剂，预防性使用保护胃黏膜的药物。食欲减退、恶心、呕吐及腹痛常发生于放疗后数天，对症处理即可缓解，一般患者可以耐受不影响放疗进行。

（5）放射性小肠炎的护理：多发生于放疗中或放疗后，可表现为高位不完全性肠梗阻。由于肠黏膜细胞早期更新受到抑制，以后小动脉壁肿胀、闭塞，引起肠壁缺血，黏膜糜烂。晚期肠壁引起纤维化，肠腔狭窄或穿孔，腹腔内形成脓肿、瘘管和肠粘连等。主要护理措施为遵医嘱给予解痉剂及止痛剂，给予易消化、清淡饮食。

（6）其他并发症的护理：胃癌放疗还能可出现穿孔、出血与放射性胰腺炎，放疗期间应注意观察有无剧烈腹痛、腹胀、恶心、呕吐、呕血等表现。

（二）健康指导

1.注意饮食习惯

长期不良的饮食习惯很容易引起慢性胃病、胃溃疡甚至发生胃癌。经常吃过热的食物可破坏口腔和食管的黏膜，可导致细胞癌变。吃饭快，食物咀嚼不细易对消化道黏膜产生机械性损伤及产生慢性炎症。吃团块的食物易对贲门产生较强的机械刺激，久之会损伤甚至癌变。养成定时定量、细嚼慢咽的饮食习惯，避免进食生硬、过冷、过烫、过辣及油腻食物，戒烟、酒。少食含纤维较多的蔬菜、水果（橘子）或黏聚成团的食物（如糖葫芦、黏糕、糯米饭、柿饼），易发生肠梗阻。避免过浓、过甜、过咸的流质食物。宜进低碳水化合物、高蛋白饮食，餐时限制饮水喝汤。进餐后平卧 10～20 分钟，以预防倾倒综合征。维生素 C 具有较强阻断亚硝基化合物的能力，β-胡萝卜素具有抗氧化能力，可以在小肠转化成维生素 A，维持细胞生长和分化。可鼓励患者进食富含维生素 C 和 β-胡萝卜素的食品。

2.积极治疗胃病和幽门螺杆菌

长期慢性胃炎和长期不愈的溃疡均要考虑幽门螺杆菌的感染，要积极治疗。

3.避免高盐饮食

食盐中的氯离子能损伤胃黏膜细胞，破坏胃黏膜和黏膜保护层，使黏膜易受到致癌物质攻击，因此，要减少食物中盐的摄入量。

4.避免进食污染食物

煎、烤、炸的食物含有大量致癌物质。我国胃癌高发区居民有食用储存的霉变食物的习惯，其胃液中真菌检出率明显高于低发区。

5.多食牛奶、奶制品和富含蛋白质的食物

良好的饮食构成有助于减少胃癌发生的危险性。食物应多样化和避免偏食，在满足热量需要和丰富副食供应的基础上，增加蛋白质的摄入水平。

6.经常食用富含维生素的新鲜蔬菜和水果

每天增加蔬菜和水果的摄入量可降低人类恶性肿瘤发生的危险性。蔬菜和水果含有防癌的抗氧化剂，食用黄绿色蔬菜可以明显降低胃癌的发生率。

7.戒烟与戒酒

饮酒加吸烟,两者有致癌的协同作用,患胃癌的危险更大。

8.告知患者用药禁忌

告知患者慎用阿司匹林、保泰松、肾上腺皮质激素类药物,因可引起胃黏膜损伤。

9.密切监视血清

监视血清维生素 B_{12}、铁和钙水平,尤其是术后患者可口服补充铁剂,同时应用酸性饮料如橙汁,可以维持血清铁水平。

10.如出现下列情况随时就诊

上腹部不适、疼痛、恶心、呕吐、呕血、黑便、体重减轻、疲乏无力、食欲减退等。

（徐茂云）

第五节 胰 腺 癌

一、概述

（一）病因

胰腺癌的病因至今尚不完全清楚。各方面流行病学调查显示,有些因素与胰腺癌的发病相关,有些存在分歧。

1.人口因素和地区分布

胰腺癌多见于西方工业化国家。

2.家族和遗传因素

患以下 6 种遗传性疾病者胰腺癌的发病机会增多:遗传性非息肉症型直肠癌;家族性乳癌;Paget 病;共济失调-毛细血管扩张症;家族性非典型多发性痣-黑色素瘤综合征;遗传性胰腺炎。

3.与其他疾病的关系

慢性胰腺炎、糖尿病、甲状腺肿瘤、其他良性内分泌瘤、囊性纤维变形等可能与胰腺癌的发病相关。

4.生活与环境因素

无论男女,吸烟者胰腺癌发病率高于不吸烟者 2~16 倍不等。高能量、高蛋白、高脂肪摄入也可诱发胰腺癌。此外,高碳水化合物、肉类、高胆固醇、亚硝胺和高盐食品均属不利因素。饮食中的纤维素、维生素 C、水果、蔬菜都是预防胰腺癌的有利因素,不进食或少进食保藏食品,进食生、鲜、压力锅或微波炉制备的食品胰腺的起保护都能作用。

（二）病理分型

1.胰腺癌部位分布

(1)胰头癌:占胰腺癌之 2/3 以上,常压迫和浸润导致胰管管腔狭窄或闭塞,远端易继发胰腺炎。

(2)胰体、胰尾部:约占胰腺癌之 1/4。胰体、胰尾部肿瘤体积较大,常由于浸润生长而致胰体、尾部周围有严重的癌性腹膜炎。

（3）全胰癌：约占胰腺癌之1/20。

2.组织学分类

（1）导管细胞癌：最常见，约占90％。

（2）胰泡细胞癌。

（3）少见类型胰腺癌：多形性癌、腺鳞癌、黏液癌、大嗜酸性细胞癌及胰腺囊-实性肿瘤等。

（三）临床表现

1.腹痛

腹痛是最常见的临床症状，近半数为首发症状。在胰腺癌的整个病程中，几乎所有病例都有不同性质和不同程度的疼痛出现，位置多在上腹伴左腰部放射。

2.黄疸

梗阻性黄疸是胰腺癌的另一重要症状，是胰头癌的主要症状和体征，由癌肿侵及胆总管所致。

3.消化道症状

由于胰液和胆汁排出受阻，患者常有食欲缺乏、上腹饱胀、消化不良、便秘或腹泻。上腹部不适多为上腹闷堵感觉，食后饱胀。10％～30％患者以此为首发症状。

4.消瘦

体重减轻也是胰腺癌的常见症状。其特征是发展速度快，发病后短期内即出现明显消瘦，短期内体重减轻10 kg甚至更多。可能是胰腺癌及癌旁胰岛细胞因子干扰糖原代谢，引起胰岛素抵抗，使机体不能有效利用葡萄糖而致消瘦。

5.发热

至少有10％胰腺癌患者病程中有发热出现，表现为低热、高热、间歇热或不规则发热等，可伴有畏寒，黄疸也随之加深，易被误诊为胆石症。

6.血栓性静脉炎

中晚期胰体、胰尾部癌患者可并发下肢游走性或多发性血栓性静脉炎，表现为局部红、肿、热、痛等并可扪及条索状硬块。偶可发生门静脉血栓性静脉炎，出现门静脉高压。

7.症状性糖尿病

部分胰腺癌患者可在上述症状出现之前发生症状性糖尿病，也可能原已控制的糖尿病无特殊原因突然加重。

8.精神症状

部分患者可出现焦虑、抑郁、失眠、急躁及个性改变等精神症状。

（四）诊断

1.实验室检查

肿瘤标志物检测包括CEA、CA19-9、CA724、CA50等。CEA胰腺癌阳性率83％～92％，术后CEA升高提示复发；CA19-9对胰腺癌具有高度敏感性和特异性，应用免疫过氧化酶法检测CA19-9，胰腺癌准确率高达86％。大多数浸润型胰腺癌可检测到 K-ras 基因突变。Ras 基因的突变激活可引起血管内皮生长因子（VEGF）表达上调。约73％的胰腺癌患者发现 $P53$ 基因突变。

2.影像学检查

(1)逆行胰胆管造影(ERCP):将内镜插至十二指肠降段,在乳头部经内镜活检孔道插入造影导管,并进入乳头开口部、胆管和胰管内,注入对比剂,使胰管、胆管同时或先后显影,称为ER-CP。胰头癌ERCP的诊断准确率可高达95%。通过ERCP收集胰液做脱落细胞学检查,对胰腺癌的阳性诊断率可达75%。

(2)血管造影检查:胰腺血管造影的适应证为确定胰腺内分泌肿瘤的位置,范围及程度,判断有无浸润、胰腺癌手术切除可能性等。

(3)胰腺CT检查:CT目前仍是检测胰腺癌及做肿瘤分期的最常用方法,其检出肿瘤的阳性预测值可超过90%;在判定肿瘤不能切除时,阳性率100%。

(4)胰腺MRI检查:磁共振胰胆管成像(MRCP)是近几年迅速发展起来的技术。

(5)超声成像:彩色超声血流具有无创、价廉、无须对比剂等优点,可单独判断和量化肿瘤的心血管化程度,肿瘤侵犯血管的情况及血管性疾病。

(五)治疗

胰腺癌恶性程度高,局部发展快,转移早,治疗效果不佳,预后差。

1.手术治疗

手术是胰腺癌获得根治的唯一机会,只有10%的胰腺癌患者获得手术的机会。能被切除的胰腺癌为:肿瘤可被完全切除,而无癌组织残留;肿瘤未侵及重要邻近器官;无血源性或远处淋巴结转移。

2.放射治疗

对于手术不能切除病例,采用放疗+化疗可以提高胰腺癌的疗效,明显延长患者生存期。单纯放疗者中位生存期明显低于放化疗结合患者。

3.化学治疗

全身化疗可作为胰腺癌的辅助治疗,也可作为局部晚期不能切除或有转移病变胰腺癌的主要治疗。可作为胰腺癌的新辅助治疗,也可作为术后复发的姑息治疗。常见化疗药物有:5-FU、吉西他滨、奥沙利铂、顺铂、伊立替康。

吉西他滨1 000 mg/m²,静脉滴注超过30分钟,每周1次,连续3次,然后休息1周为一周期。对于不能切除的转移性胰腺癌,单药吉西他滨是标准治疗。含吉西他滨的联合化放疗可用于局部晚期不能切除的胰腺癌患者,也可作为辅助治疗。吉西他滨两药联合可选择(GP,吉西他滨+顺铂)、(GEME,吉西他滨+厄洛替尼3周方案)、(GC,吉西他滨+卡培他滨)等。奥沙利铂联合5-FU可作为二线治疗。

4.靶向治疗

胰腺癌的生物靶向治疗逐渐引起重视。有研究显示特罗凯联合吉西他滨治疗使胰腺癌中位生存期延长。

5.晚期胰腺癌的解救治疗

有梗阻及黄疸者可采用放置支架、激光手术、光动力治疗、放射治疗等迅速退黄;严重疼痛可联合放疗与吗啡类药物止痛,必要时给予神经毁损性治疗;肿瘤活动性出血可考虑姑息性手术或放疗;对于营养不良者及时给予肠道或肠道外营养。

胰腺癌由于诊断困难、病变进展迅速及缺乏有效的根治手段,诊断后仅1%～4%的患者能够活到5年。临床特点为病程短、进展快、死亡率高,中位生存期为6个月左右,被称为"癌中之王"。

二、护理

(一)护理要点

1.疼痛护理

胰腺癌疼痛的发生原因为癌肿浸润引起的胰管梗阻并管内压升高,尤其在进餐后,胰腺分泌增多,管内压力增高,促发上腹部持续或间断钝痛,餐后1～2小时加重,而后逐渐减轻。晚期胰腺癌可直接浸润、压迫位于腹膜后的腹腔神经丛,产生与体位有关的腰背痛。仰卧时加剧,而前倾、弯腰或侧卧时稍有缓解,呈昼重夜轻的特点,患者夜间往往不敢平卧而取前倾坐位或俯卧位。严重疼痛者遵医嘱给予吗啡类药物止痛。部分患者可由外科医师给予神经毁损性治疗。

2.饮食护理

给予易消化、低脂饮食,少食多餐。

3.胰瘘的护理

胰瘘多发生于术后1周左右,表现为患者突发剧烈腹痛、持续腹胀、发热,腹腔引流管或伤口引流出清亮液体,引流液测得淀粉酶。应持续负压引流,保持引流装置有效。

4.胆瘘的护理

胆瘘多发生于术后5～10天。表现为发热、右上腹痛、腹膜刺激征,T管引流量突然减少,但可见沿腹腔引流管或腹壁伤口溢出胆汁样液体。此时应保持T管引流通畅,予以腹腔引流。

5.控制血糖

胰腺癌患者由于术后胰腺功能的部分缺失,可引起患者血糖改变。因此,手术前后及静脉高营养的患者,均应每4小时一次常规监测血糖,以了解患者的胰腺功能,以及时调节胰岛素的用量,一般将血糖控制在8 mmol/L左右。

6.放射治疗的护理

放疗患者应监测肝功能变化,观察肿瘤直接侵犯肝胆管、压迫肝门部胆管者黄疸消退情况。因胰腺与胃、十二指肠及结肠相毗邻,治疗过程中胃肠道会受到一定放射剂量的刺激,易出现恶心、呕吐、腹泻等消化道不良反应。可于治疗前遵医嘱给予西咪替丁或昂丹司琼静脉输注,并告知患者进软食,禁食刺激性食物,以保护胃肠道黏膜,预防胃溃疡、十二指肠溃疡及消化道出血的发生。对有消化道出血倾向的患者,应严密观察患者有无呕血、黑便、头晕、面色苍白、脉搏弱而快、血压下降等症状。

7.静脉化疗的护理

化疗药物的特殊不良反应及护理。

(1)吉西他滨的不良反应主要为骨髓抑制及皮疹。指导患者化疗期间不要食用刺激性食物,不要搔抓皮肤,皮肤瘙痒时可局部涂以炉甘石洗剂。静脉滴注时间一般限制在30～60分钟,超过60分钟会导致不良反应加重,已配制的吉西他滨不可冷藏,以防结晶析出。

(2)顺铂一次用药(50 mg/m²)发生肾毒性的可能性为25%～30%,但通过静脉补液及使用利尿剂可使肾毒性减少至10%以下。多在治疗开始1～2周后出现血尿素氮升高,第4周恢复正常。一般在大剂量顺铂给药前静脉滴注生理盐水或葡萄糖1 000 mL加入10%氯化钾15 mg,然后20%甘露醇125 mL静脉快滴,顺铂滴注完毕后再给予20%甘露醇125 mL静脉快滴,以达利尿作用。一般每天液体总量3 000～4 000 mL,输液从顺铂给药前6小时开始,持续至顺铂滴注完毕后6～12小时为止。每周期治疗前检查尿常规、血尿素氮和肌酐、血电解质等;后7天查尿常规、血尿素氮、肌酐和电解质;记录 24 小时出入量 3~4 天。

(二)健康指导

(1)年龄在 40 岁以上,短期内出现持续性上腹部疼痛、腹胀、食欲减退、消瘦等症状时,应注意对胰腺做进一步检查。

(2)饮食宜少量多餐。

(3)告知患者出现进行性消瘦、贫血、乏力、发热等症状,以及时就诊。

(徐茂云)

第六节　肿瘤导致的恶心、呕吐

围化疗期护理对肿瘤化疗相关性呕吐具有较好地预防作用,通过有效预防呕吐可改善患者化疗不良反应,减轻痛苦,提高治疗效果。有研究证实,包括心理护理、健康教育、社会家庭支持、松弛疗法等在内的综合护理干预能够显著减少妇科恶性肿瘤患者化疗中恶性呕吐的发生率。以整体护理的观念对患者全面评估,应用循证护理的方法结合患者发生恶心、呕吐的原因和特点,制订护理计划。多种非药物治疗方法,如心理辅导和对患者感受的关注、冥想法等心理干预方法对改善患者恶心、呕吐的发生和严重程度有积极作用。对肿瘤化疗期恶心、呕吐患者,护理人员运用正性心理暗示,实施合理个体心理暗示措施,产生"望梅止渴"效应,可以减轻患者痛苦,改善生活质量,提高治疗效果。

一、恶心、呕吐

恶心和呕吐是肿瘤患者治疗中一个重要而常见的并发症,恶心是上腹部的一种特殊不适的感觉,指的是一种试图在喉咙及会厌将胃内容物吐出的强烈欲望,一般而言,恶心通常发生于呕吐之前。由于恶心比呕吐更加难以评估和控制,所以比较之下恶心更加常见和严重。恶心、呕吐常常令患者觉得无力和难受,当其中任何一个症状很严重或者长时间持续存在或者影响到患者的日常活动时,就会影响到患者的生活质量。

恶心、呕吐是肿瘤化疗患者的常见症状,如果不加以干预,超过 75% 的化疗患者会出现恶心、呕吐。癌症患者在接受放疗或者手术后也会出现恶心、呕吐,约 60% 的患者出现恶心,30%~50% 的患者由于病情进展或者其他的治疗导致呕吐的发生。有研究显示,恶心与呕吐虽然不是化学治疗中发生最频繁、最严重的不良反应,但却被患者主观认为是最难以忍受、干扰生活质量最严重的因素。不同程度的恶心、呕吐可导致患者脱水、电解质失衡、体重下降和营养缺乏,也会对患者的心理产生一定影响,甚至影响了患者下一步的治疗。

二、恶心、呕吐的定义

恶心是一种可以引起呕吐冲动的胃内不适感,是一种主观想吐的感觉。常伴有胃部收缩力消失、肠道的蠕动减少、十二指肠收缩及小肠内容物反流到胃部的情形。它是由自主神经传导,故常合并有出汗、脸色苍白、胃有饱胀感及心动过速等症状。主要表现为上腹部的特殊不适感,常伴有头晕、流涎、脉搏缓慢、血压降低等迷走神经兴奋症状。

呕吐是膈肌、肋间肌、腹部肌肉强力收缩,使胸膜腔内压突然的增加并配合胃括约肌的放松而产生胃内容物被排出体外的现象。

恶心为呕吐的前驱症状,两者都是大脑呕吐中枢接受刺激后产生的反应。当冲动刺激弱时,仅发生恶心,冲动刺激强时,则产生呕吐。

三、恶心、呕吐发生机制

呕吐是一个复杂的反射动作,其过程分3个阶段,即恶心、干呕与呕吐。目前认为中枢神经系统有两个区域与呕吐反射密切相关。一是神经反射中枢——呕吐中枢,位于延髓外侧网状结构的背部;另一是化学感受器触发区,位于延髓第四脑室的底面。前者直接支配呕吐的动作,它接受来自消化道、大脑皮层、内耳前庭、冠状动脉及化学感受器触发区的传入冲动。后者不能直接支配呕吐的实际动作,但能接受各种外来的化学物质或药物(如洋地黄等)与内生代谢产物(如感染、酮中毒、尿毒症等)的刺激,并由此发出神经冲动,传至呕吐反射中枢,引起呕吐。由中枢神经系统化学感受器触发区的刺激引起呕吐中枢兴奋而发生呕吐,称中枢性呕吐。内脏末梢神经传来的冲动刺激呕吐中枢引起呕吐,称为反射性呕吐。各种冲动刺激呕吐中枢,达到一定程度(即阈值),再由呕吐中枢发出冲动,通过支配咽、喉部的迷走神经、食管及胃的内脏神经、膈肌神经、肋间肌及腹肌的脊神经,与肌肉的协调反射动作,完成呕吐的全过程。

四、恶心、呕吐产生的原因

(一)疾病因素

(1)原发或转移性颅脑肿瘤都可引起颅内压增高,引起喷射性呕吐。多不伴有恶心,但可伴有剧烈头痛、脑神经侵犯或压迫症状,甚至伴有不同程度的意识障碍。肝大、腹水、消化性溃疡、胰腺肿瘤等亦可能造成胃蠕动停滞并导致胃胀,增加恶心、呕吐的机会。

(2)结直肠肿瘤在肠腔内的增殖及卵巢癌等肠腔外的压迫,导致肠道梗阻时,恶心、呕吐亦为其主要症状。

(3)因肿瘤或其他病因造成的胰腺炎、胆囊炎、肠炎、腹膜炎,刺激迷走神经,出现恶心、呕吐的症状。

(4)肿瘤压迫食管会导致吞咽困难,恶心、呕吐。

(二)化学治疗

恶心、呕吐是化疗药物最常见的不良反应,其发生率及严重程度与化疗药物的种类、剂量、联合用药方案及用药频率、给药的时间、途径和方法及患者体质有关,70%～80%接受化疗患者会出现恶心、呕吐,10%～44%出现预期性恶心、呕吐。

(三)放射治疗

放疗引起的恶心、呕吐主要与放射部位、剂量、分次剂量有关。

(四)精神、心理因素

恐惧、焦虑刺激高级神经中枢可引起恶心、呕吐,条件反射也可造成恶心、呕吐,如停电、某些声音、画面或闻到某种气味等,是由听神经、视神经、嗅神经到大脑皮质至呕吐中枢引起呕吐。

(五)其他

阿片类止痛药(如吗啡)由于刺激大脑中枢化学感受器,使胃排空迟缓而引起恶心、呕吐,用药数天后,恶心、呕吐逐渐减轻。另外,雌激素、洋地黄制剂及红霉素等抗生素均可引起恶心、呕吐。肿瘤患者代谢紊乱如高钙血症、低钠血症等也可引起恶心、呕吐。

五、化疗引起的恶心、呕吐

(一)化疗引起恶心、呕吐的机制

(1)化疗药物直接刺激胃肠道引起恶心、呕吐。

(2)血液中的化疗药刺激肠道壁嗜铬细胞释放 5-羟色胺(5-HT),5-HT 作用于小肠的 5-HT 受体,被激活后通过迷走神经传至第四脑室最后区的化学感受诱发区(CTZ),激活位于延髓的呕吐中枢引起恶心、呕吐。

(3)心理反应异常引起恶心、呕吐。

(二)化疗引起恶心、呕吐的分类及分级

1.化疗引起恶心、呕吐的分类

(1)急性恶心、呕吐:是指发生在给予化疗药物后 24 小时内发生的恶心、呕吐,多发生于用药后 1～2 小时,通常这类恶心、呕吐的程度最为严重。

(2)迟发性恶心、呕吐:是指发生在给予化疗药物后 24 小时至第 5～7 天所发生的恶心、呕吐。

(3)预期性恶心、呕吐:常见于既往化疗期间恶心、呕吐症状控制不良的患者,其特点是恶心、呕吐常发生于化疗前或化疗给药的同时。也为条件反射所致,如患者看到医院环境、医师及穿白大衣的人员即可诱发恶心、呕吐。

2.化疗引起恶心、呕吐的分级

临床分级一般采用三分法。

(1)轻度:呕吐每天 1～4 次。

(2)中度:呕吐每天 5～9 次。

(3)重度:呕吐每天 10 次以上。

六、放射治疗引起的恶心、呕吐

放射治疗引起的恶心、呕吐,目前认为是一个多因素作用的结果,其发生的原因主要与照射野的范围、照射剂量及照射的部位有直接的关系。照射野在胸部和上腹部,极易产生恶心、呕吐。

(1)一般局部照射治疗,发生恶心、呕吐概率为头颈部 10%、胸部 21%、腹部 60%～70%。

(2)接受半身放疗(以肚脐为界),上半身区域照射者,发生恶心、呕吐概率为 55%～88%,下半身照射发生概率为 17%～56%。

(3)下肢区域接受放疗,不会发生恶心、呕吐。

(4)接受全身放疗的患者有 57%～90%的概率会产生恶心、呕吐。

七、恶心、呕吐的评估标准

WHO 关于抗癌药物引起恶心、呕吐的分级标准在临床药物疗效或方案评价中应用较多,该标准将恶心、呕吐分为 0～Ⅳ级。

0 级:无恶心、呕吐。

Ⅰ级:只有恶心、无呕吐。

Ⅱ级:一过性呕吐伴恶心。

Ⅲ级：呕吐需要化疗。

Ⅳ级：难控制性的呕吐。

八、常用评估工具

视觉模拟量表(visual analogue scale，VAS)评估方式是参考疼痛评估表制定而成。表上有一条10 cm长的水平线或垂直线，起始点 0 cm 表示未出现恶心、呕吐，10 cm 表示无法忍受，再由患者在线上标示记号。通过该项评估方式，医护人员可清楚了解患者目前恶心或呕吐的程度。

九、恶心、呕吐的治疗

临床上对恶心、呕吐的治疗主要采取的措施还是药物治疗。

(一)5-羟色胺拮抗药

5-羟色胺拮抗药常见药物包括格雷司琼、昂丹司琼、托烷司琼等，应用较为广泛，其止吐作用强而持久。选择性地阻断 5-羟色胺受体以达到止吐的目的，可有效预防急性呕吐，常作为止吐的首选药物。其不良反应为便秘、腹胀、头痛及面部潮红或温热感等。主要通过阻断小肠末梢神经发挥它们的止吐作用。另外，5-HT$_3$受体拮抗剂比大剂量的甲氧氯普胺更容易耐受，很少发生锥体外系症状和腹泻。但有少数患者应用其过程中有短暂的复视和轻度的头痛。

(二)多巴胺(DA)受体拮抗剂

多巴胺(DA)受体拮抗剂常见药物为甲氧氯普胺。此种药物作用于化学受体感受区的多巴胺受体，主要可增加胃肠道蠕动，促进胃排空。另外高剂量使用时也能阻断 5-羟色胺受体，为其提供另一条作用机制。给药途径分为口服及静脉给药两种。有研究表明，对接受大剂量顺铂化疗的患者，使用大剂量的甲氧氯普胺止吐，呕吐的完全控制率为 20%～38%。大剂量甲氧氯普胺的主要不良反应是可出现锥体外系反应。

(三)皮质激素类

皮质激素类常见药物为地塞米松、甲基泼尼龙、泼尼松等。激素类药物影响恶心、呕吐的机制至今未明，单药使用作用不明显，与其他止吐药联合使用，有非常好的作用。常见不良反应为情绪改变、体液潴留、高血压、满月脸、会阴瘙痒症、胃肠出血等，有糖尿病或其他皮质激素禁忌证的患者慎用。

(四)屈大麻酚和大麻

屈大麻酚和大麻是最完全的大麻酯类药物，两者均有止吐作用，其作用机制尚未完全明确。这些药物对中枢神经有特殊的作用。

(五)苯二氮䓬类

苯二氮䓬类常见药物为劳拉西泮、地西泮和艾司唑仑等。其作用机制在于抑制大脑皮质以减轻恶心、呕吐症状。不良反应包括镇静、定向感障碍、幻觉、失禁及健忘等。

(六)苯海拉明、地西泮

两者都是通过抑制呕吐中枢、镇静、减轻焦虑而发挥止吐作用，但效力较低。

(七)多靶点止吐药物

多靶点止吐药物代表药物奥氮平能阻断多种神经递质，对多巴胺神经递质和 5-羟色胺神经递质的作用特别强，对控制急性和迟发性中、高度化疗相关性恶心、呕吐均有效。

(八)中药

中医运用整体观念、辨证思维、个体化治疗等优势在防治化疗引起的恶心、呕吐中发挥了较大的作用,有研究认为应用中西医结合防治化疗致胃肠道反应,疗效显著,无毒副作用。在双侧足三里、内关、曲池、中脘穴位敷贴;将王不留行籽在化疗时贴于选好的耳穴上逐穴按压。

(九)联合用药

如果没有单一的有效止吐药物,可以考虑应用联合止吐方案,一般最有效的方案是使用不同作用机制的联合药物治疗。联用的药物应有不同作用机制,疗效能相加而不是毒性重叠,联合用药中加入的药物应能有效地减少治疗方案的不良反应,地西泮与甲氧氯普胺合用,既可减少患者的焦虑,又能减少甲氧氯普胺所致的锥体外系症状。

(十)药物治疗

晚期癌症患者恶心、呕吐的治疗需明确病因,并对相关因素进行评估(肿瘤侵犯导致颅内压增高、新陈代谢紊乱、药物、内分泌因素等),以确保个体化治疗方案。恶心、呕吐的预防应该基于放、化疗患者呕吐风险的评估,于治疗前就需先计划止吐药给予的时机及途径。如果没有单一有效的止吐药,可以考虑应用联合止吐方案,一般最有效的方案是使用不同作用机制的联合药物治疗。

十、恶心、呕吐护理措施

(一)护理评估

临床评估患者应包括引起恶心、呕吐的原因、相关病史、出入量情况、大便情况、体重变化、口腔黏膜湿润程度、皮肤弹性、生命体征等情况。化疗之前护理人员应对患者的性别、年龄、心理状态、体质状况做初步的分析评估。询问恶心、呕吐发生的时间、呕吐的次数、呕吐物的量和颜色。了解患者的心理状态和化疗史,熟悉患者的化疗方案,对曾经接受过化疗的患者,需强调化疗的重要性,树立战胜疾病的信心。

老年患者呕吐率较高,因老年人胃蠕动和食管下段括约肌紧张度减低,胃排空慢,胃内残留量增加,胃内压增高所致。男性患者较女性患者少发生恶心、呕吐,这与精神心理因素有关,女性患者较易产生紧张、恐惧、焦虑等不良情绪,从而降低了机体对恶心、呕吐的耐受力。

(二)饮食护理

在饮食方面要做到"五忌四要"。

(1)注意调整食物色、香、味,并帮助患者选择营养丰富和清淡易消化的食物。

(2)"五忌":一忌甜、腻、辣、炸、烤食品;二忌酒精;三忌强烈气味的食品如臭豆腐、奶酪等;四忌某些 5-HT 丰富的食品如香蕉、核桃、茄子等;五忌餐后立即躺下,以免食物反流而引起恶心。

(3)"四要":一要少食多餐,每天可 5~6 餐;二要选择碱性或固体食物,可于化疗前吃一点饼干或烤面包等干且温和的食物;三要限制餐前餐后 1 小时的饮水量,尽量不饮;四要多吃薄荷类食物及冷食等。

对于胃肠疾病引发的呕吐,应在医师诊断后,视胃肠功能情况选择流质、半流质及普通饮食。注意口腔清洁,进餐前用淡盐水或温水漱口,去除口腔异味,增进舒适感及食欲,少食多餐,5~6 次/天,在 1 天中恶心症状最轻微时多进食(多在清晨),进食前后 1 小时内不宜饮水,餐后勿立即躺下,以免食物逆流。如不能经口进食者,可酌情给予肠内或肠外营养支持,对于重度呕吐的患者,严格记录出入量,以评估脱水的情况,必要时给予补液。

(三)心理和行为疗法

近年来护理方式更强调全面了解患者治疗前的情况,包括是否在遇到压力时产生恶心感,是否在本人或他人的经历中了解化疗导致的恶心、呕吐和以前缓解恶心、呕吐的最有效措施。治疗前纠正患者不正确的认识可减少恐惧和焦虑的产生。有专家指出,长期化疗会引起患者对该化疗法的精神过敏,并逐渐产生恐惧样反应,有些患者会在下1个疗程前即诉说恶心、呕吐,严重者甚至在进入病房或给予静脉输液时即出现呕吐。如此反复出现的不良反应会导致焦虑的发生,并严重影响治疗进程。

护理人员对恶心、呕吐患者应给予安慰和帮助,嘱其保持乐观情绪,如果出现焦虑、抑郁等精神症状则应及时调整,因为情绪不良可使血中 5-HT 增高,加重恶心、呕吐。医护人员应给予患者有关可能出现的治疗不良反应及机体感受等信息,通过保证和解释达到消除疑虑和错误的观念,帮助患者树立信心。

临床上可采用分散注意力、松弛疗法、音乐疗法、有氧运动、冥想等方法,以减轻化疗患者的恶心、呕吐症状。指导患者在看电视、与他人聊天时用竹制按摩器按摩足底穴位,每次20～30分钟,直至足底发热。国内外还有用音乐来转移患者不良情绪的疗法,安排患者听节奏平稳、音调恒定的音乐有助于情绪的转移,但要避免听伤感的音乐。音乐治疗可以影响人的心理、生理和情感反应,音乐舒缓的节律可以减慢患者呼吸的节律,达到放松的目的,对减少化疗中的恶心、呕吐有重要意义。多次复发的患者情绪相当不稳定,化疗方案也可能会改变,护士应告诉患者,稳定的情绪可增加机体对化疗的耐受力,积极主动地配合治疗,可产生较好的治疗效果。精神调理除暗示、松弛和转移方法外,还可加用小剂量抗焦虑药,以促进情绪尽快改善。

适量的有氧运动如散步、慢跑等有利于患者的机体和心理健康及化疗后的康复,可以减轻恶心、呕吐症状。当患者出现恶心时,护士要以亲切的话语指导患者放松深呼吸,轻柔地按摩腹部引导患者愉悦地想象,来减轻恶心、呕吐症状。

(四)创造良好环境

保持病区环境安静、清洁、空气新鲜、无异味,避免强烈光线刺激。选择通风位置良好及远离厕所和厨房的就餐环境,尽可能避免与恶心、呕吐患者同住一室。

根据患者的需求选择适宜的室温,避免阳光直射,提高患者的舒适度。呕吐物置于不透明密闭容器中并及时清理。

(五)呕吐时的护理

患者呕吐时护理人员应在旁守护,给予扶持,并侧卧防窒息,擦洗面部,指导患者进行缓慢深呼吸,协助患者漱口,更换洁净衣物,整理床单,轻拍背部有利于呕吐物排出。帮助患者取舒适卧位。对严重呕吐不能进食者要严格记录出入量,定期检查血中各电解质的浓度,遵医嘱随时调整补液计划,避免水、电解质紊乱和酸碱平衡失调。观察呕吐物的颜色、性质、量并记录。餐后、睡前要漱口,祛除异味,增进患者舒适感。发现血性呕吐物及时报告医师。

(六)药物的合理应用

临床上常在化疗前 15 分钟静脉推入恩丹西酮 8 mg 加生理盐水 20 mL,呕吐严重者分别在化疗后 4 小时、8 小时再次给药,还可联合止吐用药如甲氧氯普胺与维生素 B_6 双侧足三里穴位注射用于止吐。

(七)掌握用药时间

尽量睡前给药,在睡眠中给药可预防化疗所致的呕吐,这是因为胃酸分泌随迷走神经的控制而发生周期性变化,睡眠时胃肠蠕动慢,肛门括约肌反射改变,吞咽活动弱,唾液分泌近乎于停止,所以睡眠中呕吐反射会减弱。因此对呕吐频繁者可采取午睡时给药。建议患者进食平常半量食物或进餐 2 小时后用药较适宜,此时胃充盈度小,胃内压力低,食物返回概率降低,发生呕吐症状减少。止吐剂在化疗前 30 分钟静脉推注,止吐作用强而持久。呕吐严重者分别在化疗后 4 小时、8 小时再次给药,还可联合止吐用药。静脉化疗于餐后 3～4 小时用药较适宜。同时也可以给予小剂量的镇静剂,如安定等。尽量减少药物对胃黏膜的刺激,如果口服化疗药要采用肠溶型。

十一、患者的自我护理

(一)恶心

(1)记录恶心发生的时间、原因、找出规律,改变饮食习惯。

(2)少食多餐,如不吃任何东西,恶心的现象会更严重,改善进食方法,缓缓吃,慢慢喝,细细地咀嚼。

(3)早上起床时感到恶心,可吃少量苏打饼干。

(4)尝试吃酸的、咸的食物。

(5)含气的饮料对减轻恶心有帮助,但有腹胀者避免饮用。可适当选用冷食或生的新鲜蔬菜,熟食有时可增加恶心的感觉。

(6)如放疗、化疗引起的恶心,在治疗前 2 小时不要进食,避免油炸、油腻的食物。

(二)呕吐

(1)遵医嘱定时服用止吐药物。

(2)呕吐后进食过程可以分成 4 个阶段。

第一阶段:①如果呕吐不止,不要强迫自己吃任何东西。②间断喝少量液体,如含气的矿泉水等。③如无法喝下液体,呕吐持续 24 小时以上,患者可能会脱水,应立即到医院就诊。

第二阶段:①如果不再呕吐,但仍感到恶心,需要吃少量的食物,因为饥饿可促使恶心加重。②适当喝冷饮料,如半杯脱脂奶加半杯水可以帮助胃稳定,也可以喝一杯冰柠檬汁。

第三阶段:①如果可以喝饮料、吃少量固体食物时,可吃一些饼干、麦片、蛋粥、清汤或炖蛋等。②适当喝少量加水的牛奶、脱脂奶或乳酪等。

第四阶段:避免吃难消化或油腻的食物,如炸鸡、浓汁或浓汤等。

(3)尽量避免可能造成恶心的情况。

(徐茂云)

第七节　肿瘤导致的疲乏

研究发现在常规护理的基础上,专业护理人员遵循"以疲乏为中心、全面评估为基础、科学干预为核心、疗效为重点"的基本护理原则,随肿瘤患者疲乏状况进行评估,按干预计划实施护理干预,并评估护理干预效果。最新的系统化疲乏护理干预超越了传统的护理干预模式,在缓解和消除癌性疲乏方面具有良好效果。另外,新的研究结果还发现设立专业的疼痛、疲乏管理人员来对肿瘤 CRF 患者进行健康教育,可显著缓解患者疼痛、疲乏症状。

一、疲乏的定义

癌因性疲乏(cancer related fatigue,CRF)是由癌症本身或者相关的治疗所引起的一种主观的劳累感,通过休息或睡眠无法缓解并且持续时间长,是癌症患者最常见的症状之一。疲乏严重影响癌症患者的生活质量和自理能力。

疲乏又称疲劳,具有两层含义:一是因为体力或脑力消耗过多需要休息;二是因刺激过强或运动过度,细胞、组织或器官的技能或反应能力减弱。疲乏是多数肿瘤患者常见症状,尤其以白血病、淋巴瘤和骨髓瘤等血液系统恶性肿瘤患者表现更为明显,与免疫力低下和贫血等生理状况相关。正常人也会有疲乏无力的感觉,但通常经过休息即可消失,故属于生理性疲乏。因疾病造成的疲乏则属于病理性疲乏。恶性肿瘤的疲乏,称为癌疲乏。癌症患者主观疲乏感,与癌症本身和影响生理功能的癌症治疗有关,具有持续性及非普通的特点,故所谓的疲乏是指感到具有长期的难以恢复的劳累状态。国际疾病分类标准(ICD)第 10 版将癌因性疲乏描述为非特异性乏力、虚弱、精疲力竭、全身衰竭、嗜睡、疲乏。

二、癌症疲乏的原因及影响因素

(一)癌症疲乏的原因

1.癌症本身

恶性肿瘤本身代谢产生的蓄积,肿瘤与机体竞争营养物质或机体处于高代谢状态使机体对能量的需求增加,同时恶心、呕吐、腹泻等使机体对能量的摄入减少导致营养缺乏,瘤体迅速生长或感染、发热、贫血及气短引起的有氧能量代谢障碍,癌症引起的疼痛,都可引起疲乏。

2.癌症治疗

疲乏常伴随手术、放疗、化疗、生物治疗而发生。治疗疲乏形式也不止一种,由于肿瘤患者通常接受不止一种类型的治疗,且这些疲乏可以相互重叠。

(1)手术治疗:恶性肿瘤患者术后往往感到极度疲乏,可能由于手术对患者身心影响所致,术后 1 个月基本能恢复到术前的精力水平,有时需要 3～6 个月。

(2)化疗:化疗后疲乏与贫血或细胞被破坏后终末产物积累有关。患者疲乏与潜在神经毒性的细胞因子通过中枢机制有关,肿瘤坏死因子(TNF)可使骨骼肌蛋白的贮存减少,患者在日常活动时需要比平时更多的能量使肌肉产生足够的收缩力,而产生严重疲乏感。患者通常产生"山峰和山谷"形疲乏,就是在接受化疗的最初几天普遍感到疲乏,在下一次疗程前又逐渐好转,疲乏的进程与不同的化疗方案有关。如使用阿霉素化疗者,疲乏直线上升,而环磷酰胺-甲氨蝶呤-氟尿嘧啶(CMF)化疗者疲乏上升较缓和,在最后疗程中明显下降,但在化疗结束四周后,疲乏再次出现,可能与 CMF 在体内代谢有关。

(3)放射治疗:放射性疲乏的发生与放射物在体内积累有关,放疗性疲乏的严重程度与放疗持续时间、测量疲乏时间和放疗的间隔时间有关。

(4)生物治疗:生物治疗引起疲乏是与患者接触外源性或内源性细胞因子如干扰素(IFN)、白细胞介素有关。这种疲乏通常类似流感综合征的症状,如疲倦、发热、寒战、肌肉酸痛和头痛等。

（二）癌症疲乏的影响因素

（1）心理因素：癌症所致的心理反应如忧伤、失眠、焦虑、抑郁、失落感都会导致患者消耗精力出现高度疲乏。

（2）社会和环境因素：社会支持、生活的意义和目的确立也与患者是否出现疲乏感有关，患者的性别、教育水平、职业等都与疲乏有关。

（3）精神系统疾病（如抑郁症）是导致人疲倦的最普遍原因。

（4）药物因素：抗抑郁药及一些噻嗪类的利尿剂会破坏人体平衡，导致出现疲乏感。

（5）缺少运动：新陈代谢过程减慢，肌肉也会变得虚弱，容易出现疲乏。

（6）肥胖：体重过高会加重人心脏的负荷，肥胖从而导致疲乏感。

（7）内分泌失调：会造成新陈代谢迟缓，让人感到疲乏。

（8）睡眠不足：通常睡眠时间少于7小时或长期晚睡者，会经常性感到疲倦。

（9）酸性体质：酸性体质这类人易出现疲倦感，应该多吃蔬菜等碱性食物，会起到一定程度的中和作用。

（10）缺锌：人体内锌含量过低容易疲倦，同时还容易出现伤风感冒、食欲减退、伤口愈合慢等症状。

三、疲乏的类型

疲乏分为体力、脑力和心理3种疲乏。也有大部分学者把疲乏简单分为生理疲乏和心理疲乏两大类。生理疲乏是指由于肌肉持续保持某种状态或不停地收缩或舒张而引起的运动能力下降。心理疲乏则与精神状态、工作性质等许多因素有关，主要表现是疲惫、困倦、警觉下降、反应迟钝、记忆衰退等。

人的疲乏主要反映在人体三大系统：①神经系统的疲乏。②心血管系统的疲乏。③骨骼肌肉的疲乏。下面介绍几种比较典型的疲乏类型。

（一）运动性疲乏

运动性疲乏是指由于运动过度而导致身体工作能力下降的现象。运动性疲乏好发于运动员。当人体连续运动，体内的能源性物质消耗过多、代谢性物质堆积过多、缺氧和血液酸度增加时，则可导致运动质量受到影响，肌肉收缩与放松能力降低，并伴有困乏倦怠、抑郁烦闷、精神紧张、睡眠不安，甚至内分泌系统、代谢系统、免疫系统功能失调。

（二）心理疲乏与用脑过度

心理疲乏是指心理压力过大、难以适应环境而造成的学习、工作效率减低、沮丧压抑、精疲力竭或出现神经衰弱症状，如记忆减退、头晕头痛、失眠多梦等，由此还可能发生一些其他心因性疾病。用脑过度是指脑力劳动者因用脑时间过长而造成头晕脑胀、记忆力下降等。脑力劳动者全身性活动较少，全身各器官的活动相对不足，致使器官功能渐渐减退，易于诱发各种疾病，特别是心血管疾病与呼吸系统疾病。国内资料证明，脑力劳动者比体力劳动者冠心病、高血压的发病率高。心理疲乏是许多心脑血管疾病发生的重要因素之一。这种疲乏感觉表现为人体器官或脑细胞对继续工作的抵触。此时，若强制大脑继续工作，工作效率并不会很高，同时还会加重心理疲乏，造成脑细胞的损伤，甚至使脑功能恢复发生障碍。

（三）女性的沮丧情绪

当女性出现沮丧情绪时，活动量减少或降低，并对外界漠不关心，反应也变得迟钝了。在社交活动方面，喜欢孤独，对任何事都感到无趣。女性的沮丧情绪，是一种比较典型的心理疲乏。

女性的情感比较丰富和敏感,每当遇到挫折或打击,容易产生沮丧情绪。因此,增加活动量是个好办法,可以做一些体力劳动(如家务劳动)或进行一些体育运动(如跑步)。多参加一些外出活动,分散自己的注意力。国外对沮丧情绪的处理是经常锻炼、外出旅行等。因此,女性要摆脱不期而来的沮丧情绪,应建立积极乐观的人生观,这样才能使生活充满活力和希望。

四、疲乏的临床特征

(1)癌性疲乏的特点是起病快、程度重、持续时间长、通常不能通过休息或睡眠缓解。

(2)疲乏是一种由客观刺激引起的主观感受,疲乏有两层特征。

主观感受:以体力、精力降低为特征,包括3方面。①躯体感受:虚弱、异常疲乏。②情感疲乏:情绪低落、精力不足。③认知感受:注意力不能集中、缺乏清晰思维。

客观表现:客观上体力与精力不足。

五、疲乏的药物治疗

营养与运动是治疗疲乏的要点,疲乏药物治疗有一定的治疗效果,但是效果有限。

(一)止痛剂

如盐酸曲马多缓释片,单剂量为 $50 \sim 100$ mg。体重不 <25 kg 的 1 岁以上儿童的服用剂量为每公斤体重 $1 \sim 2$ mg。本品最低剂量为 50 mg(1/2 片),每天最高剂量通常不超过 400 mg,老年患者的剂量要考虑有所减少,肝肾功能不全者应酌情使用,两次服药的间隔不得少于 8 小时,原则上应选用最低的止痛剂量,遵医嘱服用,用药后可能出现恶心、呕吐、眩晕等不良反应,昏迷可偶尔发生,少数病例中也发现对心血管系统有影响。

(二)抗忧郁剂

提高心情,促进睡眠。

(三)提高机体免疫力的药物

提高机体免疫力的药物如蛋黄卵磷脂(必须与正餐一起服用);辅酶 Q10(每天 70 mg);麦芽低聚糖,具有消除疲乏、促进钙吸收、增强机体免疫力的作用。

六、疲乏的护理评估

癌因性疲乏可随时间改变,对于不同患者,疲乏的出现频率、严重程度、疲劳的持续时间所造成的困扰程度均不同。

(1)目前在美国测定量表法已广泛应用于癌症患者疲乏的研究,量表由 4 个方面 22 项组成,其中:感觉方面 5 项,包括感觉强弱、清醒或困倦、充满活力或无精打采、精神爽快或疲倦、精力充沛或筋疲力尽;情绪方面 5 项,包括患者对疲劳体验是愉快或烦恼、合适或不适、有益或有害、积极或消极、正常或异常;认知方面 6 项,包括耐心或急躁、轻松或紧张、兴奋或压抑、精神集中或不易集中、记忆正常或减退、思考清楚或不清楚;行为方面 6 项,包括疲乏烦恼、疲乏程度、正常工作、朋友交往、生活乐趣及性生活。评估患者疲劳的持续时间。各项评分为 $0 \sim 10$ 分,0 代表无变化,10 代表变化非常严重。总分由 4 个方面平均得出,范围为 $0 \sim 10$,$0 \sim 3.3$ 为轻度疲劳,$3.4 \sim 6.7$ 为中度疲劳,$6.8 \sim 10$ 为重度疲劳。

(2)患者的疲乏日记:要求患者在适当的时候利用日记的形式记录下关于疲乏的所有感受,包括发生的时间、持续的长短、疲乏的程度、缓解的方法等。

七、疲乏的护理措施

肿瘤患者持续时间最长的伴随症状便是癌因性疲乏,因此加强对此类患者的护理可有助于提高患者的自理能力及生活质量。

帮助患者正确认识癌因性疲乏。在患者导致疲乏前护士应提供患者有关疲乏的相关信息,如疲乏生理感受、时间规律、疲乏产生的原因,告知患者癌因性疲乏不同于一般的疲乏。事先给予正确充分的教育干预,才能加强患者对健康的调整能力,保持应对策略。

(一)提高睡眠质量

在治疗康复阶段,协助患者制订作息计划,提高睡眠质量,养成良好的作息习惯,睡前避免激烈运动、避免过饱入睡、避免喝咖啡浓茶等兴奋性饮料;临睡前用热水泡脚、喝热牛奶或指导自我催眠、放松疗法,提高睡眠质量。

(二)鼓励适当的有氧活动

研究显示,在化疗期间活动与疲乏呈负相关,化疗患者应每天进行有规律的、低强度的体育锻炼,坚持锻炼的时间越长,化疗相关疲乏的程度就越低。有氧运动可刺激垂体腺β-内啡肽,不仅能提高机体对强刺激的耐受力,而且提高中枢神经系统的反应能力。运动时机体神经系统产生微电刺激,这种刺激能缓解肌肉紧张和精神抑郁,同时新陈代谢增加,使重要器官的血液供应增加,提高器官的功能。有氧运动可提高患者自控、自立的能力,使他们减少焦虑及恐惧心理,因此有氧运动是缓解疲乏的有益可行的方法。有氧运动包括步行、上下楼梯、骑自行车等。要结合患者实际情况,对活动内容、强度、持续时间和频率加以限定。

(三)合理的营养摄入

癌症及治疗影响食物摄入,因此应注意监测患者的体重、水及电解质的平衡。按照少量多餐的原则指导患者摄取营养价值高、易咀嚼和吞咽、易消化的食物,同时注意食物的多样化,尽量保证色、香、味、形俱全。必要时采取完全胃肠外营养以维持最佳营养状态。食物烹调时多采用蒸、煮、炖的方法,忌食煎炸、辛辣等刺激性食物。每天摄入 1 000 mL 左右的水以保证身体的需要,鼓励多饮水以促进代谢废物的排泄。

(四)提供心理社会支持

心理调节在目前被认为是最有前景的治疗手段之一。护理人员要灵活运用沟通技巧,了解患者心理状态和心理特征,鼓励患者倾诉不良情绪,为他们提供更多的情感和精神支持,可有助于减轻疲劳症状。也可采用冥想、放松疗法等心理行为干预,帮助患者调整心态,改善疲乏症状。对于医务工作者只有首先对癌因性疲乏全面了解,才能对患者的疲乏进行评估,确定其原因,提供有效的干预措施。

八、疲乏的护理评价

(1)让患者认识癌因性疲乏,解除患者恐惧心理。

(2)对于睡眠障碍的患者,消除精神因素对睡眠的影响,为患者提供一个良好的睡眠环境,保证充足睡眠。

(3)加强营养摄入,提高机体免疫力,恢复体力。

(4)为患者进行心理护理,给予情感和精神支持,减轻疲乏症状。

(徐茂云)

第六章　普外科护理

第一节　胃十二指肠损伤

一、概述

由于有肋弓保护且活动度较大,柔韧性较好,壁厚,钝挫伤时胃很少受累,只有胃膨胀时偶有发生胃损伤。上腹或下胸部的穿透伤则常导致胃损伤,多伴有肝、脾、横膈及胰等损伤。胃镜检查及吞入锐利异物或吞入酸、碱等腐蚀性毒物也可引起穿孔,但很少见。十二指肠损伤是由于上中腹部受到间接暴力或锐器的直接刺伤而引起的,缺乏典型的腹膜炎症状和体征,术前诊断困难,漏诊率高,多伴有腹部脏器合并伤,病死率高,术后并发症多,肠瘘发生率高。

二、护理评估

(一)健康史

详细询问患者、现场目击者或陪同人员,以了解受伤的时间地点、环境,受伤的原因,外力的特点、大小和作用方向,坠跌高度;了解受伤前后饮食及排便情况,受伤时的体位,有无防御,伤后意识状态、症状、急救措施、运送方式,既往疾病及手术史。

(二)临床表现

(1)胃损伤若未波及胃壁全层,可无明显症状。若全层破裂,由于胃酸有很强的化学刺激性,可立即出现剧痛及腹膜刺激征。当破裂口接近贲门或食管时,可因空气进入纵隔而呈胸壁下气肿。较大的穿透性胃损伤时,可自腹壁流出食物残渣、胆汁和气体。

(2)十二指肠破裂后,因有胃液、胆汁及胰液进入腹腔,早期即可发生急性弥漫性腹膜炎,有剧烈的刀割样持续性腹痛伴恶心、呕吐,腹部检查可见有板状腹、腹膜刺激征症状。

(三)辅助检查

(1)疑有胃损伤者,应置胃管,若自胃内吸出血性液或血性物者可确诊。

(2)腹腔穿刺术和腹腔灌洗术:腹腔穿刺抽出不凝血液、胆汁,灌洗吸出 10 mL 以上肉眼可辨的血性液体,即为阳性结果。

(3)X线检查:腹部 X 线片可显示腹膜后组织积气、肾脏轮廓清晰、腰大肌阴影模糊不清等有助于腹膜后十二指肠损伤的诊断。

(4)CT 检查:可显示少量的腹膜后积气和渗至肠外的造影剂。

(四)治疗原则

抗休克和及时、正确的手术处理是治疗的两大关键。

(五)心理-社会因素

胃、十二指肠外伤性损伤多数在意外情况下发生,患者出现突发外伤后易出现紧张、痛苦、悲哀、恐惧等心理变化,担心手术成功及疾病预后。

三、护理问题

(一)疼痛

疼痛与胃肠破裂、腹腔内积液、腹膜刺激征有关。

(二)组织灌注量不足

这与大量失血、失液,严重创伤,有效循环血量减少有关。

(三)焦虑或恐惧

这种情绪与经历意外及担心预后有关。

(四)潜在并发症

出血、感染、肠瘘、低血容量性休克。

四、护理目标

(1)患者疼痛减轻。

(2)患者血容量得以维持,各器官血供正常、功能完整。

(3)患者焦虑或恐惧减轻或消失。

(4)护士密切观察病情变化,如发现异常,以及时报告医师,并配合处理。

五、护理措施

(一)一般护理

1.预防低血容量性休克

吸氧、保暖、建立静脉通道,遵医嘱输入温热生理盐水或乳酸盐林格液,抽血查全血细胞计数、血型和交叉配血。

2.密切观察病情变化

每 15～30 分钟应评估患者情况。评估内容包括意识状态、生命体征、肠鸣音、尿量、氧饱和度、有无呕吐、肌紧张和反跳痛等。观察胃管内引流物颜色、性质及量,若引流出血性液体,提示有胃十二指肠破裂的可能。

3.术前准备

胃十二指肠破裂大多需要手术处理,故患者入院后,在抢救休克的同时,尽快完成术前准备工作,如备皮、备血、插胃管及留置尿管、做好抗生素皮试等,一旦需要,可立即实施手术。

(二)心理护理

评估患者对损伤的情绪反应,鼓励他们说出自己内心的感受,帮助建立积极有效的应对措施。向患者介绍有关病情、损伤程度、手术方式及疾病预后,鼓励患者,告诉患者良好的心态、积极的配合有利于疾病早日康复。

（三）术后护理

1.体位

患者意识清楚、病情平稳,给予半坐卧位,有利于引流及呼吸。

2.禁食、胃肠减压

观察胃管内引流液颜色、性质及量,若引流出血性液体,提示有胃、十二指肠再出血的可能。十二指肠创口缝合后,胃肠减压管置于十二指肠腔内,使胃液、肠液、胰液得到充分引流,一定要妥善固定,避免脱出。一旦脱出,要在医师的指导下重新置管。

3.严密监测生命体征

术后 15～30 分钟监测生命体征直至患者病情平稳。注意肾功能的改变,胃、十二指肠损伤后,特别有出血性休克时,肾脏会受到一定的损害,尤其是严重腹部外伤伴有重度休克者,有发生急性肾功能障碍的危险,所以,术后应密切注意尿量,争取保持每小时尿量在 50 mL 以上。

4.补液和营养支持

根据医嘱,合理补充水、电解质和维生素,必要时输新鲜血、血浆,维持水、电解质、酸碱平衡。给予肠内、外营养支持,促进合成代谢,提高机体防御能力。继续应用有效抗生素,控制腹腔内感染。

5.术后并发症的观察和护理

（1）出血:如胃管内 24 小时内引流出新鲜血液超过300 mL,提示吻合口出血,要立即配合医师给予胃管内注入凝血酶粉、冰盐水洗胃等止血措施。

（2）肠瘘:患者术后持续低热或高热不退,腹腔引流管中引流出黄绿色或褐色渣样物,有恶臭或引流出大量气体,提示肠瘘发生,要配合医师进行腹腔双套管冲洗,并做好相应护理。

（四）健康教育

（1）讲解术后饮食注意事项,当患者胃肠功能恢复,一般 3～5 天后开始恢复饮食,由流质逐步恢复至半流质、普食,进食高蛋白、高能量、易消化饮食,增强抵抗力,促进愈合。

（2）行全胃切除或胃大部分切除术的患者,因胃肠吸收功能下降,要及时补充微量元素和维生素等营养素,预防贫血、腹泻等并发症。

（3）避免工作过于劳累,注意劳逸结合。讲明饮酒、抽烟对胃十二指肠疾病的危害性。

（4）避免长期大量服用非甾体抗炎药,如布洛芬等,以免引起胃肠道黏膜损伤。

（赵　雪）

第二节　急性阑尾炎

一、概念

急性阑尾炎是外科最常见的急腹症之一,多发生于青壮年,以 20～30 岁为多,男性比女性发病率高。若能正确处理,绝大多数患者可以治愈,但如延误诊断治疗,可引起严重并发症,甚至造成死亡。

根据急性阑尾炎发病过程的病理解剖学变化,分为 4 种类型。

(一)急性单纯性阑尾炎

炎症主要侵及黏膜和黏膜下层,渐向肌层和浆膜层扩散。阑尾外观轻度肿胀,黏膜和黏膜下层充血、水肿,黏膜表面有小溃疡和出血点。浆膜轻度充血,表面可有少量纤维素性渗出物。

(二)急性化脓性阑尾炎

炎症主要侵及肌层和浆膜层。此时阑尾明显肿胀,阑尾黏膜的溃疡面加大,阑尾腔内有积脓。浆膜高度充血,有脓性渗出物。阑尾周围的腹腔内有少量混浊液。

(三)坏疽性及穿孔性阑尾炎

阑尾管壁坏死或部分坏死,呈暗紫色或黑色。如管腔梗阻又合并管壁坏死时,2/3 病例可发生穿孔,穿孔后可引起急性弥漫性腹膜炎。

(四)阑尾周围脓肿

急性阑尾炎化脓坏疽时,大网膜将坏疽阑尾包裹或将穿孔后形成的弥漫性腹膜炎局限,出现炎性肿块或形成阑尾周围脓肿。急性阑尾炎与阑尾管腔堵塞、胃肠道疾病影响、细菌入侵等因素有关。

二、临床表现

(一)腹痛

典型的急性阑尾炎多起于中上腹和脐周,数小时后腹痛转移并固定于右下腹,腹痛为持续性,阵发性加剧。早期阶段是由于管腔扩张和管壁肌收缩引起的内脏神经反射性疼痛,常不能确切定位。当阑尾炎症波及浆膜层和壁腹膜时,因后者受体神经支配,痛觉敏感,定位确切,疼痛即固定于右下腹。转移性右下腹痛是阑尾炎特征性的症状。据统计 70%～80% 急性阑尾炎患者具有这种典型的转移性腹痛的特点。不同病理类型阑尾炎的腹痛有差异。如单纯性阑尾炎是轻度隐痛;化脓性阑尾炎呈阵发性胀痛和剧痛;坏疽性阑尾炎呈持续性剧烈腹痛;穿孔性阑尾炎因阑尾管腔压力骤减,腹痛可暂时减轻,但出现腹膜炎后,腹痛呈持续性加剧。

(二)胃肠道症状

食欲缺乏、恶心、呕吐常很早发生,但多不严重,一部分患者可有腹泻(青年人多见)或便秘(老年人多见)等。盆腔位阑尾炎时,炎症刺激直肠和膀胱,可引起里急后重和排尿痛。并发弥漫性腹膜炎时,可出现腹胀。

(三)全身症状

早期体温多正常或低热,体温在 38 ℃ 以下,患者有乏力、头痛等。化脓性阑尾炎坏疽穿孔后,体温明显升高,全身中毒症状重。如有寒战、高热、黄疸,应考虑为化脓性门静脉炎。

(四)体征

1.右下腹压痛

右下腹压痛是急性阑尾炎最重要的体征。压痛点常在脐与右髂前上棘连线中、外 1/3 交界处,也称为麦氏(Mcburney)点。随阑尾解剖位置的变异,压痛点可改变,但压痛点始终在一个固定的位置上,右下腹固定压痛是早期阑尾炎诊断的重要依据。

2.反跳痛(Blumberg 征)

用手指深压阑尾部位后迅速抬起手指,患者感到剧烈腹痛为反跳痛,表明炎症已经波及壁腹膜。

3.腹肌紧张

化脓性阑尾炎时,可出现腹肌紧张,阑尾炎坏疽穿孔时则更为明显。检查腹肌时,腹部两侧及上下应对比触诊,可准确判断有无腹肌紧张及其紧张程度。

4.结肠充气试验

用一手压住左下腹降结肠部,再用另一手反复压迫近侧结肠部,结肠内积气即可传至盲肠和阑尾部位,引起右下腹痛感者为阳性。

5.腰大肌试验

患者取左侧卧位,将右下肢向后过伸,引起右下腹痛者为阳性。提示阑尾位置靠后,炎症波及腰大肌(即后位阑尾炎)。

6.闭孔肌试验

患者取仰卧位,右髋和右膝均屈曲 90°,并将右股向内旋转,引起右下腹痛者为阳性,说明阑尾位置较低,炎症已波及闭孔肌(即低位性阑尾炎)。

7.直肠指诊

盆腔阑尾炎,直肠右前方可有触痛;盆腔脓肿者,可触及有弹性感的压缩包块。

三、辅助检查

(一)实验室检查

多数急性阑尾炎患者的白细胞计数及中性粒细胞比例增高;尿常规检查可见有少量红细胞及白细胞。

(二)腹部 X 线平片检查

少数患者可发现阑尾粪石。

四、护理措施

急性阑尾炎诊断明确后,如无手术禁忌,原则上应早期手术治疗,既安全,又可防止并发症的发生。非手术治疗仅适用于早期单纯性阑尾炎或有手术禁忌证者。

(一)非手术治疗的护理

(1)体位:取半卧位卧床休息。

(2)禁食:减少肠蠕动,利于炎症局限,禁食期间给静脉补液。

(3)密切观察病情变化。①腹部症状和体征的变化:观察期间如腹痛突然减轻,并有明显的腹膜刺激征,且范围扩大,提示阑尾已穿孔,应立即手术治疗。②全身情况:观察精神状态,每4～6 小时测量体温、脉搏、呼吸 1 次,若出现寒战、高热、黄疸,可能为门静脉炎,应及时通知医师处理。③观察期间每 6～12 小时查血常规 1 次。

(4)非手术治疗期间禁用吗啡类镇痛剂,以免掩盖病情。同时禁服泻药及灌肠,以免肠蠕动加快,肠内压增高,导致阑尾穿孔或炎症扩散。

(5)使用有效的抗生素抗感染。

(6)做好术前准备:非手术治疗期间如确定患者需手术治疗,应做好术前准备。

(二)术后护理

(1)卧位:术后血压平稳后,取半卧位,使炎性液体流至盆腔,防止膈下感染。

(2)饮食:通常在排气后进食。

（3）早期活动：术后24小时可起床活动，促进肠蠕动恢复，防止肠粘连，增进血液循环，促进伤口愈合。

（4）应用抗生素：化脓性或坏疽穿孔性阑尾炎术后应选用有效抗生素。

（5）做好腹腔引流管护理：保持引流通畅，并做好观察记录。根据病情变化，可在术后48～72小时酌情拔除。

（6）术后并发症的观察与护理。①切口感染：多因手术时污染伤口、腹腔引流不畅所致，阑尾坏疽或穿孔者尤易发生。术后3～5天体温逐渐升高，患者感觉伤口疼痛，切口周围皮肤有红肿、触痛，应及时发现并报告医师进行处理。②腹腔脓肿：由于腹腔残余感染或阑尾残端处理不当所致。常发生于术后5～7天。表现为体温持续升高或下降后又上升，有腹痛、腹胀、腹部包块，以及里急后重感。应采取半卧位，使脓液流入盆腔，减少中毒反应。同时使用抗生素，未见好转者，应及时行手术切开引流。③腹腔出血：少见，但很严重。由于阑尾动脉结扎线脱落所致。常发生于术后几小时至数天内。患者有腹痛、腹胀，并伴有面色苍白、脉速、出冷汗、血压下降等出血性休克症状。必须立即平卧，氧气吸入，并与医师联系，静脉输血、输液，必要时手术止血。④粪瘘：少见。由于阑尾残端结扎线脱落或手术时误伤肠管所致。感染较局限，患者表现为持续低热、腹痛、切口不能愈合且有粪水不断地从肠腔流至腹腔或腹壁外。应及时更换伤口敷料，应用抗生素治疗后大多能治愈。如长期不能愈合，则需手术修补。

（赵　雪）

194

第七章 肛肠外科护理

第一节 痔

痔是肛垫的病理性肥大、移位及肛周皮下血管丛血流淤滞形成的团块。痔是一种常见病、多发病，其发病率占肛门直肠疾病的首位，约为 80.6%。随着年龄的增长，发病率逐渐增高。任何年龄皆可发病，但以 20~40 岁为最多。主要表现为便血、肿物脱出及肛缘皮肤突起三大症状。

一、病因与发病机制

痔的确切病因尚不完全明了，可能与以下学说有关。

(一)肛垫下移学说

1975 年，Thomson 提出肛垫病理性肥大和下移是内痔的原因，亦是目前临床上最为接受的痔的原因学说。肛垫具有协助肛管闭合、节制排便。若肛垫发生松弛，导致肛垫病理性肥大、移位，从而形成痔。

(二)静脉曲张学说

早在 18 世纪，Huter 在解剖时发现痔内静脉中呈连续扩张为依据，认为痔静脉扩张是内痔发生的原因。但现代解剖已证实痔静脉丛的扩张属生理性扩张，内痔的好发部位与动脉的分支类型无直接联系。

(三)血管增生学说

其认为痔的发生是由于黏膜下层类似勃起的组织化生而成。

(四)慢性感染学说

直肠肛管区的感染易引起静脉炎，使周围的静脉壁和周围组织纤维化、失去弹性、扩张而形成痔。

此外，长期饮酒、嗜食刺激性食物、肛周感染、长期便秘、慢性腹泻、妊娠分娩及低膳食纤维饮食等因素都可诱发痔的发生。

二、临床表现

临床上，痔分为内痔、外痔、混合痔及环形痔 4 种(图 7-1)。

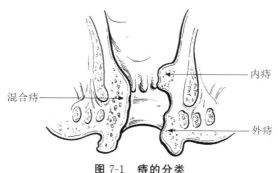

图 7-1　痔的分类

（一）内痔

临床上最多见,占 64.1%。主要临床表现是无痛性便血和肿物脱出。常见于右前、右后和左侧。根据内痔的脱出程度,将内痔分为 4 期。Ⅰ期:便时带血、滴血或喷射状出血,色鲜红,便后自行停止,无肛内肿物脱出。Ⅱ期:常有便血,色鲜红,排便时伴有肿物脱出肛外,便后可自行还纳。Ⅲ期:偶有便血,便后或久站、久行、咳嗽、劳动用力、负重远行增加腹压时肛内肿物脱出,不能自行还纳,需休息或手法还纳。Ⅳ期:痔体增大,肛内肿物脱出肛门外,不能还纳,或还纳后又脱出。

1.便血

其便血特点是无痛性、间歇性便后出鲜血,是内痔及混合痔的早期的常见症状。便血较轻时表现为大便表面附血或手纸上带血,继而滴血,严重时则可出现喷射状出血。长期出血可导致患者发生缺铁性贫血。

2.肿物脱出

常是晚期症状。轻者可自行回纳,重者需手法复位,严重时,因不能还纳,常可发生嵌顿、绞窄。

3.肛门疼痛

单纯性内痔无疼痛,当合并有外痔血栓形成内痔、感染或嵌顿时,可出现肛门剧烈疼痛。

4.肛门瘙痒

痔块外脱时常有黏液或分泌物流出,可刺激肛周皮肤引起肛门瘙痒。

（二）外痔

平时无感觉,仅见肛缘皮肤突起或肛门异物感。当排便用力过猛时,肛周皮下静脉破裂形成血栓或感染,出现剧烈疼痛。

（三）混合痔

兼有内痔和外痔的症状同时存在。

三、辅助检查

（一）直肠指诊

内痔早期无阳性体征,晚期可触到柔软的痔块。其意义在于除外肛管直肠肿瘤性疾病。

（二）肛门镜检查

肛门镜检查是确诊内痔的首选检查方法。不仅可见到痔的情况,还可观察到直肠黏膜有无充血、水肿、溃疡、肿块等,以及排除其他直肠疾病。

（三）直肠镜检查

图文并茂,定位准确,防止医疗纠纷,可准确诊断痔、直肠肿瘤等肛肠疾病。

（四）肠镜检查

对于年龄超过 45 岁便血者,应建议行电子结肠镜检查,除外结直肠肿瘤及炎症性肠病等。

四、治疗要点

痔的治疗遵循 3 个原则。①无症状的痔无须治疗,仅在合并出血、痔块脱出、血栓形成和嵌顿时才需治疗;②有症状的痔重在减轻或消除其主要症状,无须根治;③首选保守治疗,失败或不宜保守治疗时才考虑手术治疗。

（一）非手术治疗

1.一般治疗

一般治疗适用于痔初期及无症状静止期的痔。

(1)调整饮食:多饮水,多吃蔬菜、水果,如韭菜、菠菜、地瓜、香蕉、苹果等,忌食辣椒、芥末等辛辣刺激性食物。多进食膳食纤维性食物,改变不良的排便习惯。

(2)热水坐浴:改善局部血液循环,有利于消炎及减轻瘙痒症状。便后热水坐浴擦干、便纸宜柔软清洁、肛门要保温、坐垫要柔软。

(3)保持大便通畅:通过食物来调整排便,养成定时排便,每 1～2 天排出一次软便,防止便秘或腹泻。

(4)调整生活方式,改变不良的排便习惯,保持排便通畅,禁烟酒。

2.药物治疗

药物治疗是内痔首选的治疗方法,能润滑肛管,促进炎症吸收,减轻疼痛,解除或减轻症状。局部用痔疾洗液或硝矾洗剂(张有生方)熏洗坐浴,可改善局部血液循环,有消肿、止痛作用;肛内注入痔疮栓剂(膏)或奥布卡因凝胶,有止血、止痛和收敛作用。

3.注射疗法

较常用,适用于Ⅰ期、Ⅱ期内痔。年老体弱、严重高血压、有心、肝、肾等内痔患者均可适用。常用的硬化剂有聚桂醇注射液、芍倍注射液、消痔灵注射液等。

4.扩肛疗法

扩肛疗法适用于内痔、嵌顿或绞窄性内痔剧痛者。

5.胶圈套扎疗法

胶圈套扎疗法适用于单发或多发Ⅰ～Ⅲ期内痔的治疗。

6.物理治疗

物理治疗包括 HCPT 微创技术、激光治疗及铜离子电化学疗法等。

（二）手术治疗

当非手术治疗效果不满意,痔出血、脱出严重时,则有必要采用手术治疗。常用的方法主要有以下 6 种。

1.内痔结扎术

内痔结扎术常用于Ⅱ～Ⅲ期内痔。

2.血栓外痔剥离术

血栓外痔剥离术适用于血栓较大且与周围粘连者或多个血栓者。

3.外剥内扎术

目前临床上最常用的术式,是在外切内扎术(Milligan-Morgan)和中医内痔结扎术基础上发展演变而成,简称外剥内扎术。适用于混合痔和环状痔。

4.分段结扎术

分段结扎术适用于环形内痔、环形外痔、环形混合痔。

5.吻合器痔上黏膜环切术

该方法微创、无痛,是目前国内外首选的治疗方法(图7-2)。主要适用于Ⅱ～Ⅳ期环形内痔、多发混合痔、以内痔为主的环状混合痔,也适用于直肠前突和直肠内脱垂。由于此手术保留了肛垫,不损伤肛门括约肌,故与传统手术相比具有术后疼痛轻、住院时间短、恢复快、无肛门狭窄及大便失禁、肛门外形美观等优点,临床效果显著。

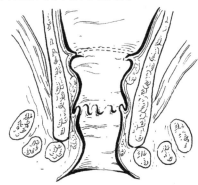

图 7-2　术后吻合口示意图

6.选择性痔上黏膜切除术

选择性痔上黏膜切除术是一种利用开环式微创痔吻合器进行治疗的手术方式。适用于Ⅱ～Ⅳ期内痔、混合痔、环状痔、严重脱垂痔、直肠前突、直肠黏膜脱垂等。可准确定位目标组织,做到针对性切除,并保护非痔脱垂区黏膜组织,该术式更加符合肛管形态和生理,有效预防术后大出血、肛门狭窄等并发症,值得临床推广应用。

五、护理评估

(一)术前评估

1.健康史

(1)了解患者有无长期饮酒的习惯,有无喜食刺激性食物或低纤维素饮食的习惯。

(2)有无长期便秘、腹泻史,长期站立、坐位或腹压增高等因素。或有痔疮药物治疗、手术史;有无糖尿病、血液疾病史。

(3)了解患者有无肛隐窝炎、肛周感染、营养不良等情况促进痔的形成。

(4)家族中有无家族性息肉、家族中有无大肠癌或其他肿瘤患者。

(5)既往是否有溃疡性结肠炎、克罗恩病、腺瘤病史、手术治疗史及用药情况。

2.身体状况

(1)注意观察患者的生命体征、神志、尿量、皮肤弹性等。

(2)排便时有无疼痛及排便困难,大便是否带鲜血或便后滴血、喷血,有无黏液,有无脓血、便血量、发作次数等。

（3）注意患者的营养状况,有无消瘦、头晕、眼花、乏力等贫血的体征。

（4）肛门有无肿块脱出,能否自行回纳或用手推回,有无肿块嵌顿史。

（5）直肠指诊肛门有无疼痛、指套退出有无血迹、直肠内有无肿块等。

3.心理-社会状况

（1）疾病认知:了解患者及家属对疾病相关知识的认知程度,评估患者及家属对所患疾病及站立方法的认识,对手术的接受程度,对痔传统手术或微创手术知识及手术前配合知识的了解和掌握程度。

（2）心理承受程度:患者和家属对接受手术及手术可能导致的并发症带来的自我形象紊乱和生理功能改变的恐惧、焦虑程度和心理承受能力。

（3）经济情况:家庭对患者手术及并发症进一步治疗的经济承受能力。

（二）术后评估

1.手术情况

了解麻醉方式、手术方式,手术过程是否顺利,术中有无出血、出血部位、出血量,有无输血及输血量。

2.病情评估

观察患者神志和生命体征变化,生命体征是否平稳,切口敷料是否渗血,出血量多少,引流是否通畅,引流液的颜色、性质和引流量,切口愈合情况,大便是否通畅,有无便秘或腹泻等情况。

3.切口情况

切口渗出、愈合情况,有无肛缘水肿、切口感染,引流是否通畅,有无假性愈合情况。定期进行血常规、血生化等监测,以及时发现出血、切口感染、吻合口出血、吻合口瘘等并发症的发生。

4.评估手术患者的肛门直肠功能

有无肛门狭窄、肛门失禁,包括排便次数、控便能力等。

5.心理-社会状况

患者对手术后康复知识的了解程度。评估患者有无焦虑、失眠,家庭支持系统等。

六、护理诊断

（一）恐惧

恐惧与出血量大或反复出血有关。

（二）便秘

便秘与不良饮食、排便习惯及惧怕排便有关。

（三）有受伤的危险

出血与血小板减少、凝血因子缺乏、血管壁异常有关。

（四）潜在并发症

尿潴留、肛门狭窄、排便失禁等。

七、护理措施

（一）非手术治疗护理/术前护理

1.调整饮食

嘱患者多饮水,多进食新鲜蔬菜、水果,多食粗粮,少食辛辣刺激性食物,忌烟酒。养成良好生活习惯。适当增加运动量,促进肠蠕动,切忌久站、久坐、久蹲。

2.热水坐浴

便后及时清洗,保持局部清洁舒适。必要时用1:5 000高锰酸钾溶液或复方荆芥熏洗剂熏洗坐浴,控制温度在43～46 ℃,每天2次,每次20～30分钟,可有效改善局部血液循环,减轻出血、疼痛症状。

3.痔块还纳

痔块脱出时应及时还纳,嵌顿性痔应尽早行手法复位,防止水肿、坏死;不能复位并有水肿及感染者用复方荆芥熏洗剂坐浴,局部涂痔疮膏,用手法再将其还纳,嘱其卧床休息。注意动作轻柔,避免损伤。

4.纠正贫血

缓解患者的紧张情绪,指导患者进少渣食物,术前排空大便,必要时灌肠,做好会阴部备皮及药敏试验,贫血患者应及时纠正。贫血体弱者,协助完成术前检查,防止排便或坐浴时晕倒受伤。

5.肠道准备

术前1天予全流质饮食,手术当天禁食,术前晚口服舒泰清4盒,饮水2 500 mL或术晨2小数甘油灌肠剂110 mL灌肠,以清洁肠道。

(二)术后护理

1.饮食护理

术后当天应禁食或给无渣流食,次日半流食,以后逐渐恢复普食。术后6小时内尽量卧床休息,减少活动。6小时后可适当下床活动,如厕排尿、散步等,逐渐延长活动时间,并指导患者进行轻体力活动。

2.疼痛护理

因肛周末梢神经丰富,痛觉十分敏感,或因括约肌痉挛、排便时粪便对创面的刺激、敷料堵塞过多导致大多数肛肠术后患者创面剧烈疼痛。疼痛轻微者可不予处理,但疼痛剧烈者应给予处理。指导患者采取各种有效止痛措施,如分散注意力、听音乐等,必要时遵医嘱予止痛药物治疗。

3.局部坐浴

术后每次排便或换药前均用1:5 000高锰酸钾溶液或痔疾洗液熏洗坐浴,控制温度在43～46 ℃,每天2次,每次20～30分钟,坐浴后用凡士林油纱覆盖,再用纱垫盖好并固定。

4.保持大便通畅

术后早期患者有肛门下坠感或便意,告知其是敷料压迫刺激所致;术后3天内尽量避免解大便,促进切口愈合,可于术后48小时内口服阿片酊以减少肠蠕动,控制排便。术后第2天应多吃新鲜蔬菜和水果,保持大便通畅。如有便秘,可口服液体石蜡或麻仁软胶囊等润肠通便药物,宜用缓泻剂,忌用峻下剂或灌肠。避免久站、久坐、久蹲。

5.避免剧烈活动

术后7～15天应避免剧烈活动,防止大便干燥,以防痔核或吻合钉脱落而造成继发性大出血。

6.并发症的观察与护理

(1)尿潴留:因手术、麻醉刺激、疼痛等原因造成术后尿潴留。若术后8小时仍未排尿且感下腹胀痛、隆起时,可行诱导、热敷或针刺帮助排尿。对膀胱平滑肌收缩无力者,肌内注射新斯的明

1 mg(1 支),增强膀胱平滑肌收缩,可以排尿。必要时导尿。

(2)创面出血:术后 7～15 天为痔核脱落期,因结扎痔核脱落、吻合钉脱落、切口感染、用力排便等导致创面出血。如患者出现恶心、呕吐、头昏、眼花、心慌、出冷汗、面色苍白等并伴肛门坠胀感和急迫排便感进行性加重,敷料渗血较多,应及时通知医师行相应消除处理。

(3)切口感染:直肠肛管部位由于易受粪便、尿液等的污染,术后易发生切口感染。应注意术前改善全身营养状况;术后 2 天内控制好排便;保持肛门周围皮肤清洁,便后用 1∶5 000 高锰酸钾液坐浴;切口定时换药,充分引流。

(4)肛门狭窄:术后观察患者有无排便困难及大便变细,以排除肛门狭窄。术后 15 天左右应行直肠指诊如有肛门狭窄,定期扩肛。

八、护理评价

(1)患者便血、脱出明显减轻或消失。

(2)患者及家属知晓所患疾病名称、手术术式、优缺点及相关知识,能复述并遵从护士指导。

(3)患者是否能正确面对手术,积极参与手术的自我护理并了解手术并发症的预防和处理,如大出血、切口感染、肛门狭窄等。未发生并发症或并发症被及时发现和处理。

(4)患者排便正常、顺畅,无腹泻、便秘或排便困难。肛周皮肤完整清洁无损。

九、健康教育

(1)指导患者合理搭配饮食,多饮水,多食蔬菜,水果及富含纤维素的食物,少食辛辣等刺激性食物,忌烟酒。

(2)指导患者养成良好的排便习惯,保持排便通畅,避免久蹲、久坐。

(3)便秘时,应增加粗纤维食物,必要时口服适量蜂蜜或润肠通便药物。

(4)出院后近期可坚持熏洗坐浴,保持会阴部卫生清洁,并有利于创面愈合。

(5)术后适当活动,切勿剧烈活动。若出现创面出血,随时与医师联系,以及早处理。

(6)术后早期做提肛运动,每天 2 次,每次 30 分钟,促进局部血液循环。一旦出现排便困难或便条变细情况时,应及时就诊,定期进行肛门扩张。

(靳燕燕)

第二节　肛　　裂

肛裂是指齿状线以下肛管皮肤全层破裂形成的慢性溃疡,主要表现为便后肛门疼痛、便血、便秘三大症状。其发病率仅次于痔位居第二位,可发生于任何年龄,但多见于青壮年。具有"四最"特点:病变最小、痛苦最大、诊断最易、治法最多。

一、病因与发病机制

(一)解剖因素

肛门外括约肌浅部在肛门后方形成肛尾韧带,较硬,伸缩性差,并且皮肤较固定,肛直角在此部位呈 90°,且肛门后方承受压力较大,故后正中处易受损伤。

(二)外伤因素

大便干硬,排便时用力过猛,可损伤肛管皮肤,反复损伤使裂伤深及全层皮肤,形成溃疡。肛门镜等内镜检查或直肠指检方法不当,也容易造成肛管后正中的皮肤损伤,形成肛裂。

(三)感染因素

齿状线附近的慢性炎症,如发生在肛管后正中处的肛窦炎,可向下蔓延而致肛管皮下脓肿,脓肿破溃后形成溃疡,加之肛门后正中的血供较其他部位差,肛管直肠的慢性炎症易引起内括约肌痉挛又加重了缺血,致使溃疡不易愈合。

肛裂与肛管纵轴平行,其溃疡直径<1 cm。一般地,将肛管裂口、前哨痔和肛乳头肥大称为肛裂三联征(图 7-3)。按病程分为急性(早期)肛裂:可见裂口边缘整齐,底浅,呈红色并有弹性,无瘢痕形成;慢性(陈旧性)肛裂:因反复发作,底深,边缘不整齐、增厚纤维化,肉芽灰白,伴有肛乳头肥大、前哨痔及皮下瘘形成。

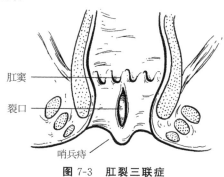

肛窦
裂口
哨兵痔

图 7-3　肛裂三联症

二、临床表现

肛裂患者的典型临床表现是疼痛、便秘和便血。

(一)疼痛

肛裂可因排便引起肛门周期性疼痛,这是肛裂的主要症状。排便时,粪块刺激溃疡面的神经末梢,立刻感到肛门灼痛或剧痛,便后数分钟疼痛缓解,此期称疼痛间歇期。

(二)便血

排便时常在粪便表面或便纸上有少量新鲜血迹或滴鲜血。出血的多少与裂口的大小,深浅有关,但很少发生大出血。

(三)便秘

因肛门疼痛不愿排便,久而久之引起便秘,粪便变得更为干硬,排便时会使肛裂进一步加重,形成恶性循环。这种恐惧排便现象可导致大便嵌塞。

三、辅助检查

(1)用手牵开肛周皮肤视诊,可看见裂口或溃疡,此时,应避免强行直肠指诊或肛门镜检查。

(2)若发现侧位的慢性溃疡,应想到有否结核、癌、克罗恩病及溃疡性结肠炎等罕见病变,必要时行活组织病理检查。

四、治疗要点

(一)非手术治疗

1.调整饮食

对于急性新鲜肛裂,通过调整饮食、软化大便,可以缓解肛裂症状,促使裂口愈合。增加多纤维食物如蔬菜、水果等,增加每天饮水量,纠正便秘。

2.局部坐浴

用温热盐水或中药坐浴,温度 43～46 ℃,每天 2～3 次,每次 20～30 分钟。温水坐浴可松弛肛门括约肌,改善局部血液循环,促进炎症吸收,减轻疼痛,并清洁局部,以利创口愈合。

3.口服药物

口服缓泻剂如福松或液状石蜡,使大便松软、润滑,以利排便。

4.外用药物

通过局部用药物如太宁栓可缓解内括约肌痉挛以达到手术效果。新近用于临床的奥布卡因凝胶可有效缓解肛管括约肌痉挛性疼痛,改善局部血液循环,促进肛裂愈合,疼痛剧烈者可以选用。必要时局部应用长效麻药封闭治疗,可有效缓解疼痛,部分病例可以使溃疡愈合。

5.扩肛疗法

适用于急性或慢性肛裂不伴有肛乳头肥大及前哨痔者。优点是操作简便,不需要特殊器械,疗效迅速。

(二)手术治疗

对经久不愈,非手术治疗无效的慢性肛裂可采用以下手术方法治疗。目前国内常用的术式:①肛裂切除术;②肛裂切除术加括约肌切断术;③V-Y 肛门成形术;④肛裂切除纵切横缝术等。实践证明,肛裂切除术加括约肌切断术的效果较好,可作为首选术式。

五、护理评估

(一)术前评估

1.健康史

了解患者疼痛部位多与病灶位置及疾病性质有关。注意询问患者疼痛的部位、持续的时间、急缓、性质及病程长短,有无明确的原因或诱因;了解患者有无长期便秘史,便秘发生的时间、病程长短、有无便意感,起病原因或诱因;排便的次数和量;有无便血、肛门疼痛、腹痛、腹胀、嗳气、食欲减退、肛门坠胀、排便不尽、反复排便等伴随症状,甚至用手挖便的情况;有无用药史,效果如何。有无焦虑、烦躁、失眠、抑郁,乃至性格改变等精神症状。评估患者有无肛窦炎、直肠炎等诱发肛管溃疡的因素。

2.身体评估

(1)便秘的原因很多,有功能性便秘和器质性便秘两种,应加以区分。

(2)有无便后肛周出现烧灼样或刀割样剧烈疼痛,缓解后又再次出现剧痛,持续 30 分钟至数小时不等。

(3)因惧怕肛周疼痛而不敢排便。便后滴新鲜血,或便中带新鲜血。

(4)肛裂便秘,多伴便后手纸染血、肛门剧痛,呈周期性。

（5）了解肛门局部检查结果，有无发现裂口、肛乳头肥大、哨兵痔、肛窦炎、皮下瘘、肛门梳硬结。

3.心理-社会状况

评估患者及家属对肛裂相关知识的了解程度及心理承受能力，以及对治疗、护理等的配合程度。

（二）术后评估

1.手术情况

了解患者术中采取的麻醉方式、手术方式，手术过程是否顺利，术中有无出血及其量。

2.康复状况

观察患者生命体征是否平稳，手术切口愈合情况，有无发生出血、肛门狭窄、排便失禁等并发症。

3.心理-社会状况

评估患者有无焦虑、失眠，家庭支持系统等。了解患者及其家属对术后康复知识的掌握程度；是否担心并发症及预后等。

六、护理诊断

（一）排便障碍

排便障碍与患者惧怕疼痛不愿排便有关。

（二）急性疼痛

急性疼痛与粪便刺激及肛管括约肌痉挛、手术创伤有关。

（三）潜在并发症

增加了结直肠肿瘤发生的风险。

七、护理措施

（一）非手术治疗护理/术前护理

1.心理支持

向患者详细讲解有关肛裂知识，鼓励患者克服因害怕疼痛而不敢排便的情绪，配合治疗。

2.调理饮食

增加膳食中新鲜蔬菜、水果及粗纤维食物的摄入，少食或忌食辛辣和刺激性食物，多饮水，以促进胃肠蠕动，防止便秘。

3.热水坐浴

每次排便后应热水坐浴，清洁溃疡面或创面，减少污染，促进创面愈合，水温 43～46 ℃，每天 2～3 次，每次 20～30 分钟。

4.肠道准备

术前 3 天少渣饮食，术前 1 天流质饮食，术前日晚灌肠，尽量避免术后 3 天内排便，有利于切口愈合。

5.疼痛护理

遵医嘱适当应用止痛剂，如肌内注射吗啡、消炎栓纳肛等。

（二）术后护理

1.术后观察

有无渗血、出血、血肿、感染和尿潴留并发症发生,如有急事报告医师,并协助处理。

2.保持大便通畅

鼓励患者多饮水,多进食新鲜蔬菜、水果、粗纤维食物,指导患者养成每天定时排便的习惯,进行适当的户外锻炼,防止便秘。便秘者可服用缓泻剂或液体石蜡等,也可选用蜂蜜、番泻叶等泡茶饮用,以润滑、松软大便利于排便。

3.局部坐浴

术后每次排便或换药前均用1∶5 000高锰酸钾溶液或痔疾洗液熏洗坐浴,控制温度在43～46 ℃,每天2次,每次20～30分钟,坐浴后用凡士林油纱覆盖,再用纱垫盖好并固定。

4.术后常见并发症的预防和护理

（1）切口出血:多发生于术后7～12天,常见原因多为术后大便干结、用力排便、换药粗暴等导致创面裂开、出血。预防措施包括:保持大便通畅,防止便秘;避免腹内压增高的因素如剧烈咳嗽、用力排便等;切忌换药动作粗暴,轻轻擦拭。密切观察创面的变化,一旦出现创面大量渗血,紧急压迫止血,并报告医师处理。

（2）肛门狭窄:大便变细或肛门狭窄者,遵医嘱可于术后10～15天行扩肛治疗。

（3）排便失禁:多由于术中不慎损伤肛门括约肌所致。询问患者排便前有无便意,每天的排便次数、量及性状。若为肛门括约肌松弛,可于术后3天开始指导患者进行提肛运动,每天2次,每次30分钟;若发现患者会阴部皮肤常有黏液及粪便污染,或无法随意控制排便时,立即报告医师,以及时处理。

八、护理评价

（1）患者术后焦虑情绪得到缓解,心态平和,积极配合治疗。

（2）术后患者疼痛、便血得到缓解,自诉伤口疼痛可耐受,疼痛评分为2～3分。

（3）未发生肛门狭窄、肛门失禁等并发症,或得到及时发现和处理。

九、健康教育

（1）指导患者养成定时排便的习惯,避免排便时间延长。保持排便通畅,鼓励患者有便意时,尽量排便,纠正便秘。

（2）多饮水,多吃蔬菜、水果及富含纤维素的食物,禁止饮酒及食辛辣等刺激性食物。

（3）出现便秘时,应增加粗纤维食物,必要时口服适量蜂蜜或润肠通便药物。

（4）出院时如创面尚未完全愈合者,便后温水坐浴,保持创面清洁,促进创面早期愈合。

（5）大便变细或肛门狭窄者,遵医嘱可于术后10～15天行扩肛治疗。

（6）肛门括约肌松弛者,手术3天后做肛门收缩舒张运动,大便失禁者需二次手术。

（靳燕燕）

第三节 肛 瘘

肛瘘是指肛门直肠因肛门周围间隙感染、损伤、异物等病理因素形成的与肛门周围皮肤相通,形成异常通道的一种疾病。肛瘘是常见的直肠肛管疾病之一,发病年龄以 20～40 岁青壮年为主,男性多于女性。

一、病因与发病机制

大多数肛瘘由直肠肛周脓肿发展而来。由内口、瘘管和外口三部分组成。内口即原发感染灶,外口为脓肿破溃处或手术切开引流部位,内外口之间由脓腔周围增生的纤维组织包绕的管道即瘘管,近管腔处有炎性肉芽组织。其内口多在肛窦内及其附近,外口位于肛门周围的皮肤上,内、外口既可为单个,也可以为多个。由于致病菌不断由内口进入,而瘘管迂曲,少数存在分支,常引流不畅,且外口皮肤生长速度较快,常发生假性愈合并形成脓肿。脓肿可从原外口溃破,也可从他处穿出形成新的外口,反复发作,发展为有多个瘘管和外口的复杂性肛瘘。

二、临床表现

肛门周围流脓水、潮湿、瘙痒,甚至出现湿疹。外口处有脓性、血性、黏液性分泌物流出,有时有粪便及气体排出。外口因假性愈合或暂时封闭时,脓液积存,形成脓肿,可出现肛周肿痛、发热、寒战、乏力等症状。脓肿破溃或切开引流后,脓液排出,症状缓解,上述症状反复发作是肛瘘的特点。

三、辅助检查

(一)直肠指诊
在内口处有轻压痛,瘘管位置表浅时可触及硬结内口及条索样肛瘘。

(二)探针检查
探针检查是最常用、最简便、最有效的方法。自外口处插入,沿瘘管轻轻探向肠腔,可找到内口的位置。

(三)染色检查
自外口注入 1‰亚甲蓝溶液,检查确定内口位置。

(四)实验室检查
发生肛周脓肿时,血常规中可出现白细胞计数及中性粒细胞比例增高。

(五)X 线造影
碘油造影或 70%泛影葡胺造影,适用于高位复杂性肛瘘的检查。检查自外口注入造影剂,可判定瘘管的分布、多少、位置、走行和内口的位置。

(六)MRI 检查
MRI 检查可清晰显示瘘管位置及括约肌间的关系,明确肛瘘分型。

另外,特别注意复杂性肛瘘青年患者是否合并炎症性肠病可能,必要时行肠镜检查。

四、治疗要点

肛瘘一般不能自愈,必须手术治疗。手术成败的关键在于:①准确寻找和处理内口;②切除或清除全部瘘管和无效腔;③合理处理肛门括约肌;④创口引流通畅。

(一)堵塞法

堵塞法适用于单纯性肛瘘。瘘管用1‰甲硝唑、生理盐水冲洗后,自外口注入生物蛋白胶。治愈率较低。

(二)手术治疗

1.肛瘘切开术

肛瘘切开术主要应用于单纯性括约肌间型肛瘘和低位经括约肌间型肛瘘。用探针自外口进入瘘管,沿瘘管到达位于齿状线附近的内口。将探针上方的组织切开,将肉芽组织用刮匙刮除,若存在高位盲道或继发分支,则需彻底清除。

2.肛瘘切除术

在瘘管切开的基础上,将瘘管壁全部切除,直至健康组织,并使创面呈内小外大,以利引流。

3.肛瘘切开挂线术

肛瘘切开挂线术适用于距肛缘3～5 cm,有内外口的单纯性肛瘘、高位单纯性肛瘘,或坐位复杂性肛瘘切开、切除的辅助治疗。利用橡皮筋或有腐蚀作用药线的机械性压迫作用,使结扎处组织发生血运障碍而坏死,以缓慢切开肛瘘。

4.经肛直肠黏膜瓣内口修补术

经肛直肠黏膜瓣内口修补术是治疗复杂性肛瘘的一种保护括约肌的技术,切除内口及其周围约1 cm的全厚直肠组织,然后游离其上方的直肠瓣,并下移修复内口处缺损。通过清除感染灶,游离内口上方直肠黏膜肌瓣或内口下方肛管皮瓣覆盖缝合于内口上,阻碍直肠内容物使之不能进入瘘管管道。

五、护理评估

(一)术前护理评估

1.健康史

了解有无肛管直肠周围脓肿自行溃破或切开引流的病史。

2.病情评估

(1)肛门皮肤有无红、肿。

(2)肛周外口有无反复流脓及造成皮肤瘙痒感。

(3)了解直肠指检、内镜及钡灌肠造影等检查结果。

3.心理-社会状况

对肛瘘的认知程度及心理承受能力。

4.其他

自理能力。

(二)术后护理评估

(1)肛门皮肤有无红、肿、疼痛,肛周外口有无反复流脓及造成皮肤瘙痒感。

(2)了解辅助检查结果及手术方式。

（3）患者的饮食及排便情况。

（4）评估患者对术后饮食、活动、疾病预防的认知程度。

六、护理诊断

（一）急性疼痛

急性疼痛与肛周炎症及手术有关。

（二）皮肤完整性受损

皮肤完整性受损与肛周脓肿破溃、皮肤瘙痒、手术治疗等有关。

（三）潜在并发症

肛门狭窄、肛门松弛。

七、护理措施

（一）术前护理措施

（1）观察患者有无肛门周围皮肤红、肿、疼痛，流脓或排便困难。症状明显时，嘱其卧床休息，肛门局部给予热水坐浴，以减轻疼痛，利于大便的排出。

（2）鼓励患者进高蛋白、高热量、高维生素、易消化的少渣饮食，多食新鲜蔬菜、水果及脂肪类食物，保持大便通畅。

（3）急性炎症期，遵医嘱给予抗生素，每次排便后用清水冲洗干净，再用 1：5 000 高锰酸钾溶液温水坐浴，每次 20 分钟，3 次/天。

（4）术前一天半流质饮食，术前晚进食流质，视所采取的麻醉方式决定术前是否禁食禁饮。术前晚按医嘱给予口服泻药，但应具体应用时视患者有无长期便秘史进行调整。若排便不充分时，可考虑配合灌肠法，洗至粪便清水样，肉眼无粪渣为止。

（5）准备手术区域皮肤，保持肛门皮肤清洁，予修剪指甲。

（二）术后护理措施

（1）腰麻、硬膜外麻醉，术后需去枕平卧 6 小时，避免脑脊液从蛛网膜下腔针眼处漏出，致脑脊液压力降低引起头痛。监测脉搏、呼吸、血压 6～8 小时，至生命体征平稳。

（2）加强伤口换药，避免假性闭合。伤口距离肛门近，有肠黏液或粪便污染时，需拆除敷料，温水冲洗、1：5 000 的高锰酸钾溶液或中药熏洗坐浴，洗净沾在伤口上的粪渣和脓血水；伤口换药要彻底、敷料填塞要达深部，保证有效引流，避免无效腔。如行挂线术的患者创面换药至挂线脱落后 1 周。

（3）做好排便管理术前给予口服泻药或清洁灌肠，术后给予轻泻软便药乳果糖或麻仁丸及纤维增加剂，使粪便松软，易于排出。排便后及时坐浴和换药，以保持伤口和肛门周围皮肤清洁。

（4）肛门括约肌松弛者，术后 3 天可指导患者进行提肛运动。

八、护理评价

（1）能配合坐浴、换药，肛周皮肤清洁，术后伤口未发生二次感染。

（2）能配合术后的饮食、活动及提肛训练技巧。

（3）掌握复诊指征。

九、健康教育

(1)饮食指导:术后1~2天少渣半流饮食,之后正常饮食,忌辛辣刺激性食物如辣椒及烈性酒等,多食粗纤维富营养的食物,如新鲜蔬菜、水果等,切忌因惧怕疼痛而少吃饭或不吃饭。鼓励患者多饮水,防止便秘。

(2)肛门伤口的清洁:每天排便后用1:5 000高锰酸钾溶液或痔疮洗液坐浴,坐浴时应将局部创面全部浸入药液中,药液温度适中。平时排便后,可用温水清洗肛门周围,由周边向中间洗净分泌物。

(3)术后活动指导:手术创面较大,而伤口尚未完全愈合期间,应尽量少走路,避免伤口边缘因用力摩擦而形成水肿,延长创面愈合时间。创面愈合后3个月左右不要长时间骑自行车,以防愈合的创面因摩擦过多而引起出血。

(4)如发现排便困难或大便失禁,应及时就诊。

(靳燕燕)

第四节　肛 门 失 禁

肛门失禁又称大便失禁,是指因各种原因引起的肛门自制功能紊乱,以致不能随意控制排气和排便,不能辨认直肠内容物的物理性质,不能保持排便能力。它是多种复杂因素参与而引起的一种临床症状。据过外文献报道,大便失禁在老年人中的发生率高达1.5%,女性多于男性。

一、病因及发病机制

(一)先天异常
肛门闭锁、直肠发育不全、脊椎裂、脊髓膜突出等先天性疾病均可造成肛门失禁。

(二)解剖异常
医源性损伤、产科损伤(阴道分娩)、直肠肛管手术、骨盆骨折、肠道切除手术后、肛门撕裂、直肠脱垂、内痔脱出等。

(三)神经源性
各种精神及中枢、外周神经病变和直肠感觉功能改变如痴呆、脑动脉硬化、运动性共济失调、脑萎缩、精神发育迟缓;中风、脑肿瘤、脊柱损伤、多发性硬化、脊髓瘤;马尾损伤,多发性神经炎、肛门、直肠、盆腔及会阴部神经损伤、"延迟感知"综合征等疾病均能导致肛门失禁。

(四)平滑肌功能异常
放射性肠炎、炎症性肠病、直肠缺血、粪便嵌顿、糖尿病、儿童肛门失禁。

(五)骨骼肌疾病
重症肌无力、肌营养不良、硬皮病、多发性硬化等。

(六)其他
精神疾病、全身营养不良、躯体残疾、肠套叠、肠易激综合征、特发性甲状腺功能减退等。

二、临床表现

(一)症状特点

患者不能随意控制排便和排气。完全失禁时,粪便自然流出,污染内裤,睡眠时粪便排出污染被褥;肛门、会阴部经常潮湿,粪性皮炎、疼痛瘙痒、湿疹样改变。不完全失禁时,粪便干时无失禁,粪便稀时和腹泻时则不能控制。

(二)专科体征

1.视诊

(1)完全性失禁:视诊常见肛门张开呈圆形,或有畸形、缺损、瘢痕、肛门部排出粪便、肠液,肛门部皮肤可有湿疹样改变或粪性皮炎的发生。

(2)不完全失禁:肛门闭合不紧,腹泻时可在肛门部有粪便污染。

2.直肠指诊

肛门松弛,收缩肛管时括约肌及肛管直肠环收缩不明显和完全消失,如损伤引起,则肛门部可扪及瘢痕组织,不完全失禁时指诊可扪及括约肌收缩力减弱。

3.肛门镜检查

可观察肛管部有无畸形,肛管皮肤黏膜状态,肛门闭合情况。

三、辅助检查

(一)肛管直肠测压

肛管直肠测压可判断内、外括约肌及耻骨直肠肌有无异常。肛门直肠抑制反射,了解其他基础压、收缩压和直肠膨胀耐受容量。失禁患者肛管基础、收缩压降低,内括约肌反射松弛消失,直肠感觉膨胀耐受容量减少。

(二)肌电图测定

肌电图可测定括约肌功能范围,确定随意肌、不随意肌及其神经损伤恢复程度。

(三)肛管超声检查

应用肛管超声检查,能清晰显示出肛管直肠黏膜下层、内外括约肌及其周围组织结构,可协助诊断肛门失禁,观察有无括约肌受损。

四、治疗要点

(一)非手术治疗

1.提肛训练

通过提肛训练以改进外括约肌、耻骨直肠肌、肛提肌随意收缩能力,从而锻炼盆底功能。

2.电刺激治疗

常用于神经性肛门失禁。将刺激电极置于内、外括约肌和盆底肌,使之有规律收缩和感觉反馈,提高患者对大便的感受,增加直肠顺应性,调节局部反射,均可改善肛门功能。

3.生物反馈治疗

生物反馈治疗是一种有效的治疗肛门失禁的方法。生物反馈仪监测到肛周肌肉群的生物信号,并将信号以声音传递给患者,患者通过声音和图片高低形式显示进行模拟排便的动作,达到锻炼盆底肌功能的作用。生物反馈的优点是安全无痛,但需要医患双方的耐心和恒心。

(二)手术治疗

由于手术损伤或产后、外力暴力损伤括约肌致局部缺陷。先天性疾病、直肠癌术后肛管括约肌切除等则需要进行手术治疗,手术方式较多,根据情况选用。包括:肛管括约肌修补术、括约肌折叠术、肛管成形术等。

五、护理评估

(一)焦虑
焦虑与大便不受控制影响生活质量有关。

(二)自我形象紊乱
自我形象紊乱与大便失禁污染有关。

(三)粪性皮炎
粪性皮炎与大便腐蚀肛周皮肤有关。

(四)睡眠形态紊乱
睡眠形态紊乱与大便失禁影响睡眠质量有关。

(五)疼痛
疼痛与术后伤口有关。

(六)潜在并发症
尿潴留、出血、伤口感染。

六、护理措施

(一)焦虑护理
(1)术前患者心理护理:与患者及家属进行沟通,向患者及家属讲解所患疾病发生的原因、治疗方法、护理要点、影响手术效果的因素、可能出现的并发症和不适,使其对肛门失禁有正确的认识,积极配合手术治疗,对术后出现的并发症有心理准备。

(2)术后做好家属宣教使其亲人陪在身边,使患者有安全感。向患者讲解手术的过程顺利使其放心,护士在护理过程中以耐心、细心的优质服务理念贯穿整个护理工作中让患者感到安心。

(二)自我形象紊乱的护理
护士做好患者基础护理,保持肛周及会阴清洁。及时协助患者更换衣裤及病床。护理操作过程中注意保护患者隐私。

(三)粪性皮炎护理
(1)一旦患者发生粪性皮炎护士应指导患者正确清洗肛周的方法。

(2)及时更换被粪便污染的衣裤。

(3)保持肛周、会阴局部清洁干燥。需要在护理粪性皮炎时同压疮做好鉴别。

(四)睡眠形态紊乱护理
病房保持安静,定时通风,鼓励患者养成良好的睡眠习惯。向患者及家属做好沟通,使其放松心情,评估影响患者睡眠的因素,帮助其排除,并讲解良好的睡眠质量对术后恢复的重要性。

(五)疼痛护理
术后建立疼痛评分表,根据评分值采取相应的护理措施,必要时常规使用镇痛泵。给予患者心理疗法,让其分散注意力,以缓解疼痛。

(六)并发症的护理

1.尿潴留

嘱患者小便时可听流水声、热敷小腹诱导排便。

2.出血

严密观察患者伤口敷料是否有渗血渗液;严密观察患者的生命体征、脉搏、心率、呼吸、神志、体温;观察患者排便时有无带血,嘱患者勿用力排便,以免引起伤口出血。如患者伤口敷料有鲜红色血液渗出,应立即通知医师并协助医师进行止血甚至抢救处理。

3.伤口感染

每天给予伤口换药,严密观察患伤口愈合情况及有无发热等症状。

七、护理评价

患者围术期细致的护理不仅是提高患者满意度,也是提高手术成功的重要保障,通过相应的护理措施可促进患者早日康复,在治疗护理过程中,心理护理尤为重要,可帮助患者及家属减轻心理负担,减少和消除患者术后不必要的并发症,提高患者的生活质量,使患者早日回归社会。

八、健康教育

(1)嘱患者清淡饮食避免刺激辛辣等食物。

(2)指导患者正确的提肛运动。

(3)向患者讲解扩肛的目的、方法、注意事项。

(4)以多种形式的健康教育指导患者包括口头讲解、书面法、操作示范等,使患者充分掌握自我观察和自我调护的方法。

(5)对出院患者进行出院指导,并讲解随访时间,定期随访。

(6)告知患者适当活动,不可进行剧烈运动,保持肛周局部清洁干燥。

(靳燕燕)

第五节　出口梗阻型便秘

出口梗阻型便秘又称直肠型便秘或盆底肌功能不良,是指排便出口组织、器官发生形态结构改变,导致大便不能顺利通过肛门排出,约占慢性便秘的60%,本病以青壮年女性为多见、直肠无力型见于老年人。在传统分类所指的出口梗阻型便秘中,有相当比例的患者存在或合并存在肛门直肠形态结构异常,特别是在与手术有关的研究报道中。

一、病因与发病机制

在导致出口梗阻型便秘的常见病因中,临床将其分型为以下3种。

(一)盆底松弛综合征

包括直肠内脱垂、直肠前突、直肠内套叠、直肠瓣肥大。

（二）盆底失弛缓综合征

包括耻骨直肠肌综合征、盆底痉挛综合征（包括耻骨直肠肌痉挛、肛门痉挛）、会阴下降综合征、内括约肌失弛缓症则与罗马Ⅲ标准中的功能性排便障碍中的不协调排便属于同义词。不协调性排便是指在试图排便时耻骨直肠肌、肛门括约肌未能松弛，或松弛不足，或反而收缩；既往也有将不协调收缩翻译为矛盾收缩。

（三）肠外梗阻型

如子宫后倾、盆底肿瘤、炎症等。部分出口梗阻患者同时存在形态结构改变和排便功能障碍，临床上难以区分两者在慢传输型便秘的症状产生中孰因孰果，或各自所占百分比，这也是在现阶段一些学者仍主张沿着出口梗阻型便秘来表述这类慢性便秘的理由。出口梗阻型便秘包括了比功能性排便障碍更广泛的疾病谱。

二、临床表现

（1）排便困难、费时费力。

（2）排便肛门有不尽感及肛门坠胀。

（3）排便时肛门有持续压力下降感。

（4）会阴部有下坠感。

（5）排便大多数需灌肠。

（6）需在肛门周围加压才能排便，或者需用手指插入阴道或直肠才能排便。

（7）将卫生纸卷插入直肠诱导排便。

（8）肛门处有疝或陷窝的感觉。

（9）肛门直肠指检时肠内可存在泥样粪便，用力排便时，肛门外括约肌呈矛盾性收缩。

（10）结肠慢传输试验中，72小时多数标志物滞留在直肠内不能排除。

（11）肛门直肠测压时显示：①肛管直肠静息压升高；②用力排便时肛门外括约肌矛盾性收缩或直肠壁的感觉阈异常。

三、辅助检查

便秘患者除了血、尿、便三大常规，以及血生化、腹部彩超、胸片、心电图等检查外，为了明确诊断，还需要完善以下专科检查。

（一）直肠指诊

通过检查患者模拟排便的动作，对其肛门内外括约肌、耻骨直肠肌的张力情况及功能是否协调有一个基本评估。

（二）肛门镜或直肠镜检查

通过肛门镜或直肠镜经肛门缓缓进入检查肛管直肠局部之病变，有无痔疮、肛乳头纤维、溃疡、炎症、直肠瓣变异等，必要时可取组织病理检查。

（三）电子结肠镜

通过安装于肠镜前端的电子摄像探头观察大肠黏膜颜色有无变化，肠腔有无狭窄、有无溃疡、炎症、息肉、肿瘤等，此检查需要完全清洁灌肠，否则不能检查彻底。

（四）钡灌肠

通过肛门注入钡剂拍片观察大肠的长短、有无冗长、下垂、盘曲、有无畸形、狭窄、扩张、袋形是否正常及大肠位置是否正常等来判断是否存在巨结肠、结肠冗长症、脾曲综合征、盆底疝等,此检查前后需要清洁灌肠。

(五)胃肠运输实验

通过口服含有特殊标志物的胶囊并服后 8 小时、24 小时、48 小时、72 小时拍片观察标志物的位置来判断胃肠蠕动功能的异常。若 72 小时拍片标志物不能超过 80% 即可诊断为结肠慢传输型便秘,此检查期间不能应用任何影响胃肠道的药物。

(六)排粪造影检查

排粪造影检查又称为动态性或排空型造影检查,是一种模拟排便的过程。它是通过向患者直肠内注入造影剂(硫酸钡),动态观察静息、提肛、力排及排空后状态下直肠及肛管形态、功能位置及位置变化的特殊造影检查方法。用以了解直肠、肛管及盆底结构有无功能性及器质性改变,明确引起出口梗阻型便秘诊断的重要依据。

1.静息状态

直肠注入钡剂后,患者保持静息自然状态。

2.提肛状态

遵医师嘱咐,患者用力向上收紧肛门病适时保持。

3.力排状态

遵医师嘱咐,患者用力将钡剂排出肛门。

(七)肛门直肠压力测定

为研究某些肛门直肠疾病和排便异常提供病理生理依据。正常排便应该有内外括约肌、盆底肌同步迟缓、排便压的有效升高及排便通道的畅通无阻。排便时,结肠及直肠松弛,内外括约肌、耻骨直肠肌均处于张力收缩状态,排便阻力大于排便动力,粪便得以储存;排便时,结、直肠肌收缩,肠腔内压力增高,腹肌亦收缩使腹压增高,而内括约肌、耻骨直肠肌、外括约肌均反射性松弛,肛管压力迅速降低,上述压力梯度逆转,排便动力大于排便阻力,粪便排出肛门。这两种状态下肛管、直肠、盆底的功能变化及各器官协调功能均能通过压力变化而表现出来,通过测压的方法,了解并量化评估肛门直肠维持自制和排便功能,对诊断出口梗阻型便秘有重要临床意义。评估流程:①安静状态下测压;②持续收缩肛门,收缩状态下测压;③持续用力排便,模拟排便测压;④肛管功能长度测定。肛门直肠测压。

(八)盆底表面肌电评估

盆底肌电图是一种无创的,应用于表面电极测量盆底横纹肌复合体的表面肌电活动水平,以此研究盆底横纹肌综合肌动作电位的活动方式。对整个盆底肌群Ⅰ、Ⅱ型肌纤维功能进行评估,辅助诊断、鉴别诊断盆底疾病,指导治疗方案的设定,了解患者盆底肌功能恢复进展及评价治疗的效果。同时有助于判断便秘有无肌源性和神经源性病变,了解有无直肠-肛门括约肌协调运动异常。

(九)球囊逼出试验

球囊逼出试验是检查直肠排便功能的一项辅助检查,其对判断盆底肌功能和直肠感觉功能有重要意义。

(十)盆腔动态多重造影

通过腹腔穿刺,向腹腔内注入造影剂(碘普罗胺),安置尿管,排空小便,向膀胱内注入造影剂(碘普罗胺),在阴道(女性)内放置造影纱布(碘普罗胺),直肠内注入造影剂(硫酸钡),在患者行排便动作中,动态拍片,了解整个盆腔内组织器官在排便过程中的改变,能全面了解盆底的功能状态,此项检查前后需清洁灌肠。

(十一)胃肠心理评估

心理评估对治疗慢性便秘非常重要,有研究显示近50%的功能性便秘患者均存在不同程度的心理异常,如通过焦虑评估量表、抑郁评估量表、气质量表等评分,综合评估患者是否存在因便秘疾病本身造成的心理精神异常、影响的程度如何,是否需要药物干预等。

在出口型便秘检查中其中排粪造影检查、肛门直肠测压、球囊逼出实验、盆腔多重造影检查对诊断出口梗阻型便秘尤为重要,也是诊断与鉴别慢传输型便秘的重要辅助检查。

四、治疗要点

(一)保守治疗

1.合理饮食

(1)保证充足的水分摄入,晨起空腹温水或蜂蜜水 500 mL,每天至少 1 500～2 000 mL。

(2)保证膳食纤维摄入,成人每天摄入纤维含量 25～35 g,如糙米、玉米、大麦、米糠等杂粮,胡萝卜、薯类、四季豆等根茎和海藻类食物。

(3)每天摄入 1～2 个香蕉、苹果。

(4)每天一杯酸牛奶。

(5)建议不饮酒及服用咖啡因的饮料,它们会加重大便的干燥。

(6)优质蛋白:每天保证鸡蛋 1 个,瘦肉 100～150 g,牛奶 250～500 mL 和豆腐 100 g。

(7)油脂:适量增加烹饪油用量(心血管疾病慎用)。

2.适当运动

每天达到 30 分钟,每周能有 5 天时间。

(1)健康散步,40 分钟以上,坚持 12 周,其他全是运动跑步、跳绳、游泳等。

(2)锻炼腹肌训练:如仰卧起坐、吹气球。

(3)锻炼肛门括约肌力量:如提肛运动。

(4)促进肠蠕动:仰卧,顺时针方向,自右下腹开始,顺时针按摩腹部,2～3 指,用力中等,每次约 1 分钟,每天重复 10 次。

3.生物反馈治疗

生物反馈治疗作为便秘的一线疗法,具有无痛苦、治愈率高、安全无不良反应等特点。每个患者耐受力不同,直肠感觉阈值不同,盆底肌力不同,接受电刺激、肌电促发电刺激及 Kegel 模板训练治疗方案不同。在治疗过程中通过让患者充分认识所患疾病的病情,强调患者自主盆底肌肉训练,增强患者自我意识和自我调节能力,改善盆底血供,增强盆底神经肌肉兴奋性,改善盆底松弛、痉挛的病症,促进肠蠕动,增加便意,最终达到治疗的目的。一般推荐 2～3 个月为 1 个疗程,病情严重,反复发作者建议适当延长疗程,每个疗程 10 次,每天 1 次,每次 30～40 分钟。如果配合规范的球囊训练,可取得较好的治疗效果和稳定的愈合。

4.小球囊盆底肌功能锻炼

小球囊盆底肌功能训练前期准备同小球囊逼出实验,将球囊置于离患者肛门 5～10 cm 外,指导患者做收缩和放松肛门肌肉,时间为 20 分钟,每天总共 60 次。

5.每天晨起坚持锻炼

时间为 20～30 分钟。

6.建立正确的排便习惯

(1)养成正确的排便习惯,每天晨起或餐后 2 小时内尝试排便,因为此时肠活动最活跃,即使无便意每次排便 5～10 分钟,养成排便习惯。

(2)不能抑制便意及刻意忍耐,有便意应立即去排便。

(3)排便时集中精力,不可阅读、玩手机、吸烟等。

7.合理使用泻剂

在医师指导下使用泻剂,长期服用泻剂易引起药物依赖,加重便秘。

(1)益生菌:双歧杆菌,也可服用妈咪爱、酸奶等益生菌制剂。

(2)乳果糖:每次 15～30 mL,15～45 mL/d。普芦卡必利(力洛)每天半片或 1 片(若能正常排便无须继续服用)。上述药物无效可加福松,应避免长期服用刺激性泻药如番泻叶、果导片等。

8.精神心理治疗

在治疗过程中应强调精神心理治疗的重要性,包括健康教育、心理治疗、认知行为治疗、药物治疗等。必要时遵医嘱给予抗焦虑抑郁药物治疗。

(二)手术治疗

经肛手术治疗,包括经肛吻合器直肠切除术、直肠瓣缝扎悬吊术、经会阴直肠前突修补术、盆底抬高术等。

五、护理评估

(1)患者的职业、饮食习惯、排便习惯及诱发饮食。

(2)患者年龄、对疾病的认识及心理状况。

(3)排便需服泻药及其他方式辅助排便。

(4)患者有无便意或便意淡漠。

(5)患者肛门有无坠胀、有无腹胀等症状。

六、护理诊断

(一)焦虑、恐惧

焦虑、恐惧与患者对自身疾病及手术效果有关。

(二)疼痛

疼痛与术后切口有关。

(三)部分生活自理能力缺陷

部分生活自理能力缺陷与手术伤口及卧床有关。

(四)知识缺乏

知识缺乏对便秘相关知识及术后康复知识。

(五)睡眠形态紊乱

睡眠形态紊乱与伤口疼痛有关。

(六)自我形象紊乱

自我形象紊乱与手术部位有关。

（七）潜在并发症

尿潴留、出血、感染、排便困难、肛门坠胀。

七、护理措施

（一）术前护理

1.心理护理

患者手术前常有情绪紧张、焦虑、注意力高度集中或恐惧,对治疗心存顾虑,对治疗相关知识缺乏,担心手术后恢复效果。护士应帮助患者做好充分的心理准备,耐心讲解疾病相关知识,对疾病进行健康宣教,讲解手术的优点,并向患者成功手术案例,使患者接受手术,树立战胜疾病的信心。

2.术前常规准备及肠道准备

（1）饮食:术前1天清淡易消化饮食,术前6小时禁食,4小时禁饮。

（2）皮肤、肠道准备:术前备皮,术前晚、术晨行清洁灌肠。

（3）术前建立静脉通道给予术前抗生素及林格液静脉滴注。

（二）术后护理

1.一般护理

观察患者意识、面色,测量患者体温、脉搏、呼吸、血压,注意观察创口敷料有无渗血、脱落,发现异常及时报告医师,以及时给予更换敷料并加压包扎,严密观察病情变化。

2.体位

术后回病房遵医嘱去枕平卧4小时,禁饮、禁食。手术当天减少活动,除需下床如厕外需在床上休息,避免早坐位或下蹲,防止肛内缝合处裂开。下床时需动作缓慢、搀扶,不可离人。

3.饮食护理

嘱患者4小时后麻醉清醒后可适量饮水,若无恶心、呕吐等不适,给予正常饮水同时可给予半流质饮食,如稀饭、面条、藕粉等,避免进食刺激或胀气的食物,如豆类、牛奶、洋葱等。术后第2天遵医嘱给予普食,进食富含纤维素的食物和足够的水分,禁辛辣燥热的食物。

4.疼痛护理

术后伤口疼痛是肛肠手术患者最常见的症状,也是患者最担心的,麻醉作用消失后患者会开始感觉到疼痛。

（1）术后应定时评估患者有无疼痛、疼痛的性质、症状。通过建立疼痛评分表,以及时、准确、客观地对患者术后疼痛做出评分,根据评分采取相应的护理措施。

（2）术后必要时给予患者镇痛泵使用,此方法止痛效果明显,在使用镇痛泵的过程中,观察患者有无头晕、恶心欲吐等症状,镇痛泵一般在72小时停用。

（3）若患者疼痛不能耐受者,应立即报告医师,遵医嘱给予肌内注射止痛针。

（4）给予患者心理支持,分散其注意力,嘱患者听音乐、看书等,疏导不良心理,消除疑虑,保持乐观情绪。

5.小便护理

（1）观察患者术后有无便意感,有无小腹胀痛,叩诊膀胱是否充盈。嘱患者下床小便时可听流水声、按摩腹部诱导排便。

（2）若观察患者小便自解困难,叩诊膀胱充盈,给予热敷小腹,并报告医师,遵医嘱给予口服特拉唑嗪,或肌内注射新斯的明。仍不能自解者遵医嘱给予床旁留置导尿管。

6.大便护理

一般情况下患者术后当天不会有大便排出,术后第一天嘱患者尽量不排便。

(1)嘱患者每天清晨温水或蜂蜜水温服,嘱患者养成排便习惯,晨起或餐后2小时如厕排便,避免久蹲。

(2)术后的患者常因精神紧张,由于伤口疼痛惧怕排便,担心大便影响伤口愈合,护士应加强患者健康宣教,讲解疼痛的机制,解释术后排便的重要性,消除患者的紧张、顾虑情绪,嘱患者自然放松,是肛门括约肌处于松弛状态,改变肛直角,使大便顺利排出,必要时给予止痛药。便后给予中药坐浴,换药。

7.睡眠形态紊乱的护理

(1)评估导致患者不寐的具体原因,尽量减少或消除患者睡眠形态的因素。

(2)为患者安排合理的运动、活动,减少白天卧床、睡眠时间,帮助患者适应环境及生活方式的改变,夜间患者睡眠时,除必要的操作,不宜干扰患者休息。

(3)有计划性地对患者进行心理疏导,减轻患者焦虑、抑郁、恐惧等心理状态,从而改善患者的睡眠。

(4)药物指导给予抗抑郁药物(草酸艾司西酞普兰片)。

8.自我形象紊乱的护理

护士在为患者进行操作时应注意保护患者的隐私。

9.术后并发症的护理

(1)出血:严密观察患者伤口敷料,是否有渗血渗液。严密观察患者的生命体征、脉搏、心率、呼吸、神志、体温。观察患者排便时有无带血,嘱患者勿用力排便,以免引起伤口出血。如患者伤口敷料有鲜红色血液渗出,应立即通知医师并协助医师进行止血甚至抢救处理。

(2)排便困难:术后患者因恐惧排便引起伤口疼痛,担心伤口愈合,刻意忍耐便意,导致粪便干硬不易排出。观察患者术后第二日起有无自行排大便,有无腹胀,有无强烈的便意感,如3～4天仍未排便必要时遵医嘱给予清洁灌肠。

(3)肛门坠胀:术后1周观察患者有无肛门坠胀感,指导患者适当的提肛运动或膝胸卧位,以减轻患者肛门坠胀感。

八、护理评价

患者术后焦虑情绪得到缓解,心态平和,积极配合治疗。术后患者疼痛得到缓解,自诉伤口疼痛可耐受,疼痛评分为2～3分。小便均自解、通畅,偶有大便排出困难的患者,遵医嘱给予清洁灌肠后,腹胀等不适均缓解,至患者出院大便每天1～2次。通过以上护理措施,对提出的护理诊断均得到缓解和消除。

九、健康教育

(1)保持心情舒畅,适量活动、避免久蹲、久坐。

(2)饮食原则宜食清淡易消化食物,可食粗纤维食物,适量水果。

(3)每天水的摄入量在2 000～2 500 mL,清晨空腹温水或蜂蜜水500 mL。

(4)保持大便通畅,并观察有无便血,发现异常及时报告医师。

（5）腹部按摩嘱患者仰卧，按摩者以顺时针方向，自右下腹开始，沿结肠走行方向缓慢进行，一般使用 2～3 根手指，用力中等，每一圈用时约 1 分钟，每天重复 10 次。

（6）每天坚持做提肛运动，缓解肛门坠胀，促进伤口愈合；院外指导督促患者排便训练，注意劳逸结合，避免过度劳累，定期随访。

（靳燕燕）

第六节　结肠慢传输型便秘

结肠慢传输型便秘是指排便次数减少，无便意或少便意，粪便坚硬，排便困难。肛门直肠指诊时直肠内无粪便或触及坚硬粪便，而肛管括约肌和用力排便功能正常；全胃肠或结肠传输时间延长；缺乏出口梗阻型便秘的证据，如排粪造影和肛门直肠测压正常。

一、病因及发病机制

目前结肠慢传输型便秘的发生的病因、病理尚未完全明了，可能与以下因素相关。

（一）摄入纤维素量不足

当摄入纤维素量不足，尤其是膳食纤维不足，粪便内的含水量和容积减少，对肠壁的刺激减弱，肠蠕动降低，肠内容物通过时间延长，水分过度重吸收，导致粪便干结、排出困难。

（二）药物

许多药物可以引起便秘，如抗抑郁药、抗癫痫药、抗组胺药、抗震颤麻痹药、抗精神病药、解痉药、钙通道阻滞剂、利尿剂、单胺氧化酶抑制剂、阿片类药、拟交感神经药、含铝或钙的抗酸药、钙剂、铁剂、止泻药、非甾体抗炎药。此外，长期口服刺激性泻剂（含蒽醌类：大黄、番泻叶、芦荟等）也可导致便秘。

（三）器质性疾病

肠道疾病（结直肠肿瘤、憩室、肠腔狭窄或梗阻、巨结肠），神经系统疾病（自主神经病变、脑血管疾病、认知障碍或痴呆、多发性硬化、帕金森病、脊髓损伤），肌肉疾病（淀粉样变性、皮肌炎、硬皮病、系统性硬化）。

（四）内分泌紊乱

结肠慢传输型便秘多发于育龄期妇女，女性激素紊乱可能在发病中占据重要作用。研究发现血清黄体酮的浓度升高，能使胃肠平滑肌舒张，推进性蠕动减弱，结肠传输减慢，内分泌和代谢性疾病（严重脱水、糖尿病、甲状腺功能减退、甲状旁腺功能亢进、多发内分泌腺瘤、重金属中毒、高钙血症、高或低镁血症、低钾血症、卟啉病、慢性肾病、尿毒症）多可引起结肠蠕动减慢，导致便秘。

二、临床表现

（一）症状

主要表现为长期便次减少，可 3～7 天以上排便 1 次，缺乏便意，腹胀，食欲缺乏，有食欲，不敢正常进食，进食后腹胀加重，或有便意，排便费力，蹲厕后不能排出粪便，或每次排出少量粪便，粪便干结,排便时间较长,一般在 15～45 分钟,甚至更长,甚至不能排出粪便仅能排气,口服刺激性泻剂能排便,必须依赖泻剂排便,且疗效逐渐减弱至消失,甚至最后使用泻剂也完全不能排便。部分患者伴有下腹隐痛、口苦、口干、口臭、呃逆、面色晦暗、心情烦躁、焦虑、抑郁、睡眠障碍等全身症状。

(二)体征

结肠慢传输型便秘患者多无特殊体征,超过 7 天未排便者常可见腹部膨隆,腹部触诊可扪及腹腔内有条索状硬结形成,其中左下腹常见,直肠指检可扪及直肠中上段有成形干结粪块形成,嘱患者行排便动作,粪块未见明显下移,合并盆底疝患者可触及直肠前壁饱满、向下冲击感。

三、辅助检查

此辅助检查同出口梗阻型便秘,其中结肠运输试验、排粪造影、多重动态造影、内镜检查是主要诊断结肠慢传输型便秘的重要专科检查。

四、治疗要点

治疗方式主要分为两大类:非手术治疗和手术治疗。

(一)非手术治疗

非手术治疗为首选方式,目的在于减轻和/或消除便秘的症状。

1.一般治疗

包括多进食膳食纤维、多饮水,养成良好的定时、定时的排便习惯等。

2.药物治疗

主要为泻剂,以促动力药为主,但对含有蒽醌类物质的刺激型泻剂要合理应用,不宜长期服用,以免损害肠神经系统,导致结肠无力,并可诱发"结肠黑变病"。

(二)手术治疗

经完善检查,排除器质性等因素,经过严格的非手术治疗,效果不明显者,对患者的生活质量影响严重,应尽早考虑手术治疗。

手术治疗包括经腹腔镜结肠次全切除吻合、升-直吻合术;全结肠切除回-直吻合术;全结直肠切除、回肠贮袋肛管吻合术。

五、护理评估

(1)患者的职业、饮食、排便习惯、诱发因素。

(2)排便需要泻药和灌肠协助。

(3)无便意或便意淡漠、腹胀、腹痛。

(4)结肠镜检查排除器质性病变。

(5)心理-社会状况。

六、护理诊断

(一)焦虑、恐惧

焦虑、恐惧与担心手术及术后恢复效果有关。

(二)粪性皮炎

粪性皮炎与术后早期排便次数较多有关。

(三)疼痛

疼痛与手术创面有关。

(四)知识缺乏

缺乏疾病相关知识及术后功能锻炼的知识。

(五)自我形象紊乱

自我形象紊乱与造瘘有关。

(六)部分生活自理能力缺陷

部分生活自理能力缺陷与术后卧床、留置导管有关。

(七)活动无耐力

活动无耐力与术后疼痛、长时间卧床、禁食有关。

(八)舒适度的改变

舒适度的改变与术后留置导管有关。

(九)潜在并发症

肠梗阻、吻合出血或吻合口瘘、肛门坠胀、大便失禁、尿路感染、切口感染、皮下气肿、深静脉血栓。

七、护理措施

(一)术前护理

1.心理护理

(1)评估患者的心理状况,了解患者胃肠心理评估结果,是否存在抑郁、焦虑、自杀倾向。

(2)加强护患沟通,护士具备敏锐的观察力和预见性,了解患者需求,以及时发现患者情绪变化。

(3)向患者介绍腹腔镜手术最大的特点,让患者及家属对手术有初步的认识,举例手术恢复效果较好的患者,并请在院做同样手术的患者向患者分享经验及恢复效果,提高患者对疾病治疗的信心,同时做好家属的宣教,得到家属的心理支持,减轻患者的心理负担。

2.完善便秘专科检查

患者检查期间护士应知晓患者检查进展及检查项目。根据检查注意事项指导患者完成相关辅助检查,了解患者检查结果和心理变化。

3.术前1周功能锻炼

(1)术前指导患者有效咳痰,翻身叩背增强患者术后依从性。

(2)指导患者进行肺功能锻炼,包括吹气球、爬楼梯,改善患者呼吸功能,提高患者对手术的耐受力,降低围术期风险。

(3)术前给予盆底肌功能锻炼生物反馈治疗、低频脉冲电治疗、肌电图监测。

4.营养支持

(1)术前清淡饮食,遵医嘱给予肠内营养支持口服肠内营养剂。

(2)给予肠外营养支持,因全营养制剂渗透压较高,外周静脉输注时及易损伤血管,易造成静脉炎,给予中心静脉置管或经外周静脉中心置管。

5.皮肤、肠道准备

(1)术前 1 天,给予全腹部至大腿部位备皮,并做好清洁。特别注意需指导家属清洁患者肚脐。

(2)术前 1 周左右开始进行肠道准备,术前 1 天行全肠道清洁,口服复方聚乙二醇电解质散兑温开水 2 000 mL 口服。

(3)术前一晚、术晨给予清洁灌肠。

6.其他准备

术晨更衣、床旁安置胃管、尿管,避免术中误伤膀胱。

(二)术后护理

1.密切观察病情变化、合理的体位

(1)患者术后由监护室观察 2～3 天转入普通科室,遵医嘱根据患者病情给予心电监护和氧气吸入,观察患者生命体征,体温、脉搏、呼吸、血压、氧饱和度,观察患者意识及配合程度。

(2)体位:给予半卧位休息,利于腹腔引流管引流。

2.心理护理

在与便秘患者心理护理过程中应注重沟通交流,以热情、尊重、倾听、理解贯穿干预全过程,详细收集患者的资料,向患者讲解术后相关注意事项,取得患者及家属配合,做好患者宣教工作,鼓励家属参与到患者心理支持活动中。

3.饮食护理

医嘱禁饮禁食,待肠蠕动功能恢复后改为流质饮食如乌鱼汤、口服肠内营养剂(瑞能)100 mL,每天 2 次。饮食指导应遵循循序渐进的原则,少量多餐,患者可 2～3 小时进一次餐,每天进食 5～6 次,术后第 3 天给予半流质饮食,如稀饭、面条、蛋花、馄饨、藕粉等,1 周后可软食,嘱其清淡营养、高蛋白、高能量饮食。根据患者肠功能恢复及排便情况逐渐过渡至普食。

4.疼痛护理

由于该疾病采用腹腔镜手术,大部分患者术后疼痛症状较轻。责任护士定时评估患者术后有无疼痛、疼痛的程度、性质及症状和体征。通过对患者疼痛评分来确定给予相应的护理措施。术后一般患者会配备 PCA 镇痛泵,护士应针对 PCA 镇痛泵的使用给予患者和家属进行讲解,并操作演示,评估对其掌握情况。定期巡视病房,评估患者疼痛的程度,给予患者心理护理。

5.营养支持及药物治疗

术后患者因禁食禁水,经中心静脉置管给予患者肠外营养支持,护士应做好深静脉置管的护理,每 2 小时冲管 1 次,根据深静脉置管护理常规进行护理。同时观察患者排气情况,待肠蠕动恢复给予肠内营养支持。

6.引流管护理

建立导管评估表,对中、高危风险患者护士应加强巡视,术后严密观察各种引流管引流液的颜色、性状、量。术后指导患者卧床时用安全别针将引流袋固定于床边;下床活动时,应夹闭尿管,将尿管固定于耻骨联合下;其他引流管可固定在患者上衣衣襟处;时刻保持引流管通畅,避免其受压、打折、牵拉,严防管路脱出、自拔。若血浆引流管出现大量血性引流液,要警惕患者出现腹部内部出血,应及时通知医师,并配合积极治疗。

7.功能锻炼

(1)术后转入普通病房,当天可指导患者端坐卧位,协助患者早期下床活动,活动应遵循先坐起-床旁站立-行走的原则。注意防止患者应突然站立导致直立性低血压。活动时应有专人陪护,防止发生跌倒。

(2)盆底肌功能及腹肌锻炼,嘱其每天坚持做提肛运动,每天 3 组,每组提肛 100 次,持续 5～10 分钟即可。术后 20 天左右给予生物反馈治疗、低频脉冲治疗。

8.睡眠形态紊乱的护理

(1)评估导致患者睡眠质量差的具体原因,尽量减少或消除患者睡眠形态的因素。

(2)为患者安排合理的运动、活动,减少白天卧床、睡眠时间,帮助患者适应环境及生活方式的改变,夜间患者睡眠时,除必要的操作,不宜干扰患者休息。

(3)有计划性地对患者进行心理疏导,减轻患者焦虑、抑郁、恐惧等心理状态,从而改善患者的睡眠。

(4)遵医嘱给予耳穴埋豆。

(5)药物指导给予抗抑郁药物(草酸艾司西酞普兰片)。

9.自我形象紊乱

(1)鼓励患者以各种方式表达形体改变所致的心理感受,确定患者对自身改变的了解程度及这些改变对其生活方式的影响,接受患者所呈现的焦虑和失落,使患者在表达感受的同时获得情感上的支持。

(2)帮助患者及家属正确认识疾病所致的形体外观改变,提高对形体改变的认识和适应能力,给予患者健康宣教。

(3)指导患者身体改观的方法,如衣着合体和恰当的装饰等;鼓励患者参加正常的社会交往活动。

10.并发症护理

(1)肛门坠胀:持续盆底肌及腹肌功能锻炼,给予提肛运动,每天提肛运动 3 组,每组 100 次,或给予消炎止痛药坐浴。如患者自觉肛门坠胀明显指导患者做膝胸卧位,可缓解肛门坠胀感。

(2)肠梗阻:严密观察患者有无腹痛、腹胀等症状,观察患者排气、排便,发现异常及时报告医师,嘱其早期下床活动,卧床时勤翻身,术后指导患者咀嚼口香糖,促进肠蠕动,防止肠粘连。用白酒将小茴香浸润合并 TDP 照射熨烫腹部。

(3)吻合口瘘及吻合口出血:观察患者大便的颜色、性状及生命体征,体位、脉搏、呼吸、血压;观察患者有无腹胀、腹痛、血浆引流颜色、性状、量。

(4)下肢静脉血栓:评估患者下肢有无肿胀、麻木感,下肢是否屈伸灵活,以便及时发现异常情况,同时协助患者进行下肢的被动屈伸运动,间断按摩下肢,防止深静脉血栓形成。

(5)皮下气肿护理:观察面部皮扣有无捻发音,有无咳嗽、胸痛、呼吸频率的变化,皮下气肿一般 1～2 天可自愈。

八、护理评价

针对结肠慢传输型便秘提出以上护理问题采取相应的护理措施,患者无不良反应及不适,其护理诊断均得到缓解及消除。

九、健康教育

(1)通过口头讲解教育、向患者发放健康教育手册、试听播放等不同方式给予患者健康宣教。

（2）向患者讲解慢传输型便秘定义,使其正确认识便秘。

（3）向患者讲解需要改变的生活方式,如饮食、活动、作息等,养成良好的排便习惯,（具体方式同出口梗阻型便秘保守治疗）。

（4）保持乐观、开朗的情绪,丰富生活内容,使气血调达,心气和顺。

（5）治疗过程中做好患者安全宣教,防止患者跌倒、坠床、烫伤的发生。

（**靳燕燕**）

第八章 泌尿外科护理

第一节 肾 脏 损 伤

一、概述

肾脏隐藏于腹膜后,一般受损伤机会很少,但肾脏为一实质性器官,结构比较脆弱,外力强度稍大即可造成肾脏的创伤。肾损伤大多为闭合性损伤,占 60%～70%,可由直接暴力,如腰、腹部受硬物撞击或车辆撞击,肾受到沉重打击或被推向肋缘而发生损伤;肋骨和腰椎骨折时,骨折片可刺伤肾,间接暴力,如从高处落下、足跟或臀部着地时发生对冲力,可引起肾或肾蒂伤。开放性损伤多见于战时和意外事故,常伴有胸腹部创伤,在临床上按其损伤的严重程度可分为肾挫伤、肾部分裂伤、肾全层裂伤、肾蒂损伤、病理性肾破裂等类型。

二、诊断

(一)症状

1.血尿

损伤后血尿是肾损伤的重要表现,多为肉眼血尿,血尿的轻重程度与肾脏损伤严重程度不一定一致。

2.疼痛

局限于上腹部及腰部,若血块阻塞输尿管,则可引起绞痛。

3.肿块

因出血和尿外渗引起腰部不规则的弥散性胀大的肿块,常伴肌强直。

4.休克

面色苍白,心率加快,血压降低,烦躁不安等。

5.高热

由于血、尿外渗后引起肾周感染所致。

(二)体征

1.一般情况

患者可有腰痛或上腹部疼痛、发热。大出血时可有血流动力学不稳定的表现,如面色苍白、四肢发凉等。

2.专科体检

上腹部及腰部压痛,腹部包块。刀伤或穿透伤累及肾脏时,伤口可流出大量鲜血。出血量与肾脏损伤程度及是否伴有其他脏器或血管损伤有关。

(三)检查

1.实验室检查

尿中含多量红细胞。血红蛋白与血细胞比容持续降低提示有活动性出血。血白细胞数增多应注意是否存在感染灶。

2.特殊检查

早期积极的影像学检查可以发现肾损伤部位、程度、有无尿外渗或肾血管损伤及对侧肾情况。根据病情轻重,除需紧急手术外,有选择地应用以下检查。

(1)B型超声检查:能提示肾损害的程度,包膜下和肾周血肿及尿外渗情况。为无创检查,病情重时更有实用意义,并有助于了解对侧肾情况。

(2)CT扫描:可清晰显示肾皮质裂伤、尿外渗和血肿范围,显示无活力的肾组织,并可了解与周围组织和腹腔内其他脏器的关系,为首选检查。

(3)排泄性尿路造影:使用大剂量造影剂行静脉推注造影,可发现造影剂排泄减少,肾、腰大肌影消失,脊柱侧突及造影剂外渗等。可评价肾损伤的范围和程度。

(4)动脉造影:适宜于尿路造影未能提供肾损伤的部位和程度,尤其是伤侧肾未显影,选择性肾动脉造影可显示肾动脉和肾实质损伤情况。若伤侧肾动脉完全梗阻,表示为创伤性血栓形成,宜紧急施行手术。有持久性血尿者,动脉造影可以了解有无肾动静脉瘘或创伤性肾动脉瘤,但系有创检查,已少用。

(5)逆行肾盂造影:易招致感染,不宜应用。

(四)诊断要点

一般都有创伤史,可有腰痛、血尿、腰部肿块等症状体征,出血严重时出现休克。定时查血、尿常规,根据血尿增减、血红蛋白变化评估伤情。检查首选肾脏超声,快速并且无创伤,对于评价肾脏损伤程度有意义,CT检查可以进一步显示肾实质损伤、肾脏出血及肾蒂损伤情况。条件允许时行静脉肾盂造影检查。

(五)鉴别诊断

1.腹腔脏器损伤

主要为肝、脾损伤,有时可与肾损伤同时发生。表现为出血、休克等危急症状,有明显的腹膜刺激症状。腹腔穿刺可抽出血性液体。尿液检查无红细胞;超声检查肾脏无异常发现;静脉尿路造影(IVU)示肾盂、肾盏形态正常,无造影剂外溢情况。

2.肾梗死

表现为突发性腰痛、血尿、血压升高;IVU示肾显影迟缓或不显影。逆行肾盂造影可发现肾被膜下血肿征象。肾梗死患者往往有心血管疾病或肾动脉硬化病史,血清乳酸脱氢酶及碱性磷酸酶升高。

3.自发性肾破裂

突然出现腰痛及血尿病状。体检示腰腹部有明显压痛及肌紧张,可触及边缘不清的囊性肿块。IVU检查示肾盂、肾盏变形和造影剂外溢。B超检查示肾集合系统紊乱,肾周围有液性暗区。一般无明显的创伤史,既往多有肾肿瘤、肾结核、肾积水等病史。

三、治疗

肾损伤的处理与损伤程度直接相关。轻微肾挫伤经短期休息可以康复,多数肾挫裂伤可用保守治疗,仅少数需手术治疗。

(一)紧急治疗

有大出血、休克的患者需迅速给以抢救措施,观察生命体征,进行输血、复苏,同时明确有无并发其他器官损伤,做好手术探查的准备。

(二)保守治疗

(1)绝对卧床休息2～4周,病情稳定,血尿消失后才可以允许患者离床活动。通常损伤后4～6周肾挫裂伤才趋于愈合,过早过多离床活动,有可能再度出血。恢复后2～3个月内不宜参加体力劳动或竞技运动。

(2)密切观察,定时测量血压、脉搏、呼吸、体温,注意腰、腹部肿块范围有无增大。观察每次排出的尿液颜色深浅的变化。定期检测血红蛋白和血细胞比容。

(3)及时补充血容量和热量,维持水、电解质平衡,保持足够尿量。必要时输血。

(4)应用广谱抗生素以预防感染。

(5)使用止痛剂、镇静剂和止血药物。

(三)手术治疗

1.开放性肾损伤

几乎所有这类损伤的患者都要施行手术探查,特别是枪伤或从前面腹壁进入的锐器伤,需经腹部切口进行手术,清创、缝合及引流并探查腹部脏器有无损伤。

2.闭合性肾损伤

一旦确定为严重肾裂伤、肾碎裂及肾蒂损伤需尽早经腹入路施行手术。若肾损伤患者在保守治疗期间发生以下情况,需施行手术治疗:①经积极抗休克后生命体征仍未见改善,提示有内出血。②血尿逐渐加重,血红蛋白和血细胞比容继续降低。③腰、腹部肿块明显增大。④有腹腔脏器损伤可能。

手术方法:经腹部切口施行手术,先探查并处理腹腔损伤脏器,再切开后腹膜,显露肾静脉、肾动脉,并阻断之,而后切开肾周围筋膜和肾脂肪囊,探查患肾。先阻断肾蒂血管,并切开肾周围筋膜,快速清除血肿,依具体情况决定做肾修补、部分肾切除术或肾切除。必须注意,在未控制肾动脉之前切开肾周围筋膜,往往难以控制出血,而被迫施行肾切除。只有在肾严重碎裂或肾血管撕裂,无法修复,而对侧肾良好时,才施行肾切除。肾实质破损不大时,可在清创与止血后,用脂肪或网膜组织填入肾包膜缝合处,完成一期缝合,既消除了死腔,又减少了血肿引起继发性感染的机会。肾动脉损伤性血栓形成一旦被确诊即应手术取栓,并可行血管置换术,以挽救肾功能。

(四)并发症及其处理

常由血或尿外渗及继发性感染等引起。腹膜后囊肿或肾周脓肿可切开引流。输尿管狭窄、肾积水需施行成形术或肾切除术。恶性高血压要做血管修复或肾切除术。动静脉瘘和假性肾动脉瘤应予以修补,如在肾实质内则可行部分肾切除术。持久性血尿可施行选择性肾动脉造影及栓塞术。

四、病情观察

(1)观察生命体征,如体温、血压、脉搏、呼吸,神智反应。

(2)专科变化,腹部或腰腹部有无肿块及大小变化,血尿程度。

(3)重要生命脏器,心、肺、肝、脾等脏器及骨骼系统有无合并伤。

五、注意事项

(一)医患沟通

(1)如拟保守治疗,应告知患者及家属仍有做手术的可能性及肾损伤后的远期并发症。

(2)做开放手术,应告知可能切肾的方案,如做保肾手术,则有继续出血、尿外渗的可能。

(3)手术探查决定做肾切除时,应再一次告知家属,并告知术后肾功能失代偿或需做肾代替治疗的可能。如合并腹腔或其他部位脏器损伤,手术时要一期处理,亦应告知家属并签字。

(4)交代病情时要立足于当前患者病情,对于病情变化不做肯定与否定的预测。

(二)经验指导

(1)对于肾损伤的患者应留院观察或住院1天,必须每半小时至1小时监测1次血压、心率、呼吸,记录每小时尿量。并做好血型分析及备血。

(2)对于肾损伤病情明确者,生命体征不稳时,可重复做腹腔穿刺及CT、B超影像学检查。

(3)手术后要观察腹部情况,伤口有无渗血,敷料有无潮湿,为防止切口裂开,可使用腹带保护。

(4)肾切除患者要计算每天出入量,了解肾功能变化。

(5)确保引流管无扭曲,密切观察引流量、颜色的变化。

(6)腹部创伤合并。肾损伤的比例不是很高,临床工作中易忽视。血尿是肾创伤的重要表现,但与病情严重程度不成比例;输尿管有血块堵塞、肾蒂损伤或低血压休克时可无血尿出现。

六、护理

(一)护理评估

1.健康史

详细了解受伤的原因、部位、受伤的经过,以往的健康状况等。

2.身体状况

(1)血尿:是肾损伤的主要症状。肾挫伤时血尿轻微,肾部分裂伤或肾全层裂伤时,可出现大量肉眼血尿。当血块堵塞输尿管、肾盂或输尿管断裂、肾蒂血管断裂时,血尿可不明显,甚至无血尿。

(2)疼痛:肾包膜张力增加、肾周围软组织损伤,可引起患侧腰、腹部疼痛;血液、尿液渗入腹腔或伴有腹部器官损伤时,可出现全腹痛和腹膜刺激征;血块通过输尿管时,可发生肾绞痛。

(3)腰、腹部包块:血液、尿液渗入肾周围组织,可使局部肿胀形成包块,可有触痛。

(4)休克:严重的肾损伤,尤其是合并其他器官损伤时,易引起休克。

(5)发热:肾损伤后,由于创伤性炎症反应,伤区血液、渗出液及其他组织的分解产物吸收引起发热,多为低热;由于血肿、尿外渗继发感染引起的发热多为高热。

3.心理状况

由于突发的暴力致伤,或因损伤出现大量肉眼血尿、疼痛、腰腹部包块等表现时,患者常有恐惧、焦虑等心理状态的改变。

4.辅助检查

(1)尿常规检查:了解尿中有无大量红细胞。

(2)B型超声检查:能提示肾损害的程度,包膜下和肾周血肿及尿外渗情况。

(3)X线平片检查:肾区阴影增大,提示有肾周围血肿的可能。

(4)CT检查:可清晰显示肾皮质裂伤、尿外渗和血肿范围。

(5)排泄性尿路造影:可评价肾损伤的范围和程度。

(6)肾动脉造影:可显示肾动脉和肾实质损伤的情况。

(二)护理诊断及相关合作性问题

1.不舒适

不舒适与疼痛等有关。

2.恐惧/焦虑

恐惧/焦虑与损伤后出现血尿等有关。

3.有感染的危险

感染与损伤后免疫力降低有关。

4.体温过高

体温过高与损伤后的组织产物吸收和血肿、尿外渗继发感染等有关。

(三)护理目标

(1)疼痛不适感减轻或消失。

(2)情绪稳定,能安静休息。

(3)患者发生感染和休克的危险性降低,未发生感染和休克。

(4)体温正常。

(四)护理措施

1.非手术治疗及手术前患者的护理

(1)嘱患者绝对卧床休息2～4周,待伤情稳定、血尿消失1周后方可离床活动,以防再出血。

(2)迅速建立静脉输液通路,以及时输血、输液,维持水、电解质及酸碱平衡,防治休克。

(3)急救护理:有大出血、休克的患者需配合医师迅速进行抢救及护理。

(4)心理护理:对恐惧不安的患者,给予心理疏导、安慰、体贴和关怀。

(5)伤情观察:患者的生命体征;血尿的变化;腰、腹部包块大小的变化;腹膜刺激征的变化。

(6)配合医师做好影像学检查前的准备工作。

(7)做好必要的术前常规准备,以便随时中转手术。

2.手术后患者的护理

(1)卧床休息:肾切除术后需卧床休息2～3天,肾修补术、肾部分切除术或肾周引流术后需卧床休息2～4周。

(2)饮食:禁食24小时,适当补液,肠功能恢复后进流质饮食,并逐渐过渡到普通饮食,但要注意少食易胀气的食物,以减轻腹胀。鼓励患者适当多饮水。

(3)伤口护理:保持伤口清洁干燥,注意无菌操作,注意观察有无渗血、渗尿,应用抗菌药物,预防感染。

3.健康指导

(1)向患者介绍康复的基本知识,卧床的意义及观察血尿、腰腹部包块的意义。

(2)告诉患者恢复后 3 个月内不宜参加重体力劳动或竞技运动;肾切除术后患者,应注意保护对侧肾,尽量不要应用对肾有损害的药物。

(3)定期到医院复诊。

(谢明莉)

第二节 输尿管损伤

一、概述

输尿管位于腹膜后间隙,位置隐蔽,一般由外伤直接引起输尿管损伤不常见,多见于医源性损伤,如手术损伤或器械损伤及放射性损伤。凡腹腔、盆腔手术后患者发生无尿、漏尿,腹腔或盆腔有刺激症状时均应想到输尿管损伤的可能。对怀疑输尿管损伤的患者,应进行系统的泌尿系统检查。妇科手术特别是宫外孕破裂、剖宫产等急诊手术或妇科肿瘤根治术中,输尿管被钳夹或误扎等医源性损伤最为常见。

二、护理评估

采集患者外伤史,盆腔、腹腔、腹膜后手术史,妇科手术史及泌尿系统手术史,如出现相应的症状应警惕输尿管损伤的可能。

(一)临床表现

手术损伤输尿管引起临床表现需根据输尿管损伤程度而定,术中发现输尿管损伤,立即处理可不留后遗症。倘未被发现,多在 3～5 天起病。尿液起初渗在组织间隙里,临床上表现为高热、寒战、恶心、呕吐、损伤侧腰痛、肾肿大、下腹或盆腔内肿物、压痛及肌紧张等。

1.腹痛及感染症状

表现为腰部胀痛、寒战,局部触痛、叩击痛。若输尿管被误扎,多数病例数天内患侧腰部出现胀痛,并可出现寒战、发热,局部触痛、叩击痛并可扪及肿大的肾脏。若采用输尿管镜套石或碎石操作,不慎造成输尿管穿孔破损者,由于漏尿或尿液外渗可引起患侧腰痛及腹胀,继发感染后则出现寒战、发热,肾区压痛并可触及尿液积聚而形成的肿块。

2.尿瘘

尿瘘分急性尿瘘与慢性尿瘘两种。前者在输尿管损伤后当日或数天内出现伤口漏尿,腹腔积尿或阴道漏尿。后者以盆腔手术所致输尿管阴道瘘最常见。尿瘘形成前,多有尿外渗引起感染症状,常见伤后2～3 周内形成尿瘘。

3.无尿

双侧输尿管发生断裂或误扎,伤后即可无尿,应注意与创伤性休克所致急性肾衰竭的无尿鉴别。

4.血尿

输尿管损伤后可以出现肉眼或镜下血尿,但也可以尿液检查正常,一旦出现血尿,应高度怀疑有输尿管损伤。

(二)辅助检查

1.静脉肾盂造影

静脉肾盂造影可显示患肾积水,损伤以上输尿管扩张、扭曲、成角、狭窄及对比剂外溢。

2.膀胱镜及逆行造影

膀胱镜及逆行造影可观察瘘口部位并与膀胱损伤鉴别,逆行造影对明确损伤部位、损伤程度有价值。

3.B超

B超可显示患肾积水和输尿管扩张。

4.CT

CT检查对输尿管外伤性损伤部位、尿外渗及合并肾损伤或其他脏器损伤的判断有一定的意义。

5.阴道检查

阴道检查有时可直接观察到瘘口的部位。

6.体格检查

膀胱腹膜外破裂后尿外渗,下腹耻骨上区有明显触痛,有时可触及包块。膀胱腹膜内破裂后,若有大量尿液进入腹腔,检查有腹壁紧张、压痛、反跳痛及移动性浊音。

(三)护理问题

首先对患者进行心理评估,了解患者的身体和心理状态,患者主要存在以下护理问题:

1.疼痛

疼痛与尿外渗及手术有关。

2.舒适的改变

舒适的改变与术后放置支架管、造瘘管有关。

3.恐惧、焦虑

恐惧、焦虑与尿瘘、担心预后不良有关。

4.有感染的危险

有感染的危险与尿外渗及各种管路有关。

三、护理措施

(一)心理护理

输尿管损伤因为手术的损伤发生率较高,因此,心理护理显得尤为重要。要做到详细评估患者的心理状况及接受治疗的心理准备,与患者建立良好的护患关系,掌握患者的心理变化并给予相应的健康指导,减少医疗纠纷的发生。输尿管损伤后患者情绪紧张、恐惧,尤其是发生漏尿或无尿时,护士在密切观察病情的同时要向患者宣讲损伤后注意的问题,鼓励患者树立信心,保持平和的心态,积极配合治疗,减轻患者的焦虑。

(二)生活护理

(1)主动巡视患者,帮助患者完成生活护理,保持"七洁":皮肤、头发、指甲、会阴、口腔、手足、床单的干净整洁,使患者感到舒适。

(2)观察并保持各种管路的清洁通畅,正确记录引流液的颜色及量,尿袋、引流袋定期更换。

(3)关心患者,讲解健康保健知识。

(4)观察尿外渗的腹部体征,腹痛的程度;观察体温的变化,每天测量体温 4 次,并记录在护理病例中,发热时及时通知医师。

(5)观察 24 小时尿量,注意血尿情况,少尿、无尿要立即通知医师处理。

(6)饮食要均衡,富于营养,易消化。不吃易引起腹胀的食物,如牛奶、大豆等。保持排便通畅,必要时服润肠药。

(三)治疗及护理配合

输尿管损伤后治疗采取修复输尿管、保持通畅、保护肾功能的原则。及时采用双 J 管引流,有利于损伤的修复和狭窄的改善。

1.治疗方法

(1)外伤所致输尿管损伤,应首先注意处理其全身情况及有无合并其他脏器的损伤,断裂的输尿管应根据具体情况给予修补或吻合。除不得已时不宜摘除肾脏。

(2)器械所致的输尿管损伤往往为裂伤,保守治疗多可痊愈。如尿外渗症状不断加重,应及早施行引流术。

(3)手术时误伤输尿管应根据具体情况及时予以修补或吻合,如输尿管被结扎,应尽早松解结扎线,并在输尿管内安置导管保留数天。输尿管切开,可进行缝合修补,然后置管引流。输尿管被切断,则进行端端吻合,置管引流两周左右。输尿管在低位被切断可行输尿管膀胱吻合术。输尿管被钳夹,损伤轻微时按结扎处理;较重时,为防止组织坏死形成尿瘘,可切除损伤部分,进行端端吻合。若输尿管缺损太多,根据具体情况可以选择输尿管外置造瘘,肾造瘘,利用膀胱组织或小肠做输尿管成形手术。

2.保守治疗的护理配合

(1)密切监测生命体征的变化,记录及时准确。

(2)观察腹痛情况,不能盲目给予止痛剂。

(3)保持各种管路的清洁通畅,正确记录引流液的颜色及量,尿袋定期更换。

(4)备皮、备血、皮试,做好必要时手术探查的准备。

(5)正确记录 24 小时尿量,注意血尿情况,少尿、无尿要立即通知医师处理。

(6)嘱患者卧床休息,做好生活护理,保持排便通畅,必要时服润肠药。

3.手术治疗的护理

(1)输尿管断端吻合术后留置双 J 管,在此期间嘱患者多饮水,保证引流尿液通畅,防止感染,促进输尿管损伤的愈合。

(2)预防感染,术后留置导尿管,注意各引流管的护理,定期更换引流袋。更换引流袋应无菌操作,防止感染,尿道口护理每天 1~2 次。女性患者每天会阴冲洗。

(3)严密观察尿量,间接地了解有无肾衰竭的发生。

(4)高热的护理,给予物理降温,鼓励患者多饮水,以及时更换干净衣服,必要时遵医嘱给予药物降温。

4.留置双 J 管的护理

(1)留置双 J 管可引起患侧腰部不适,术后早期多有腰痛,主要是插管引起输尿管黏膜充血、水肿及放置双J管后输尿管反流有关(图8-1)。

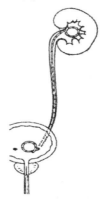

图8-1　双J管置入

(2)患者出现膀胱刺激症状,主要由于双J管放置与不当或双J管下移,刺激膀胱三角区和后尿道所致。

(3)术后输尿管内放置双J管做内支架以利内引流,勿打折,保持通畅,同时防止血块聚集造成输尿管阻塞。

(4)要调整体位保持导尿管通畅,防止膀胱内尿液反流。

(5)观察尿液及引流状况。由于双J管置管时间长,且上下端盘曲刺激肾盂、膀胱黏膜易引起血尿。因此,术后要注意尿液颜色及尿量的变化。观察血尿颜色的方法是每天清晨留取标本,用无色透明玻璃试管,观察比较尿色。若患者突然出现鲜红尿液或肾区胀痛及腹部不适等症状,应及时报告医师。

(6)双J管于手术后1~3个月在膀胱镜下拔除。

四、健康教育

(1)输尿管损伤严重易引起输尿管狭窄,因此告之患者双J管需要定期更换直至狭窄改善为止。

(2)定期复查了解损伤愈合的情况及双J管的位置。若出现尿路刺激征、发热、腹痛、无尿等症状时,以及时就诊。

(3)拔除留置导尿管后,指导患者增加饮水量,增加排尿次数,不宜憋尿。不宜做剧烈运动。有膀胱刺激征患者应遵医嘱给予解痉药物治疗。

(谢明莉)

第三节　膀　胱　损　伤

一、概述

膀胱深藏在骨盆内,排空后肌肉层厚,一般不易受伤。膀胱充盈时伸展至下腹部高出耻骨联合,若下腹部遭到暴力打击,易发生膀胱损伤。骨盆骨折的骨折断端可以刺破膀胱;难产时,胎头长时间压迫可造成膀胱壁缺血性坏死。一般分为闭合性损伤、开放性损伤和医源性损伤。

二、病因及临床表现

（一）闭合性损伤

膀胱空虚时位于骨盆深处受到周围组织保护，不易受外界暴力损伤。当膀胱膨胀时，因膀胱扩张且高出耻骨联合，下腹部受到暴力时，如踢伤、击伤和跌伤等可造成膀胱损伤，骨盆骨折的骨折断端可以刺破膀胱；难产时，胎头长时间压迫可造成膀胱壁缺血性坏死。

（二）开放性损伤

其多见于火器伤，常合并骨盆内其他组织器官的损伤。

（三）手术损伤

膀胱镜检查、尿道扩张等器械检查可造成膀胱损伤。盆腔和下腹部手术，如疝修补、妇科恶性肿瘤切除等易致膀胱损伤。

（四）挫伤

挫伤是指膀胱壁保持完整，仅黏膜或部分肌层损伤，膀胱腔内有少量出血，无尿外渗，不引起严重后果。

（五）破裂

膀胱破裂可分两种类型。

1.腹膜外破裂

破裂多发生在膀胱前壁的下方，尿液渗至耻骨后间隙，沿筋膜浸润腹壁或蔓延到腹后壁，如不及时引流，可发生组织坏死、感染，引起严重的蜂窝组织炎。

2.腹膜内破裂

腹膜内破裂多发生于膀胱顶部。大量尿液进入腹腔可引起尿性腹膜炎。大量尿液积存于腹腔有时要与腹水鉴别。

（六）尿瘘

膀胱与附近脏器相通可形成膀胱阴道瘘或膀胱直肠瘘等。发生瘘后，泌尿系统容易继发感染。

（七）出血与休克

骨盆骨折合并大出血，膀胱破裂致尿外渗及腹膜炎，伤势严重，常有休克。

（八）排尿困难和血尿

膀胱破裂后，尿液流入腹腔或膀胱周围，有尿意，但不能排尿或仅排出少量血尿。

三、护理评估

评估患者受伤的时间、地点、暴力性质、部位、临床表现、合并伤、尿外渗、感染，特殊检查结果。

（一）临床表现

膀胱挫伤因范围仅限于黏膜或肌层，故患者仅有下腹不适，小量终末血尿等。一般在短期内症状可逐渐消失。膀胱破裂则有严重表现，临床症状依裂口大小、位置及其他器官有无损伤而不同。腹膜内破裂会引起弥漫性腹膜刺激症状，如腹部膨胀、压痛、肌紧张、肠蠕动音降低和移动性浊音等。膀胱与附近器官相通形成尿瘘时，尿液可从直肠、阴道或腹部伤口流出，往往同时合并泌尿系统感染。

1.腹痛

尿外渗及血肿引起下腹部剧痛,尿液流入腹腔则引起急性腹膜炎症状。伴有骨盆骨折时,耻骨处有明显压痛。尿外渗和感染引起盆腔蜂窝组织炎时,患者可有全身中毒表现。

2.尿瘘

贯穿性损伤可有体表伤口、直肠或阴道漏尿。闭合性损伤在尿外渗感染后破溃,也可形成尿瘘。膀胱与附近脏器相通可形成膀胱阴道瘘或膀胱直肠瘘等。发生瘘后,泌尿系统容易继发感染。

(二)辅助检查

根据外伤史及临床体征诊断并不困难。凡是下腹部受伤或骨盆骨折后,下腹出现疼痛、压痛、肌紧张等征象,除考虑腹腔内脏器损伤外,也要考虑到膀胱损伤的可能性。当出现尿外渗、尿性腹膜炎或尿瘘时,诊断更加明确。怀疑膀胱损伤时,应做进一步检查。

1.导尿术

如无尿道损伤,导尿管可顺利放入膀胱,若患者不能排尿液,而导出尿液为血尿,应进一步了解是否有膀胱破裂。可保留导尿管进行注水试验,抽出量比注入量明显减少,表示有膀胱破裂。

2.膀胱造影

经导尿管注入碘化钠或空气,摄取前后位及斜位 X 线片,可以确定膀胱有无破裂,破裂部位及外渗情况。

3.膀胱镜检查

对于膀胱瘘的诊断很有帮助,但当膀胱内有活跃出血或当膀胱不能容纳液体时,不能采用此项检查。

4.排泄性尿路造影

如疑有上尿道损伤,可考虑采用,以了解肾脏及输尿管情况。

(三)护理问题

1.疼痛

疼痛与损伤后血肿和尿外渗及手术切口有关。

2.潜在并发症

出血,与损伤后出血有关。

3.有感染的危险

感染与损伤后血肿、尿外渗及免疫力低有关。

4.恐惧、焦虑

恐惧、焦虑与外伤打击、担心预后不良有关。

(四)护理目标

(1)患者主诉疼痛减轻或能耐受。

(2)严密观察患者出血情况,如有异常出血及时通知医师。

(3)在患者住院期间不发生因护理不当造成的感染。

(4)患者主诉恐惧、焦虑心理减轻。

四、护理措施

(一)生活护理

(1)满足患者的基本生活需要,做到"七洁"。

（2）做好引流管护理：①妥善固定、保持通畅。②准确记录引流液量、性质。③保持尿道口清洁，定期更换尿袋。

（3）多饮水，多食易消化食物，保持排便通畅。

（二）心理护理

（1）损伤后患者恐惧、焦虑，担心预后情况。护士主动向患者介绍康复知识，介绍相似病例，鼓励患者树立信心，配合治疗，减少焦虑。

（2）从生活上关心、照顾患者，满足基本生活护理，使其感到舒适。

（3）加强病房管理，创造整洁安静的休养环境。

（三）治疗及护理配合

膀胱挫伤无需手术，通过支持疗法、适当休息、充分饮水、给予抗菌药物和镇静剂在短期内即可痊愈。

1.紧急处理

膀胱破裂是一种较严重的损伤，常伴有出血和尿外渗，病情严重，应尽早施行手术。护士需协助做好手术前的各项相关检查和护理，积极采取抗休克治疗，如输液、输血、镇静及止痛等各项措施（图 8-2）。

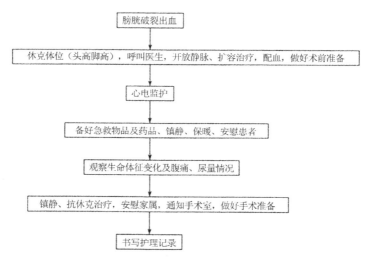

图 8-2 膀胱破裂抢救流程图

2.保守治疗的护理

患者的症状较轻，膀胱造影显示少量尿外渗，可从尿道插入导尿管持续引流尿液，可以采取保守治疗，保持尿液引流通畅，预防感染。

（1）密切观察生命体征，以及时发现有无持续出血，观察有无休克发生。

（2）保持尿液引流通畅，以及时清除血块防止阻塞膀胱，观察并记录 24 小时尿的色、质、量。妥善固定尿管。

（3）适当休息、充分饮水，保证每天尿量 3 000 mL 以上，以起到内冲洗的作用。

（4）注意观察体温的变化，警惕有无盆腔血肿、感染。观察腹膜刺激症状。

3.手术治疗的护理

膀胱破裂伴有出血和尿外渗，病情严重，须尽早施行手术。

(1)按外科术前准备进行备皮、备血、术前检查。

(2)开放静脉通道,观察生命体征。

(3)准确填写手术护理记录单,与手术室护士认真交接。

(4)术后监测生命体征,并详细记录。

(5)按医嘱正确输入药物,掌握液体输入的速度,保持均匀的摄入。

(6)保持各种管路通畅,并妥善固定,防止脱落。定期更换引流袋。

(7)观察伤口渗出情况,以及时更换敷料,遵守无菌操作原则。

(8)保持排便通畅,避免增加腹压,有利于伤口愈合。术后采取综合疗法,使患者获得充分休息、足够营养、适当水分,纠正贫血,控制感染。

五、健康教育

(1)讲解引流管护理的要点,如防止扭曲、打折、保持引流袋位置低于伤口及尿管,防止尿液反流。

(2)拔除尿管前要训练膀胱功能,先夹管训练 1～2 天,拔管后多饮水,达到冲洗尿路预防感染的目的。

(3)卧床期间防止压疮、防止肌肉萎缩,进行功能锻炼。

(谢明莉)

第四节 尿 道 损 伤

尿道损伤较为常见,多发生在男性。男性尿道较长,以尿生殖膈为界,分为前、后两部分,前尿道包括球部和阴茎部,后尿道包括前列腺部和膜部。前尿道损伤多发生在球部,后尿道损伤多在膜部。

一、病因及病理

(一)根据损伤病因分两类

1.开放性损伤

因子弹、弹片、锐器伤所致,常伴有阴茎、阴囊、会阴部贯通伤。

2.闭合性损伤

会阴部骑跨伤,将尿道挤向耻骨联合下方,引起尿道球部损伤。骨盆骨折可引起尿生殖膈移位,产生剪力,使膜部尿道撕裂或撕断。经尿道器械操作不当可引起球部膜部交界处尿道损伤。

(二)根据损伤程度病理可分为下列三种类型

1.尿道挫伤

尿道内层损伤,阴茎筋膜完整,仅有水肿和出血,可以自愈。

2.尿道裂伤

尿道壁部分断裂,引起尿道周围血肿和尿外渗,愈合后可引起尿道狭窄。

3.尿道断裂

尿道完全断裂时,断部退缩、分离,血肿和尿外渗明显,可发生尿潴留。

尿外渗的范围以生殖膈为分界,前尿道损伤时,尿外渗范围在阴茎、会阴、下腹壁和阴囊的皮下;后尿道前列腺部损伤时,尿外渗主要在前列腺和膀胱周围,外阴部不明显(图 8-3)。

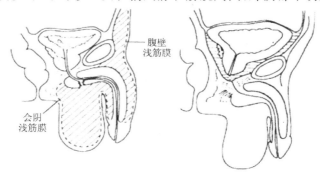

图 8-3 前、后尿道损伤尿外渗范围
左:前尿道损伤尿外渗范围;右:后尿道损伤尿外渗范围

二、临床表现

(一)休克

骨盆骨折所致尿道损伤,一般较严重,常因合并大出血,引起创伤性、失血性休克。

(二)疼痛

尿道球部损伤时会阴部肿胀、疼痛,排尿时加重。后尿道损伤时,下腹部疼痛、局部压痛、肌紧张,伴骨盆骨折者,移动时加剧。

(三)排尿困难

尿道挫伤时因局部水肿或疼痛性括约肌痉挛,出现排尿困难。尿道断裂时,不能排尿,发生急性尿潴留。

(四)尿道出血

前尿道损伤即使不排尿时尿道外口也可见血液滴出;后尿道损伤尿道口无流血或仅少量血液流出。

(五)尿外渗及血肿

尿生殖膈撕裂时,会阴、阴囊部出现血肿及尿外渗,并发感染时则出现全身中毒症状。

三、诊断

(一)病史及体格检查

有明显外伤史及上述典型的临床表现。

(二)导尿

轻缓插入导尿管,如顺利进入膀胱,说明尿道是连续而完整的。若一次插入困难,不应勉强反复试插,以免加重损伤及感染,尿道损伤并骨盆骨折时一般不易插入导尿管。

(三)X 线检查

可显示骨盆骨折情况,必要时从尿道注入造影剂 20 mL,确定尿道损伤部位、程度及造影有无外渗,了解尿液外渗情况。

四、治疗

(一)紧急处理

损伤严重伴失血性休克者,以及时采取输血、输液等抗休克措施。骨盆骨折患者须平卧,勿随意搬动,以免加重损伤。尿潴留不宜导尿或未能立即手术者,可行耻骨上膀胱穿刺,吸出膀胱内尿液。

(二)保守治疗

尿道挫伤及轻度损伤,症状较轻、尿道连续性存在而无排尿困难者;排尿困难或不能排尿、插入导尿管成功者,留置尿管1～2周。使用抗生素预防感染,一般无须特殊处理。

(三)手术治疗

1.前尿道裂伤导尿失败或尿道断裂

行经会阴尿道修补或断端吻合术,并留置导尿管2～3周。病情严重、会阴或阴囊形成大血肿及尿外渗者,施行耻骨上膀胱穿刺造瘘术,3个月后再修补尿道,并在尿外渗区做多个皮肤切口,深达浅筋膜下,以引流外渗尿液。

2.骨盆骨折致后尿道损伤

病情稳定后,作耻骨上高位膀胱造瘘术。一般在3周内能恢复排尿;如不能恢复排尿,则留置造瘘管3个月,二期施行解除尿道狭窄的手术。

3.并发症处理

为预防尿道狭窄,待患者拔除导尿管后,需定期作尿道扩张术。对于晚期发生的尿道狭窄可用腔内技术行经尿道切开或切除狭窄部的瘢痕组织,或于伤后3个月经会阴部切口切除瘢痕组织,作尿道端端吻合术。后尿道合并肠损伤应立即修补,并作暂时性结肠造瘘。如并发尿道直肠瘘,应待3～6个月后再施行修补手术。

五、护理

(一)护理评估

1.健康史

搜集病史资料时,要注意询问受伤的原因、受伤时的姿势,是否有骑跨伤、骨盆骨折或经尿道的器械检查治疗史。

2.身体状况

(1)尿道出血:前尿道损伤后,即使在不排尿时也可见尿道外口滴血或流血;后尿道损伤后,尿道外口不流血或仅流出少量血液;排尿时,可出现血尿。

(2)疼痛:前尿道损伤时,受伤处疼痛,有时可放射到尿道外口,排尿时疼痛加重;后尿道损伤时,疼痛位于下腹部,在移动时出现或加重。

(3)排尿困难与尿潴留:尿道挫裂伤时,因损伤和疼痛导致尿道括约肌痉挛,发生排尿困难;尿道断裂时,可引起尿潴留。

(4)局部血肿和瘀斑:骑跨伤或骨盆骨折造成尿生殖膈撕裂时,可发生会阴及阴囊部肿胀、瘀斑和血肿。

(5)尿液外渗:前尿道损伤时,尿液外渗至会阴、阴囊、阴茎部位,有时向上扩展至腹壁,造成这些部位肿胀;后尿道损伤时,尿液外渗至耻骨后间隙和膀胱周围。

(6)直肠指检:尿道膜部完全断裂后,可触及前列腺尖端浮动;若指套上染有血迹,提示可能合并直肠损伤。

(7)休克:骨盆骨折合并后尿道损伤,常有休克表现。

3.心理状况

可因尿道出血、疼痛、排尿困难等而出现焦虑,有的患者担心发生性功能障碍而加重焦虑,甚至出现恐惧。

4.辅助检查

(1)尿常规检查:了解有无血尿和脓尿。

(2)试插导尿管:若导尿管插入顺利,说明尿道连续,提示可能为尿道部分挫裂伤;一旦插入导尿管,即应留置导尿管1周,以引流尿液并支撑尿道;若插入困难,多提示尿道严重断裂伤,不能反复试插,以免加重损伤和导致感染。

(3)X线检查:平片可了解骨盆骨折情况;尿道造影可显示尿道损伤的部位和程度。

(4)B型超声检查:可了解尿液外渗情况。

(二)护理诊断及相关合作性问题

1.疼痛

疼痛与损伤、尿液外渗等有关。

2.焦虑

焦虑与尿道出血、排尿障碍及担心预后等有关。

3.排尿异常

排尿异常与创伤、疼痛、尿道损伤等有关。

4.有感染的危险

感染与尿道损伤、尿外渗等有关。

(三)护理目标

(1)疼痛减轻或缓解。

(2)解除焦虑,情绪稳定。

(3)解除尿潴留,恢复正常排尿。

(4)降低感染发生率或不发生感染。

(四)护理措施

1.轻症患者的护理

主要是多饮水及预防感染。

2.急重症患者的护理

(1)抗休克:安置患者于平卧位,尽快建立静脉输液通路,以及时输液,严密观察生命体征。

(2)解除尿潴留:配合医师试插导尿管,若能插入,即应留置导尿管;若导尿管插入困难,应配合医师于耻骨上行膀胱穿刺排尿或做膀胱造口术。

3.饮食护理

能经口进食的患者,鼓励其适当多饮水,进高热量、高蛋白、高维生素的饮食。

4.心理护理

对有心理问题的患者,进行心理疏导,帮助其树立战胜疾病的信心。

5.留置导尿管的护理

同膀胱损伤的护理。

6.耻骨上膀胱造口管的护理

同膀胱损伤的护理。

7.尿液外渗切开引流的护理

同膀胱损伤的护理。

8.健康指导

(1)向患者及其亲属介绍康复的有关知识。

(2)嘱患者适当多饮水,以增加尿量,稀释尿液,预防泌尿系统感染和结石的形成。

(3)嘱尿道狭窄患者,出院后仍应坚持定期到医院行尿道扩张术。

（谢明莉）

第五节　阴囊及睾丸损伤

一、概述

睾丸位于阴囊内、体表外,是男性最容易被攻击的部位。两者损伤常同时存在。闭合性损伤较多见,如脚踢、手抓、挤压、骑跨等。开放性损伤除战争年代外,平时较少,如刀刺、枪弹伤等。睾丸损伤的程度可以是挫伤、破裂、扭转、脱位,严重时睾丸组织完全缺失。阴囊皮肤松弛,睾丸血液回流丰富,损伤后极易引起血肿、感染。此外睾丸或其供应血管的严重损伤可导致睾丸萎缩,坏死,可能并发阳痿或其他性功能障碍。有阴茎损伤时要注意有无合并尿道损伤,阴囊皮肤撕脱伤应尽早清创缝合,若缺损过大可行植皮术。阴茎、阴囊损伤的治疗原则与一般软组织的损伤相似。睾丸损伤最常见,本节主要介绍睾丸损伤的护理。

二、护理评估

(一)损伤的类型及临床表现

阴囊及睾丸损伤时常出现疼痛、肿胀,甚至晕厥、休克,有时可危及生命。

1.阴囊损伤

阴囊皮肤瘀斑、血肿,开放性损伤阴囊撕裂,睾丸外露。

2.睾丸损伤的类型及临床表现

(1)睾丸挫伤:睾丸肿胀、硬,剧痛与触痛。

(2)睾丸破裂:剧疼甚至昏厥,阴囊血肿,触痛明显,睾丸轮廓不清。

(3)睾丸脱位:指睾丸被挤压到阴囊以外的部位,如腹股沟管、股管、会阴等部位的皮下,局部剧痛、触痛,痛侧阴囊空虚。

(4)睾丸扭转:是指睾丸或精索发生扭转,造成睾丸急性缺血。近年报告此病在青少年中有逐渐增多趋势,睾丸下降不全或睾丸系带过长时容易发生扭转。临床表现为突然发作的局部疼痛,可以向腹股沟及下腹部放射,可伴有恶心及呕吐。其主要体征是阴囊皮肤局部水肿,患侧睾丸上缩至阴囊根部;睾丸轻度肿大并有触痛;附睾摸不清;体温轻度升高。不及时治疗,睾丸会发生缺血性坏死,颜色发黑,逐渐萎缩以致功能丧失。

(二)辅助检查

1.视诊

阴囊在体表外,损伤的部位、程度可以直接判断。

2.B超检查

彩色超声波检查可以判断睾丸及其血管损伤的程度,能鉴别睾丸破裂与睾丸挫伤,以及睾丸内血肿的存在,因而可为手术探查提供客观的检查依据。

(三)护理问题

1.疼痛

疼痛与外伤有关。

2.舒适改变

舒适改变与疼痛及手术后卧床有关。

3.部分生活自理缺陷

部分生活自理缺陷与外伤及手术有关。

4.知识缺乏

缺乏疾病相关知识。

三、护理措施

(一)生活护理

(1)做好基础护理,协助患者完成"七洁"。

(2)保持会阴部皮肤的清洁,避免排尿、排便污染。

(3)满足患者的护理需求,让患者感到舒适,遵医嘱应用止痛剂。

(4)加强病房管理,创造整洁安静的休养环境。

(二)心理护理

巡视患者或做治疗时多与患者交流,用通俗易懂的语言向患者讲解损伤的治疗及保健知识,缓解患者对突如其来的损伤产生的恐惧和焦虑,认真倾听患者主诉,以及时帮助患者解决问题,做好基础护理,满足患者的合理需求,向患者解释每项检查治疗的目的,使患者能积极配合治疗护理。

(三)治疗配合

1.阴囊闭合性损伤

阴囊无明显血肿时应动态观察,卧床休息,将阴囊悬吊,早期局部冷敷;血肿较大时应抽吸或切开引流,放置引流条以充分引流渗液、渗血,给予抗生素预防感染。

2.阴囊开放性损伤

局部彻底清创,除去异物还纳睾丸,注射破伤风抗毒素,给予抗生素预防感染。

3.睾丸损伤破裂

止痛,减轻睾丸张力,控制出血,当有精索动脉断裂或睾丸严重破裂无法修复时,可手术切除睾丸,阴囊放置引流条,减少局部感染。

4.睾丸扭转

睾丸固定术是可靠、有效的治疗方法,术中可将扭转的睾丸松解后,观察血液循环恢复情况,半小时以内,如果血液运行逐渐恢复,睾丸颜色逐渐变红,表示睾丸功能已经恢复,可以保留。如果手术中睾丸颜色呈黑紫色,则表示已经坏死,应该切除。

(四)护理措施

(1)患者卧床休息,注意观察伤口周围的渗出,以及时更换敷料,防止感染。

(2)观察生命体征变化,以及时发现出血倾向。

(3)遵医嘱给予止痛剂,缓解疼痛不适;给予抗生素治疗、预防感染。

(4)观察局部血运情况,保持尿管和引流管的通畅,多饮水。

四、健康教育

(1)手术近期避免剧烈活动,禁房事。

(2)按时复诊,有不适及时来医院,不能随便用药。

(谢明莉)

第六节　泌尿系统结石

一、肾结石

结石病是现代社会最常见的疾病之一,并在古代已有所描述。肾结石男性发病率是女性的3倍。肾结石发病高峰年龄为20~30岁,手术虽可以去除结石,但结石形成的趋势往往是终生的。

(一)病因

肾结石形成原因非常复杂,人们对尿石症发病机制的认识仍未完全明了,可能包括的危险因素有外界环境、职业因素和泌尿系统因素等。

1.外界环境

外界环境包括自然环境和社会环境、气候和地理位置等,而社会环境包括社会经济水平和饮食文化等。相关研究表明结石病的季节性变化很可能与温度有关,通过出汗导致体液丧失,进而促进结石形成。

2.个体因素

种族遗传因素、饮食习惯、职业因素、代谢性疾病等。其中职业环境中暴露于热源和脱水同样是结石病的危险因素。水分摄入不足可导致尿液浓缩,结石形成的概率增加。大量饮水导致尿量增多,可显著降低易患结石患者的结石发病率。

3.泌尿系统因素

包括肾损伤、感染、泌尿系统梗阻、异物等。梗阻可以导致感染和结石形成,而结石本身也是尿中异物,会加重梗阻与感染程度,所以两者会相互促进疾病发展程度。

上述因素最终都导致人类尿液中各种成分过饱和、滞留因素和促进因素的增加等机制,进而导致肾结石形成。

(二)分类

泌尿系统结石最常见的成分是钙,以草酸钙为主,多在肾脏和膀胱处形成。肾结石按照结石晶体的成分,主要分为4类,即钙结石、感染性结石、尿酸结石和胱氨酸结石(表8-1)。

表8-1　肾结石的组成与成分

结石成分	比例	外观和性质
含钙结石	80%	
草酸钙	60%	一水草酸钙呈褐色,铸型或桑葚状,质地坚硬;二水草酸钙呈白色,表面结晶,质地松脆
磷酸钙、磷酸氢钙	20%	浅灰色,坚硬,可有同心层
感染性结石	10%	
碳酸磷灰石		深灰色或灰白色,鹿角形,松散易碎
磷酸镁铵		
磷酸氢镁		
尿酸结石	10%	
尿酸、尿酸盐结石		黄色或砖红色,圆形光滑,结构致密,稍硬
胱氨酸结石、黄嘌呤	1%	土黄色、蜡样外观,表面光滑,可呈鹿角形
其他结石		
药物结石	1%	

(三)临床表现

1.症状

(1)疼痛:肾结石最常见的症状是肾绞痛,经常突然起病,这通常是结石阻塞输尿管引起的。最常见的是从腰部开始,可辐射到腹股沟。肾盂内大结石和肾盏结石可无明显临床症状,患者活动后会出现上腹或腰部钝痛。40%～50%的肾结石患者有腰痛的症状,发生的原因是结石造成肾盂梗阻。通常可表现为腰部酸胀、钝痛。

(2)血尿:绝大多数尿路结石患者存在血尿,通常为镜下血尿,少数也可见肉眼血尿。常常在腰痛后发生。有时患者活动后出现镜下血尿是上尿路结石的唯一临床表现,但当结石完全阻塞尿路时也可以没有血尿。血尿产生的原因是结石移动或结石对集合系统的损伤。血尿的多少取决于结石对尿路黏膜损伤程度大小。

(3)发热:由于结石、梗阻和感染可互相促进,所以肾结石造成梗阻可继发或加重感染,出现腰痛伴高热、寒战。出现脓尿的患者很少见,若出现需要行尿培养,检测是否存在尿路感染。结石继发急性肾盂肾炎或肾积脓时可有畏寒、发热、寒战等全身症状出现。

(4)无尿和急性肾功能不全:双侧肾结石、功能性或解剖孤立肾结石阻塞导致尿路急性梗阻,可以出现无尿和急性肾后性肾功能不全的症状。

2.体征

肾结石典型体征是患侧肾区叩击痛。患者脊肋角和腹部压痛也可不明显,一般不伴有腹部肌紧张。肾结石慢性梗阻时引起巨大肾积水,这时可出现腹部包块。

(四)辅助检查

1.实验室检查

(1)血常规:肾绞痛时可伴血白细胞计数短时轻度增高。结石合并感染或发热时,血中白细胞计数可明显增高。结石导致肾功能不全时,可有贫血表现。

(2)尿液检查:常能见到肉眼或镜下血尿;脓尿很少见,伴感染时有脓尿、感染性尿路结石患者应行尿液细菌培养;尿液分析也可测定尿液 pH、钙、磷、尿酸、草酸等。

2.影像学检查

(1)超声:肾钙化和尿路结石都可通过超声诊断,可显示结石梗阻引起的肾积水及肾实质萎缩等。可发现尿路平片不能显示的小结石和 X 线透光结石,当肾脏显示良好时,超声还可检测到 5 mm 的小结石。超声作为无创检查应作为首选影像学检查,适合于所有患者包括肾功能不全患者、孕妇、儿童及对造影剂过敏者。

(2)X 线检查:由于大约 90% 尿路结石不透 X 线,腹部 X 线片对于怀疑尿路结石的患者,是一种非常有用的检查。

(3)尿路系统平片:KUB 是《CUA 尿路结石诊疗指南》推荐的常规检查方法,KUB 平片上结合可显示出致密影。KUB 平片可初步判断肾结石是否存在,以及肾结石的位置、数目、形态和大小,并且可以初步地提示结石的化学性质。

(4)CT:螺旋 CT 平扫对肾结石的诊断准确、迅速。有助于鉴别不透光的结石、肿瘤、凝血块等及了解有无肾畸形。

(5)内镜检查:包括经皮肾镜、软镜、输尿管和膀胱镜检查。通常在尿路平片未显示结石时,静脉尿路造影有充盈缺损不能确诊时,借助于内镜可以明确诊断和进行治疗。

(6)肾盂造影像:可以确定透 X 线结石的存在,可以确诊引起患者形成结石的解剖部位。

(四)诊断要点

任何评估之前都应先明确是否有与结石复发有关的代谢性疾病。至少应进行筛选性评估,包括远端肾小管性酸中毒、原发性甲状旁腺功能亢进症、痛风体质等疾病。只有明确了相关疾病才可以从根本上纠正治疗。

尿路结石与腹膜后和腹腔内病理状态引起的症状相似,所以应与急腹症进行全面的鉴别诊断,其中包括急性阑尾炎异位或未被认识的妊娠,卵巢囊肿蒂扭转等,体检时应注意检查有无腹膜刺激征。

(五)治疗原则

肾结石治疗的总体原则:解除疼痛和梗阻、保护肾功能、有效祛石、治疗病因、预防复发。由于约 80% 的尿路结石可自发排出,因此可能没必要进行干预,有时多饮水就能自行排出结石。其他结石的性质、形态、大小部位不同,患者个体差异等因素,治疗方法的选择和疗效也大不相同。因此,对尿石症的治疗应该实施患者个体化治疗,通常需要各种方法综合治疗,来保证治疗效果。

1.病因治疗

少数患者能找到结石成因如甲状腺旁腺功能亢进(主要是甲状旁腺瘤),只有积极治疗原发病防止尿路结石复发;尿路梗阻的患者,需要解除梗阻,这样可以避免结石复发,因此此类患者积极治疗病因即可。

2.非手术治疗

(1)药物治疗:结石小于0.6 cm且表面光滑、结石以下尿路无梗阻时可采用药物排石治疗。多选择口服α受体拮抗剂(如坦索罗辛)或钙通道阻滞剂。尿酸结石选用枸橼酸氢钾钠,碳酸氢钠碱化尿液。口服别嘌醇及饮食调节等方法治疗也可取得良好的效果。

(2)增加液体摄入量:机械性多尿可以预防有症状结石的形成和滞留,每天饮水2 000~3 000 mL,尽量保持昼夜均匀。限制蛋白、钠摄入,避免草酸饮食摄入和控制肥胖都可防止结石的发病概率。

3.微创碎石

(1)体外冲击波碎石(extracorporeal shock wave lithotripsy,ESWL):通过X线或超声对结石进行定位,利用高能冲击波聚焦后作用于结石,将结石粉碎成细沙,然后通过尿液排出体外。实践证明它是一种创伤小、并发症少、安全有效的非侵入性治疗,大多数上尿路结石可采用此方法治疗。ESWL碎石术后可能形成"石街"。引起患者的腰痛不适,也可能合并继发感染,患者病程也将相应延长。

(2)经皮肾镜碎石取石术(percutaneous nephrolithotomy,PCNL):它是通过建立经皮肾操作通道,击碎结石并同时通过工作通道冲出结石及取出肾结石。本手术通常在超声或X线定位下操作,在肾镜下取石或碎石。较小的结石通过肾镜用抓石钳取出,较大的结石将结石粉碎后用水冲出。

(3)输尿管肾镜取石术(ureteroscope lithotripsy,URL):适用于中、下段输尿管结石,泌尿系统平片不显影结石,因结石硬、停留时间长、患者自身因素(肥胖)而使用ESWL困难者,也可用于ESWL治疗所致的"石街"。下尿路梗阻、输尿管狭窄或严重扭曲等不宜采用此法。

4.开放手术

由于ESWL及内镜技术的普遍开展,现在上尿路结石大多数已不再开放手术。

(六)护理评估

1.术前评估

(1)健康史:了解患者基本情况,包括年龄、职业、生活环境、饮食饮水习惯等。

(2)相关因素:了解患者的既往史和家族史;有无可能引起结石的相关疾病如泌尿系统梗阻、感染和异物史,有无甲状旁腺功能亢进、肾小管酸中毒等。了解用药史如止痛药物、钙剂等药物的应用情况。

(3)心理和社会支持状况:结石复发率较高,患者可能产生焦躁心理,故应了解患者及家属对相关知识的掌握程度和多治疗的期望,以及时了解患者及家属心理状况。

2.术后评估

(1)术后恢复:结石排出、尿液引流和切口愈合情况,有无尿路感染。

(2)肾功能状态:梗阻解除程度,肾功能恢复情况,残余结石对泌尿系统功能的影响。

(七)护理诊断/问题

1.疼痛

疼痛与疾病、排石过程、损伤及平滑肌痉挛有关。

2.尿型态异常

尿型态异常与结石或血块引起梗阻及术后留置尿管有关。

3.潜在并发症

血尿、感染、结石导致阻塞、肾积水。

4.部分生活自理缺陷

与疾病及术后管道限制有关。

5.焦虑

焦虑与患者担心疾病预后有关。

6.知识缺乏

缺乏疾病预防及治疗相关知识。

(八)护理目标

(1)患者自述疼痛减轻,舒适感增强。

(2)患者恢复正常的排尿功能。

(3)患者无相关并发症发生,若发生能够得到及时发现和处理。

(4)患者了解相关疾病知识及预防知识。

(5)患者能满足相关活动需求。

(九)护理措施

1.缓解疼痛

(1)观察:密切观察患者疼痛的部位及相关生命体征变化。

(2)休息:发作期患者应卧床休息。

(3)镇痛:指导患者采用分散注意力、安排适当卧位、深呼吸、肌肉放松等非药物性方法缓解疼痛,不能缓解时,舒缓疼痛。

2.促进排石

鼓励非手术治疗的患者大量饮水,每天保持饮水量在 2 000 mL 以上,在病情允许的情况下,下床运动,适当做些跳跃、改变体位的活动以促进结石排出。手术治疗后患者均可出现血尿,嘱患者多饮水,以免出现血块进而堵塞尿路。

3.管道护理

(1)若患者有肾造瘘管,遵医嘱夹闭数小时开放,应保持通畅并妥善固定,密切观察引流性质及量。

(2)留置尿管应保持管路通畅,观察排石情况。

(3)留置针妥善固定,保持补液的顺利进行。

4.体外冲击波碎石的护理

采用体外冲击波碎石(ESWL)的患者,在碎石准备前告知接受治疗前三天忌食产气性食物,治疗前一天服用缓泻剂,手术当日早晨禁饮食。碎石后应注意观察结石排出效果,协助患者采取相应体位(一般采取侧卧位,肾下盏取头低位),饮水量在 3 000 mL 以上,适当活动促进结石排出。

5.并发症观察、预防和护理

(1)血尿:观察血尿变化情况。遵医嘱应用止血药物。肾实质切开者,应绝对卧床 2 周,减少出血机会。

(2)感染:①加强护理观察:监测患者生命体征,注意观察尿液颜色和性状。②鼓励患者多饮水,也有利于感染的控制。③做好创腔引流管护理:患者留置肾盂造瘘管时应注意观察记录并妥善固定,保持通畅。开放性手术术后除注意相应管路护理外还应注意伤口护理,避免感染。④有感染者:遵医嘱应用抗菌药控制感染。

(十)健康教育

根据结石成分、代谢状态及流行病学因素,坚持长期预防,对减少或延迟结石复发十分重要。

(1)饮食:大量饮水以增加尿量,稀释尿液,减少晶体沉积。成人保持每天尿量在 2 000 mL 以上,尤其是睡前及半夜饮水,效果更好。饮食以清淡易消化饮食为主,可根据结石成分调整饮食种类如含钙结石者宜食用含纤维丰富的食物;含草酸量高,避免大量摄入动物蛋白、精制糖和动物脂肪等;尿酸结石者不宜食用动物内脏、豆制品等。

(2)活动与休息:病情允许的情况下适当活动,注意劳逸结合。

(3)解除局部因素:尽早解除尿路梗阻、感染、异物等因素,可从根本上避免结石形成。

(4)药物成分:根据结石成分,应用药物降低有害成分、碱化或酸化尿液,预防结石复发。鼓励长期卧床者适当进行功能锻炼,防止骨脱钙,减少尿钙含量。

(5)定期复查:术后 1 个月门诊随访。以后 3 个月至半年复查排泄性尿路造影。

二、输尿管结石

输尿管结石是泌尿系统结石中的常见疾病,发病年龄多为 20～40 岁,男性略高于女性。其发病率高,约占上尿路结石的 65%。其中 90% 以上为继发性结石,即结石在肾内形成后降入输尿管。原发于输尿管的结石较少见。通常会合并输尿管梗阻、憩室等其他病变。所以输尿管结石的病因与肾结石基本相同。从形态上看,由于输尿管的塑形作用,结石进入输尿管后常形成圆柱形或枣核形,亦可由于较多结石排入,形成结石串俗称"石街"。

(一)解剖

输尿管位于腹膜后间隙,上接肾脏下连膀胱,是一根细长的管道结构。输尿管全长在男性为 27～30 cm,女性为 25～28 cm。解剖学上输尿管的三个狭窄部将其分为上、中、下三段:①肾盂输尿管连接部;②输尿管与髂血管交叉处;③输尿管的膀胱壁内段,此三处狭窄部常为结石停留的部位。除此之外,输尿管与男性输精管或女性子宫阔韧带底部交叉处及输尿管与膀胱外侧缘交界处管径较狭窄,也容易造成结石停留或嵌顿。结石最易停留或嵌顿的部位是输尿管的上段,约占全部输尿管结石的 58%,其中又以第 3 腰椎水平最多见;而下段输尿管结石仅占 33%。在结石下端无梗阻的情况下,直径≤0.4 cm 的结石约有 90% 可自行降至膀胱随尿流排出,其他情况则多需要进行医疗干预。

(二)临床表现

1.症状

(1)疼痛:上中段结石引起的输尿管疼痛为一侧腰痛,疼痛性质为绞痛,输尿管结石可引起肾绞痛或输尿管绞痛,典型表现为阵发性腰部疼痛并向下腹部睾丸或阴唇部放射。

(2)血尿:90% 的患者可出现镜下血尿也可有肉眼血尿,前者多见。血尿多发生在疼痛之后,有时是唯一的临床表现。输尿管结石急性绞痛发作时,可出现肉眼血尿。血尿的多少与结石对尿路黏膜的损伤程度有关。输尿管完全梗阻时也可无血尿。

(3)恶心、呕吐:输尿管结石引起尿路梗阻时,使输尿管管腔内压力增高管壁局部扩张痉挛或缺血,由于输尿管与肠有共同的神经支配而导致恶心呕吐常等胃肠道症状。

2.体征

结石可表现为肾区和胁腹部压痛和叩击痛,输尿管走行区可有深压痛;若伴有尿外渗时,可有腹膜刺激征。输管结石梗阻引起不同程度的肾积水,可触到腹部包块。

(三)辅助检查

1.实验室检查

(1)尿液检查:尿常规检查可见尿中红细胞,伴感染时有脓细胞。感染性尿路结石患者应行尿液细菌培养。肾绞痛有时可发现晶体尿,通过观察结晶的形态可以推测结石成分。

(2)血液检查:当输尿管绞痛可导致交感神经高度兴奋,机体出现血白细胞升高;当其升到 $13 \times 10^9/L$ 以上则提示存在尿路感染。血电解质、尿素和肌酐水平是评价总肾功能的重要指标。

(3)24 小时尿分析:主要用于评估结石复发危险性较高的患者,是目前常用的一种代谢评估技术。

(4)结石分析:结石成分分析可以确定结石的性质,是诊断结石病的核心技术,也是选择溶石和预防疗法的重要依据。

2.影像学检查

(1)超声:是一种简便无创的检查方法,是目前最常用的输尿管结石的筛查手段。能同时观察膀胱和前列腺,寻找结石形成诱因及并发症。

(2)螺旋 CT:螺旋 CT 对结石的诊断能力最高,能分辨出 0.5 mm 以上任何成分的结石,准确测定结石大小。

(3)尿路平片(KUB 平片):尿路平片可以发现 90% 非 X 线透光结石,能够大致地确定结石的位置、形态、大小和数目,并且通过结石影的明暗初步提示结石的化学性质。因此作为结石检查的常规方法。

(4)静脉尿路造影(intravenous urography,IVU):IVU 应该在尿路平片的基础上进行,有助于确认结石在尿路上的位置、了解尿路解剖、发现有无尿路异常等。可以显示平片上不能显示的 X 线阴性结石,同时可以显示尿路的解剖结构,对发现尿路异常有重要作用。

(5)逆行尿路造影:逆行尿路造影很少用于上尿路结石的初始诊断,属于有创性的检查方法,不作为常规检查手段。

(6)放射性核素肾显影像:放射性核素检查不能直接显示泌尿系统结石,主要用于确定分侧肾功能。提供肾血流灌注、肾功能及尿路梗阻情况等,因此对手术方案的选择及手术疗效的评价具有一定价值。

(四)诊断要点

尿路结石应该与急腹症进行全面鉴别诊断。输尿管结石的诊断应包括:①结石部位数目、大小、形态、成分等;②并发症的诊断;③病因学的评估。通过对病史症状的和体检后发现,具有泌尿系统结石或排石病史,出现右眼或镜下血尿或运动后输尿管绞痛的患者应进一步检查确诊。

(五)治疗原则

目前治疗输尿管结石的主要方法有保守治疗(药物治疗和溶石治疗)、体外冲击波碎石(ESWL)、输尿管镜(URSL)、经皮肾镜碎石术(PCNL)开放及腔镜手术。

1.保守治疗

(1)药物治疗:临床上多数尿路结石需要通过微创的治疗方法将结石粉碎并排出体外,少数比较小的尿路结石,可以选择药物排石。使用的排石药物为 α_1 受体拮抗剂如坦索罗辛等,排石治疗期间应保证有足够的尿量,每天需饮水 2 000～3 000 mL。双氯芬酸钠可以缓解症状并减轻输尿管水肿,有利于排石治疗。钙离子通道拮抗剂及一些中医中药对排石也有一定的效果。

(2)溶石治疗:我国在溶石治疗方面处于领先地位。如胱氨酸结石:口服枸橼酸氢钾钠或碳酸氢钠片,以碱化尿液,维持尿液 pH 在 7.0 以上,帮助结石治疗。

(3)微创手术:主要有体外冲击波碎石、经皮肾镜碎石取石术、输尿管肾镜取石术等。①体外冲击波碎石:详见本节肾结石内容。②经皮肾镜碎石取石术:详见本节肾结石内容。③输尿管肾镜取石术(ureteroscope lithotripsy,URL):和肾结石基本相同但在治疗输尿管上段结石的过程中发现,碎石后石块容易回流至肾盂,导致术后需要再行经皮取石术,所以现在临床通常会采取输尿管镜拦截网固定下采用钬激光碎石技术治疗输尿管上段结石。

2.开放手术治疗

随着 ESWL 及腔内治疗技术的发展,目前上尿路结石行开放手术治疗的比例已显著减少,逐渐被腹腔镜手术取代。

(六)临床护理

详见本节肾结石患者的临床护理内容。

三、膀胱结石

膀胱结石是较常见的泌尿系统结石,好发于男性,男女比例约为 10：1,膀胱结石的发病率有明显的地区和年龄差异。总的来说,在经济不发达地区,膀胱结石以婴幼儿为常见,主要由营养不良所致。

(一)病因

膀胱结石分为原发性和继发性两种。原发性膀胱结石多发于男性,与营养不良有关。继发性膀胱结石主要继发于下尿路梗阻、膀胱异物等。

1.营养不良

婴幼儿原发性膀胱结石主要发生于贫困饥荒年代,营养缺乏,尤其是动物蛋白摄入不足是其主要原因。

2.下尿路梗阻

下尿路梗阻时,如良性前列腺增生、膀胱颈部梗阻、尿道狭窄、先天畸形、膀胱膨出、憩室、肿瘤等,均可使小结石和尿盐结晶沉积于膀胱而形成结石。

3.膀胱异物

医源性的膀胱异物主要有长期留置的导尿管、被遗忘取出的输尿管支架管、不被机体吸收的残留缝线、膀胱悬吊物等,非医源性异物如子弹头、发卡、电线、圆珠笔芯等。均可作为结石的核心而使尿盐晶体物质沉积于其周围而形成结石。

4.尿路感染

继发于尿液潴留及膀胱异物的感染,尤其是分泌尿素酶的细菌感染,由于能分解尿素产生氨,使尿 pH 升高,使尿磷酸钙、铵和镁盐的沉淀而形成膀胱结石。

5.其他

临床手术后也可能导致膀胱结石发生如肠道膀胱扩大术、膀胱外翻-尿道上裂等。

(二)病理生理

膀胱结石的继发性病理改变主要表现为局部损害、梗阻和感染。膀胱结石如表面光滑且无感染者,在膀胱内存在相当长时间,也不至造成膀胱壁明显的病理改变。由于结石的机械性刺激,膀胱黏膜往往呈慢性炎症改变。光滑且无感染者,继发感染时,可出现滤泡样炎性病变、出血和溃疡,膀胱底部和结石表面均可见脓苔。晚期可发生膀胱周围炎,使膀胱和周围组织粘连,甚至发生穿孔。膀胱结石易堵塞于膀胱出口、膀胱颈及后尿道,导致排尿困难。

(三)临床表现

1.症状

(1)疼痛:疼痛可为下腹部和会阴部钝痛,亦可为明显或剧烈疼痛,常因活动和剧烈运动而诱发或加剧。膀胱结石的典型症状为排尿突然中断,疼痛放射至远端尿道及阴茎头部,伴排尿困难和膀胱刺激症状。由结石刺激膀胱底部黏膜而引起,常伴有尿频和尿急,排尿终末时疼痛加剧。

(2)血尿:膀胱壁由于结石的机械性刺激,可出现血尿,并往往表现为终末血尿。尿流中断后再继续排尿亦常伴血尿。

(3)其他:因排尿费劲,腹压增加,可并发脱肛。若结石位于膀胱憩室内,可仅有尿路感染的表现。少数患者,重时发生急性尿潴留。

2.体征

体检时下腹部有压痛。结石较大和腹壁较薄弱时,在膀胱区可触及结石。较大结石也可经直肠腹壁双合诊被触及。

(四)辅助检查

1.实验室检查

实验室检查可发现尿中有红细胞或脓细胞,伴有肾功能损害时可见血肌酐、尿素氮升高。如并发感染可见白细胞,尿培养可有细菌生长。

2.影像学检查

(1)超声:检查能发现膀胱及后尿道,强光团及声影,还可同时发现膀胱憩室良性前列腺增生等。

(2)X线检查:X线平片亦是诊断膀胱结石的重要手段,结合B超检查可了解结石大小、位置、形态和数目,怀疑有尿路结石可能还需作泌尿系统平片及排泄性尿路系平片及排泄性尿路造影。

(3)CT检查:所有膀胱中结石在CT中都为高密度,且CT可明确鉴别肿瘤钙化和结石。

(4)膀胱镜检查:膀胱镜检查是最确切的诊断方法,可直接观察膀胱结石的大小、数目和形状,同时还可了解有无前列腺增生、膀胱颈纤维化、尿道狭窄等病变。但膀胱镜检查属于有创操作,一般不作常规使用。

(五)诊断原则

膀胱结石的诊断,主要是根据病史、体检、B超、X线检查,必要时做膀胱镜检查。但需要注意引起结石的病因如良性前列腺增生、尿道狭窄等前尿道结石可沿尿道扪及,后尿道结石经直肠指检可触及,较大的膀胱结石可经直肠-腹壁双合诊被扪及。虽然不少病例可根据典型症状,如疼痛的特征,排尿时突然尿流中断和终末血尿,做出初步诊断。但这些症状绝非膀胱结石所独有。

(六)治疗

治疗应根据结石体积大小选择合适的治疗方法。膀胱结石的治疗应遵循两个原则,一是取出结石,二是去除结石形成的病因。一般来说,直径小于 0.6 cm,表面光滑的膀胱结石可自行排出体外。绝大多数膀胱结石均需行外科治疗,方法包括体外冲击波碎石术、内腔镜手术和开放性手术。

1.体外冲击波碎石术

小儿膀胱结石多为原发性结石,可首选体外冲击波碎石术;成人原发性膀胱结石≤3 cm者亦可以采用体外冲击波碎石术。

2.内腔镜手术

几乎所有类型的膀胱结石都可以采用经尿道手术治疗。在内镜直视下经尿道碎石是目前治疗膀胱结石的主要方法,可以同时处理下尿路梗阻病变。目前常用的经尿道碎石方式包括机械碎石、液电碎石、气压弹道碎石、超声碎石、激光碎石等。

3.开放性手术

随着腔内技术的发展,目前采用开放手术取石已逐渐减少,开放手术取石不应作为膀胱结石的常规治疗方法,仅适用于需要同时处理膀胱内其他病变或结石体积>4 cm时使用。膀胱结石采用手术治疗,并应同时治疗病因。膀胱感染严重时,应用抗生素治疗;若有排尿,则应先留置导尿管,以利于引流尿液及控制感染。

(七)临床护理

详见肾结石患者的临床护理内容。

四、尿道结石

尿道结石是泌尿外科常见急症之一,但临床比较少见,且多以男性为主。大多数来自肾和膀胱。有尿管狭窄、尿道憩室及异物存在亦可致尿道结石,多数尿道结石位于前尿道。女性只有在有尿道憩室、尿道异物和尿道阴道瘘等特殊情况下才出现。男性尿道结石中,结石多见于前列腺部尿道,球部尿道,会阴尿道的阴茎阴囊交界处后方和舟状窝。女性尿道结石分原发性和继发性两种,传统认为尿道结石常继发于膀胱结石,多见于儿童与老年人。

(一)临床表现

1.症状

(1)疼痛:疼痛一般是钝性的,但也可能是锐利的,并常放射至阴茎龟头。原发性尿道结石常是逐渐长大,或位于尿道憩室内,早期可无疼痛症状。继发性结石多为上尿路排石排入尿道时,突然嵌入尿道内,常常突然感到局部剧烈疼痛及排尿痛。

(2)排尿紊乱:尿道结石的典型症状为排尿困难,点滴状排尿,尿线变细或分叉,射出无力,有时骤然出现尿流中断,并有强烈尿意,阻塞严重时出现残余尿和尿潴留,出现充盈性尿失禁。有时可出现急迫性尿失禁。也可伴尿痛,重者可发生急性尿潴留及会阴部剧痛。

(3)血尿及尿道分泌物:急症病例常有终末血尿或初始血尿,或排尿终末有少许鲜血滴出,伴有剧烈疼痛。慢性病例或伴有尿道憩室者,尿道口可有分泌物溢出,结石对尿道的刺激及尿道壁炎症溃疡,亦可出现脓尿。

2.体征

前尿道结石可在结石部位扪及硬结,并有压痛,后尿道结石应通过直肠指诊扪及后尿道部位的硬结。

(二)辅助检查

1.金属尿道探杆检查

在结石部位能探知尿道梗阻和结石的粗糙摩擦感。

2.尿道镜检查

尿道镜检查能直接观察到结石,肯定尿道结石的诊断,并可发现尿道并发症。

3.X 线检查

X 线检查是尿道结石的主要诊断依据,因为绝大部分尿道结石是 X 线阳性结石,平片检查即可显示结石阴影和结石的部位、大小、形状。应行全尿路平片检查以明确有无上尿路结石。

4.尿道造影

目前由于内镜的发展及普及,尿道造影已很少应用。大多数辅助检查尿路有无他病变。

(三)诊断要点

详细询问病史,尿道结石患者过去多有肾绞痛史及尿道排石史,当患者突然感到排尿困难、尿流中断、排尿时尿道刺痛时应考虑尿道结石的可能。与尿道狭窄、尿道息肉、异物等鉴别。尿道狭窄虽有排尿困难,但其排尿时无疼痛及尿中断现象,X 线平片无阳性结石影像。但尿道息肉无肾绞痛及排石史,尿道镜及尿道造影可以区别。尿道异物一般有外伤史及异物塞入史,临床上不难诊断。

(四)治疗原则

治疗原则为尽快取出结石,解除痛苦,改善急性情况后再考虑纠正形成结石的原因。

(五)临床护理

详见肾结石患者的临床护理内容。

(吴海燕)

第七节　泌尿系统梗阻

尿路上任何部位发生梗阻都可导致肾积水、肾功能损害,重则肾衰竭。泌尿系统梗阻最基本的病理变化是尿路扩张,从代偿到失代偿,诱发肾积水、尿潴留、肾脏滤过率和浓缩能力受损,最终导致肾功能障碍。

一、前列腺增生症

良性前列腺增生症主要是前列腺组织及上皮增生,简称前列腺增生。是老年男性常见病,50 岁以后发病,随着年龄增长发病率不断升高。

(一)病因

目前病因不十分清楚,研究认为前列腺增生与体内雄激素及雌激素的平衡失调关系密切,睾酮对细胞的分化、生长产生作用,雌激素对前列腺增生亦有一定影响。

(二)病理

前列腺分两组,外为前列腺组,内为尿道腺组。前列腺增生有两类结节,包括由增生的纤维和平滑肌细胞组成的基质型和由增生的腺组织组成的腺泡型。增生的最初部位多在尿道腺组,增生的结节挤压腺体形成外科包膜,是前列腺摘除术的标志。前列腺增生使尿道弯曲、受压、伸长、狭窄,出现尿道梗阻。

(三)临床表现

1.尿频

尿频是最常见的症状,夜间明显,逐渐加重。早期是由膀胱颈部充血引起。晚期是由增生前列腺引起尿道梗阻,膀胱内残余尿增多,膀胱有效容量减少所致。

2.进行性排尿困难

进行性排尿困难是最重要症状,表现为起尿缓慢,排尿费力,射尿无力,尿线细小,尿流滴沥,分段排尿及排尿不尽等。

3.尿潴留、尿失禁

前列腺增生晚期,膀胱残余尿增加,收缩无力,发生尿潴留,当膀胱内压力增高超过尿道阻力后,发生充盈性尿失禁。前列腺增生常因受凉、劳累、饮酒等诱发急性尿潴留。

4.其他表现

常因局部充血、出血发生血尿。合并感染或结石,可有膀胱刺激症状。

(四)辅助检查

1.尿流动力学检查

尿道梗阻时,最大尿流率小于每秒 15 mL;当尿流率小于每秒 10 mL 时,表示梗阻严重。

2.残余尿测定

膀胱残余尿量反映膀胱代偿衰竭的严重程度,不仅是重要的诊断步骤之一,也是决定手术治疗的因素。

3.膀胱镜检查

膀胱镜检查直接观察前列腺各叶增生情况。

4.B 超

B 超测定前列腺的大小和结构,测量残余尿量。

(五)诊断要点

1.临床表现

老年男性出现夜尿频、进行性排尿困难表现就应考虑前列腺增生,排尿后直肠指检,可触及增大的腺体,光滑、质韧、中央沟变浅或消失。

2.辅助检查

尿动力学、膀胱镜、B 超等检查有助于确定前列腺增生程度及膀胱功能。

(六)诊疗要点

1.急性尿潴留的治疗

急性尿潴留是前列腺增生常见急症,需紧急治疗。选用肾上腺素受体阻滞剂、留置导尿管或耻骨上膀胱穿刺造瘘术等,解除潴留。

2.药物治疗

药物治疗适用于尿道梗阻较轻,或年老体弱、心肺功能不全等而不能耐受手术的患者。常用药物有特拉唑嗪、哌唑嗪等。

3.手术治疗

前列腺摘除术是理想的根治方法,手术方式有经尿道、经耻骨上、经耻骨后及经会阴四种,目前临床常用前两种。

4.其他治疗

尿道梗阻严重而不宜手术者,冷冻治疗、微波和射频治疗、激光治疗、体外超声、金属耐压气囊扩张术等都能产生一定疗效。

(七)护理评估

1.健康史

评估患者的年龄、诱因,既往病史。

2.目前的身体状况

(1)症状体征:是否有夜尿频、进行性排尿困难的表现,是否合并尿潴留、尿失禁。

(2)辅助检查:尿流动力学、膀胱镜、B超检查结果。

3.心理、社会状况

评估患者对疾病和手术的心理反应及对并发症的认知程度,患者及家属对术后护理配合及有关康复知识的掌握程度。

(八)常见的护理诊断/问题

(1)恐惧/焦虑与认识不足、角色改变、对手术和预后的担忧有关。

(2)排尿型态异常与尿道梗阻、残余尿量增多、留置导管等有关。

(3)有感染的危险与尿路梗阻、导尿、免疫力低下、伤口引流有关。

(4)潜在并发症:出血。

(九)护理目标

(1)患者的恐惧/焦虑减轻。

(2)患者能够正常排尿。

(3)患者感染危险性下降或未感染。

(4)患者术后未发生出血。

(十)护理措施

1.非手术治疗的护理

(1)饮食护理:为防止尿潴留,不可在短期内大量饮水,忌饮酒、辛辣食物,有尿意勤排尿,适当运动,预防便秘。

(2)观察疗效:药物治疗 3 个月之后前列腺缩小、排尿功能改善。

(3)适应环境:前列腺增生患者多为老年人,行动不便,对医院环境不熟悉,加之夜尿频,入院后帮助患者适应环境,确保舒适和安全。

2.术前护理

(1)观察生命体征,测量各项生理指标。

(2)做好重要脏器功能检查,了解患者能否耐受手术。

(3)术前已有造瘘管或留置导尿管的患者,保证引流通畅。

3.术后护理

(1)病情观察:观察记录 24 小时出入量,判断血容量有无不足。观察意识状态和生命体征。

(2)体位:平卧 2 天后改为半卧位,固定各种导管的肢体不得随意移动。

(3)饮食与输液:术后 6 小时无不适即可进流质饮食,鼓励多饮水,1～2 天后无腹胀即可恢复饮食,以易消化、营养丰富、富含纤维素的食物为主,必要时静脉补液,但要注意输液速度。

(4)预防感染:早期预防性应用抗生素。保持切口敷料的清洁与干燥。置管引流者常规护理尿道外口。

(5)膀胱冲洗:术后用生理盐水持续冲洗膀胱 3～7 天。保持引流通畅,必要时高压冲洗抽吸血块。根据尿液颜色控制冲洗速度,色深则快、色浅则慢。

(6)不同手术方式的护理:①经尿道切除术(TUR):观察有无 TUR 综合征的发生,即术后几小时内出现恶心、呕吐、烦躁、抽搐、昏迷或严重的脑水肿、肺水肿、心力衰竭等。可能是冲洗液被吸收,血容量剧增,稀释性低钠血症所致,护理时应减慢输液速度,遵医嘱应用利尿剂、脱水剂,对症处理。②开放手术:固定各种引流管,观察记录引流液量、颜色,保持引流通畅。及时拔除引流管,如耻骨后引流管,术后 3～4 天拔除;耻骨上引流管,术后 5～7 天拔除;膀胱造瘘管多在术后 10～14 天排尿通畅后拔除,瘘口无菌堵塞或压迫,防止漏尿,一般 2～3 天愈合。③预防并发症:出血是常见并发症。术后 1 周,患者可逐渐离床活动,禁止灌肠、肛管排气,同时避免腹压增高的诱因。

(十一)护理评价

(1)患者的恐惧/焦虑是否减轻。

(2)患者能否正常排尿。

(3)患者感染未发生或得到及时治疗。

(4)患者术后是否出血,或出血后是否得到有效处理。

(十二)健康指导

(1)讲解手术、术式及手术前后护理的注意事项。

(2)术后 1～2 个月避免剧烈活动,忌烟酒,防感冒。

(3)指导患者学会提肛肌锻炼,以尽快恢复尿道括约肌的功能。

(4)指导患者定期复查尿流率及残余尿量。

二、肾积水

结石、肿瘤、结核等原因导致尿液排出受阻、肾内压力增高、肾盂肾盏扩张、肾实质萎缩、肾功能减退,称为肾积水。成人积水超过 1 000 mL,小儿超过 24 小时的正常尿量,为巨大肾积水。

(一)临床表现

1.腰痛

腰痛是重要症状。慢性梗阻仅为钝痛;急性梗阻出现明显腰痛或肾绞痛。

2.腰部肿块

慢性梗阻形成肾脏肿大,长期梗阻者在腹部可扪及囊性肿块。

3.多尿和无尿

慢性梗阻致肾功损害表现为多尿,而双侧完全梗阻、孤立肾完全梗阻可发生无尿。

4.其他表现

因结石、肿瘤、结核等继发肾积水时,原发病表现掩盖了肾积水征象。肾积水并发感染或肾积脓时,出现全身中毒症状。

(二)辅助检查

1.实验室检查

血尿常规,必要时做尿细菌检查,化验血生化、电解质等了解肾功能情况。

2.影像学检查

(1)B超:是鉴别肾积水和腹部肿块的首选方法。

（2）X线造影：排泄性尿路造影可了解肾积水程度和对侧肾功能。

（3）CT、MRI检查：明确腰部肿块的性质，对确诊肾积水有重要价值。

（三）诊断要点

根据原发病史、典型症状、腰腹部肿块及B超等辅助检查结果可明确诊断，确定原发病对诊断有重要意义。

（四）诊疗要点

1.病因治疗

最理想的治疗是根除肾积水的病因，保留患肾。

2.肾造瘘术

原发病严重或肾积水病因暂不能去除者，先行肾引流术，病情好转或稳定后行去除病因的手术。

3.肾切除术

肾积水后功能丧失或并发肾积脓，对侧肾功能良好者，可切除患肾。

（五）护理评估

1.健康史

评估患者是否有肾结石、肿瘤、结核等原发病史。

2.目前的身体状况

（1）症状体征：原发病基础上是否出现腰痛、腰腹部肿块，是否有肾功能减退表现。

（2）辅助检查：血、尿常规化验，B超、X线等影像学检查结果。

3.心理、社会状况

评估患者对肾积水及治疗的认知程度，对术后康复知识的掌握程度。家人及社会的心理和经济支持程度。

（六）常见的护理诊断/问题

1.排尿型态异常

排尿型态异常与尿路急慢性梗阻有关。

2.有感染的危险

感染与尿路梗阻、免疫低下、肾造瘘引流有关。

3.潜在并发症

潜在并发症为尿漏。

（七）护理目标

（1）患者排尿型态正常。

（2）患者感染危险性下降或未感染。

（3）患者未发生尿漏。

（八）护理措施

1.饮食

多食含纤维较高的食物，多饮水。

2.活动

鼓励患者加强床上活动，定时按序协助患者变换体位。

3.感染的护理

遵医嘱使用抗生素;用0.1%新苯扎氯铵清洗尿道口,每天2次;每天更换引流袋;及时更换浸湿的切口敷料。

4.引流管的护理

妥善固定,引流通畅,观察记录引流量与颜色,冲洗肾盂引流管,每天2次。若无尿漏,肾周围引流物一般术后3~4天拔除;肾盂输尿管支架引流管一般于术后3周拔除;肾造瘘管在吻合口通畅后拔除。

(九)护理评价

(1)患者排尿型态是否正常。

(2)患者感染是否得到治疗或术后有无感染发生。

(3)患者有无发生尿漏。

(十)健康指导

(1)向患者讲解手术及术后引流的重要性。

(2)指导患者养成良好的排便习惯。

(3)指导患者正确进行摄水、饮食搭配。

三、尿道狭窄

尿道因损伤、炎症使尿道壁形成瘢痕,瘢痕萎缩导致尿道扭曲、狭窄。

(一)病因及分类

1.先天性尿道狭窄

先天性尿道狭窄如尿道外口狭窄、尿道瓣膜狭窄等。

2.炎症性尿道狭窄

炎症性尿道狭窄如淋病性尿道狭窄、留置导尿管引起的尿道狭窄。

3.外伤性尿道狭窄

外伤性尿道狭窄最常见,尿道损伤严重,初期处理不当或不及时所致。

(二)病理生理

其与狭窄的程度、深度及长度有关。淋病性狭窄为多处狭窄,狭窄易继发感染,形成尿道憩室、周围炎、前列腺炎、附睾睾丸炎。尿道梗阻如长期不能解除,导致肾积水。肾功能损害,出现尿毒症。

(三)临床表现

1.排尿异常

最常见的是排尿困难,重者出现尿潴留。

2.继发疾病表现

尿道长期狭窄继发膀胱炎、睾丸附睾炎等,出现膀胱刺激症、血尿症状。

3.并发症表现

由于排尿困难而使腹内压长期增高,并发疝、痔、直肠脱垂等,并出现相应症状。

(四)辅助检查

1.尿道探子检查

尿道探子检查可确定狭窄部位、程度。

2.B超

B超明确尿道狭窄长度、程度及周围瘢痕组织的厚度。

3.膀胱尿道造影

膀胱尿道造影确定尿道狭窄的部位、程度、长度。

(五)诊断要点

根据尿道外伤史、感染史及典型的排尿困难,尿潴留表现,结合尿道探子检查、B超、膀胱尿道造影结果,诊断尿道狭窄一般不难。

(六)诊疗要点

1.尿道扩张术

尿道扩张术是防止和治疗尿道狭窄的有效措施。尿道狭窄的原因不同,扩张时间不同。

2.耻骨上膀胱造瘘术

耻骨上膀胱造瘘术适用于慢性尿潴留或已有肾功能损害的患者。

3.尿道内切开术

尿道内切开术是目前临床治疗的主要术式,术后放置网状合金支架管于狭窄部位扩张,一般放置4～8周,术后不需尿道扩张。

4.开放手术

切除尿道狭窄部及周围瘢痕后,行尿道端端吻合术。

(七)护理评价

1.健康史

儿童尿道狭窄多为先天性,成人有外伤、感染病史者,多为继发性狭窄。

2.目前的身体状况

(1)症状体征:原发病基础上是否出现排尿困难,尿潴留,是否继发感染、结石。

(2)辅助检查:尿道探子检查、B超、膀胱尿道造影的检查结果。

3.心理、社会状况

评估患者对尿道狭窄的严重性及手术治疗的认知程度,对术后康复知识的掌握程度。

(八)常见的护理诊断/问题

1.排尿型态异常

排尿型态异常与尿道狭窄、梗阻有关。

2.有感染的危险

感染与尿道梗阻、免疫力低下、膀胱造瘘引流、手术等有关。

3.潜在并发症

潜在并发症为尿失禁。

(九)护理目标

(1)患者排尿型态正常。

(2)患者感染危险性下降或未感染。

(3)患者未发生尿失禁。

(十)护理措施

1.尿道扩张术的护理

尿道扩张术的护理指导患者定时进行尿道扩张。术后观察尿量及颜色,有无尿道出血。患者疼痛明显者给予止痛处理。

2.尿道内切开术的护理

严密观察血尿转清情况。留置导尿管1个月左右,保持通畅,遵医嘱尿道冲洗,以及时拔出尿管,防止狭窄复发。

3.开放手术的护理

遵医嘱应用抗生素。及时更换切口浸湿的敷料,确保各种引流导管通畅。

4.并发症护理

术后尿失禁常为暂时性,用较细导尿管引流数天后可恢复。如不能恢复,指导患者进行肛门括约肌收缩练习。

(十一)护理评价

(1)患者排尿型态是否正常。

(2)患者是否感染或感染后是否得到控制。

(3)患者是否发生尿失禁。

(十二)健康指导

(1)指导患者定时进行尿道扩张。

(2)讲解尿道扩张的意义及护理配合注意事项。

(3)鼓励患者多饮水。适当运动,进食纤维素高的食物,防止便秘。

（吴海燕）

第八节　泌尿系统感染

泌尿系统感染一般又称为泌尿道感染(urinary tract infections,UTI)。泌尿生殖系统感染主要是由病原微生物侵入泌尿、男生殖系统内繁殖而引起的炎症。尿路感染是最常见的感染性疾病之一,目前已是仅次于呼吸道感染的第二大感染性疾病。病原微生物大多为革兰阴性杆菌。由于解剖学上的特点,泌尿道与生殖道关系密切,且尿道外口与外界相通,两者易同时引起感染或相互传播。

一、病因

尿路感染的病原微生物主要是细菌,极少数为厌氧菌、真菌、支原体、病毒和滴虫等。诱发感染的因素主要有以下四个方面。

(一)机体防御下降

局部抗感染能力及免疫功能下降都易诱发泌尿系统感染。如糖尿病、营养不良、肿瘤、妊娠及先天性免疫缺陷或长期应用免疫抑制剂治疗等。

(二)尿路结石及梗阻因素

结石、梗阻、感染三者常相互促发,互为因果。如先天性泌尿生殖系异常、结石导致尿液引流不畅,引起尿液滞留,降低尿路及生殖道上皮防御细菌的能力。

（三）医源性因素

如留置导尿管、造瘘管、尿道扩张、前列腺穿刺活检、膀胱镜检查等操作,都可能不同程度损害尿路上皮的完整性,易引入致病菌而诱发或扩散感染。

（四）女性易感因素

由于女性尿道较短,容易招致上行感染,特别是经期、更年期、性交时更易发生。

二、发病机制

正常人的尿道口皮肤和黏膜有一些正常菌群停留。在致病菌未达到一定数量及毒力时,正常菌群对于致病菌起到抑制平衡的作用,而膀胱的排尿活动又可以将细菌冲刷出去,所以正常人对感染具有防御功能。尿路感染主要是尿路病原体和宿主之间相互作用的结果,尿路感染在一定程度上是由细菌的毒力、接种量和宿主的防御机制不完全造成的,这些因素在最终决定细菌定植水平及尿路损伤的程度也会起到一定作用。

三、感染途径

感染途径主要有四种,最常见为上行感染和血行感染。

（一）上行感染

致病菌经尿道进入膀胱,还可沿输尿管腔内播散至肾。占尿路感染的 95％,大约 50％下尿路感染病例会导致上尿路感染。病原菌也可沿男性生殖管道逆行感染引起细菌性前列腺炎、附睾睾丸炎。

（二）血行感染

较为少见,在机体免疫功能低下或某些因素促发下,某些感染病灶如皮肤疖、痈、扁桃体炎、龋齿等细菌直接由血行传播至泌尿生殖系统器官,常见为肾皮质感染。病原菌多为金黄色葡萄球菌、溶血性链球菌等革兰阳性菌。

（三）淋巴感染

致病菌从邻近器官的血行感染,较少见,致病菌多为金黄色葡萄球菌。

（四）直接感染

由于邻近器官的感染直接蔓延所致或外来的感染,致病菌经肾区瘘管和异物的感染等。

四、临床表现

临床表现以尿路及受累的器官为基础,重者出现全身感染表现。膀胱刺激症状是最常见的表现。

（一）症状

细菌性膀胱炎。

（二）急性肾盂肾炎

患者可有高热、寒战等全身症状。甚至双侧腰痛,多呈胀痛。有尿频、尿急、尿痛等膀胱刺激症状,多伴有急性期患侧肾区压痛、疼痛往往较为明显,可出现肌紧张。为病原菌入侵膀胱后引起,常伴尿道炎症。

（三）慢性肾盂肾炎

临床表现复杂,易反复发作。与急性肾盂肾炎相似,症状相对较轻,有时可表现为无症状性菌尿和脓尿。

五、辅助检查

(一)实验室检查

1.尿常规

包括尿生化检查和尿沉渣检查。尿中白细胞显著增加,出现白细胞管型提示肾盂肾炎。

2.尿培养

临床根据标本采集方式不同而应用不同的"有意义的细菌"计数来表示尿路感染。同时治疗前的中段尿标本培养是诊断尿路感染最可靠的指标。

3.血液检查

上尿路感染多出现白细胞计数和中性粒细胞比值升高。

(二)影像学检查

包括超声、尿路平片、静脉尿路造影、膀胱或尿道造影、CT、放射性核素和磁共振水成像(MRU)等。其中超声检查无创、简单,可作为首选,CT 有助于确定感染诱因,尿路平片有助于发现结石。影像学检查在慢性泌尿系统感染和久治不愈的患者中有重要意义。

六、诊断要点

泌尿系统非特异性感染需与泌尿系统结核相鉴别,尤其是反复出现尿路感染症状者。另外关于有尿路感染症状时应考虑妇科疾病等。

七、治疗原则

(一)一般治疗

急性治疗期间注意休息、营养,避免性生活。给予饮食指导,多饮水,保持每天尿量在 2 000 mL 以上,有助于细菌的排出。

(二)抗感染治疗

选用适当抗生素。单纯性尿路感染者应持续使用敏感抗生素至症状消失,尿常规检查恢复正常,尿细菌培养转阴。

(三)对症治疗

使用解热镇痛药缓解高热、疼痛,使用碱性药物如碳酸氢钠降低尿液酸性,缓解膀胱刺激症状。

(四)纠正基础疾病

需积极纠正引起局部和全身免疫功能下降的疾病,如糖尿病、营养不良等。

(五)去除诱发因素

非单纯性尿路感染需针对合并的危险因素采取相应治疗措施。

八、临床护理

(一)评估要点

1.健康史

了解患者基本情况,包括:年龄、职业、生活环境、饮食饮水习惯等。

2.相关因素

了解患者的既往史和家族史,包括每天排尿的次数、尿量,询问尿频、尿急、尿痛的起始时间,有无发热、腰痛等伴随症状,有无导尿、尿路器械检查等明显诱因,有无泌尿系统畸形、前列腺增生、妇科炎症等相关疾病病史;询问患病以来的治疗经过,药物使用情况,包括名称、剂量、用法、疗程及其疗效。有无发生不良反应。

3.心理和社会支持状况

本病起病急,易反复发作,伴有尿路刺激征、血尿、乏力等不适的症状,应评估患者有无紧张、焦虑等不良心理反应。

(二)护理诊断/问题

1.排尿异常

排尿异常与尿频、尿急、尿痛有关。

2.体温过高

体温过高与疾病炎症有关。

3.焦虑/恐惧

焦虑/恐惧与患者疾病迁延不愈,担心预后有关。

4.舒适的改变

舒适的改变与疼痛有关。

5.睡眠型态紊乱

睡眠型态紊乱与焦虑/恐惧、疼痛不适、排尿异常等有关。

6.潜在并发症

精索静脉曲张、精索炎、前列腺炎、肾炎等肾脏疾病。

(三)护理目标

(1)患者自述减轻尿频、尿急、尿痛。

(2)患者恢复正常的体温。

(3)患者了解相关疾病知识及预防知识。

(4)患者减轻痛苦、舒适度增加。

(5)患者睡眠情况得到改善。

(6)积极预防潜在并发症发生。

(四)护理措施

1.疼痛护理

向患者解释疼痛的原因、机制,讲解有关疾病发展及预后的相关知识,缓解负面情绪及疼痛压力。遵医嘱使用止痛药物,或进行封闭治疗。合理运用冷、热疗法减轻局部疼痛。分散患者注意力。尽可能满足患者对舒适的需求,如变换体位,减少压迫等。用物放于患者易取用处。

2.发热护理

遵医嘱应用药物进行降温,可用温水擦浴、冰袋降温及酒精擦浴等。维持水、电解质平衡,必要时静脉补充液体、电解质等。增进舒适,预防并发症,高热时绝对卧床休息,做好基础护理。

3.用药护理

联合用药时,注意药物配伍禁忌。遵医嘱正确选择抗生素,同时指导患者擅自停药。

4.心理护理

关心了解患者感受,给予患者心理上的安慰和支持,针对患者个体情况进行针对性心理护理。鼓励患者积极参与感兴趣的活动,学会自我放松法,保持乐观情绪。同时做好家属的工作,争取家属的支持和配合,鼓励家属及朋友给予患者心理上的支持。

(五)健康教育

1.疾病预防指导

多饮水、勤排尿是预防尿路感染最简便而有效的措施。另外保持规律生活,避免劳累,注意个人卫生,尤其女性在月经期、妊娠期、产褥期。学会正确清洁外阴部的方法。与性生活有关的反复发作者,应注意性生活后立即排尿。

2.疾病知识指导

告知患者疾病的病因、疾病特点和治愈标准,使其理解多饮水、保持个人卫生的重要性,确保其出院后仍能严格遵从。教会患者识别尿路感染的临床表现,一旦发生尽快到医院诊治。

3.用药指导

嘱患者按时、按量、按疗程服药,勿擅自停药并遵医嘱定期随访。

(吴海燕)

第九节 肾 肿 瘤

肾肿瘤是泌尿系统常见的肿瘤之一,多为恶性,且发病率正逐年上升。在临床上常见的恶性肿瘤肾细胞癌(renal cell carcinoma,RCC)是起源于肾实质泌尿小管上皮系统的恶性肿瘤,又称肾腺癌,简称为肾癌。肾细胞癌在成人恶性肿瘤中占 $2\% \sim 3\%$,占肾恶性肿瘤的 85% 左右,各国或各地区发病率不同,发达国家高于发展中国家,城市地区高于农村地区。男性肾细胞癌发病率是女性的两倍。任何年龄都可能发病,但高峰期在 60 岁左右。肾盂癌较少见。肾母细胞瘤是小儿最常见的恶性实体肿瘤。

一、病因

引起肾癌的病因至今尚未明确,其病因可能与以下因素有关:

(一)职业因素

有报道长期接触金属铬和铅的工人,从事石棉、皮革相关工作的人群等患病危险性会增加。

(二)吸烟

吸烟导致肾癌的发病机制并不十分明确,但国外已经有前瞻性的研究证明吸烟人群的肾癌发病率会有所上升,升高 50% 左右。亚硝基复合物可能起到一定作用。

(三)肥胖

越来越多的流行病学研究的证据都趋向肥胖是肾癌的危险因素,机制可能与某些激素水平升高有关。

(四)其他危险因素

本病与高血压、饮食、遗传因素、免疫功能障碍有关。有文献报道,在饮食方面多食蔬菜可降低肾癌发病风险。

二、病理生理

绝大多数肾癌多发于一侧肾，常为单个肿瘤，10%～20%为多发病灶。多双侧先后或同时发病者占 2%左右。瘤体多数为类似圆形的实性肿瘤，肿瘤的大小不等，平均为 7 cm 多见，与周围肾组织相隔。肾癌的组织病理多种多样，透明细胞癌是其主要构成部分，占肾癌 89%，主要由肾小管上皮细胞发生。

三、分类

1977 年美国癌症联合委员会(AJCC)依据手术前影像学和/或手术后病理学将 T(tumor)、N(lymph nodes)、M(metastasis)三个方面的评价结果对恶性肿瘤进行 TNM 分期(表 8-2)。

表 8-2　2010 年 AJCC 肾癌的 TNM 分期

分期	标准
原发性(T)	
T_x	原发肿瘤无法评估
T_0	未发现原发肿瘤的证据
T_1	肿瘤局限在肾内，最大直径≤7 cm
	T_{1a}肿瘤局限于肾内，肿瘤最大径≤4 cm
	T_{1b}肿瘤局限于肾内，肿瘤最大径>4 cm，但<7 cm
T_2	肿瘤局限于肾内，肿瘤最大径>7 cm
	T_{2a}肿瘤最大径>7 cm，但≤10 cm
	T_{2b}肿瘤局限于肾内，肿瘤最大径>10 cm
T_3	肿瘤侵及主要静脉、肾上腺、肾周围组织，但未超过肾周筋膜
	T_{3a}肿瘤琴技肾上腺、肾周围组织和/或肾窦脂肪组织，但未超过肾周筋膜
	T_{3b}肉眼见肿瘤侵入肾静脉或肾静脉段分支(含肌层)或膈下下腔静脉
	T_{3c}肉眼见肿瘤侵入膈上下腔静脉或侵犯腔静脉壁
T_4	肿瘤浸润超过肾周筋膜
区域淋巴结(N)	
N_x	区域淋巴结转移无法成功
N_0	无区域淋巴结转移
N_1	单个区域淋巴结转移
远处转移(M)	
M_0	无远处转移
M_1	有远处转移

四、临床表现

有 30%～50%的肾癌患者缺乏早期临床表现，大多在健康体检或其他疾病检查时被发现。常见的临床表现如下。

(一)"肾癌三联症"

典型的临床症状是腹部肿块、腰痛和血尿,由于早期肾癌检出增多,临床这些症状只在少数患者中出现为6%～10%。间歇无痛肉眼血尿为常见症状,大约50%的患者都会发生。血尿通常为肉眼血尿,偶尔为镜下血尿。出现血尿表明肿瘤已侵入肾盏、肾盂。疼痛常为腰部钝痛或隐痛,多由于肿瘤生长牵张肾包膜或侵犯腰肌,邻近器官所致,血块通过输尿管时可发生肾绞痛。肿瘤较大时在腹部或腰部易被触及。

(二)副瘤综合征

10%～40%有症状肾癌患者出现副瘤综合征,表现常有发热、高血压、红细胞沉降率增快等。发热可能因肿瘤坏死、出血、毒性物质吸收引起,高血压可能因瘤体内动-静脉瘘或肿瘤压迫动脉及其分支,肾素分泌过多所致。20%的肾癌患者可出现副瘤综合征,容易与其他全身性疾病症状相混淆,应注意鉴别。

(三)转移症状

约有30%的患者因转移症状,如病理骨折、咳嗽、咯血、神经麻痹及转移部位出现疼痛等初次就诊,40%～50%的患者在初次诊断后出现远处转移。

五、辅助检查

肾癌的临床诊断主要依靠影像学检查,胸部X线片、腹部CT平扫加增强扫描和MRI扫描检查是治疗前临床分期的主要依据。

(一)实验室检查

实验室检查包括血、尿、便常规检查及病毒指标、血生化及血液肿瘤标志物检查,目前尚没有公认的、可用于肾癌诊断、鉴别诊断及预后判断的肿瘤标志物。

(二)影像学检查

1.X线检查

X线检查为肾癌患者的常规检查项目,泌尿系统平片(KUB)可见肾外形增大,偶然可见肿瘤散在钙化。胸部X线片是术前临床分期的主要依据之一。

2.B超

超声检查经济、简便、普及率高是首选的筛查方法。也是诊断肾肿瘤最常用的检查方法。B超也可判断恶性的指征,但部分RCC需借助CT和MRI进行鉴别诊断。

3.MRI

灵敏度与CT相似,MRI检查对肾肿瘤分期的准确性略优于CT,特别在静脉瘤栓大小、范围及脑转移的判定方面MRI优于CT,在压脂序列中可以观察到少血供肿瘤。

4.CT

CT具有密度及空间分辨率高的特点,对肾脏肿块的检出率近100%,肿瘤诊断正确率达95%以上。

(三)组织学检查

在非肿瘤性肾病中肾穿刺活检已成为常规检测手段。但由于CT和MRI诊断肾肿瘤的准确性高达95%以上,而肾穿刺活检有15%假阴性率及2.5%假阳性率,可能出现并发症对影像学诊断难以判定性质的小肾肿瘤患者,可以选择行保留肾单位手术或定期(1～3个月)随诊检查,不推荐对能够进行保留肾单位手术的肾肿瘤患者行术前穿刺检查。同时对具有较高的特异性和敏感性,但对准备进行手术的患者一般也不推荐穿刺活检。对不能手术治疗,需系统治疗或其他治疗的晚期肾肿瘤患者,治疗前为明确诊断,可选择肾穿刺活检获取病理诊断。

六、治疗原则

(一)局限性肾癌

外科手术是局限性肾癌治疗的首选方法。

1.根治性肾切除

根治性肾切除是肾癌最主要的治疗方法。根治性切除范围包括:肾周筋膜、肾周脂肪、患肾、区域淋巴结及髂血管分叉以上的输尿管。

2.保留肾单位手术

肾癌发生于解剖性或功能性的孤立肾,根治性肾切除术将会导致肾功能不全或尿毒症的患者,也可以选择保留肾单位手术。

(二)局部进展性肾癌

首选治疗方法为根治性肾切除术。对转移的淋巴结或血管瘤栓应根据病变程度、患者身体状况等选择是否切除。术后尚无标准辅助治疗方案。

(三)转移性肾癌

一般采用综合治疗。应用生物制剂,白细胞介素等免疫治疗对预防和治疗转移癌有一定疗效。肾癌具有多药物耐药基因,对放射治疗及化学治疗不敏感。

七、临床护理

(一)评估要点

1.术前评估

健康史及相关因素:包括家族相关疾病遗传史,了解肾癌的发生时间,有无对生活质量的影响,发病特点。

(1)一般情况:年龄、性别、婚姻和职业等。

(2)发病特点:患者血尿程度,有无排尿形态改变和经常性腰部疼痛。本次病情发现情况如发病是体检时无意发现、自己扪及包块、持续性腰痛而就医。

(3)相关因素:患者是否吸烟,吸烟的频率及数量。患者是否有饮咖啡的习惯、患者以前长期服用哪些药物等。

2.术后评估

是否有尿瘘、腹腔内脏器损伤、继发出血、感染等并发症发生。

(二)护理诊断/问题

1.营养失调

低于机体需要量,与长期血尿、癌肿消耗、手术创伤有关。

2.恐惧、焦虑

恐惧、焦虑与对癌症和手术的恐惧有关。

3.疼痛

疼痛与疾病本身、手术创伤有关。

4.知识缺乏

缺乏疾病相关知识。

5.潜在并发症

出血、感染。

(三)护理目标

(1)患者营养失调得到纠正或改善。

(2)患者恐惧与焦虑程度减轻或消失。

(3)患者疼痛缓解或消失。

(4)患者了解疾病相关知识。

(5)并发症得到有效预防或发生后得到及时发现和处理。

(四)护理措施

1.改善患者的营养状况

(1)饮食:指导胃肠道功能健全的患者尽量选择高蛋白、高热量、高纤维素、低脂、易消化、少渣的食物,改善就餐环境,以促进患者食欲。

(2)营养支持:对胃肠功能障碍者,可以通过静脉途径给予营养。

2.心理护理

(1)疏导患者减轻其内在压力:对担心得不到及时有效的诊治的患者,护理人员要主动关心患者,倾听患者诉说,告知手术治疗的必要性和可行性,稳定患者情绪,鼓励患者表达自身感受。

(2)担心术后恢复的患者:应加强术前各项护理措施的落实,让患者体会到手术前的充分准备,树立战胜疾病的信心。亦可通过已手术患者的现身说法,消除患者的恐惧心理。争取患者的积极配合。

3.并发症的预防和护理

(1)预防术后出血:密切观察病情,定时监测生命体征。观察引流管引流物状况:若患者术后引流量较多,色鲜红且很快凝固,同时伴血压下降、脉搏增快,常提示有出血,应立即通知医师处理。

(2)预防感染:监测体温变化情况,保持伤口干燥,严格无菌操作。若体温升高或伤口出现红、肿、热、痛,有脓性分泌物应及时告知医师。遵医嘱应用抗菌类药物,防止感染的发生。

(五)健康教育

1.康复指导

保证充分的休息,适度身体锻炼,循序渐进运动,加强营养,饮食以清淡优质蛋白为主,增强体质。

2.用药指导

定时规律用药。由于肾癌对放、化疗均不敏感,生物素治疗可能是此类患者康复期的主要方法。在用药期间,患者不良反应如低热、乏力等,应及时就医,在医师指导下用药。

3.定期复查

本病的近、远期复发率均较高,患者需定期复查,术后 1 个月门诊随访,以后 3 个月复查一次,遵医嘱行后续治疗。

(谢明莉)

第十节　输尿管肿瘤

输尿管肿瘤多为恶性,下 1/3 段输尿管肿瘤占 75％,与膀胱移行细胞癌和肾盂移行细胞癌的生物学特性相似。双侧相对少见,同时或先后出现尿路其他部位癌者可达 1/2 以上。输尿管肿瘤发病年龄可从 20～90 岁不等,好发于 20～50 岁,男性比女性为多,约为 4∶1 或 5∶1,仅占肾盂肿瘤的 1/3 左右,占整个上尿路肿瘤约 1％。

一、病因

输尿管肿瘤的病因尚未完全明了。一般认为与输尿管局部炎症、结石、化学致癌物质等刺激或诱发因素有密切关系,诸如外源性化学物质苯胺类、内在性色氨酸代谢的异常、输尿管炎、寄生虫感染等;吸烟、饮用咖啡及镇痛剂也是相关的危险因素。

二、临床表现

(一)症状
良性肿瘤可长期无症状。

1.血尿

血尿最常见,约占 75％。通常为间歇性、无痛性、肉眼全程血尿,并可出现条索状血块。

2.疼痛

60％左右的病例有患侧腹部疼痛,一方面与肿瘤周围组织浸润,侵犯附近的神经组织或骨转移有关,另一方面是因为肿瘤日渐增大导致输尿管梗阻。一般表现为腰部或沿输尿管方向的放射性钝痛或胀痛,血块阻塞会引起剧烈的绞痛。

(二)体征
(1)腹部肿块:多由继发肾积水所致。

(2)消瘦、骨痛等晚期症状。

三、辅助检查

(一)实验室检查
尿常规化验。

(二)尿细胞学检查
凡发现癌细胞者是诊断输尿管癌的重要线索。

(三)尿路造影
(1)在排泄性尿路造影检查中,常见的影像学表现为输尿管充盈缺损,可在 50％～75％ 的患者中观察到。如出现患侧梗阻,可以表现为近侧输尿管肾盂扩张、积水。如果患侧肾脏积水严重,导致该侧肾功能严重受损,也可表现为患侧肾集合系统不显影。

(2)输尿管逆行造影:可显示肿瘤下方输尿管呈"高脚杯"状,对诊断有重要意义。随着 CT 影像检查技术的进步,现在利用 CT 进行泌尿系统造影,又称 CTU,可以大幅度提高检查的准确性,也可让患者免受逆行造影检查所带来的痛苦。

(四)膀胱镜检

对于输尿管癌的患者,因为有很高的比例合并有膀胱肿瘤,因此,对于这类患者,术前均需要常规进行膀胱镜检查。膀胱镜有硬性和软性两种类型。在检查时,可以了解膀胱内是否合并有肿瘤病变,同时可以了解双侧输尿管是否有喷血,并可以在膀胱镜引导下行逆行造影检查。

(五)输尿管镜检查

输尿管镜下直视观察和活检可明确诊断。一般是在手术室麻醉状态下进行。

(六)B超

直接发现输尿管肿瘤较困难,一般只能发现肾积水和较大的转移灶。

(七)CT

目前对于上尿路肿瘤的诊断,CT的敏感性优于静脉肾盂造影,无论是影像清晰度还是敏感性都很好,是现在尿路上皮肿瘤的首选检查。

四、治疗要点

(一)内镜治疗

内镜治疗输尿管肿瘤的基本原则与膀胱肿瘤相同。孤立肾、双侧尿路受累、既往肾功能不全或并发其他严重的疾病是内镜治疗的指征。对侧肾功能正常的患者,若肿瘤体积小、级别低,也可以考虑内镜治疗。

1.输尿管镜检

输尿管下段肿瘤可以通过硬镜逆行治疗;而上段肿瘤可以选择逆行或顺行,软镜更适合逆行治疗。

2.经皮肾镜

主要治疗输尿管上段肿瘤,可以切除较大的肿瘤,能够获得更多的标本以使分期更准确。

3.电灼术

经输尿管镜借助激光或电灼等技术,对输尿管息肉及部分局限高分化浅表输尿管癌进行腔内治疗。

(二)手术治疗

1.肾、输尿管全长包括输尿管膀胱入口袖状切除术

根治性肾输尿管全长切除术及膀胱袖状切除术仍然是上尿路肿瘤治疗的"金标准"。近年来,随着腔镜技术的发展,传统的开放手术治疗已经较少采用,多被腹腔镜手术所替代。

2.输尿管局部切除

输尿管癌症病变局限,细胞分化好或双侧输尿管病变或对侧肾功能严重受损,以及全身情况不佳者,可行输尿管局部切除,并恢复其连续性(输尿管-输尿管吻合,输尿管-膀胱吻合,输尿管-肾盂吻合,必要时还要游离肾脏或自体肾移植,以达到无张力情况下吻合)。

(三)局部免疫治疗和化疗

局部免疫治疗或化疗可用来成功地治疗上尿路移行上皮细胞癌,可以降低复发率。

五、内镜治疗护理

(一)术前护理

(1)按泌尿外科一般护理常规护理。

(2)皮肤及肠道准备。

(二)术后护理

(1)按泌尿外科术后一般护理常规护理。

(2)病情观察:严密监测生命体征的变化。

(3)尿管护理:保持尿管通畅,观察尿液颜色,勿挤压、扭曲、打折引流管,保持引流袋低于耻骨联合的位置,防止逆行感染。每天进行尿道口护理,预防泌尿系统感染。

(4)疼痛的护理:疼痛多由患者体内留置双J管所致。评估患者疼痛的程度,必要时遵医嘱给予解痉镇痛药。

(5)饮食护理:可进食后,应嘱患者多饮水,每天大于 2 000 mL。

(6)活动指导:麻醉清醒 6 小时后,患者可取侧卧位休息,亦可取半卧位,双下肢可行屈伸活动。术后第 1 天,可以下床活动,活动量应循序渐进。

(7)术后第 1 天晨,患者需行 KUB 检查,了解双J管的位置。检查要求患者禁食、禁饮。

(三)出院指导

(1)指导患者做好引流管的护理,确定体内双J管的拔除时间。

(2)嘱患者注意休息,适当运动,劳逸结合,生活规律。

(3)指导患者进食高蛋白、高粗纤维易消化食物,保持大便通畅。多饮水,每天饮水量大于2 000 mL。

(4)出院后遵医嘱定期复查,如果有不适及时就诊。

(5)遵医嘱口服药物。

六、腹腔镜输尿管部分切除术护理

(一)术前护理

(1)按泌尿外科一般护理常规护理。

(2)心理护理。

(3)皮肤及肠道准备。

(二)术后护理

(1)按泌尿外科术后一般护理常规护理。

(2)病情观察:严密监测生命体征的变化。

(3)管路护理。①导尿管护理:保持尿管通畅,并妥善固定,避免打折。每天记录尿量,每天进行尿道口护理,保持尿道口清洁,预防泌尿系统感染。定期更换尿袋。②伤口引流管护理:保持引流管引流通畅,并妥善固定。密切观察引流液的颜色、性质和量的变化,并做好记录,如有异常及时通知医师给予处理。在无菌操作下,定时更换引流袋。③双J管护理:术中会在输尿管内置一个双J管,起支撑、引流作用;留置双J管期间会有不适症状,需要多饮水,每天 1 500～2 000 mL。

(4)疼痛护理:多由体内留置双J管引起,必要时遵医嘱给予解痉镇痛药。

(5)饮食护理:遵医嘱进食流食、半流食、逐渐过渡到普食。少食多餐,宜清淡易消化饮食,禁食辛辣食物,保持大便通畅。多饮水。

(6)活动指导:指导患者术后 6 小时床上适当活动。术后第 1 天,鼓励患者下床活动,注意先慢慢坐起,在床边稍休息,未出现头晕等不适症状后在床边站立,再在床边行走,循序渐进。下地活动时将引流袋置于低于引流管置管处。适当的活动有助于肠蠕动,促进胃肠功能恢复,预防下肢静脉血栓。

（7）并发症的观察。①术后出血：观察尿管和伤口引流液的颜色、性质和量的变化并做好记录，如有异常及时通知医师。②肺部感染：观察患者痰液情况，嘱患者有痰尽量咳出，如痰液黏稠，遵医嘱进行雾化吸入。③下肢静脉血栓形成：观察双下肢有无肿胀、疼痛感，腿围是否有变化。

（三）出院指导

（1）未拔除尿管者，指导患者做好尿管护理。遵医嘱定期拔除。

（2）体内置双 J 管者术后遵医嘱拔除或更换。

（3）嘱患者注意休息，适当运动，劳逸结合，生活规律。

（4）指导患者进食高蛋白、高粗纤维、易消化食物，保持大便通畅。多饮水，每天饮水量要大于 2 000 mL。

（5）出院后遵医嘱定期复查，如果有不适及时就诊。

（6）遵医嘱口服药物。

（谢明莉）

第十一节　膀　胱　肿　瘤

膀胱肿瘤是泌尿系统最常见的肿瘤，绝大多数来自上皮组织，发病年龄多在 50～70 岁，发病率城市高于农村，男性高于女性，约为 4∶1。

一、病因

膀胱癌的发病是一个多因素混合、多基因参与、多步骤形成的过程。下列是与发病相关的危险因素。

（一）致癌物质职业接触

如从事与芳香胺、染料、橡胶、印刷、皮革、油漆等相关的工作，发生膀胱癌的危险性显著增加。对致癌物质的易感性个体差异极大。

（二）吸烟

吸烟是目前明确的致癌因素，约 1/3 膀胱癌与吸烟有关。吸烟者患膀胱癌的危险性是不吸烟者的2～4倍。致癌可能与香烟中含有多种芳香胺的衍生物致癌物质有关，发病危险与吸烟数量、持续时间和吸入程度有关，并无性别差异。

（三）其他

如长期饮咖啡者、服用大量镇痛药含非那西丁，盆腔放射治疗、膀胱慢性感染与异物长期刺激等，均可能为膀胱癌的病因或诱因。

研究资料显示，异常基因型的积累加上外在环境的作用最终导致恶性表型的出现。

二、病理

与肿瘤组织类型、细胞分化程度、生长方式和浸润深度有关，其中细胞分化程度和浸润对预后影响最大。

(一)组织类型

膀胱癌包括尿路上皮细胞癌(移行细胞癌)、鳞状细胞癌和腺细胞癌,其次还有较少见的转移癌等。其中尿路上皮移行细胞乳头状癌超过90%,鳞状细胞癌占3%～7%。腺状细胞癌小于2%。1%～5%为非上皮性肿瘤,多数为横纹肌肉瘤,可发生于任何年龄的患者但多数为儿童。

(二)膀胱癌的分级

2004年WHO将膀胱等尿路上皮肿瘤分为乳头状瘤,乳头状低度恶性倾向的尿路上皮肿瘤、低级别乳头状尿路上皮癌和高级别乳头状尿路上皮癌。该分类法中肿瘤的分类主要基于光镜下的显微组织特征,相关形态特征的细胞类型和组织构型。

(三)膀胱癌的分期

膀胱癌的分期指肿瘤浸润深度及转移情况。病理分期同临床分期,是判断膀胱肿瘤预后的最有价值的参数。目前常采用国际抗癌联盟的2010年第7版TNM分期法(图8-4)。

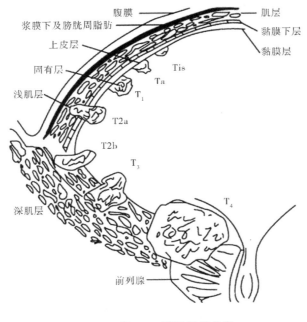

图8-4 膀胱肿瘤分期

三、临床表现

(一)症状

1.血尿

血尿是膀胱癌最常见和最早出现的症状。约85%的患者表现为间歇性肉眼无痛血尿,有时可仅为显微镜下血尿。血尿多为全程血尿,也可表现为初始或终末血尿,可自行减轻或停止,易给患者造成好转的错觉而错过治疗时机。血尿程度与肿瘤大小、数目、恶性程度可不完全一致,非上皮肿瘤血尿情况一般不是很明显。严重时伴有血凝块,可阻塞尿道内口引起尿潴留。

2.膀胱刺激症状

肿瘤坏死、溃疡、合并炎症及形成感染时,患者可出现尿频、尿急、尿痛,多为膀胱肿瘤的晚期表现。

3.梗阻症状

肿瘤进展引起输尿管梗阻可导致肾积水及腰肋部疼痛。

4.其他

骨转移患者有骨痛,腹膜后转移或肾积水患者可出现腰痛。晚期膀胱肿瘤患者有贫血、水肿、下腹部肿块等症状,盆腔淋包结转移可引起腰骶部疼痛和下肢水肿。

(二)体征

多数无明显体征。膀胱癌患者触及盆腔包块多是局部进展性肿瘤的证据。发生肝或淋巴结转移时,可扪及肿大的肝或锁骨上淋巴结。

四、辅助检查

(一)实验室检查

尿检中可见血尿或脓尿,故尿细胞学检查可作为血尿的初步筛选。血常规见血红蛋白值和血细胞比容下降。

(二)影像学检查

1.超声检查

简单易行,可作为患者的最初筛选且具有较高检出率的一种诊断方法。超声检查能在膀胱适度充盈下清晰显示肿瘤的部位、数目、大小、形态及基底宽窄等情况。

2.CT 和 MRI 检查

多用于浸润性癌,CT 检查能清晰地显示 l cm 以上的膀胱肿瘤,MRI 诊断原则与 CT 相同。不过 MRI 更有助于肿瘤分期。尿细胞学(UC)检查是膀胱癌的重要检测手段。对于高危人群的筛选有较大的意义。为了防止瘤细胞的自溶漏诊及增加阳性率,一般连续检查 3 天的尿液,留取尿液标本后应及时送检。

3.尿液脱落细胞检查

膀胱镜检查对诊断具有决定性意义。是易患膀胱癌年龄范围出现血尿患者的重要检查手段。可以直接观察到肿瘤所在部位、大小、数目、形态、位置等。

4.其他

膀胱镜检查。

五、治疗原则

以手术治疗为主。根据肿瘤的临床分析、病理并结合患者全身状况,选择合适的手术方式。

(一)手术治疗

1.经尿道膀胱肿瘤切除术(transurethral resection of bladder tumor,TUR-BT)

经尿道膀胱肿瘤切除术是非肌层浸润性膀胱癌的重要诊断方法,同时也是主要的治疗手段。

2.膀胱部分切除

适用于肿瘤比较局限、呈浸润性生长,病灶位于膀胱侧后壁、顶部等,离膀胱三角区有一定的距离。

3.根治性膀胱切除术同时行盆腔淋巴结清扫术(pelvic lymph node dissection,PLND)

PLND 用于肌层浸润性膀胱癌的治疗。包括根治性放疗、辅助性放疗、姑息性放疗。根据患者不同的情况作出选择。

(二)放射治疗

10％～15％的肌层浸润性膀胱癌患者在确诊时已出现转移。术前主要目的是控制局部病变,降低手术难度和消除微转移灶,提高手术远期生存率。也可术后进行辅助化疗。

(三)化学药物治疗

对于身体条件不能耐受根治性膀胱切除术,或不愿接受根治性膀胱切除术的浸润性膀胱癌患者,可以考虑行保留膀胱的综合治疗。包括单纯经尿道电切手术、经尿道电切手术联合化疗、经尿道电切手术联合放疗、联合放化疗。

(四)其他

保留膀胱治疗。

六、临床护理

(一)评估要点

1.术前评估

(1)基本情况:患者的年龄、性别、婚姻和职业等。患者是否有吸烟史。职业是否为长期接触联苯胺及β萘胺的橡胶行业。疾病的临床表现如排尿是否疼痛,为间歇性还是持续性血尿,有无血块等。既往史:以往是否有过血尿史,手术创伤史。

(2)相关因素:心理和社会支持状况。

(3)身体状况:患者营养情况,重要脏器功能状况,有无转移的表现及恶病质。患者及家属对病情、拟采取的手术方式、排尿态改变的认知程度,可能出现的并发症及患者家庭经济承受能力。

2.术后评估

有无盆腔脓肿、尿瘘、直肠损伤、肠瘘、肠梗阻、术后感染等并发症。

(二)护理诊断/问题

(1)恐惧与焦虑:与对癌症的恐惧、预后缺乏信心有关。

(2)舒适度改变:与手术留置尿管、膀胱冲洗等有关。与膀胱全切除尿流改道、造瘘口或引流装置的存在,不能主动排尿有关。

(3)自我形象紊乱。

(4)潜在并发症:出血、感染。

(三)护理目标

(1)患者恐惧与焦虑减轻或消失,能积极配合治疗。

(2)患者不适症状减轻,舒适感增加。

(3)患者能接受自我形象改变的现实。

(4)患者未发生出血及感染。

(四)护理措施

1.心理护理

减轻患者恐惧与焦虑。对担心手术预后的患者,护士要主动向其解释病情,以消除其恐惧心理。膀胱癌属中等恶性,以及时手术治疗效果肯定,5年生存率非常高。鼓励患者家属和朋友给予患者关心和支持。

2.帮助患者接受自我形象改变

(1)解释尿流改道的必要性:告知患者尿流改道是膀胱癌治疗的一部分,通过护理和训练,不影响术后生活质量。

(2)造口的护理:保证造瘘处清洁,敷料渗湿后及时更换。管路保持通畅,在回肠内留置导尿管者,需经常冲洗,防止黏液堵塞。

(3)原位排尿新膀胱的护理:术后3周内定期冲洗留置导尿管,防止黏液堵塞。拔除导尿管前训练新膀胱,待容量达300 mL以上便可以拔管。告知患者做肛门括约肌功能锻炼,有利于早日恢复控尿功能。

(4)集尿袋护理:指导患者自行定期更换集尿袋。

3.并发症的预防与护理

(1)出血:膀胱全切手术创伤大,术后可发生出血。需密切观察血压、脉搏、引流物性状,若血压下降、脉搏加快、引流管内引出鲜血,每小时超过100 mL以上且易凝固,提示有出血,应及时通知医师处理。

(2)预防感染:观察体温变化情况;加强基础护理,保持切口清洁,敷料渗湿应及时更换;保持引流管引流通畅及牢靠的固定。应用广谱抗菌类药物预防感染。如有体温升高,引物为脓性并有切口疼痛,多提示有感染,应尽快通知医师处理。

(五)健康教育

1.康复指导

适当锻炼,加强营养,多食清淡易消化食物。多饮水,保持尿量在200～300 mL,禁止吸烟,避免接触联苯胺类致癌物质,降低癌症复发风险。

2.术后坚持膀胱灌注化疗药物

定期膀胱灌注治疗,无论肿瘤是否有复发都需终身灌注。若有肿瘤复发,立即再次手术治疗,1年后若无肿瘤复发,可将膀胱灌注间隔时间延长至2个月,终身灌注,每2～3年复查膀胱镜。膀胱灌注药物后需将药物保留在膀胱内2小时,每半小时变换体位,俯、仰、左、右侧卧位各半小时。

3.定期复查

定期门诊复查,主要是全身系统检查,以便及时发现转移及复发征象。

4.自我护理

尿流改道术后腹部佩戴接尿器者,应学会自我护理。保持清洁,定期更换尿袋。定期用生理盐水及开水冲洗集尿袋,清除黏液及沉淀物。

(谢明莉)

第十二节 前 列 腺 癌

前列腺癌(prostate cancer,PC)发病率在男性所有恶性肿瘤中位居第二。发病率有明显差异,欧洲和北美发病率最高,已成为第一位危害男性健康的肿瘤。前列腺癌发病率呈明显的地理和种族差异,亚洲前列腺癌发病率远低于欧美国家,但是近年来呈上升趋势。

一、病因

前列腺癌的发病原因尚不完全清楚,但已知危险因素包括年龄、种族、遗传、饮食等。其中遗传因素决定了临床前列腺癌的发生发展,其他危险因素可能影响潜伏型前列腺癌发展至临床型前列腺癌的进程。

(一)年龄

前列腺癌流行病学研究表明,年龄是最明显的危险因子,随着年龄增长,前列腺癌发病率也明显升高。新诊断患者中位年龄为 72 岁,高峰年龄为 75～79 岁。随着人类寿命的不断延长,人口结构呈老龄化趋势,男性罹患前列腺癌的可能性不断增加,死于前列腺癌的可能性也不断增大。

(二)遗传

遗传是前列腺癌发病的重要危险因素,一个一级亲属(兄弟或父亲)为前列腺癌,其本人发生前列腺癌的风险是其他人的 2～3 倍;目前,许多有关基因多态性和前列腺癌遗传易感性的研究正在进行中,将为解释前列腺癌的发生提供遗传学证据。

(三)饮食

饮食的危险因素包括高动物脂肪饮食、饮酒和低植物摄入量等。这些危险因素并不能确定为存在因果关系的病因,不过,重视这些危险因素,在降低前列腺癌的发生率上是有一定效果的。另外,食用大豆制品、绿茶、番茄、红葡萄酒等有可能降低前列腺癌发病率。

(四)其他

前列腺癌发病危险因子还包括性活动和职业等社会因素。性活动方面:首次遗精年龄越小,危险性越大;职业方面:例如从事与镉相关职业的人,患前列腺癌的机会大;输卵管结扎术:有研究表明输卵管结扎术可增大前列腺癌危险性 1.2～2.0 倍。

二、病理生理

病理学诊断包括定性、分级和分期,有助于治疗方案的制订和准确的预后。

(一)组织类型

98% 的前列腺癌组织类型为腺癌,其他少见的组织类型有移行细胞癌、鳞癌、黏液腺癌、小细胞癌及导管腺癌等。

(二)病理分级

目前存在大量评估前列腺癌的组织学分级系统,最广泛应用的是 Gleason 分级系统。根据每个区腺体分化程度和肿瘤细胞的形态给予 1～5 分的 Gleason 分值,1 分组织细胞分化最好,5 分最差。两区的分值相加,形成前列腺癌组织的 Gleason 分级常数。Gleason 2～4 分属于分化良好,Gleason 5～7 分属于中等分化,Gleason 8～10 分为分化差或未分化癌(表 8-3)。

(三)临床分期

前列腺癌分期对于治疗方案的选择和预后的评价都很重要。目前存在两种主要的临床分期方法:Whitmore-Jewett 法和 TNM 法,推荐应用的是美国癌症联合委员会(AJCC)2002 年修改的 TNM 法。T 分期表示原发肿瘤的情况(表 8-4)。N 分期表示淋巴结情况。M 分期表示肿瘤远处转移的情况。

表 8-3　前列腺癌 Gleason 分级标准

级别	肿瘤边界	腺体结构	腺体排列
1 级	清	单个、分散圆形或卵圆形规则	密、背靠背
2 级	欠清	同上但稍不规则	分散
3 级	不清	形状大小不一,含筛状或乳头状改变	更分散,成团快边缘整齐
4 级	重度不清	小且融合,排列成条索状	融合成不规则团块
5 级	重度不清或团块	少有腺体形成,有小细胞或印戒细胞,包括粉刺癌	排列成实性片状或团块状、中心状坏死

表 8-4　前列腺癌临床分期

分期	表现
T_1	
T_{1a}	偶发肿瘤体积<所切除体积的 5%,直肠指检正常,PSA 正常
T_{1b}	偶发肿瘤体积>所切除体积的 5%,直肠指检正常,PSA 正常
T_{1c}	偶发肿瘤体积>所切除体积的 5%,直肠指检及经直肠超声检查正常,只是单纯 PSA 升高,穿刺活检发现肿瘤
T_2	
T_{2a}	直肠指检及经直肠超声检查能够发现肿瘤,肿瘤局限于并<单叶的 1/2,但仍局限在前列腺内
T_{2b}	直肠指检及经直肠超声检查能够发现肿瘤,肿瘤局限于并>单叶的 1/2,但仍局限在前列腺内
T_{2c}	肿瘤侵犯两叶,但仍局限在前列腺内
T_3	
T_{3a}	肿瘤侵犯并突破前列腺一叶或两叶包膜
T_{3b}	肿瘤侵犯精囊
T_4	肿瘤侵及膀胱颈、尿管括约肌、直肠、肛提肌和骨盆壁

三、临床表现

早期前列腺癌的临床症状多呈隐匿性,一部分患者甚至是在接受前列腺电切术或开放手术中才被发现。

(一)症状

1.排尿功能障碍症状

前列腺体积增大压迫尿道引起进行性排尿困难,表现为尿频、排尿费力、尿线变细、排尿不尽感、夜尿增多、排尿困难、充盈性尿失禁,甚至反复尿潴留。来自尿道周围腺体的前列腺癌患者可早期出现下尿路梗阻症状。当外周带前列腺患者出现排尿障碍时,预示前列腺癌已发展至晚期。

2.转移所致症状

前列腺癌首诊时可以是转移性症状,其中以转移性骨痛最为明显,而无下尿路梗阻症状。前列腺癌向直肠方向发展时,可以压迫直肠,出现便秘、腹痛、便血或间断性腹泻等异常表现,类似直肠癌的表现。其中最常见的转移部位是盆腔内淋巴结群及全身骨骼。骨骼转移表现为持续的、剧烈的腰背髓部疼痛及坐骨神经痛,疼痛严重程度可影响预后;淋巴结转移常无明显症状;内脏转移:肝转移表现为肝大、黄疸、肝功能异常;肺转移表现为咳嗽、咯血、呼吸困难等。

（二）体征

早期无明显体征,直肠指检可触及前列腺结节、质硬。

四、辅助检查

（一）直肠指检

直肠指检对诊断具有重要价值,同时有助于前列腺癌的诊断和分期。需要注意前列腺的大小、形态、质地。但由于主观性强,对比性差。直肠指检对小于 0.5 cm 的肿瘤病灶,就难以触及;所以,现在不推荐直肠指检作为前列腺癌筛查方法。

（二）PSA 检查血清

PSA 是目前诊断前列腺癌、评估各种治疗效果和预测预后的一个重要且可靠的肿瘤标记物。直肠指诊异常、影像学检查异常或有临床征象（如骨痛、骨折等）的男性应行 PSA 检查。

（三）影像学检查

1.经直肠超声检查(transrectal ultrasonography,TRUS)

超声检查是前列腺癌影像学检查的首选方法。可初步判断肿瘤的大小。但需注意 TRUS 诊断前列腺癌特异性较低,前列腺低回声病灶需与其他疾病鉴别。

2.CT 和 MRI 检查

CT 和 MRI 对前列腺内癌灶的诊断率均不高,主要用于临床分期,了解邻近组。和器官有无肿瘤侵犯及盆腔内有无肿大淋巴结有关。

3.ECT

放射性核素骨扫描是一种无创伤性检查,可以发现前列腺癌患者的骨转移癌灶。敏感性较高但特异性较差。

4.放射免疫显像

放射免疫显像是以抗肿瘤抗体为载体,以放射性核素为"弹头",对肿瘤原发病灶和/或转移病灶进行显像的技术。

（四）经直肠前列腺穿刺活检

现在基本不采用经直肠前列腺随意穿刺活检,而是在 TRUS 引导下,不仅对明确或可疑病灶进行穿刺,还对前列腺进行分区,以便系统穿刺。检出率受前列腺体积、年龄等影响。

五、治疗原则

前列腺癌治疗方法繁多,具体选用单一治疗还是联合治疗,应根据前列腺癌发展不同阶段来制定个体化治疗方案,同时兼顾患者年龄、全身状况、经济条件、生存意愿等。

（一）局限性前列腺癌治疗方法

1.保守治疗

积极监测和观察等待。延期治疗一般用于预期寿命短于 10 年（Gleason 评分 2～5 分）的前列腺癌患者。

2.根治性前列腺切除术

此方法是治愈局限性前列腺癌（T_1、T_2 期）最有效的方法之一,还可以更加准确地进行肿瘤分期,有利于肿瘤的进一步治疗和随访。

3.放射治疗

采用伽马射线(通常是质子射线)聚焦在前列腺及周围的组织,达到杀灭肿瘤的目的。

(二)进展期及转移性前列腺癌的治疗

1.激素治疗

正常或癌变的前列腺上皮细胞需在雄激素刺激下生长和增殖。在 T_3、T_4 期及转移性前列腺癌以激素治疗为主。

2.根治性前列腺切除术

根治性手术在 T_{3a} 期前列腺癌治疗中占有重要位置。术前或术后辅以激素治疗或放疗。

3.放疗和化疗

放疗是局部进展期前列腺癌患者的根治性治疗手段。转移性前列腺癌行姑息性放疗,也可延长生存时间,提高生活质量。前列腺癌晚期对雄激素治疗不敏感的去势抵抗前列腺癌(castration resistant prostate caner,CRPC),而化疗是 CRPC 的重要治疗手段。

六、临床护理

(一)评估要点

详见膀胱肿瘤的评估要点。

(二)护理诊断/问题

1.营养失调

低于机体需要量,与癌肿消耗,手术创伤,早期骨转移有关。

2.舒适度改变

舒适度改变与手术活动受限有关。

3.睡眠型态紊乱

睡眠型态紊乱与尿频、尿失禁、疼痛有关。

4.自我形象紊乱

自我形象紊乱与手术治疗、尿失禁有关。

5.恐惧、焦虑

恐惧、焦虑与对癌症的恐惧、害怕手术等有关。

6.潜在并发症

出血、感染等。

(三)护理目标

(1)经治疗后肿瘤进展控制,消耗减少,营养状态好转。

(2)患者主诉不适感减轻,舒适度增加。

(3)患者睡眠得到改善。

(4)患者对自我形象有健康、正确的认识。

(5)患者恐惧与焦虑减轻或消除。

(6)如出血、感染未发生或得到及时发现和有效控制。

(四)护理措施

1.改善营养

前列腺癌早期无症状,患者有症状就医时多属中晚期,且多有不同程度的机体消耗。所以应告知患者多食高蛋白、高维生素、适当热量、低脂、易消化、少渣饮食。必要时给予肠内外营养支持。

2.心理护理

多与患者沟通,解释病情,帮患者树立战胜疾病的信心。前列腺癌恶性程度属中等,经有效治疗后疗效尚可,5年生存率较高。针对个体化情况进行个体化的辅导,鼓励患者表达自身感受。

3.并发症的预防及护理

(1)出血的护理:根治手术后有继发出血的可能,严密监测生命体征,若2个小时量超过引出100 mL以上或24小时大于500 mL,提示继发出血,应立即通知医师处理。

(2)预防感染的护理:加强各项基础护理措施,保持切口清洁,若体温升高发现感染迹象时及时通知医师处理。

(五)健康教育

1.康复指导

根据体力适当锻炼,加强营养,保持情绪稳定。避免高脂肪饮食,特别是进食动物脂肪、红色肉类是前列腺癌的危险因素;适当补充维生素D、维生素E、豆类、谷物、蔬菜、水果对预防本病有一定作用。

2.用药指导

雌激素、雌二醇氮芥、放射治疗对抑制前列腺癌的进展有作用,但也有较严重的不良反应,故用药期间应严密观察。

3.定期随诊复查

定期检测PSA可作为判断预后的重要指标。遵医嘱完成放疗、化疗等后续治疗。若有骨痛,应即查骨扫描,确定有骨转移者可加用放射治疗。

(谢明莉)

第十三节 阴 茎 癌

阴茎癌是一种少见的恶性肿瘤,占男性恶性肿瘤的7%。其发病率因地区、宗教、卫生习惯等的不同而差异显著。欧美国家发病率较低,美国的发病率不足1/10万,巴西8.3/10万,乌干达等非洲国家发病率较高。20世纪50年代之前,阴茎癌曾是我国男性泌尿生殖系统常见的恶性肿瘤,新中国成立后随着人民生活水平的提高及卫生条件的改善,阴茎癌的发病率迅速下降。第十八届美国国家综合癌症网络(NCCN)年会推出了新的阴茎癌治疗指南,其原因为,2010年,美国确诊阴茎癌新发病例大约1 250例,相关疾病死亡人数却约为310例;在美国和欧洲阴茎癌病患占恶性肿瘤的0.4%～0.6%。因此,阴茎癌这个罕见的疾病应该得到越来越多的重视。

一、病因

阴茎癌的病因目前仍不明确。阴茎癌多数发生于包茎或包皮过长的患者,新生儿行包皮环切术能有效防止此病。人类乳头瘤病毒(HPV16型及18型)与阴茎癌发病密切相关。除此之外,吸烟、外生殖器疣、阴茎皮疹、阴茎裂伤、性伙伴多及卫生状况不良与阴茎癌的发病可能也有一定的关系。

二、临床表现

阴茎癌早期常隐藏在包皮内而被忽略。初起为丘疹、疣、溃疡或菜花状肿瘤,继而糜烂,边缘硬,不规则,有出血,分泌物有恶臭。疼痛不明显,一般无排尿障碍。虚弱、体重减轻、全身不适通常继发于慢性化脓性感染。极少数的阴茎病变和淋巴结转移会引起大量失血。

三、检查

(一)查体

以此了解病变或可疑病变的范围、肿瘤的位置、肿瘤的数目、病变形态、病变侵犯的程度、病变与尿道海绵体和阴茎海绵体的关系、病变的颜色和边界、阴茎长度。阴茎癌常见腹股沟淋巴结转移。查体时需要重点注意腹股沟淋巴结的大小、数量,是否活动、融合,表面是否有坏死、溃烂。腹股沟淋巴结切除及病理切片是判断有无淋巴结转移的金标准。

(二)人工勃起下超声

人工勃起下超声可提供肿瘤浸润程度的信息。

(三)MRI 和 CT

MRI 和 CT 可提供肿瘤浸润程度的信息及用于评估体重过高患者腹股沟区域情况,并且有助于判断是否合并有盆腔淋巴结转移。

(四)X 线胸片

X 线检查用于怀疑有骨转移的患者。

四、治疗要点

阴茎癌治疗前应进行准确的肿瘤分期和分级,明确肿瘤的浸润范围和所属淋巴结是否转移,然后针对原发病灶、区域淋巴结及转移性疾病,选择适宜的治疗方法。

(一)原发病灶的治疗

1.包皮环切术

对于局限于包皮或阴茎头的早期阴茎癌或深部没有浸润、没有淋巴结转移的 I 期或 T1 期以前的肿瘤可行包皮环切术或局部切除术。

2.阴茎部分切除术

对于 I 期或 II 期肿瘤、局限于阴茎头或阴茎前段,无淋巴结转移者,可行阴茎局部切除术。

3.阴茎全切术

对于浸润性阴茎癌,肿瘤累及阴茎 1/2 以上,若行阴茎部分切除术后不能保留有功能的阴茎残端,则应行阴茎全切除和会阴部尿道重建。对于阴茎部分切除术后复发、原发阴茎体恶性程度高的阴茎癌也应行阴茎全切除术。

(二)区域淋巴结的处理

腹股沟区有无淋巴结转移及其范围是影响阴茎癌患者预后的最重要的因素。该检查结果比肿瘤分级、大体观和原发肿瘤的形态和显微镜的结构更能影响疾病的预后。不同于泌尿系统的其他疾病,阴茎癌的淋巴结转移仅行淋巴结清扫就可以治愈。由于临床发现多数腹股沟肿大淋巴结为炎性,故阴茎癌原发病灶切除后是否行区域淋巴结清扫术仍存在一定争议。

1.腹股沟淋巴结清扫术

包括标准腹股沟淋巴结清扫术和改良式腹股沟淋巴结清扫术两种常见术式。其手术适应证:①阴茎癌原发病灶去除后连续应用抗生素4周,腹股沟肿大淋巴结无明显改善。②腹股沟淋巴结活检组织学或细胞学证实为转移淋巴结。③原发病灶浸润海绵体,肿瘤细胞分化差。④Ⅱ期以上肿瘤,影像学检查怀疑淋巴结转移。

2.髂血管淋巴结清扫术

当腹股沟淋巴结转移时须行髂血管淋巴结清扫术,若证实髂血管淋巴结已转移,则不必行本术式,只行姑息性治疗。切除范围包括主动脉分叉、盆筋膜、髂总动脉和髂外血管鞘及周围淋巴脂肪组织。

(三)其他疗法

1.放疗

放疗用于局部切除的辅助治疗,也可用于晚期肿瘤的姑息性治疗。

2.化疗

阴茎癌对化疗不太敏感,多用于辅助治疗和联合治疗。

五、包皮环切术护理

(一)术前护理

(1)按泌尿外科一般护理常规护理。

(2)皮肤准备。

(二)术后护理

(1)按泌尿外科术后一般护理常规护理。

(2)按局部麻醉护理常规护理。

(3)术后即可进食。

(4)保持伤口敷料干燥,避免交叉感染。

(5)保持舒适卧位。

(三)出院指导

(1)注意休息,保持心情舒畅,避免疲劳,术后半年避免过度活动。

(2)1个月内避免性生活。

(3)禁烟、酒,忌刺激性食物。多饮水,多吃新鲜蔬菜、水果。

(4)注意会阴部清洁卫生,勤换内衣裤,防止逆行感染。

(5)包皮环切术后2~3天,遵医嘱口服己烯雌酚,防止阴茎勃起,影响伤口愈合。

六、阴茎部分切除术或阴茎全切术护理

(一)术前护理

(1)按泌尿外科一般护理常规护理。

(2)肠道及皮肤准备。

(3)心理护理:保护患者隐私。

(4)术前训练患者床上大小便,以免术后频繁下床而引起伤口疼痛和出血。术后3~5天,尽

可能在床上平卧,以减轻阴茎水肿。

(二)术后护理

(1)按泌尿外科术后一般护理常规护理。

(2)局部护理:①以棉垫托起阴茎并使之固定于中立位,或用胶皮手套装上 2/3 容积的水,上面垫上棉垫,使患者感觉舒适,以减轻阴茎水肿引起的疼痛。②使用床上支架,防止盖被压迫阴茎引起疼痛。③水肿消退前禁止下床活动,术后平卧或平侧卧 3～5 天,以利阴茎水肿消退。④术后过于紧张,经常主诉伤口疼痛的患者,必要时遵医嘱给予镇痛剂。⑤保持伤口敷料干燥,避免交叉感染。

(3)心理护理:手术后患者生殖器的完整性遭到破坏,给身心健康带来很大的影响。术后护理过程中应加强沟通,注意保护患者的自尊心,营造良好的休养环境。加强家庭的干预,让家属了解阴茎癌的相关知识,明确负性情绪对机体免疫功能的影响,以正确的态度对待患者,让其感到亲人的关心和照顾。

(4)活动指导:患者卧床期间,指导患者床上翻身活动,防止压疮;双下肢做足背背伸动作,防止深静脉血栓。

(5)并发症的防治。①出血:严密观察有无皮肤瘀斑、皮下血肿或皮肤缝合处有无渗血。②感染:密切观察患者创口有无渗血、积血及尿液感染伤口的情况。遵医嘱定期监测血常规、体温的变化,注意倾听患者主诉。若有不适,给予及时处理。③排尿困难或排尿不畅:可能为尿道外口狭窄,须定期行尿道扩张,严重狭窄可施行尿道外口切开或成形术。

(三)出院指导

(1)注意休息,保持心情舒畅,避免疲劳,术后半年避免过度活动。

(2)3 个月内避免性生活。

(3)禁烟、酒,忌刺激性食物。多饮水,多吃新鲜蔬菜、水果。

(4)注意会阴部清洁卫生,勤换内衣裤,防止逆行性感染。

(5)指导患者观察伤口局部情况和腹股沟有无不断增大的淋巴结,嘱患者定期复查。

七、阴茎全切加腹股沟淋巴结清扫术后护理

(一)术前护理

(1)按泌尿外科一般护理常规护理。

(2)肠道及皮肤准备。

(3)心理护理:保护患者隐私。

(二)术后护理

(1)按泌尿外科术后一般护理常规护理。

(2)管路护理。①导尿管:留置尿管期间(保留尿道者),保持尿管通畅,并妥善固定,避免打折,每天记录尿量,保持会阴部清洁,预防泌尿系统感染。定期更换尿袋。②膀胱造瘘管的护理(尿道切除者):保持通畅,妥善固定,避免打折,定期更换尿袋。③负压引流球的护理:保持引流通畅,并保持负压状态,妥善固定,避免打折,每天记录引流量。注意无菌操作,预防感染。④盆腔引流管的护理:保持引流管通畅,并妥善固定,避免打折,每天记录引流量。定期更换引流袋。注意无菌操作,防止感染。

(3)局部护理:①以棉垫托起阴囊并使之固定于中立位,或用胶皮手套装入 2/3 容积的水,上

面垫上棉垫,使患者感觉舒适,以减轻阴囊水肿引起的疼痛。②使用床上支架,防止盖被压迫伤口引起疼痛。

(4)活动指导:患者绝对卧床3～7天,禁止髋关节外展、内收等活动,以防皮瓣滑动漂浮。协助患者床上轴线翻身,防止压疮;鼓励患者做足背的背伸动作,防止深静脉血栓。

(5)排尿观察:拔除尿管后,观察有无排尿困难,若排尿不畅,可能为尿道外口狭窄,须定期行尿道扩张,严重狭窄可施行尿道外口切开或成形术。

(6)并发症的防治。①皮瓣坏死:严密观察加压包扎伤口处的皮肤颜色、温度,如发现颜色深紫,皮温低,以及时通知医师处理。②阴囊及下肢水肿:卧床期间,抬高双下肢,促进静脉回流,下肢制动时,家属可帮助患者按摩双腿。③伤口感染:注意观察切口有无红肿,皮瓣温度、血运情况。伤口有渗液时及时换药,换药时严格执行无菌操作原则,防止切口感染。注意体温变化,如有发热,以及时通知医师。④深静脉血栓:患者卧床时间较长,并且由于伤口位于腹股沟区域,行动不方便,因此容易引起深静脉血栓,可遵医嘱给予抗凝治疗,并指导患者多适量活动。

(三)出院指导

(1)注意休息,保持心情舒畅,避免疲劳,术后半年避免过度活动。

(2)禁烟、酒,忌刺激性食物。多饮水,多吃新鲜蔬菜、水果。

(3)注意会阴部清洁卫生,勤换内衣裤,防止逆行感染。

(4)定期复查,不适随诊。

(谢明莉)

第十四节　肾　结　核

一、概述

在泌尿系统结核中肾结核最为常见、最早发生,以后由肾脏蔓延至整个泌尿系统。因此肾结核实际上具有代表泌尿系统结核的意义。肾结核多在成年人发生,我国综合统计75%的病例发生在20～40岁,但幼年和老年亦可发生。男性的发病率略高于女性。

二、诊断

(一)症状

1.膀胱刺激征

膀胱刺激症状是肾结核的最重要、最主要也是最早出现的症状。当结核分枝杆菌对膀胱黏膜造成结核性炎症时,患者开始出现尿频,排尿次数在白天和晚上都逐渐增加,可以由每天数次增加到数十次,严重者每小时要排尿数次,直至可出现类似尿失禁现象。75%～80%都有尿频症状。在尿频的同时,可出现尿急、尿痛、排尿不能等待,必须立即排出,难以忍耐。排尿终末时在尿道或耻骨上膀胱区有灼痛感。膀胱病变日趋严重,这些症状也越显著。

2.血尿

血尿是肾结核的第二个重要症状,发生率为70%～80%。一般与尿频、尿急、尿痛等症状同时出现。血尿的来源大多来自膀胱病变,但也可来自肾脏本身。血尿的程度不等,多为轻度的肉眼血尿或为显微镜血尿,但有 3％的病例为明显的肉眼血尿并且是唯一的首发症状。

血尿的出现多数为终末血尿,乃是膀胱的结核性炎症和在排尿时膀胱收缩引起溃疡出血。若血尿来自肾脏,则可为全程血尿。

3.脓尿

由于肾脏和膀胱的结核性炎症,造成组织破坏,尿液中可出现大量脓细胞,同时在尿液内亦可混有干酪样物质,使尿液浑浊不清,严重者呈米汤样脓尿。脓尿的发生率为 20％左右。

4.腰痛

肾脏结核病变严重者可引起结核性脓肾,肾脏体积增大,在腰部存在肿块,出现腰痛。国内资料记载的发生率为 10％。若有对侧肾盂积水,则在对侧可出现腰部症状。少数患者在血块、脓块通过输尿管时可引起肾部绞痛。

5.全身症状

由于肾结核是全身结核病中一个组成部分,因此可以出现一般结核病变的各种症状。如食欲减退、消瘦、乏力、盗汗、低热等,可在肾结核较严重时出现,或因其他器官结核而引起。

6.其他症状

由于肾结核继发于其他器官的结核或者并发其他器官结核,因此可出现一些其他器官结核的症状,如骨结核的冷脓肿,淋巴结核的窦道,肠结核的腹泻、腹痛,尤其是伴发男性生殖道结核时附睾有结节存在。

(二)体征

在体格检查时应注意全身的结核病灶,尤其是男性生殖道,检查前列腺、输精管、附睾有无结节。在泌尿系统方面应检查肾区有无肿块,肋脊角有无叩痛。

(三)检查

1.实验室检查

(1)尿常规:呈酸性尿,含少量蛋白,可见红细胞和白细胞。

(2)尿普通细菌培养:应为阴性,即所谓"无菌性脓尿",需进一步行肾结核的有关检查。

(3)结核分枝杆菌检查。①尿沉渣涂片找抗酸杆菌:连续留 3 次 24 小时尿或晨尿,取沉渣涂片找抗酸杆菌,此方法简单,结果迅速,阳性率可达 50％～70％。②尿结核分枝杆菌培养:阳性率可高达 90％,但常规培养时间长。③尿结核分枝杆菌动物接种:阳性率高达 90％以上,但费时更长,需 8 周才能得到结果。

(4)尿液结核 IgG 抗体测定:阳性率可达 90％,此项检查具有一定的特异性和敏感性。

(5)PCR 检测结核分枝杆菌:具有快速、准确、灵敏度高等特点,但有一定的假阳性表现。

(6)红细胞沉降率:红细胞沉降率加快,据此可了解结核的活动情况。

2.特殊检查

(1)X 线检查:①KUB 可见肾脏输尿管钙化影。②IVU 典型的表现为肾盏破坏,边缘模糊不整如蛀状,严重时形成空洞。如病变纤维化狭窄或完全堵塞时,可见空洞充盈不全或肾盏完全不显影;局限性结核脓肿可使肾盏、肾盂变形或出现压迹;输尿管结核溃疡和狭窄,表现为输尿管僵直、虫蛀样边缘、管腔狭窄呈串珠状。如全肾广泛破坏时,IVU 由于肾功能低下或完全丧失,常表现为不显影。③逆行性尿路造影显示空洞性破坏阴影。

(2)B超、CT检查:对肾结核早期诊断价值不大,但对中晚期病变可显示扩大的肾盏或肾盂呈空洞、钙化样改变,还可观察到肾实质的厚度和肾周围的病变,反映结核破坏的程度。

(3)放射性核素肾图检查:患侧肾破坏严重时,呈无功能低平线。肾结核导致对侧肾积水时,则呈梗阻曲线。

(4)膀胱镜检查:在直视下可见膀胱黏膜充血或结核结节、溃疡,严重者黏膜广泛充血、结构不清,可取活组织检查。晚期膀胱容量太小,不宜做此检查。

(四)诊断要点

(1)青壮年长期进行性尿频和慢性膀胱刺激症状,一般抗炎治疗无效。

(2)脓血尿、尿液中找结核分枝杆菌。

(3)IVU、逆行性尿路造影及膀胱镜等辅助检查。

(五)鉴别诊断

1.慢性肾盂肾炎

尿频、尿急、尿痛等膀胱刺激症状,多呈间歇性发作,时轻时重,而肾结核所致的膀胱炎则是持续性进行性加重,抗菌药物治疗无明显疗效,结合尿液及血清学结核分枝杆菌检查可鉴别。

2.肾或膀胱的肿瘤

主要特点是无痛性间歇性肉眼全程血尿,而肾结核为持续性尿频、尿急、尿痛及终末血尿,结合影像学检查可鉴别。

3.泌尿系统结石

血尿的出现多与患者的活动、疼痛相关联。结合病史,临床症状和影像学检查可鉴别。

4.急性前列腺炎

急性前列腺炎也表现为明显的尿频、尿急、尿痛,伴有发热。但常发病急促,有排尿困难或排尿淋漓,且直肠指检时前列腺有明显压痛。尿和前列腺液中有大量白细胞,用抗生素治疗后症状常迅速减轻。

5.肾积脓

慢性病程肾积脓表现为反复腰痛,常伴盗汗、贫血和消瘦。尿液中有大量脓细胞,但普通细菌培养呈阳性,尿中无抗酸杆菌。CT肾扫描则可显示肾实质中有边缘模糊的混合密度肿块。

三、治疗

(一)药物治疗

诊断肯定、病变范围明确、肾功能及是否存在尿路梗阻等情况已查明的患者应尽早给予抗结核药物治疗。其用药原则为早诊断、早用药、联合运用、持续足够疗程。

1.主要抗结核药物的特点

(1)链霉素(SM):①对细胞外快速生长繁殖的结核分枝杆菌杀灭作用较强,尤其在 pH 为 7.8 时作用最强,pH<6.0 时作用明显降低,故治疗时宜加服碳酸氢钠;②用药稍久(10~15 天)即易产生抗药性,如联合用药可稍改善;③易使病灶倾向纤维化,如病变在排尿系统则易造成局部梗阻,加重病情;④其毒性作用为前庭损害;⑤个别患者可出现过敏性休克,一旦发生,抢救较为困难,亦难以采用皮试预测;⑥用法:每天 1 g 肌内注射连续 30~60 g,后改为每 3 天 1 g,总量达120 g 以上。

(2)异烟肼(INH):①业已证明疗效与血清高峰浓度有关,而与持续浓度无关,故通常采用一次顿服为优;②INH 在细胞内外均可达到 MIC 的 10 倍以上因而可杀死细胞内外结核分枝杆菌;③其神经方面的毒性作用可用较小剂量的维生素 B_6(每天 5～10 mg)加以防止,维生素 B_6 大剂量(每天50 mg)可能中和 INH 的杀菌活性;④INH 与 RFP 合用较 INH 与 EMB 合用时肝功能障碍的发生率虽增加 3 倍,但考虑其疗效非常好,这种配伍仍多采用,在服用过程中要定期复查肝功能;⑤口服后吸收迅速并渗入组织,对纤维化甚至干酪化组织亦可透过;⑥用法:每天 0.38 g顿服。

(3)对氨基水杨酸钠(PAS):①目前似有被 RFP、EMB 取代的趋势;②在每天 8～10 g 剂量下有一定疗效,但此药排泄快,故宜分次用;③单独应用疗效较差,联合应用可加强 Sm 及 INH 抗结核疗效并减少抗药性,故目前皆系联合用药;④可降低 RFP 的效价,不宜与 RFP 合用;⑤对胃肠道有刺激作用,即胃部不适和恶心,有时有腹泻,与碳酸氢钠同服或进餐时服用可减少反应;⑥用法:每天 8～12 g 分 3～4 次口服,静脉滴注 PAS 可以提高血浓度,减轻胃肠道反应,方法是用 5％～10％葡萄糖,将 8～12 g PAS 稀释成 3％～4％的溶液,静脉滴注,在 3～5 小时内滴完,注意避光以防药物分解。药液变色则不能再继续使用。

(4)利福平(RFP):①在细胞内外均有杀菌效力,对静止期细菌也有较强作用,为 INH 所不及,故认为是最有效杀菌剂;②RFP 易与食物中蛋白质结合而降低疗效,故宜空腹服药,半小时后再进食;③使用中很少出现耐药性;④其毒性反应主要有肝脏功能损害和血小板减少症等,因此,在用药时每月需做血谷-丙转氨酶检查和血小板计数;⑤用法:成人体重 50 kg 以下全日量 450 mg,50 kg 以上全日量 600 mg,分 1～2 次空腹服用。

(5)乙胺丁醇(EMB):①它的抗结核作用主要是抑菌,虽然过去主要用于对第一线药物有耐药性的患者,但近年来 EMB 越来越多地被用于初次治疗中,作为 PAS 的替代药物,常与 RFP 配伍;②在疗效上虽然略逊于 PAS,但不良反应较轻,主要可引起球后神经炎,若成人日剂量为 15 mg/kg(一般每天 600～900 mg)可很少有上述不良反应;③用法:一般治疗剂量每天 600～1 200 mg,分 3 次或 1 次服,治疗过程中应定期检查视野和辨色力。

(6)吡嗪酰胺(PZA):①PZA 是一种新用老药,20 世纪 70 年代后,发现口服 PZA 经吸收后产生嗪酸,可杀死深藏在细胞内的顽固菌;②联合应用此药,对巩固治疗、减少复发大有效用,所以 PZA 又得到了再度重视;③PZA 与 RFP、INH 合用可缩短疗程,故亦用于短程化疗;④主要毒性反应是肝脏损害,可引起黄疸、血谷-丙转氨酶升高和高尿酸血症。应定期复查肝功;⑤用法:用量为 500 mg,每天 3 次口服。

除上述药物外,还有卷曲霉素、氨硫脲、卡那霉素等。这类药物的共同点是杀菌力较低或不良反应较大,故仅作候选药物。

选用上述药物时,必须坚持早期、足量、联合、足期和规律用药五项基本原则,才能获得最好的疗效,否则将功亏一篑。

2.配伍方案

(1)异烟肼每天 300 mg;利福平体重＜50 kg 者每天 450 mg,＞50 kg 者每天 600 mg;吡嗪酰胺25 mg/(kg·d),或＜50 kg 者每天 1.5 g,＞50 kg 者每天 2 g。2 个月后停用吡嗪酰胺,再服用异烟肼、利福平 4 个月,总疗程为 6 个月。

(2)异烟肼每天 300～600 mg,利福平每天 0.9 g,乙胺丁醇每天 0.9 g,连用 3 个月后停用乙胺丁醇,再服半年,如尿菌转阴、症状消失,继续服异烟肼 1 年以上。

现提倡药物为早饭前半小时顿服,可使药物在体内达到较高浓度,有较好的消灭结核分枝杆菌和防止耐药菌株产生的作用。用药期间应定期做尿常规、结核分枝杆菌培养、结核分枝杆菌耐药试验及 IVU 检查,以观察疗效。如用药 6～9 个月仍不能控制者应手术治疗。

3.抗结核药物停药标准

(1)全身症状明显改善,红细胞沉降率正常、体温正常。

(2)排尿症状完全消失。

(3)反复多次尿常规检查正常。

(4)尿浓缩法找抗酸杆菌长期多次阴性。

(5)IVU 示病灶稳定或已愈合。

(6)尿结核分枝杆菌培养和动物接种阴性。

(7)全身无其他结核病灶。

(二)手术治疗

手术治疗的病例在手术前后均需配合药物治疗。肾切除前需用药物治疗 11 个月,至少 1 周以上;保留肾组织的手术,如肾病灶清除术、肾部分切除术、肾并发症的修复手术、输尿管梗阻的整形术、膀胱扩大术及膀胱瘘修复术等,术前需用药物治疗 3～6 个月。有急需情况时,方能例外处理。术后应继续药物治疗 1 年以上。

肾结核手术前应对整个泌尿生殖系统做全面检查,了解肾功能情况和并发症,以便拟订一个全面的治疗和手术计划。其手术方式包括肾切除术、肾部分切除术、肾病灶清除术和肾盂、输尿管狭窄整形术。手术方式的选择取决于病变范围、破坏程度和对药物的治疗反应。

1.肾切除术

肾切除术适用于一侧肾结核已遭广泛破坏或已无功能,而对侧肾功能正常的病例。双侧肾结核一侧广泛破坏而另侧病变轻微,足以代偿时,可将重病侧肾切除。钙化无功能肾应切除,如无症状,也可在严密观察下必要时切除。

肾结核发展到晚期,结核病变可以蔓延到肾周围。在 X 线片上外形不清或肾蒂附近有钙化淋巴结阴影时,手术常较困难。对这种病例做肾切除术,应特别注意避免对肾附近脏器的损伤。右侧有可能损伤下腔静脉及十二指肠,左侧应注意脾脏和胰腺,因此在特殊情况下可采用肾包膜下切除术。肾蒂的处理有时也遇到困难,为此必须有良好的手术野显露。

输尿管残端的处理在进行患肾切除时,输尿管亦需切除,但切除的长度需视输尿管的病变程度及范围而定。①输尿管病变范围广泛而严重,如输尿管粗大如指,管壁甚厚,腔内有干酪样组织,估计在肾、输尿管部分切除后,残留在体内的输尿管残端在术后必定会导致重新发病,则应在肾切除的同时一并将输尿管全部切除,直至膀胱入口处。②输尿管病变不严重,术后不会重新致病,则做常规部分切除即可。但应注意,如果输尿管残端的腔内存在结核组织,则会影响肾脏切口的愈合造成切口感染,窦道形成。因此,术中应用碳酸烧灼残端,再以酒精中和,生理盐水清洁,丝线结扎,然后用残端周围的后腹膜脂肪组织覆盖包埋,使残端与肾切口隔开,以减少对肾脏切口的影响。③从去除结核病灶方面考虑,输尿管切除的水平应越低越好,但一般的肾脏切除手术切口,不可能将输尿管全部切除。对于输尿管病变并不严重的病例,残留输尿管的长短关系并不很大;但对于节段病变且管口尚未闭锁的患者,则病肾切除后仍可长期出现下尿路症状和低热,因此需要第二次将残留的输尿管切除。在这种情况下,如在肾切除时将输尿管于较低水平切除,可给第二次手术带来方便。

2.肾部分切除术

肾部分切除术适用于肾结核病灶局限在一极或双肾盂之一。这种手术较复杂,且易发生并发症,近年已很少应用。

3.肾病灶清除术

此手术是药物治疗的补充治疗手段,既可以最大限度保留肾组织,又能使药物治疗发挥最大作用。适用于闭合性的结核性脓肿,与肾盏不相通,有无钙化者均可手术,但病灶与肾盏相通或下尿路有梗阻者不宜做。手术去除脓肿顶部,除尽干枯坏死组织和有结核病变的肾组织,局部放入链霉素,术后伤口引流3~4天。此手术方法简单、安全、出血少。在唯一肾患有结核性脓肿时,切开空洞减压和病灶清除可使受压周围组织恢复功能。空洞与肾盂相通者易形成尿瘘。近年由于X线诊断技术改进,有可能在荧光屏观察下或超声指导下穿刺排脓,代替病灶清除术。

4.肾盂、输尿管狭窄整形术

此手术也是药物治疗的辅助手术。结核病灶引流不畅可影响药物治疗效果,而药物治疗又可以使病灶纤维愈合而加重梗阻。近年来结核病变有狭窄时,在狭窄部位行整形手术。狭窄多数在输尿管下端,肾盂输尿管连接部和中段输尿管狭窄较少见,输尿管下端狭窄可行输尿管膀胱再吻合术。

四、病情观察

(1)观察药物治疗效果,患者膀胱刺激症状有无改善,观察尿常规中RBC、WBC数量变化,晨尿找抗酸杆菌。

(2)观察抗结核药物的不良反应:视力、视野、食欲变化。

(3)观察术后引流情况、患者的生命体征及肺部情况。

五、护理

(一)护理评估

1.致病因素

肾结核多见于20~40岁的青壮年,有结核病史或结核病接触史,常有体弱多病、营养不良、使用免疫抑制药物的经历。

2.身心状况

肾结核的主要表现不在肾而在膀胱。

(1)膀胱刺激征:尿频为肾结核最早出现的症状。

(2)血尿及脓尿,以终末血尿居多,全程肉眼血尿较少见;有不同程度的脓尿,严重者尿呈米汤样或为脓血尿。

(3)肾结核病程长,反复发作,迁延难愈,长期服药导致经济支出大,患者常有焦虑、灰心、厌倦及烦躁。

(4)其他可有消瘦、低热和贫血等结核中毒症状,严重患者可出现腰部肿痛,长期服药可有肝肾功能损害等表现。

3.实验室及其他检查

尿液检查可发现尿蛋白及红细胞、白细胞增多;尿沉渣抗酸染色找结核分枝杆菌,连续3次,可有所发现。无菌条件下取尿做结核分枝杆菌培养,X线平片泌尿系统造影检查,膀胱镜检查等有助于诊断。

（二）护理诊断

主要护理诊断：①营养失调：低于机体需要量；②排尿异常；③执行治疗方案无效。

（三）护理重点

（1）加强营养，给予易消化的高蛋白、高热能、高维生素饮食，避免劳累，充分休息，进行适当户外活动。

（2）说明结核治疗的长期性、严格执行治疗方案的必要性，使患者能正视疾病的存在，树立治病信心，按时按量服药。

（3）注意抗结核药物的毒副反应。

（4）手术前准备工作：加强营养，抗结核药物准备。全肾切除至少需准备2周以上，肾部分切除需3～6个月。术前常规护理工作。

（5）肾结核手术后护理，参照肾损伤护理内容，继续服用抗结核药物3～6个月，以防结核复发。

（谢明莉）

第十五节 库欣综合征

库欣综合征是机体组织长期暴露于异常增高的糖皮质激素中所引起的一系列临床症状和体征。

一、病因

库欣综合征（CS）可分为外源性（医源性）和内源性，其中外源性CS最常见。医源性CS可分为两种类型：促肾上腺皮质激素（ACTH）依赖性和非依赖性。

（一）ACTH依赖型

1.垂体性皮质醇症（Cushing病）

腺垂体的病变使其分泌大量的促肾上腺皮质激素（ACTH），不断刺激肾上腺皮质引起双侧肾上腺皮质增生，分泌大量的皮质类固醇因而产生一系列典型症状。瘤体一般很小，<5 mm者占50%以上。

2.异位ACTH综合征

尚有少数患者是由非垂体的肿瘤产生过多的ACTH所致的库欣综合征，由于此类患者多为晚期恶性肿瘤，表现为消瘦、乏力及肿瘤的特征性表现，病情恶化进展快，而无本病之典型体征。当原发肿瘤为支气管癌、甲状腺髓状癌等进展缓慢的肿瘤时才出现本病典型体征。

（二）ACTH非依赖型

ACTH非依赖型包括肾上腺皮质腺瘤和腺癌，其皮质醇分泌都是自主性的。

（三）外源性皮质醇症

外源性皮质醇症又称假性Cushing综合征，长期应用大量的糖皮质激素或ACTH制剂治疗常引起本症。

二、临床表现

主要症状是由糖皮质激素过多所致,常因疲倦及全身乏力就诊,可发生于任何年龄,男女均可发病,女性较多见。

(一)肥胖

肥胖为本病的特征,多为向心性肥胖,体重增加明显。脂肪堆积于面颊部、肩、背、腹部,形成满月脸、水牛背的特殊体形,四肢相对消瘦。

(二)皮肤表现

皮肤薄而易发生皮下出血,腰、臀及下腹部出现紫纹;由于血量增多,常有多血质外貌,颜面潮红。由于男性激素作用,常有痤疮、脱发及多毛现象。

(三)高血压

高血压发生率仅次于肥胖,通常为持续性的收缩压及舒张压同时升高,常伴有头晕、头痛症状,可并发心、肾损害。

(四)骨质疏松

由于脱钙严重,患者常有腰痛,重症患者可发生病理性骨折、脊柱压缩性骨折等。尿钙排除量增加,易合并尿路结石。

(五)代谢障碍

糖皮质类固醇有对抗胰岛素的作用,可出现糖尿病症状。

(六)性征异常

女患者可有闭经、不孕,80%病例有男性化症状,表现为痤疮、须发丛生、声音低沉、性欲减退等。男性患者可表现为性早熟、阳痿等。

(七)神经症状

神经症状包括失眠、注意力不集中、记忆力减退等。

(八)严重的并发症

严重的并发症包括心力衰竭、严重感染和消化道出血。

三、辅助检查

(一)实验室检查

实验室检查包括血常规、葡萄糖耐量,血、尿皮质醇含量测定等。

(二)影像学检查

1.CT

引起库欣综合征的肾上腺腺瘤,其直径一般都超过 1.5 cm,肾上腺腺癌更大,所以 CT 扫描的确诊率达 100%。

2.B 超

对肾上腺腺瘤的确诊率只有 80% 左右。

3.骨骼系统 X 线检查

库欣综合征者多数有明显的骨质疏松,还可有病理性骨折,常见部位是肋骨和胸腰椎。

四、治疗要点

病因不同,治疗方案迥异,针对病因的手术是一线治疗。CS 治疗的基本内容和目标:原发肿瘤的切除、高皮质醇血症及其并发症应及早有效控制、减少永久性内分泌缺陷或长期的药物替代。

(一)ACTH 依赖性 CS 的治疗

1.垂体肿瘤和异位分泌 ACTH 肿瘤的手术切除

库欣病首选显微镜下经鼻经蝶窦垂体瘤切除术。

2.垂体放疗

垂体放疗为库欣病的二线治疗,推荐用于垂体肿瘤手术无效或复发,并且不能再次手术者。

3.ACTH 靶腺(肾上腺)切除

(1)一般作为治疗 ACTH 依赖性 CS 的最后手段,目的在于快速缓解高皮质醇血症,推荐指征:①库欣病垂体瘤术后复发、放疗及药物治疗失败者。②异位 ACTH 综合征原发肿瘤寻找或切除困难,病情危重(如严重感染、心力衰竭、精神异常)者。③药物治疗控制不满意或要求妊娠者。

(2)推荐腹腔镜肾上腺切除术,根据病情行双侧一期或分期手术。

4.药物治疗

药物分为两类:肾上腺阻断药物(作用于肾上腺)和神经调节药物(作用于垂体水平,抑制 ACTH 的合成)。

(二)ACTH 非依赖性 CS 的治疗

肾上腺原发肿瘤分泌皮质醇的肾上腺腺瘤,推荐腹腔镜肾上腺肿瘤切除术,推荐保留肾上腺。肾上腺皮质癌首选根治性切除。

(三)激素给药的基本原则

(1)术中、手术当日静脉给予氢化可的松。

(2)术前酌情给予地塞米松或醋酸可的松肌内注射。

(3)术后禁食期间,可选择静脉或肌内注射氢化可的松、地塞米松或醋酸可的松,进食后改为泼尼松口服。

(4)皮质激素剂量逐渐递减至停药。遇疾病和生理应激因素或出现肾上腺皮质功能减退症状时,应及时增加原剂量 0.5～1.0 倍,症状明显者静脉给予氢化可的松。

(四)肾上腺危象的处理

术后患者因激素补充不足、感染创伤等因素,可诱发急性肾上腺皮质功能不全,因此,产生一系列肾上腺皮质激素缺乏的急性临床表现,如高热、心率快、胃肠紊乱、神志淡漠、萎靡或躁动不安、谵妄甚至昏迷等,称为肾上腺危象。肾上腺危象的处理:最初 1～2 小时内,迅速静脉滴注氢化可的松 100～200 mg,5～6 小时内达 500～600 mg,第 2～3 天可给予氢化可的松 300 mg,然后每天减少 100 mg。之后逐渐过渡到口服泼尼松。在激素补充期间,患者可能有血压波动和电解质紊乱,应予以补液、应用血管活性药物并纠正电解质紊乱。

五、腹腔镜肾上腺肿瘤切除术护理

(一)术前护理

1.心理护理

关心患者,多与患者沟通,讲解疾病相关知识。针对患者体态和形象的紊乱,耐心讲解病情,告知患者出现这些形象改变,如面部和躯体的肥胖是由于糖皮质激素升高引起,但只要配合治疗,根除疾病后,形象是可以恢复的。

2.监测血压

测量血压每天 4 次,并记录,必要时随时测量。

3.生活指导

患者骨质较疏松,易发生骨折。因此护士应给予患者生活指导。①注意休息,避免劳累。②保持周围环境没有障碍物,以降低受伤的危险程度。③保持地面清洁、干燥,防止滑倒。④如厕或外出检查时有人陪伴。⑤穿防滑的鞋子。

4.用药指导

指导患者按时用药,控制血压。告知患者患病期间,情绪波动及过度活动都会造成血压骤升、头晕,甚至有发生摔倒的危险。

5.监测血糖

对于高血糖患者要定时监测血糖变化,配合医嘱用药,将血糖控制在正常范围内,以免影响术后伤口愈合。

6.皮肤护理

(1)患者皮肤常有痤疮,注意保持皮肤的清洁,避免感染。

(2)保持患者全身皮肤清洁卫生,沐浴或擦澡时,注意动作要轻柔,避免皮肤擦伤,预防皮肤感染。

(3)保持床单位及衣裤的清洁、干燥、平整,保持室内温、湿度适宜。

(4)行术前皮肤准备时,因患者皮肤薄、多毛及有痤疮,要小心剃净切口周围的体毛,避免划破皮肤。

(5)如有伤口,进行伤口冲洗,并更换敷料,严格无菌技术操作。

(6)协助患者修剪指(趾)甲,避免抓破皮肤导致感染。

(二)术后护理

(1)按泌尿外科术后一般护理常规护理。

(2)病情观察:术后 24～72 小时严密监测血压、脉搏、呼吸、体温和神志的变化,预防肾上腺危象、低血压和休克的发生。如有异常,以及时通知医师,遵医嘱给予皮质激素及升压药物。

(3)管路护理:保持会阴部清洁,保持尿管及伤口引流管的通畅。定时观察、记录引流液的颜色、性质、量。告知患者管路位置,并给予妥善固定,告知患者活动时勿牵拉,以预防管路滑脱。

(4)饮食指导:鼓励患者多饮水,保证尿量 2 000～3 000 mL/d 多吃高蛋白、高维生素饮食,防止便秘,勿食用牛奶、豆浆等产气性食物。

(5)活动指导:指导并协助患者早期行床上活动,骶尾部皮肤给予敷料保护,预防压疮的发生。患者第一次下床活动时,护士应陪伴在患者身边,并提前为患者抬高床头,防止直立性低血压的发生,嘱患者活动遵循循序渐进的原则,活动时预防跌倒。

(6)预防感染:保持伤口周围敷料干燥。保持引流袋低于引流平面位置,避免逆行性感染的发生。指导患者有效咳嗽、咳痰,必要时给予雾化吸入,避免肺部感染。

(7)预防下肢静脉血栓的发生:给予患者穿防深静脉血栓弹力袜,并指导患者正确穿脱方法及时间,指导患者进行有效的下肢活动。

(8)皮质激素应用的护理:皮质激素的应用,常依据术前分泌激素量的多少、病程的长短、对侧肾上腺有无功能而定。一般术中静脉输注氢化可的松 100 mg,术后当日 24 小时静脉输注氢化可的松 200～300 mg,第 3～4 天静脉输注氢化可的松 100～150 mg,以后逐渐改为口服。在用药过程中,应严密观察病情,根据病情调整糖皮质激素用量至关重要。若患者出现血压下降、头晕、心悸、出大汗等症状,应立即给予氢化可的松 100 mg 加 5％葡萄糖 500 mL 静脉滴注;如症状未缓解,联合应用升压药,直至病情平稳为止。

(三)出院指导

(1)继续观察血压变化,每天监测血压 1～2 次。监测血糖变化并记录。定期门诊复查。

(2)肾上腺肿瘤切除后,多数患者会出现一段时期的肾上腺皮质功能低下,所以患者出院后应继续口服小剂量泼尼松片,需持续 1～2 个月。患者应遵医嘱逐步减小药量,切忌自行停药,以免发生肾上腺危象。应向患者及家属讲解交代肾上腺危象的临床表现,如出现相关表现应及时就诊。

(3)注意休息,劳逸结合,适当进行散步、慢跑等活动。告知患者骨质疏松将持续存在,应加强自我保护意识,以预防剧烈活动造成骨折。

(4)多吃新鲜水果蔬菜,加强营养,增加机体抵抗力。保持大便通畅。

(吴海燕)

第十六节　肾脏移植

器官移植是临床治疗器官衰竭的重要手段之一,在 20 世纪终于将器官移植这一神话变成了现实。慢性肾衰竭终末期(尿毒症)患者较常见,肾脏移植(简称肾移植)已成为挽救尿毒症患者的常规治疗方法。肾脏移植是指把一个来自供体的健康肾脏以手术方式植入到尿毒症患者的身体内,以代替无功能的肾脏工作,发挥其正常的肾功能。近一个世纪,随着移植外科、移植内科、免疫学、免疫药理学等学科的不断发展,移植肾的成活率大大提高。肾移植成功率(1 年人/肾存活率)也从过去的 50％上升到现在的 96％,甚至近 100％。我国最长的单次肾移植移植肾存活时间近 40 年,但总体长期存活时间仍需提高。

一、病因

各种肾脏疾病最终造成的不可逆转的慢性肾衰竭。

二、临床表现

当肾脏失去代偿功能后,其功能将发生一系列紊乱,临床可出现各种症状。

(一)脱水或水肿

患者因肾浓缩尿液的功能差而先表现出多尿、夜尿等,继而肾功能进一步恶化,出现少尿,以至于无尿,引起水钠潴留造成水肿,引起四肢水肿、腹水、胸腔积液、心包积液,更甚者发生纵隔水肿、左心衰等。

(二)皮肤表现

皮肤失去光泽,干燥、脱屑,严重时会出现皮肤尿毒霜,引起尿毒症性皮炎,患者因觉奇痒而搔抓。

（三）胃肠道症状

胃肠道症状是尿毒症最早和最常见出现的症状。初期出现厌食、腹部不适等，以后逐渐出现恶心、呕吐、腹泻、口有尿臭味、口腔黏膜溃疡等。

（四）造血系统症状

贫血是尿毒症患者必有的症状，除贫血外，还容易出血，如皮下瘀斑、牙龈出血、黑粪等。

（五）呼吸系统症状

慢性肾衰竭尿毒症期患者酸中毒时呼吸慢而深，呼出的气体有尿味，这是由于细菌分解唾液中的尿素形成氨的缘故。

（六）代谢性酸中毒

尿毒症患者都有轻重不等的代谢性酸中毒，患者疲乏软弱、感觉迟钝、呼吸深而长，甚至进入昏迷状态。

（七）钙磷代谢紊乱

患者肾功能障碍，尿磷排出减少，导致血磷升高。磷从肠道排出与钙结合，又限制了钙的吸收，导致低钙血症。高血磷和低血钙引起继发性甲状旁腺功能亢进，导致骨质钙化障碍，患者出现尿毒症性骨病。

（八）低钾血症和高钾血症

当患者出现厌食、腹泻、大量使用利尿剂时会造成低钾血症，表现为全身软弱无力、心律失常等，严重时出现嗜睡甚至昏迷；肾衰竭时引起少尿甚至无尿，引起高钾血症，表现为各种心律失常、心搏骤停等。

（九）精神、神经系统症状

精神萎靡、疲乏、头晕、头痛、记忆力减退、失眠等，部分患者可能出现四肢发麻、皮肤瘙痒，晚期可出现嗜睡、烦躁、谵语、肌肉颤动甚至抽搐、惊厥、昏迷等。

三、治疗要点

目前的治疗主要为患者肾衰竭到达终末期进行血液净化治疗（包括血液透析、腹膜透析、血浆置换、血液滤过）和肾脏移植。

四、肾脏移植术护理

（一）术前护理

（1）按泌尿外科一般护理常规护理。

（2）心理护理：根据患者的心理反应，针对性地给予相应的心理护理。介绍移植手术及相关的治疗方案，列举肾移植术成功案例，必要时可请移植后的患者一起交流，使患者在术前对肾移植及其治疗有一定的的认识，减少对手术的恐惧和不必要的担心，以积极的心态接受和配合手术。

（3）遵医嘱术前给予免疫抑制剂。

（4）严格掌握肾移植禁忌证：全身散在的恶性淋巴肿瘤、顽固性心力衰竭、慢性呼吸衰竭、严重血管病变、进行性肝脏疾病、全身严重感染、活动性结核病、凝血机制紊乱、精神病等。

此外，溃疡病患者，移植前要治愈；陈旧性结核病灶的患者，移植后易激活，要谨慎；乙型肝炎表面抗原阳性患者，如有病毒复制，应列为禁忌。另外，肾移植手术部位（髂窝部）血管硬化无法吻合的患者,也不适宜做肾移植手术治疗;肾脏疾病为急性期者不能做肾移植。

(5)完善相关检查。①配型检查:ABO 血型配型、淋巴毒实验(交叉配型实验)、群体反应性抗体(PRA)、人类白细胞抗原(HLA)。②其他检查:血生化、血常规、尿常规、粪常规、血型、出凝血功能、感染筛查、抗 CMV、EB 病毒等;心电图、超声心动图、腹部 B 超、髂血管彩超、胸片等。

(二)术后护理

1.监测生命体征

术后每小时测量血压、脉搏 1 次,每 4 小时测量中心静脉压 1 次并记录。

2.维持体内内环境平衡

详细记录出入量,尤其要密切监测每小时尿量,并根据尿量、心率、中心静脉压、血压的变化,遵医嘱调节输液速度和补液量,保持出入水量的平衡,以预防心力衰竭。避免因入量不足而引起移植肾灌注不良,继而引起肾功能的延迟恢复。

(1)监测尿量:尿量是反映肾移植功能状况及体液平衡的重要指标。术后 4 天内每小时监测尿量 1 次,随时根据中心静脉压、血压、心率、输液速度分析排尿情况,当尿量每小时少于 100 mL时,以及时与医师沟通处理。

(2)监测引流量:密切观察伤口引流液的颜色、性质、量,观察伤口有无出血及伤口周围敷料渗血情况、淋巴漏或尿外渗,并及时记录。

(3)合理静脉输液:术后当患者尿量比较多时开放两条静脉通道,防止因补液不足造成全身容量不足。

3.饮食指导

患者胃肠功能逐渐恢复后,从半流食开始,逐渐过渡到普食。鼓励患者进食,早期以发酵食物开始,如馒头、面包等。

4.活动指导

为了防止移植肾移位,要求术后卧床 4 天。期间鼓励患者进行床上四肢运动,可以取侧卧位或变换体位,但严禁患者坐起,移植肾脏的部位防止受压。

5.并发症的预防和护理

(1)防治排异反应:由于供、受体之间遗传学上的差异,在移植后必然会产生免疫反应。受体内对移植物产生的免疫反应称为排异反应。只有坚持服用免疫抑制剂,抵抗排异反应,才能稳定新移植肾的功能。预防排异反应的发生,可靠并稳定的血药浓度是其基础。超级、急性排斥反应的预防和护理如下:①准确遵医嘱应用免疫抑制剂,定期监测患者的血药浓度,以了解免疫治疗情况,防止因血药浓度不足而引起排异反应,同时避免因药物浓度过高而引起中毒。②密切观察患者的生命体征、尿量、肾功能及移植肾区局部情况。若患者体温突然升高且持续高热,并出现血压升高、尿量减少、血肌酐上升、移植肾区有胀感、压痛及情绪改变等,应考虑发生急性排斥反应,以及时通知医师,并配合医师处理。③严格遵医嘱应用抗排异反应药物,如泼尼松龙、抗胸腺细胞球蛋白(ATG)等,以及时观察用药疗效。

(2)出血的预防和护理。①加强观察:观察手术切口有无渗血及引流液情况,移植肾区有无肿胀,心率、血压、中心静脉压有无异常,以及时发现患者可能出现的手术伤口或其他部位的出血。②及时处理出血:一旦发现出血征象,如伤口大量渗血、肿胀和/或心率加快、血压及中心静脉压降低,应及时通知医师,并配合医师,进行相应处理。

(3)感染的预防和处理:①给予雾化吸入,雾化吸入后,进行翻身拍背,防止呼吸感染。②口腔护理:每天进行口腔护理,保持口腔清洁,根据患者口腔 pH,选择适合的漱口液,预防口腔感染。③严格病房管理:病房每天通风换气,病室地面和物体表面每天擦拭,每天一次紫外线灯照射消毒,确保病室符合器官移植病房的感染控制规范要求。医护人员进入病室前应洗手、戴口罩。

(4)防止移植肾下移、移植肾血管打折及下肢深静脉血栓:患者术后需卧床 4 天,其目的是防止因大幅度活动造成移植肾位置改变,导致移植肾下移和移植肾血管打折。但卧床的同时,也要鼓励患者在床上积极活动四肢,防止下肢深静脉血栓的发生。

6.心理护理

肾移植术后患者应该培养乐观的人生态度,让患者锻炼自己的意志,尽量避免各种消极情绪。另外鼓励患者合理表达自己的感情,不要将其压抑,也能增进身心健康。让患者学会自我称赞,自我欣赏,坦然面对不良刺激,以保持情绪稳定,心情愉快。

(三)出院指导

教会患者如何自我管理,让患者终身遵医嘱按时服用药物,以延长移植肾寿命,并针对肾移植术后患者特点制订出院后的自我管理方案。肾移植术后患者的特点:慢性肾功能不全(尿毒症)导致的全身各脏器损伤;需终身服用免疫抑制剂、终身定期复查;需要及时发现排异、感染、肿瘤、肾炎的复发或新发;终身低免疫状态。

1.用药指导

嘱患者遵医嘱终身、定时、定量服用抗排斥反应的药物。目前一般采用三联的治疗方案即"他克莫司(FK506)或环孢素(CSA)+麦考酚吗乙酯(MMF)+激素"来抑制排异反应。常用的免疫抑制剂有环孢素(CSA)、他克莫司(FK506)、激素、吗替麦考酚酯(MMF)、西罗莫司(RPM)。告知患者肾移植手术后,终生存在排异反应,可靠的免疫抑制剂是人/肾生存的基础,稳定的血药浓度是人/肾长期存活的关键。如无稳定可靠的免疫抑制剂治疗和血药浓度,就可能会因免疫抑制剂用量少而发生排异,也可能因免疫抑制剂用量过多而发生中毒或感染,或因免疫抑制剂抑制免疫力而发生肿瘤,并加重免疫抑制剂的各种不良反应,因此要根据个体差异摸索出一个可靠、稳定的血药浓度,并依此为依据终生、规律地服用免疫抑制剂,这样才能获得移植肾的长期存活。

(1)环孢素 A 或他克莫司(FK506):易受体内外多种因素影响,血中浓度易发生变化,故应定期复查血药浓度,根据血药浓度由医师调整用药量。他克莫司服药前后均需禁食、禁饮 2 小时,否则影响药物吸收,影响血药浓度,影响疗效。

(2)吗替麦考酚酯(MMF):应定期复查血常规,根据血常规指标变化来调整用药量。

(3)醋酸泼尼松龙(Pred):随着时间的推移遵医嘱逐渐减少药量,最终达到维持量。

(4)禁用提高机体免疫力的免疫增强剂。

(5)因补品能提高机体抵抗力,应忌用,如人参、黄芪、桂圆、西洋参,枸杞等。

(6)谨慎使用抗生素:如万古霉素、喹诺酮类、磺胺类、大环内酯类(如阿奇霉素,可提高 CsA 和 Fk 浓度)、抗真菌药(也能提高药物浓度)。

(7)不得服用任何减肥药,否则会造成药物浓度改变。

2.饮食指导

(1)注意饮食卫生,忌食生冷、熏烤食物,防止腹泻;存于冰箱中的或外买的熟食需重新加热消毒后食用;不食用罐头食品,因其中含有防腐剂。

（2）少食、不食高糖、高脂类饮食,预防糖尿病、高血脂的发生(如动物内脏、各种饮料等)。

（3）忌食辛辣食物以减少对胃肠的刺激(如辣椒、芥末等),禁食易过敏食物,如花粉、蜂王浆、海虾、海蟹、海鱼等海产品。

（4）可食用蛋类、奶制品、豆制品、蘑菇、木耳、青菜、水果、鸡、鸭、猪肉、水牛肉、羊肉等;如血红蛋白过高($14 g/L$ 以上),应减少蛋白质的摄入。

（5）注意饮食的合理搭配,每天不可过多摄入蛋白质,如摄入过多会增加移植肾的负担。

（6）禁止吸烟和饮酒,包括啤酒。

3.日常生活指导

（1）避免情绪激动,保持愉快心情。

（2）注意个人卫生,勤换洗内衣。

（3）宜参加一些有利于身心健康的活动,如养花(绿色植物)、练字、画画、散步等。

（4）不养宠物,如猫、狗、鸟等。

（5）避免强烈日光照射,防止皮肤癌。

（6）不染发、烫发。

（7）尽量避免下蹲动作,以免挤压移植肾,外出时要小心,不要挤压碰撞移植肾部位。

（8）注意保暖,季节交替时要加强预防呼吸道感染,减少外出。

4.病情观察指导

（1）每天记录尿量、血压、体温、体重(晨起、空腹、排尿后),记好病情日记。

（2）学会自我观察移植肾,观察移植肾的软硬度、大小、是否有压痛。

（3）如出现以下情况及时就医:①不明原因的发热。②不明原因的情绪变化。③血压突然升高。④尿量突然减少,出现血尿。⑤不明原因的腹胀,移植肾区不适或疼痛、移植肾增大变硬。⑥四肢关节酸痛。⑦呕吐、腹泻。⑧出现鼻塞、流涕、咳嗽。

5.定期复查

（1）肾移植后,患者各种恶性肿瘤的发病率较普通人群升高,这不仅与患者的年龄、性别、术前所患疾病的种类及病程有关,而且与术后免疫抑制剂的类别及服用时间、某些病原体等密切相关。再者,移植肾能否长期存活,除了取决于移植肾本身的质量及身体的免疫状态外,还取决于患者是否按时服药与复查。复查的主要目的是为了了解移植肾功能情况,了解肝功能情况,适时调整和停用一些药物,监测免疫抑制剂血药浓度,观察免疫抑制剂用量是否充分或不足,从而使移植肾功能保持稳定。

（2）常规复查时间:每周或2周复查1次。

6.加强远期并发症的控制与随访

（1）术后糖尿病及高血糖。①原因:糖尿病是肾移植术后的主要并发症之一,糖尿病的发生与肾衰竭时毒素对胰腺的侵害、糖尿病家族史及年龄、术后使用皮质醇类激素、环孢素及他克莫司对胰腺B细胞有直接的毒性作用导致胰岛素分泌异常等因素有关。②控制措施:患者要控制饮食,减少食量,控制碳水化合物的摄入,严格禁用含糖饮料,严格禁烟禁酒,并适当运动;适当调整免疫抑制剂的用法用量,减少激素的使用,在保证不发生排异的情况下减至最小剂量或停用,但应适当增加吗替麦考酚酯的使用,减少他克莫司或环孢素的使用,并密切观察肾功能的变化;如通过控制饮食、加强运动还不能控制好血糖,应积极用药,如口服降糖药或注射胰岛素等,并积极监测血糖,但应警惕低血糖的发生,尤其是老年患者;控制血糖的同时一定要降压,并控制高血脂和高尿酸,否则糖尿病还易反复发生。

(2)术后高血压。①原因:肾移植患者中高血压发生率约80%,引起高血压的原因与移植前即存在高血压、免疫抑制剂治疗(如环孢素、他克莫司、激素的使用等)、移植肾动脉狭窄有关,也可能与原肾脏病变有关。高血压可导致血管壁弹性降低、动脉壁增厚、管腔狭窄,直接引起动脉收缩痉挛,对移植肾造成损害。②控制标准:理想的血压是≤17.3/10.7 kPa(130/80 mmHg),无并发症的血压应≤18.7/12.0 kPa(140/90 mmHg)。如合并有糖尿病或有蛋白尿者,血压应≤16.7/10.0 kPa(125/75 mmHg),老年人血压≤20.0/12.0 kPa(150/90 mmHg)。高血压治疗指南指出舒张压不可低于8.0 kPa(60 mmHg),舒张压过低更易造成冠状动脉灌注不良,易发生心肌缺血、心肌梗死。③控制措施:患者要有积极的生活态度,保持情绪稳定,生活规律,运动适当,避免钠盐的过多摄入,控制体重,戒烟戒酒,并积极控制高血脂、高尿酸。必要时,可选择联合口服降糖药,以减轻各种药物的不良反应。环孢素和他克莫司易引起血管收缩,如血压高不易控制时,可在严密监测下逐渐减少其用量,同时增加吗替麦考酚酯的使用,这样既可减少环孢素和他克莫司的不良反应,又不影响减少排异反应。

(3)术后高血脂。①原因:肾移植术后,易发生高胆固醇血症,发生率为60%～70%。引起高血脂的原因包括移植前血脂水平异常、免疫抑制剂的使用(如激素、环孢素、他克莫司、西罗莫司)、高脂高胆固醇饮食、糖尿病、肥胖、吸烟、家族史。②不良影响:高脂血症可引起动脉硬化,尤其是动脉粥样硬化,因此高脂血症不仅可引起心脑血管硬化,还可危及移植肾的血管,造成移植肾的功能减退。③控制措施:首先要重视生活习惯的改变,如适当增加运动量,不食用甜食、油炸食物及含糖饮料,饮食粗细搭配,多食新鲜蔬菜等粗纤维食品,限制盐的摄入。通过饮食和运动仍控制不理想者,可在医师的指导下进行他汀类降脂药物治疗,但肝功能异常者慎用,并密切观察其不良反应。

(4)术后高尿酸:高尿酸血症是指肾移植术后血中尿酸高于416 μmol/L,大约80%服用环孢素的患者会发生高尿酸血症,早期发现高尿酸血症可及时采取有效措施:①调节饮食,限制进食富含嘌呤的食物,如动物内脏、骨髓、海鲜等。②避免劳累、受凉、阴湿环境及关节损害等诱因。③多饮水、戒烟酒、保持乐观心情。④必要时服用别嘌醇,因别嘌醇可引起白细胞计数下降,应定期复查血常规。

7.预防上呼吸道感染

肾移植术后为防止排异反应的发生,必须终身服用免疫抑制剂,使患者体内免疫系统功能受到很大压制,机体抵抗力大大下降,很容易发生呼吸道感染,从而出现一系列问题:①治疗上呼吸道感染的药物有可能会影响移植肾功能,或与免疫抑制剂发生相互作用,打破免疫系统平衡,从而引发免疫抑制过度或不足等问题。②上呼吸道感染有可能引起严重的肺部感染,不仅发生病毒感染,还可能合并细菌、真菌感染,严重者甚至危及生命。③引发移植肾排异反应的发生。

五、亲体肾移植供者腹腔镜肾摘取术护理

(一)术前护理

(1)按泌尿外科一般护理常规护理。

(2)心理护理:作为一个健康的个体,经受一次手术并切除一个肾脏,难免会出现畏惧心理。再者,亲属供体有迫切的愿望帮助自己心爱的人恢复健康,但又担心手术及其相关的后遗症给自己的身体带来伤害,会产生焦虑。因此,应该与医师一起共同给予安慰,以消除其畏惧、焦虑心

理。同时,对他们进行仔细的心理评估,详细阐述手术可能带来的不利因素,包括移植失败、各种手术并发症等。

(3)术前一天晚,遵医嘱供体静脉输液 2 000 mL,以保证供者尿量,其目的是确保移植肾的功能恢复。

(二)术后护理

(1)按泌尿外科术后一般护理常规护理。

(2)心理护理:绝大部分供者术后有巨大的成就感,表示如果还有一次捐肾的机会,他们会做同样的选择,但少部分仍会遇到一些心理问题,如面临供肾效果不佳时,会产生受挫感、抑郁等症状,因此要给予相应的心理疏导,消除其不良情绪。

(3)病情观察:见根治性肾切除术相关内容。

(4)管路护理:见根治性肾切除术相关内容。

(5)饮食及活动指导:见根治性肾切除术相关内容。

(三)出院指导

(1)注意休息,适当运动;不宜提重物,避免腰部碰撞。若出现腰酸、胀痛、血尿,应及时就诊。

(2)嘱患者进食优质蛋白,但蛋白摄入量不宜过高,以免增加肾脏负担;嘱患者增加含粗纤维的食物摄入,以保持大便通畅。

(吴海燕)

第十七节 精索静脉曲张

精索静脉曲张患者多为青壮年男性,发病率为 10%～15%,10 岁以下儿童较少见,10 岁以上者随着年龄增长发病率逐渐增高。临床以左侧多见,双侧者达 40%,单纯右侧极少见,这与其解剖学特点有关。精索静脉曲张是引起男性不育的常见原因之一,在男性不育症患者中,精索静脉曲张的发病率明显高于一般人群。

一、病因

(一)原发性精索静脉曲张

由于解剖学因素和发育不良所致。

(二)继发性精索静脉曲张

因腹腔内或腹膜后肿瘤、肾积水或异位血管压迫上行的精索静脉,导致单侧或双侧精索静脉曲张。

二、临床表现

(一)症状

静脉曲张较轻时可无明显不适。如曲张较重,立位时患侧阴囊肿胀,局部坠胀、疼痛感,可向下腹部、腹股沟区或腰部放射,劳累或久站后症状加重,平卧、休息后症状减轻或消失。

（二）体征

立位时一侧阴囊胀大、下垂，可及蚯蚓状曲张的蔓状静脉团；平卧后缩小或消失，再次站立后蔓状静脉团又会出现，以左侧多见。

三、辅助检查

（一）彩色多普勒超声检查

彩色多普勒超声检查可以准确判断精索内静脉血液反流现象，可作为首选检查。

（二）精液分析

对于男性不育者，需行精液常规检查，且至少应行 2 次精液分析。

（三）睾丸体积测量

睾丸体积测量可用来了解睾丸是否受损或是否具备手术指征。目前，B 超检查是测量睾丸大小最为准确的方法。

（四）精索静脉造影

精索静脉造影是一种有创性检查，结果较为可靠。

四、治疗要点

（一）无症状或症状较轻者

常用方法有阴囊托带、穿弹力内裤、局部冷敷等，以降低睾丸温度，减少盆腔及会阴部充血。

（二）手术治疗

手术治疗适用于症状严重或经非手术治疗无效的患者。

1.开放精索内静脉高位结扎术

开放精索内静脉高位结扎术包括经腹膜后和经腹股沟管精索内静脉高位结扎术两种手术方式，较为常用。

2.腹腔镜手术

腹腔镜手术主要适用于行双侧高位结扎术、肥胖、有腹股沟手术史及开放手术术后复发的患者。

3.显微镜下手术

显微镜下手术主要优点在于能够结扎除输精管静脉以外的所有引流静脉，保留动脉、淋巴管及神经，具有损伤小、并发症少、复发率低等特点。

4.精索内静脉栓塞术

精索内静脉栓塞术具有痛苦小，并发症少等特点。因受制于费用及操作技术，该技术在我国仍未广泛开展。

五、显微镜下精索内静脉结扎术护理

（一）术前护理

（1）按泌尿外科一般护理常规护理。

（2）心理护理：由于精索静脉曲张与不育症密切相关，特别是年轻或刚结婚的患者，有沉重的心理负担。此外，因缺乏对疾病和手术治疗的充分认识，担心手术的安全性、有效性、后遗症等，患者的心理压力大。护士应主动与患者进行沟通，讲解尽早手术治疗的必要性，向患者介绍显微

镜手术的优点、可能出现的并发症等,使患者有充分的思想准备,尽量消除患者紧张、焦虑的情绪。

(二)术后护理

(1)按腰硬联合麻醉或腰麻护理常规护理。

(2)病情观察:严密观察患者生命体征的变化。同时,观察患者伤口有无渗血,阴囊有无肿胀,明确有无血肿形成。

(3)饮食指导:术后6小时后,患者如无恶心、呕吐等不适,可恢复正常饮食,但应避免牛奶等产气食物。

(4)活动指导:腰硬联合麻醉及腰麻患者术后平卧6小时后可取半坐卧位,早期可进行肢体的主动活动,尤其是双下肢的伸展和屈曲活动;术后第1天,可下地活动。

(5)并发症的观察。①穿刺孔出血:多为穿刺鞘拔出后压迫作用消失所致,护士要及时观察穿刺处有无渗血,必要时通知医师换药。②阴囊水肿或睾丸鞘膜积液:是术后最常见的并发症,发生率为3%～40%,与精索内静脉伴行的淋巴管在手术过程中受损,导致淋巴液外渗,而静脉已被结扎,回流受阻有关,严重者可发生睾丸鞘膜积液。应密切观察患者阴囊皮肤有无水肿,阴囊水肿不明显者无需处理,可自行消失;严重时,及时通知医师处理。③皮下或阴囊气肿:是腹腔镜手术的特殊并发症,主要是由于气腹建立引起。④其他:术后腰背部痛、睾丸疼痛,可能由于术中过分牵拉精索所致,一般可自行缓解。

(三)出院指导

(1)保持心情舒畅,避免疲劳。术后3个月内避免剧烈活动及重体力劳动,1个月内禁止性生活。

(2)禁烟酒,忌刺激性食物,多饮水,多吃新鲜蔬菜、水果。

(3)注意会阴部卫生,勤换内裤,防止逆行感染。

(4)术后3个月门诊复查,复查前3天充分睡眠,禁欲5天。

(吴海燕)

第九章　骨　科　护　理

第一节　锁　骨　骨　折

一、基础知识

（一）解剖生理

锁骨又名"锁子骨""缺盆骨"，位于胸廓前上部两侧，全骨浅居皮下，桥架于胸骨与肩峰之间，是联系肩胛带与躯干的唯一支架。其骨干较细，内侧 2/3 呈三棱棒形，凸向前，有胸锁乳突肌和胸大肌附着，中外 1/3 交界处是骨折的好发部位。锁骨的功能是支持肩胛骨，使上肢骨与胸廓之间保持一定的距离，从而保证上肢的灵活运动。骨折后，近折端受胸锁乳突肌的牵拉而向上向后移位，远折端因上肢本身重量牵拉而向下移位，又因胸大肌、斜方肌、背阔肌的牵拉而向前向内移位，造成断端重叠（图 9-1）。锁骨骨折可发生于各种年龄，但多见于儿童及青壮年，约有 2/3 为儿童患者，又以幼儿多见。

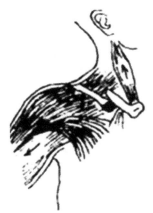

图 9-1　锁骨骨折

（二）病因

直接暴力和间接暴力均可造成锁骨骨折，但多为间接暴力所致。

（三）分类

1.横断骨折

跌倒时肩部外侧或手掌先着地,向上传导的外力经肩锁关节传至锁骨而发生骨折,以斜形或横断形骨折为多。除有重叠移位,内侧段因胸锁乳突肌的牵拉向后上方移位,外侧段则由于上肢的重力和胸大肌、斜方肌、三角肌的牵拉而向前下方移位。

2.青枝骨折

幼儿骨质柔嫩而富有韧性,多发生青枝骨折。

3.粉碎骨折

直接暴力所致者,多因棒打、撞击等外力直接作用于锁骨而造成横断或粉碎骨折。粉碎骨折若严重移位,骨折片向下、向内移位时刺破胸膜或肺尖,可造成气胸、血胸。

（四）临床表现

骨折后局部疼痛、肿胀明显,锁骨上、下窝变浅或消失,骨折处异常隆起,出现功能障碍,患肩下垂并向前、内倾斜。患者常以健手托着患侧肘部,以减轻上肢重力牵拉而引起的疼痛。幼儿如不愿活动上肢,穿衣伸袖时哭闹,提示有锁骨骨折。行 X 线检查,可了解骨折和移位情况。

二、治疗原则

（1）幼儿青枝骨折用三角巾悬吊即可,有移位骨折用"8"字绷带固定1～2周。

（2）少年或成年人有移位骨折,手法复位"8"字石膏固定。手法复位可在局麻下进行。患者坐在木凳上,双手叉腰,肩部外旋后伸挺胸,医师站于背后,一脚踏在凳上,顶在患者肩胛间区,双手握住两肩向后、向外、向上牵拉纠正移位。复位后用纱布棉垫保护腋窝,用绷带缠绕两肩在背后交叉呈"8"字形,然后用石膏绷带同样固定,使两肩固定在高度后伸、外旋和轻度外展位置。固定后即可练习握拳、伸屈肘关节及双手叉腰后伸,卧木板床休息,肩胛区可稍垫高,保持肩部后伸。3周后拆除。锁骨骨折复位并不难,但不易保持位置,愈合后上肢功能无影响,所以临床不强求解剖复位。

（3）锁骨骨折合并神经、血管压迫症状,畸形愈合影响功能,不愈合或少数要求解剖复位者,可切开复位内固定。

三、护理

（一）护理要点

（1）手法复位固定患者,要经常检查固定情况,既保持有效固定,又不能压迫腋窝。若发现患肢有麻木、发凉、运动障碍时,说明固定过紧,压迫血管神经,应及时调整固定。

（2）对粉碎性骨折,不必强行按压碎片使之复位,以防其刺伤肺尖及臂丛神经。对此种类型患者要严密观察呼吸及患肢运动情况,以便及时发现有无气、血胸及神经症状。

（3）术后患者要严密观察伤口渗血及末梢血循、感觉、运动情况,发现问题及时记录并处理。

（4）保持正常固定姿势。复位后,站立时保持挺胸提肩,卧位时应去枕仰卧于硬板床上,两肩胛间垫一窄枕,以使两肩后伸、外展,维持良好的复位位置。局部未加固定的患者,不可随便更换卧位。

（二）护理问题

有肩关节强直的可能。

（三）护理措施

（1）向患者解释功能锻炼的目的是促进气血运行,防止患肢肿胀,避免肩关节僵直,以取得患者配合。

（2）正确适时指导患者功能锻炼。

（四）出院指导

（1）锁骨骨折复位固定后,极少发生骨折不愈合,即使复位稍差,骨折畸形愈合,也不影响上肢功能,应先向患者及家属说明情况。

（2）复位固定后即出院的患者,应告诉其保持正确姿势,早期禁止做肩前屈动作,防止骨折移位。解除外固定出院的患者,应告诉其全面练习肩关节活动的要求:首先分别练习肩关节每个方向的动作,重点练习薄弱方面如肩前屈,活动范围由小到大,次数由少到多,然后进行各方面动作的综合练习,如肩关节环转活动,两臂做"箭步云手"等,不可过于急躁,活动幅度不可过大,力量不可过猛,以免造成软组织损伤。

（3）按时用药,患者出院时将药的名称、剂量、时间、用法、注意事项等,向患者介绍清楚。

（4）饮食调养,骨折早期宜进清淡可口、易消化的半流质饮食或软质饮食;骨折中后期,饮食宜富有营养,增加钙质、胶质和滋补肝肾食品。

（5）注意休息,保持心情愉快,勿急躁。

（王燕燕）

第二节　肱骨干骨折

一、疾病概述

（一）概念

肱骨干骨折是发生在肱骨外髁颈下 1～2 cm 至肱骨髁上 2 cm 段内的骨折。在肱骨干中下 1/3 段后外侧有桡神经沟,此处骨折最容易发生桡神经损伤。

（二）相关病理生理

1.骨折的愈合过程

（1）血肿炎症极化期:在伤后 48～72 小时,血肿在骨折部位形成。由于创伤后,骨骼的血液供应减少,可引起骨坏死。死亡细胞促进成纤维细胞和成骨细胞向骨折部位移行,迅速形成纤维软骨,形成骨的纤维愈合。

（2）原始骨痂形成期:由于血管和细胞的增殖,骨折后的 2～3 周骨折断端的周围形成骨痂。随着愈合的继续,骨痂被塑造成疏松的纤维组织,伸向骨内。常发生在骨折后 3 周至 6 个月内。

（3）骨板形成塑形期:在骨愈合的最后阶段,过多的骨痂被吸收,骨连接完成。随着肢体的负重,骨痂不断得到加强,损伤的骨组织逐渐恢复到损伤前的结构强度和形状。这个过程最早发生在骨折后 6 周,可持续一年。

2.影响愈合的因素

（1）全身因素:如年龄、营养和代谢因素、健康状况。

（2）局部因素：如骨折的类型和数量、骨折部位的血液供应、软组织损伤程度、软组织嵌入及感染等。

（3）治疗方法：如反复多次的手法复位、骨折固定不牢固、过早和不恰当的功能锻炼、治疗操作不当等。

(三)病因与诱因

肱骨干骨折可由直接暴力或间接暴力引起。直接暴力常由外侧打击肱骨干中部,致横行或粉碎性骨折。间接暴力常由手部或肘部着地,外力向上传导,加上身体倾斜所产生的剪式应力所致,多导致中下1/3骨折。

(四)临床表现

1.症状

患侧上臂出现疼痛、肿胀、皮下瘀斑,上肢活动障碍。

2.体征

患侧上臂可见畸形、反常活动、骨摩擦感、骨擦音。若合并桡神经损伤,可出现患侧垂腕畸形、各手指关节不能背伸、拇指不能伸直、前臂旋后障碍、手背桡侧皮肤感觉减退或消失。

(五)辅助检查

X线拍片可确定骨折类型、移位方向。

(六)治疗原则

1.手法复位外固定

在止痛、持续牵引和肌肉放松的情况下复位,复位后可选择石膏或小夹板固定。复位后比较稳定的骨折,可用U形石膏固定。中、下段长斜形或长螺旋形骨折因手法复位后不稳定,可采用上肢悬垂石膏固定,宜采用轻质石膏,以免因重量太大导致骨折端分离。选择小夹板固定者可屈肘90°角位,用三角巾悬吊,成人固定6~8周,儿童固定4~6周。

2.切开复位内固定

在切开直视下复位后用加压钢板螺钉内固定或带锁髓内针固定。内固定可在半年以后取出,若无不适也可不取。

二、护理评估

(一)一般评估

1.健康史

（1）一般情况：了解患者的年龄、职业特点、运动爱好、日常饮食结构、有无酗酒等。

（2）受伤情况：了解患者受伤的原因、部位和时间,受伤时的体位和环境,外力作用的方式、方向与性质,骨折轻重程度及有无合并桡神经损伤,急救处理的过程等。

（3）既往史：重点了解与骨折愈合有关的因素,如患者有无骨折史,有无药物滥用、服用特殊药物及药物过敏史,有无手术史等。

2.生命体征(T、P、R、BP)

按护理常规监测生命体征。

3.患者主诉

受伤的原因、时间、外力方式与性质、骨折轻重程度及有无合并桡神经损伤、受伤时的体位和环境、急救处理的过程等。

4.相关记录

外伤情况及既往史;X线拍片及实验室检查等结果记录。

(二)身体评估

1.术前评估

(1)视诊:患侧上臂出现疼痛、肿胀、皮下瘀斑,可见畸形,若合并桡神经损伤,可出现患侧垂腕畸形。

(2)触诊:患侧有触痛,骨摩擦感或骨擦音,若合并桡神经损伤,手背桡侧皮肤感觉减退或消失。

(3)动诊:可见反常活动;若合并桡神经损伤,各手指关节不能背伸,拇指不能伸直,前臂旋后障碍。

(4)量诊:患肢有无短缩、双侧上肢周径大小、关节活动度。

2.术后评估

(1)视诊:患侧上臂出现肿胀、皮下瘀斑减轻或消退;外固定清洁、干燥,保持有效固定。

(2)触诊:患侧触痛减轻或消退;若合并桡神经损伤者,手背桡侧皮肤感觉改善或恢复正常。

(3)动诊:反常活动消失。若合并桡神经损伤者,各手指关节能背伸,拇指能伸直,前臂旋后正常。

(4)量诊:患肢无短缩、双侧上肢周径大小相等、关节活动度无差异。

(三)心理-社会评估

患者突然受伤骨折,患侧肢体活动障碍,生活自理能力下降,疼痛刺激及外固定的使用,易产生焦虑、紧张及自身形象紊乱等心理变化。

(四)辅助检查阳性结果评估

X线拍片结果确定骨折类型、移位方向。

(五)治疗效果的评估

(1)局部无压痛及纵向叩击痛。

(2)局部无反常活动。

(3)X线拍片显示骨折处有连续骨痂通过,骨折线已模糊。

(4)拆除外固定后,成人上肢能胸前平举1 kg重物持续达1分钟。

(5)连续观察2周骨折处不变形。

三、主要护理诊断(问题)

(一)疼痛

疼痛与骨折、软组织损伤、肌痉挛和水肿有关。

(二)潜在并发症

肌萎缩、关节僵硬。

四、主要护理措施

(一)病情观察与体位护理

1.疼痛护理

及时评估患者疼痛程度,遵医嘱给予止痛药物。

2.体位

用吊带或三角巾将患肢托起，以促进静脉回流，减轻肢体肿胀、疼痛。

（二）饮食护理

指导患者进食高蛋白、高维生素、高热量、高钙和高铁的食物。

（三）生活护理

指导患者进行力所能及的活动，必要时为其提供帮助。

（四）心理护理

向患者和家属解释骨折的愈合是一个循序渐进的过程，充分固定能为骨折断端连接提供良好的条件，正确的功能锻炼可以促进断端生长愈合和患肢功能恢复。

（五）健康教育

1.指导功能锻炼

复位固定后尽早开始手指屈伸活动，并进行上臂肌肉的主动舒缩运动，但禁止做上臂旋转运动。2周后，开始主动的腕、肘关节屈伸活动和肩关节的外展、内收活动，逐渐增加活动量和活动频率。6周后加大活动量，并做肩关节旋转活动，以防肩关节僵硬或萎缩。

2.复查

告知患者若骨折远端肢体肿胀或疼痛明显加重，肢体感觉麻木、肢端发凉，夹板或外固定松动，应立即到医院复查并评估功能恢复情况。

3.安全指导

指导患者及家属评估家庭环境的安全性，妥善放置可能影响患者活动的障碍物。

五、护理效果评估

（1）患者是否主诉骨折部位疼痛减轻或消失，感觉舒适。

（2）患侧肢端能否维持正常的组织灌注，皮肤温度和颜色正常，末梢动脉搏动有力。

（3）能否避免出现肌萎缩、关节僵硬等并发症；一旦发生，能否及时发现和处理。

（4）患者在指导下能否按计划进行有效的功能锻炼，患肢功能恢复情况及有无活动障碍。

（王燕燕）

第三节　股骨粗隆间骨折

股骨粗隆间骨折又名股骨转子间骨折，是老年人常见的低能量损伤。随着社会的老龄化，股骨粗隆间骨折的概率呈上升趋势。髋部是老年骨质疏松性骨折的好发部位，粗隆间骨折患者平均年龄比股骨颈骨折患者高5岁，90％发生于65岁以上老人，70岁以上发病率急剧增加。同时，粗隆间以松质骨为主，骨质疏松使骨小梁微结构破坏，轻微暴力即可造成骨折，骨折后高龄患者长期卧床引起并发症较多，病死率为15％～20％。

一、损伤机制

粗隆间骨折常由间接暴力引起，多数发生于患侧的滑倒摔伤。姿势和步态的紊乱，视力和听力的下降,使用强效镇静药物等使老年人摔倒更为频繁。在交通事故导致的老年人跌倒中,有一些并未发生直接撞击,仅是伤者躲闪机动车时由于协调性差导致的跌倒,这也是造成粗隆间骨折的重要因素。在患者跌倒过程中,转子间区承受了较大的扭转暴力,同时由于软组织不能恰当吸收或传递能量及骨结构强度不足,剩余的能量在粗隆间区释放,造成应力集中区的骨折。由于髂腰肌和臀中小肌的反射性收缩导致大小粗隆骨折并移位。

二、骨折分型

根据骨折部位、骨折线的形状及方向、骨折块的数目等情况,股骨粗隆间骨折的分类方法很多,目前临床广泛应用的分型为埃文斯(Evans)分型和 AO 分型,简单实用,可指导治疗并提示预后。

(一)Evans 分型

Evans 根据骨折线方向将股骨粗隆间骨折分为两种主要类型。Ⅰ型即顺粗隆间骨折,骨折线从小粗隆向上外延伸;Ⅱ型为逆粗隆间骨折,骨折线反斜形,从小粗隆向外下延伸,由于内收肌的牵拉,股骨干有向内侧移位的趋势。其中Ⅰ型 1 度和Ⅰ型 2 度属于稳定型(占 72%),Ⅰ型 3 度、Ⅰ型 4 度和Ⅱ型属于不稳定型(占 28%)。Evans 观察到,稳定复位的关键是修复股骨转子区后内侧皮质的连续性,简单而实用,并有助于对稳定性复位特点的理解,准确地预见股骨转子间骨折解剖复位和穿钉后继发骨折移位的可能性。1975 年,詹森(Jensen)认为 Evans 没有考虑到大小粗隆,随着大小粗隆受累,骨折数的增加,骨折的稳定程度也随之降低,提出改良 Evans分型。Ⅰ型:即顺粗隆间的两部分骨折,ⅠA:骨折无移位;ⅠB:骨折移位。Ⅱ型:顺粗隆间三部分骨折,ⅡA:三部分骨折包括一个游离的大粗隆;ⅡB:三部分骨折包括一个游离的小粗隆。Ⅲ型:包括大小粗隆游离的四部分骨折。

以上各类型骨折中,一类中Ⅰ型与ⅡA型骨折小粗隆上缘骨皮质无压陷者,骨折移位和髋内翻畸形不显著,为稳定骨折,髋内翻的发生率很低。ⅡB 和Ⅲ型小粗隆上缘骨皮质压陷者,多发生移位及髋内翻畸形,为不稳定性骨折。

(二)AO 分型

AO 分型将股骨粗隆间骨折纳入其整体骨折分型系统中,全部为 A 类骨折。

1.A1 型

经转子的简单骨折(两部分),内侧骨皮质仍有良好的支撑,外侧骨皮质保持完好。①沿转子间线;②通过大转子;③通过小转子。

2.A2 型

经转子的粉碎骨折,内侧和后方骨皮质在数个平面上破裂,但外侧骨皮质保持完好。①有一内侧骨折块;②有数块内侧骨折块;③在小转子下延伸超过 1 cm。

3.A3 型

反转子间骨折,外侧骨皮质也有破裂。①斜形;②横行;③粉碎。

三、诊断

股骨粗隆间骨折患者多为老年人,伤后髋部疼痛,不能站立或行走,下肢短缩及外旋畸形明显,为无移位的嵌插骨折或移位较少的稳定骨折,或上述症状比较轻微但无力感明显。检查时可见患侧大粗隆升高,局部可见肿胀及瘀斑,压痛明显;叩击足跟部常引起患处剧烈疼痛。一般来说，在粗隆间骨折局部疼痛和肿胀的程度比股骨颈骨折明显，而前者压痛点多在大粗隆部，后者的压痛点多在腹股沟韧带中点外下方。拍标准的双髋正位和患髋侧位 X 线片，正位时应将患肢牵引内旋，消除外旋所造成的骨折间隙重叠，从而对于骨折线、小粗隆、大粗隆粉碎、移位程度作出正确的判断。同时，健侧正位 X 线片有助于了解正常股骨颈干角、髓腔宽度及骨质疏松情况，为正确选择治疗方法和内固定材料提供依据。侧位 X 线片有助于了解骨折块的移位程度，后侧壁的粉碎程度。一般而言，普通 X 线片即可明确诊断。对于无移位或嵌插骨折，且临床高度怀疑者，可行 CT、MRI 或制动后 2 周复查 X 线片。

四、治疗

股骨粗隆间骨折出血量大，加之多为老年患者，治疗早期应注意贫血及循环状态。还要积极防治压疮、下肢深静脉血栓及呼吸道并发症等，是减少并发症，提高救治水平的关键，并为进一步治疗奠定了基础。在外科治疗中存在两个方面的困难。一是老年或高龄患者，全身健康状况差，往往伴有心脑血管疾病、糖尿病、呼吸功能或肾功能的衰退，以及认知功能障碍等多种或多系统的内科并存症，增加了外科治疗的困难与风险，使治疗过程复杂化，往往需要多科协同处理；二是骨骼组织的退化，骨量减少和骨微结构破坏，使骨的物理强度显著降低，骨折固定的可靠性明显下降，而且假体植入的松动率也增高，骨质疏松性骨折的骨愈合过程相对迟缓。

(一)保守治疗

转子间区局部的肌肉丰富、血供充足，非手术治疗也能使骨折愈合。传统的治疗方法是卧床牵引，可于胫骨结节或股骨髁上骨牵引，维持患肢外展中立位和肢体长度。对于无法耐受牵引的患者可穿"丁"字鞋使患肢维持于外展中立位。应定期测量肢体长度，避免过度牵引及发生短缩、内翻及旋转畸形。牵引期间摄床边 X 线片，如有畸形应及时调整牵引，10 周后应经临床检查与 X 线摄片确定骨折骨性愈合，之后可逐步减轻牵引重量，加强功能锻炼。

尽管随着内固定器械的不断革新及手术技术的提高，越来越趋向于手术治疗，但对于有多种合并症，伴有重要脏器功能不全或衰竭，短期内难以纠正者，或是伤前活动能力很差或长期卧床，已失去负重和行走功能，或存在严重意识障碍者，以及预期生存期不超过 9 个月者，保守治疗仍不失为一种可以选择的治疗方法。但长期卧床牵引有可能引发各种全身性并发症，强化对骨折牵引卧床患者的护理是减少并发症的重要措施。

(二)手术治疗

早期手术固定、早期恢复伤前活动已成为大多数医师的共识，但对于围术期安危、术前评估、手术时机、手术方法的选择及内固定效果等尚存在不同意见。

股骨粗隆间骨折多为高龄、高危者，常合并多种或多系统的内科并存症，最常见为心脑血管疾病、糖尿病、肺或肾功能不全及认知功能障碍等，同时由于骨质疏松，增加了内固定选择、手术抉择的矛盾与危险。对于手术时机、方式的选择需要考虑如下三个因素：伤害控制理念、美国麻醉医师学会(ASA)评估系统的评分及 Evans 分型。在制订手术治疗计划时应该向家属及相关人员反复交代手术的风险及意义。

研究显示，即使是因为程度不重的创伤而接受外科手术治疗的老年人，其术后死亡率和并发症的发生率均显著高于中青年患者，其原因在于各系统器官功能趋于减退，创伤对机体生理状况的影响和发生多器官功能障碍的可能性更大。因此，以伤害控制原则指导老年创伤患者的救治，即在一定的时限内对老年患者进行充分的复苏以恢复创伤后应激障碍，提高手术耐受力，对于减

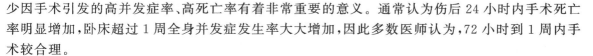

少因手术引发的高并发症率、高死亡率有着非常重要的意义。通常认为伤后 24 小时内手术死亡率明显增加,卧床超过 1 周全身并发症发生率大大增加,因此多数医师认为,72 小时到 1 周内手术较合理。

1.外固定支架类

外固定支架操作简便迅速,可在局麻下进行闭合复位骨折固定,固定后患者可进行早期功能锻炼。艾纯华等使用多功能单臂外固定架治疗股骨粗隆间骨折,认为其有手术切口小、操作简单、手术时间短、并发症少等优点,适用于 Evans Ⅰ、Ⅱ、Ⅲ A 型较稳定的股骨粗隆间骨折,对 Evans Ⅳ 型及逆粗隆间骨折应慎用。刘瑞波等采用的力臂式外固定架,针对顺粗隆间稳定型骨折、顺粗隆间不稳定型骨折、反粗隆间骨折,分别设计有交叉穿针等不同的穿针法。尤其是反粗隆间骨折,因此型骨折穿针困难且不稳定,曾经是外固定器治疗的禁忌,其设计的绞手架式穿针法组成了一个牢固的几何不变体系,能较稳定地维持骨折于良好对位,扩大了外固定架的治疗范围。但外固定架因力学稳定性不如髓外钉板和髓内钉内固定系统,螺钉经过阔筋膜和股外侧肌而阻碍了髋、膝关节的伸屈活动,活动时的牵涉痛和外固定架本身对患者产生的生理压力妨碍了康复锻炼,患肢膝关节都存在不同程度的永久性伸屈受限,且钢钉外露也易合并钉道感染,故多限于在多发伤或全身情况差不能承受其他较大手术的患者中应用。笔者认为非特殊情况,一般不建议使用外固定架治疗。

2.闭合复位空心加压螺丝钉固定

(1)手术适应证:Evans Ⅰ、Ⅱ 型稳定骨折及高龄高危难以耐受常规手术患者,但不适用于 Evans Ⅲ 型大粗隆冠状位骨折、Evans Ⅳ 型粉碎严重的骨折及逆粗隆间骨折。该方法为微创手术,闭合复位,经皮进钉固定,出血少,对髓腔干扰少,手术安全性高,但对骨折的固定强度不及其他手术方法,可早期床上活动,负重活动应推迟,一般在 3 周后酌情开始负重活动。

(2)手术方法。可以选择局麻、硬膜外阻滞或口咽通气道麻醉。在骨科床上牵引复位及 C 形臂电视 X 线机监视下手术,具体方法同空心钉固定股骨颈骨折,其不同点是第 1、2 针的进针点较股骨颈骨折者为低,分别在粗隆顶点下 10~12 cm 处,此乃因粗隆间骨折较股骨颈骨折的部位为低。为加强对远骨折端的固定,需使下位 2 针经过小粗隆内侧骨皮质旁股骨矩,至股骨头压力骨梁中,故进针点较股骨颈骨折者为低,另 1 针在大粗隆下经张力骨梁中入股骨头。3 枚针在头中则前后交叉分布。

3.滑动加压螺钉(DHS)内固定

加压滑动鹅头钉(DHS)又称理查德(Richard)钉,具有加压和滑动双重功能,允许近端粉碎骨折块压缩,使骨折端自动靠拢并获得稳定,对稳定性粗隆间骨折具有早期活动和负重的优点,虽成为股骨粗隆间骨折的常用标准固定方法,但随着髓内固定的不断涌现,DHS 仅限于稳定粗隆间骨折的固定。

4.髓内固定系统

髓内固定系统是目前应用最为广泛的固定方法,由于在临床实践中的不断改进,形成了不同名称的固定系统。最早应用的为伽马(Gamma)带锁髓内钉(Gamma interlocking nail)。Gamma 形钉由三部分组成,近端头颈加压螺丝钉,弯形短髓内针及远端两枚锁钉。头颈加压螺钉尾部呈套筒状,可与髓内针呈 130°交角锁死在髓内针近端孔内,并可随意回缩加压。髓内针长 180 mm,直径 11 mm、12 mm 及 13 mm,髓针近端有接口与近端加压螺钉及远端锁钉的瞄准器相连。缺点是其头钉较为粗大,又只是单枚螺钉,所以抗旋转能力较差,螺钉在股骨头中的切割仍时有发生。为克服这些不足,经改进又出现了股骨近端髓针(PFN)固定。PFN系统在设计上增加了一枚近端的防旋螺钉,使近端固定的稳定性增加,同时远端锁定螺栓距钉尾较远,从而减少了因股骨远端应力集中造成继发骨折的风险,取得了较好的治疗效果。但由于粗隆间骨折多为伴有严重骨质疏松的老年人,即便如此仍时有螺钉切割、近端螺钉松动后退等问题发生,为此,近年来又出现了股骨近端防旋髓针(PFNA)系统。PFNA是在PFN的基础上主要针对老年骨质疏松患者研制而成的股骨粗隆间骨折的新型髓内固定系统,在生物力学方面显示了令人满意的效果。与传统固定方法比较,主要有以下优点:①PFNA固定时只需在打入主钉后在股骨颈打入一枚螺旋刀片,并在远端再打入1枚锁钉即可完成操作。比较Gamma钉和PFN,PFNA操作简便,创伤小,出血少,缩短了手术时间,减少了手术并发症。②打入螺旋刀片的骨质横切片显示的是四边形的骨质隧道,而不是螺钉旋入时的圆形骨髓道,因此有较好的抗旋转作用。另外,由于螺旋刀片可以自动锁定,一旦打入并锁定后,自身不会再旋转,也不会退钉,也防止了股骨头的旋转。③螺旋刀片以压紧松质骨形成钉道,骨量丢失少,明显提高了刀片周围骨质的密度和把持力。④它采用了尽可能长的尖端及凹槽设计,使PFNA插入更方便,并避免了局部应力集中,有效地降低了迟发性股骨干骨折的发病率。

5.人工假体置换术

高龄股骨粗隆间骨折患者普遍存在着骨质疏松,内固定困难,畸形愈合发生率高。有学者认为骨水泥型假体可用于高龄严重骨质疏松患者的不稳定骨折,也可用于骨不连及内固定失效患者。待手术创伤反应后,患者即可负重,并发症的发生率及病死率会明显降低。但也有些学者持反对意见,他们认为,即便是不稳定型和高龄患者,股骨粗隆间骨折也不是人工关节置换的适应证,因为粗隆间骨折很少发生不愈合和股骨头坏死,经其他恰当治疗很容易愈合,很少引起髋关节功能障碍。他们提出,能用自己的关节尽量不用人工关节,因为人工关节置换有许多并发症,这些并发症甚至是灾难性的。适应证的选择应慎重,原则上不宜作为转子间骨折治疗的基本方法。

(三)并发症及处理

1.术后死亡率高

股骨粗隆间骨折发病年龄较股骨颈骨折大5岁,并发症多且重,术后病死率在5%～30%。术后病死率高的原因主要为:股骨粗隆间骨折患者,平均年龄在76岁左右,体质差,并发症多。此外,高龄患者并发症多,以心血管疾病为主,其次为糖尿病、脑血管病,给麻醉、手术及术后处理带来难度。预防方法:必须严格掌握手术适应证,应该按以下标准选择手术。①心脏功能:心肌梗死,病情稳定至少3个月;心功能衰竭,病情稳定超过6个月;无严重的心律失常,心律失常低于6次/分;伤前可步行上楼。②肺功能:屏气时间大于30秒;吹蜡距离大于50 cm;无咳痰,哮喘,气促;动脉血气,PO_2大于8.0 kPa(60 mmHg),PCO_2大于6.0 kPa(45 mmHg),FVT1小于70%。③高血压:血压小于21.3/12.0 kPa(160/90 mmHg),有脑缺血、脑栓塞时,病情稳定超过6个月。④肾功能:尿蛋白小于++,尿量大于1 mL/(kg·h),BUN小于80 mmol/L。⑤肝功能:转氨酶浓度不超过正常值的一倍。⑥糖尿病:空腹血糖小于8.0 mmol/L。此标准一般病例能顺利渡过手术关。⑦选择创伤小的手术和经皮穿针内固定。

2.内固定物失效发生髋内翻

内固定物失效,导致股骨粗隆间骨折发生髋内翻畸形愈合或不愈合。内固定成功取决于稳定的骨连接,牢固把持骨折远近端固定能力又取决于骨折类型、固定器械设计,固定器械正确使用、骨质疏松的程度及术后合理功能锻炼。

（1）内固定物失效原因与骨折类型有关。在稳定骨折中，后内侧支撑完好或轻度粉碎，骨折块塌陷极小，变位或重建内侧皮质的接触良好，骨折可获稳定，则发生内固定失败少，髋内翻发生率低。相反，在不稳定骨折中，后内侧有大块游离骨块，后方粉碎，骨折复位后，仍极不稳定，要依靠内固定支撑维持，易造成内固定失效及髋内翻发生，约占粗隆间骨折80%。

（2）内固定物失效与内固定设计及操作不正确有关。①髓内式固定系统：术中及术后继发股骨骨折是髓内钉手术主要的并发症，此骨折以发生在钉尖部位的股骨骨折为特征。原因主要是钉体和骨质弹性模量不一，固定后如果髓内钉的位置不在正中，很容易在钉尖部位形成应力集中，再加上老年人骨质疏松，一定暴力即可造成此部位骨折。造成近端锁钉固定后位置不在正中有两个原因：一是主钉入口位置选择不当，二是骨折复位不良。另外，加压螺钉穿出股骨头或加压螺钉位置不佳造成髋内翻畸形，多由技术及经验不足所造成。②空心钉固定：空心钉固定发生并发症的原因主要为术中钉位不佳、适应证选择不当及术后早期负重。老年患者的髋内翻畸形，一般无需治疗。对青壮年，髋内翻畸形严重者，可行粗隆楔形外展截骨术，术后选择滑动加压螺钉或髓内钉系统内固定。对极少见的股骨粗隆间骨折不愈合者，可采用内移、外翻截骨治疗——粗隆间截骨，使股骨干内移，近端骨块外翻位固定，骨折线周围植骨。

3.内固定失效的预防

（1）正确选择治疗方法：治疗者应了解当前各种内固定系统的适应证，应当根据患者年龄、骨折类型、骨质疏松情况及全身情况合理选择，如滑动加压螺纹钉更适合于年轻、髓腔狭窄患者，髓内固定系统适于髓腔粗大的骨质疏松患者，空心钉内固定更适于高龄、全身情况差、不宜大手术者。有限内固定加上手术后根据稳定性选择适当的处理措施，可以有效减少并发症发生。及时适宜的手术治疗有利于并存病及并发症的控制及护理康复。

（2）正确掌握各种内固定置入技术：各种内固定发生并发症的原因，除自身设计结构不合理外，多由操作技术及经验不足引起，为避免并发症的出现，应当注意各自内固定置入特点及方法。例如，滑动加压螺钉治疗应注意：螺钉应尽量置于压力和张力骨小梁的交汇处，形成股骨头中心松质骨致密区；螺钉尖最好位于软骨下5 mm；对于骨质疏松者，只能允许部分负重。Gamma钉置入应注意：正确选择Gamma钉入口，以梨状窝稍低为宜；安放髓内针时用手逐渐转动推入，切忌锤击；加压螺钉位置正确，防止钉从股骨头穿出或靠近股骨头上部钻入，如果位置不佳，患者下地要晚；骨折愈合后尽早拔钉；远端只锁一枚锁钉；合理负重，骨质疏松者，3～4周床上活动，4周后部分负重。

无论采取何种内固定方法，绝大多数患者需要闭合复位或半闭合复位。麻醉后，将患者放置于专门的骨折牵引床上，双下肢通过足部支架牢固固定。健侧肢体外展牵引，患肢内旋内收牵引，透视复位。如果内侧或后侧有裂纹或重叠，可进一步调整牵引或内外旋患肢位置达到标准复位。

五、术前护理（术前教育）

股骨粗隆间骨折切开复位（髓内钉或钢板）内固定术作为一类对机体产生较大创伤的手术，可能会给患者带来身心压力。有研究证实，术前的患者教育可以减少患者焦虑水平，提高患者的手术预后。术前为患者提供关于术后第一年康复的教育课程，可以有效改善患者对术后第一年康复目标的预期，因此，术前的患者教育不仅要关注手术治疗，还应该帮助患者解决其对术后康复和预后的现实期望问题。荟萃(Meta)分析发现,术前教育对减少择期手术患者术前焦虑有一定的益处,但对术后焦虑水平、住院时间、首次启动的下床活动项目时间(包括下床站立、上下台阶等)、术后疼痛、并发症及患者满意度无显著影响,这与科克伦(Cochrane)的一项系统综述结果一致,尤其是疼痛、关节功能和住院时间。结果显示,若术前教育仅仅聚焦在生物医学模式下的解剖学、病理解剖学及手术操作的内容,其缓解术后疼痛的效果是有限的,术前教育内容应该以增加患者的疼痛知识为目标,这对于缓解术后疼痛更为有效。

术前教育可能是有效的辅助措施,尤其是对伴有抑郁、焦虑或过度期望的患者。临床实践中,有条件的医疗机构应该考虑为择期性行髋、膝关节置换术的患者提供术前教育干预,并根据患者不同的生理、心理和社会需求分层实施,纳入工作流程,这样可以减少患者心理压力,有可能缩短术后平均住院时间。术前教育应关注以下问题。

(1)为患者实施合理的术前评估,明确患者个性化的需求,有效识别任何可能的禁忌证或应急方案,为患者制订合理的预后目标。

(2)在尽可能的情况下,向患者介绍手术,以征得患者同意。

(3)术前教育应该由多学科团队提供,其中应纳入物理治疗师、护士及心理学家。

(4)术前教育内容应该涵盖:①发放患者教育手册,通过邮寄、网络等方式于术前发放给患者。②可以制作20～50分钟的患者术前教育视频。③术前教育内容应该纳入住院时间、术后预期效果、出院标准、饮食及可选择的康复医院等。④有专业人员针对患者手册或视频向患者提供口头解释。⑤有条件者由物理治疗师演示其中的康复训练项目。⑥介绍病房环境、演示病房设施的使用,有条件者提供营养师咨询和社工服务。⑦有条件者由物理治疗师提供个性化咨询服务。

六、术后护理

(一)体位及生命体征监测管理

1.硬膜外或脊椎麻醉

去枕平卧6小时,测血压、脉搏1/2小时×4直至平稳,必要时吸氧。

2.全麻

垫枕平卧6小时,未清醒者头偏向一侧,遵医嘱测血压、脉搏至平稳,吸氧。

术后6小时可进食,摇高床头5°～10°,以利于改善患者呼吸,有呕吐患者头偏于一侧,防止反流。患肢给予膝下垫软枕,高于心脏水平20°～30°,有利于患肢静脉回流,减少患肢肢端静脉回流不畅,易并发肢体肿胀及下肢静脉栓塞疾病。

(二)导尿管优化管理

有研究报道,下肢骨折的老年患者安置尿管应预防术后尿潴留,但术后应尽早拔除,不应超过24小时。发生术后尿潴留应该选用间歇性导尿,而不应该应用持续性导尿,膀胱容量安全的上限为800 mL。

1.早期拔除导尿管的评估

若存在以下情况,可适当延长导尿管留置时间。

(1)术前存在尿路感染、尿失禁、前列腺疾病等泌尿系统疾病史患者。

(2)有脊髓损伤的患者。

(3)存在不稳定性胸腰椎骨折或骨盆骨折需要严格固定体位者。

（4）存在意识或精神方面障碍。

（5）女性患者抬臀活动不良且暂时无下床指征者。

（6）患者不愿意早期拔除。

（7）存在其他禁忌因素。

2.早期拔除导尿管常规

（1）无禁忌者，尽早拔除，常规于术后第一天晨6:00拔除导尿管。

（2）拔管前无须夹闭导尿管，除非存在脊髓损伤。

（3）延长留置导尿管的患者每天评估并班班交接。

（4）延长留置导尿管的患者每天常规提醒医师是否可以拔除导尿管。

（5）存在前列腺病史者，拔管前必要时准备1粒盐酸坦索罗辛，并告知患者有尿意时服用，服用后继续饮水。

（6）置管前疑有尿路感染的患者，积极治疗原发病。

（7）尿失禁患者若不存在尾骶部或会阴部的开放性伤口或Ⅲ、Ⅳ期的压力性溃疡，遵循患者意愿宜应尽早拔除。

（三）功能锻炼

术后有效的功能锻炼对于改善关节功能，提高健康相关的生活质量至关重要。有相关循证护理研究指出，患者手术第1天可进行股四头肌等长收缩训练，保持10秒，放松5秒后，每天150~300次，每天可分3~4次分次进行。术后第2天可重复第1天的练习内容，并鼓励患者足、踝、膝关节主动运动，运用CPM机进行髋、膝关节被动功能锻炼。术后第3~5天指导患者进行仰卧位主动屈、伸髋膝，末端保持10秒放松5秒后重复20~60次。同时加强肌肉按摩，根据患者体质、骨质量复位和固定好坏、移位骨折、骨质指数按早活动、晚负重原则进行锻炼。术后3周起嘱患者加强等长收缩，由被动变主动，先将床头摇起45°~60°，后练习坐位，上下床及患肢不负重站立练习，每天80~100次。患者的术后康复（包括主动和被动的膝关节活动，股四头肌力量练习和功能性训练）中，尚无证据显示每天两次的住院物理治疗（每天40分钟），比每天一次的物理治疗（每天20分钟）存在优势。该项证据来源于一项高质量的随机对照研究。另一项关于术后康复的系统综述显示，对于类似的治疗方案，包括日常活动、训练、床椅转移等，每天两次物理治疗和每天一次的康复效果进行比较，术后3天的功能状态有统计学差异，但无临床统计学差异，术后6天后差异消失。在患者急性康复期间，每天一次的物理治疗对于获得积极的术后结局是足够的。目前尚无足够证据显示，CPM能够改善患者结局指标。

（四）出院随访

股骨粗隆间骨折切开复位（髓内钉或钢板）内固定术术后患者出院后继续进行有效的镇痛、静脉血栓栓塞症（VTE）预防、功能锻炼可促进加速康复。患者术后可以选择到康复医院、社区医院或回家进行康复锻炼。研究表明，回家进行康复锻炼对关节功能的恢复尤为重要，且可减少医疗费用。出院后训练的范围和类型仍然存在争议。患者术后3个月能够达到与健康人群类似的生活质量水平，而在术后12个月超过健康人群的生活质量水平。术后3个月的健康状况调查简表（SF-36）和自我通报的躯体功能比健康人群低，但是术后12个月达到健康人群水平。出院后的深静脉血栓形成（DVT）发生率与住院期间相当，出院后继续应用抗凝血药对预防出院后DVT尤为重要。

（1）根据患者情况选择到康复医院、社区医院或回家进行功能康复。

（2）出院后继续应用抗凝血药预防 VTE。

（3）出院后有疼痛者应继续口服镇痛药,睡眠障碍者服用镇静催眠药,继续功能锻炼。

（4）定期随访、指导康复,进行效果评价。

（5）跌倒是股骨粗隆间骨折切开复位(髓内钉或钢板)内固定术患者术后再入院的常见原因之一。术后跌倒最常发生在 1 个月内,这与患者的特征相关,与平均住院日缩短无关。减少术后跌倒的干预措施应该在手术后的第一个 30 天内进行。

七、主要护理问题

（一）疼痛

疼痛与骨折和外伤有关。

（二）躯体移动障碍

躯体移动障碍与骨折和疼痛有关。

（三）便秘

便秘与长期卧床有关。

（四）有皮肤完整性受损的危险

皮肤完整性受损的危险与长期卧床循环改变有关。

（五）知识缺乏

知识缺乏与缺乏功能锻炼相关知识有关。

（六）潜在的并发症

并发症有深静脉血栓的形成、尿路感染、肺部感染等。

（王燕燕）

第四节　胫腓骨干骨折

一、概述

胫骨和股骨一样,是承重的重要骨骼。胫骨位于皮下,前方的胫骨嵴是进行骨折后手法复位的重要标志。胫骨干横切面呈三菱形,在中、下 1/3 交界处变成四边形,三菱形和四边形交界处是骨折的好发部位。

胫腓骨干骨折在全身骨折中约占 9.45％,10 岁以下儿童尤为多见。

胫腓骨干骨折的治疗虽较容易,且多无明显的功能障碍,但如果处理不当,可能出现感染、迟缓愈合或不愈合等并发症,甚至有截肢的严重后果,因此对胫腓骨干骨折应认真处理。

二、病因

胫腓骨干骨折可由直接暴力和间接暴力引起,由于胫腓骨较表浅,以直接暴力为主。

（一）直接暴力

胫腓骨干骨折以重物打击、踢伤、撞击伤或车轮碾轧伤等多见,暴力多来自小腿的外前侧,骨折线多呈横断形或短斜形,巨大暴力或交通事故伤多为粉碎性骨折。因胫骨前面位于皮下,所以骨折端穿破皮肤的可能性极大,肌肉被挫伤的机会较多。

(二)间接暴力

间接暴力为由高处坠下,旋转暴力扭伤或滑倒等所致的骨折,特点是骨折线多呈斜形或螺旋形,腓骨骨折线较胫骨骨折线高。儿童胫腓骨骨折遭受的外力一般较小,加上儿童骨皮质韧性较大,可为青枝骨折。

三、临床表现

(1)胫腓骨骨折多为外伤所致,如撞伤、压伤、扭伤或高处坠落伤等。伤肢疼痛并出现肿胀、畸形等。小腿疼痛,肿胀活动受限,有骨擦音,肢体成角、旋转畸形。重要的是要及时发现骨折合并的胫前后动静脉和腓总神经的损伤。检查时应将足背动脉的搏动、足部感觉、踝关节及蹞趾能否背屈活动作为常规记录。对局部损伤比较严重的挤压伤、开放性骨折及曾有较长时间扎止血带及包扎过紧的伤员,要特别注意观察伤肢有无进行性的肿胀,尤以肌肉丰富处为著,如已发生皮肤紧张、发亮、发凉、起水疱、肌肉发硬、打不出足背动脉、肢体颜色发绀或苍白等,都是骨筋膜室综合征的表现,应及时紧急处理。

(2)体征正常情况下,足趾内缘、内踝和髌骨内缘应在同一直线上,胫腓骨折如发生移位,则此正常关系丧失。对小儿骨折,由于胫骨骨膜较厚,骨折后常仍能站立,卧位时膝关节也能活动,局部可能肿胀不明显,即临床体征不明显。如小腿局部有明显压痛时,要拍摄 X 线照片,注意不能漏诊。

四、辅助检查

(一)影像学检查

目前临床对胫腓骨骨折的检查仍然以物理检查和普通 X 线照片为主,如发现在胫骨下 1/3 有长斜形或螺旋骨折或胫腓骨折有明显移位时,一定要注意腓骨上端有无骨折,为此一定要加拍全长的胫腓骨 X 线照片,否则容易漏诊。

(二)血管造影

疑血管损伤时,可做下肢血管造影,以明确诊断。

(三)数字减影血管造影或超声血管诊断仪

这两种方法可以检查小腿外伤性血管断裂或栓塞。超声血管诊断仪是一种无创伤性检查,临床正在逐步普及应用。

五、治疗原则

胫腓骨骨干骨折的治疗目的是矫正成角、旋转畸形,恢复胫骨上、下关节面的平行关系,恢复肢体长度。

(一)保守治疗

(1)无移位的胫腓骨干骨折采用小夹板或石膏固定,有移位的横形或短斜形骨折采用手法复位,并用小夹板或石膏固定,固定期应注意夹板和石膏的松紧度,并定时行 X 线检查,发现移位应随时进行夹板调整,或重新石膏固定,6～8 周可扶拐负重行走。

(2)不稳定的胫腓骨干双骨折可采用跟骨结节牵引,克服短缩畸形后,施行手法复位,小夹板固定,牵引中注意观察肢体长度,避免牵引过度而导致骨不愈合。6周后,取消牵引,改用小腿功能支架固定,后行石膏固定,可下地负重行走。

(二)手术治疗

在以下情况时,采用切开复位内固定不稳定的胫腓骨干双骨折,如手法复位失败、严重粉碎性骨折或双段骨折、污染不重,受伤时间较短的开放性骨折。

胫腓骨骨折一般骨性愈合期较长,长时间的石膏外固定,对膝、踝关节的功能必然造成影响,目前采用开放复位内固定者日渐增多。

1.螺丝钉内固定

斜形或螺旋骨折,可采用螺丝钉内固定,于开放复位后,用1~2枚螺丝钉在骨折部固定,用以维持骨折对位。

2.钢板螺丝固定

斜形、横断或粉碎性骨折均可适用钢板螺丝固定。由于胫骨前内侧皮肤及皮下组织较薄,因此钢板最好放在胫骨外侧、胫前肌的深面,以加压钢板固定,骨折愈合相对增快,膝、踝关节不受影响。

3.交锁髓内钉固定

胫骨干的解剖特点是骨髓腔较宽,上下两端均为关节面。交锁髓钉打入不受到限制,可控制旋转外力。可以有效地控制侧向、旋转和成角移位,术后不需外固定。膝、踝关节功能不受影响,骨折愈合期明显缩短。对多段骨折以髓内钉固定,可防止成角畸形,亦取得较好效果。

4.外固定架

有皮肤严重损伤的胫腓骨骨折,外固定架可使骨折得到确实固定,并便于观察和处理软组织损伤;另一优点是膝、踝关节运动不受影响,甚至可带支架起床行走,因此近年来应用较多。

六、常见护理诊断/问题

(一)疼痛

疼痛与骨折创伤、外固定过紧、伤口感染等有关。

(二)部分生活自理能力缺陷

自理能力缺陷与牵引、手术等长期不能下床有关。

(三)潜在并发症

并发症有深静脉血栓形成、骨筋膜室综合征。

(四)焦虑

焦虑与突然的创伤刺激、肢体功能障碍、对手术的恐惧有关。

七、护理措施

(一)患者的皮肤准备与配合

(1)首先用肥皂、清水为患者进行局部清洁,然后使用碘酒、酒精消毒术区。操作过程中可能会引起疼痛等不适,但为了保持术区的无菌性,避免术后感染的发生,指导患者予以配合。

(2)保护好患肢的皮肤,避免蚊虫叮咬或抓挠,以免皮肤破损感染,影响手术时间。

(3)术晨,为患者做好会阴部清洁,为术中导尿做准备。

（二）术后功能锻炼方法

1.股四头肌等长收缩

指导患者平卧,双腿自然伸直。将大腿肌肉绷紧,做时可将手放置在大腿上,感到大腿肌肉绷紧鼓起就达到目的。绷紧肌肉 5 秒,再放松 2 秒,每次 5～15 分钟,每天 3 次,以不感觉疲劳为宜。

2.踝关节屈伸活动

让患者平卧,伸直下肢,自然放松,然后做背伸动作,背伸时一定要达到最大限度;然后做跖屈动作,跖屈也要达到最大限度;如此反复进行,背伸 5 秒,跖屈 5 秒,每次 5～15 分钟,每天 3 次。

3.床上髋、膝关节屈伸活动

让患者平卧,患肢自然平放在床面上,足跟不离床面,屈髋屈膝收缩下肢,再伸直膝关节,缓慢、匀速反复进行,逐渐增加屈髋屈膝的角度。

4.髌骨被动活动

每天向左右两侧推动髌骨,防止髌骨与关节面粘连。

（三）胫腓骨骨干骨折术后的并发症和观察与护理

1.骨筋膜室综合征

骨筋膜室综合征最常发生于小腿,特别是胫骨中 1/3 段骨折。临床表现为持续性剧烈疼痛且进行性加重,被动牵拉时引起剧烈疼痛,应足够重视,并向患者及家属宣教。

2.血管神经损伤

(1)腓总神经损伤:如出现踝关节背伸无力或小腿前外侧、足背部皮肤感觉异常等早期症状,以及时通知医师。

(2)胫前、后动脉损伤:注意观察足背动脉、胫后动脉搏动及末梢血运情况。

3.感染

应密切观察体温变化和局部切口情况,以及早发现感染。

（四）胸闷、呼吸困难、患肢肿胀疼痛加重的护理

术后长期卧床的并发症是下肢深静脉血栓,表现为下肢肿胀、疼痛,且逐渐加重,主要是由于术后活动少、血液回流不畅等。当栓子脱落会引起肺栓塞,可能出现胸闷、气短、呼吸困难等情况。因此,要指导患者加强床上活动,积极配合功能锻炼。告知患者如有以上状况,以及时通知医护人员。

（五）便秘的护理

(1)保证充足的饮水,每天饮水量 2 000～2 500 mL,多吃水果蔬菜。没有糖尿病的患者每天早晨喝一杯蜂蜜水以促进肠蠕动。

(2)加强床上活动,遵医嘱适当离床活动。养成定时排便的习惯。

(3)定时以肚脐为中心,自右向左环形按摩腹部,指腹轻压肛门后端也可促进排便。

（六）术后功能锻炼的护理

(1)足趾、踝关节屈伸活动,股四头肌等长收缩,髌骨被动活动及髋、膝关节屈伸等,循序渐进。

(2)在锻炼患肢的同时,指导患者做双上肢、健侧肢体的肌群肌力练习,防止失用性萎缩。

(3)指导患者床上活动,遵医嘱扶拐杖或助行器离床活动。

（七）患者使用拐杖的指导

（1）拐杖顶端与腋窝的距离为 2～3 cm，手握住横杆，使手肘关节屈曲 20°～30°。身体保持直立或向前微倾，臀部不要后翘，拐杖放在足的前外侧，与健足呈倒三角。持拐的力量主要是双手，而不是靠腋窝支撑，否则易造成臂丛神经麻痹。

（2）行走时身体直立，体重放于健肢，双拐与患肢同步前行，移动健肢跟进。

（3）上楼时，健先患后，即健肢先上，拐杖与患肢留在原阶。下楼时，患先健后，即患肢和拐杖先下，再走健肢。

八、离床活动的注意事项

（1）根据骨折情况及内置物的不同，离床时间需要严格遵守医嘱，并使用拐杖或助行器辅助。

（2）一般来讲，术后 1～2 天拔除引流管后，患肢可不负重离床，4～8 周患肢部分负重，12 周后根据复查情况决定是否可以完全负重。

（3）首次离床活动，可能会出现头痛、恶心、无力等直立性低血压症状，与长期卧床有关，应站立 2 分钟，适应后再行走，行走距离逐渐增加。随着下床次数的增多，这些症状将逐渐消失。

九、出院后注意事项

（一）休息与活动

注意休息，遵医嘱功能锻炼，包括患肢的足趾、踝、膝关节屈伸活动及股四头肌等长收缩，循序渐进，以不疲劳为宜。术后 2 周内，以肌肉等长收缩运动为主。术后 2 周，可配合简单的器械辅助锻炼，逐渐增加运动范围和运动强度。后期，增加关节活动范围和肌力训练。

（二）饮食指导

进食高蛋白、高纤维、富含钙及丰富维生素的食物，如全麦制品、绿叶蔬菜、牛奶、蛋类等。

（三）用药指导

遵医嘱按时按量服用有预防血栓及消肿功效的口服药，指导患者注意观察药物的胃肠道等不良反应。

（四）提高自护能力

（1）保持床铺平整干燥，避免坐位时间过长，使用便器时不可硬塞硬拉，保护受压部位等，以预防压疮的发生。

（2）离床活动时注意跌倒防护，如注意地面积水、夜间照明、穿防滑鞋等。

（3）定期门诊随诊。若出现患肢肿胀，疼痛加重，体温升高，局部红、肿、热、痛等症状，应及时就诊。

（王燕燕）

第五节　颈　椎　病

颈椎病指因颈椎间盘本身退变及其继发性改变刺激或压迫相邻脊髓、神经、血管和食管等组织引起相应的症状或体征。依次以 $C_{5\sim6}$、$C_{4\sim5}$、$C_{6\sim7}$ 为好发部位，以中老年人、男性多见。

一、病因与发病机制

(一)颈椎间盘退行性变

颈椎间盘退行性变是颈椎病发生和发展中最基本的原因。

颈椎是脊椎骨中体积最小、活动度最大的椎体,很容易引起退行性变。退变导致椎间盘生物力学性能改变,继而纤维环的胶原纤维变性、出现裂隙。在外力作用下髓核可从此裂隙向后方突出。由于纤维环血运缺乏和生物力学改变,断裂的纤维难以愈合,使髓核的营养发生障碍。同时,椎间盘高度下降,颈椎出现不稳,形成凸向椎体前方或凸向椎管内的骨赘。逐渐累及软骨下骨产生创伤性关节炎,引起颈痛和颈椎运动受限。在椎间盘、椎骨退变的基础上,连接颈椎的前/后纵韧带、黄韧带及项韧带发生松弛使颈椎失去稳定性,逐渐增生、肥厚,特别当前纵韧带及黄韧带增生时,椎管和椎间孔容积变小。颈椎间盘退变进展到一定程度,就会影响脊髓、神经和椎动脉等,产生相应的症状。

(二)颈椎骨慢性劳损

长期的屈颈工作姿势和不良的睡眠姿势导致颈椎骨慢性劳损。而慢性劳损是颈椎关节退行性变的主要原因。

(三)发育性颈椎椎管狭窄

颈椎先天性椎管狭窄者更易发生退变,而产生临床症状和体征。

(四)其他因素

颈椎外伤、运动型损伤、交通意外等都可引起颈椎病。

二、分型

根据受压部位和临床表现分为以下几种。

(一)神经根型颈椎病

此类型占颈椎病的 $50\%\sim60\%$,是最常见类型。本型主要由颈椎间盘向后外侧突出,钩椎关节或椎间关节增生、肥大,刺激或压迫神经根有关。

(二)脊髓型颈椎病

此类型占颈椎病的 $10\%\sim15\%$。颈椎退变致中央后突之髓核、椎体后缘骨赘、增生肥厚的黄韧带及钙化的后纵韧带等压迫脊髓,为颈椎病诸型中症状最严重的类型。

(三)椎动脉型颈椎病

此类型由于颈椎退变机械性与颈椎节段性不稳定因素,致使椎动脉受到刺激或压迫。

(四)交感神经型颈椎病

本型发病机制尚不明确,可能和颈椎各种结构病变刺激或压迫颈椎旁的交感神经节后纤维有关。

三、临床表现

(一)神经根型颈椎病

(1)神经干性痛或神经丛性痛:神经末梢受到刺激时,出现颈痛和颈部僵硬。病变累及神经根时,则有明显的颈痛和上肢痛。患者表现为颈肩痛、前臂桡侧痛、手的桡侧三指痛。

(2)感觉障碍、感觉减弱和感觉过敏等。上肢有沉重感,可有皮肤麻木或过敏等感觉。

(3)神经支配区的肌力减退、肌萎缩,以大小鱼际和骨间肌为明显。压头试验阳性,表现为颈痛并向患侧手臂放射等诱发根性疼痛。

(二)脊髓型颈椎病

(1)颈痛不明显,主要表现为手足无力、麻木,双手持物不稳,握力减退,手不能做精细活动。走路不稳,有足踩棉花感。胸腹部有紧束感。后期可出现大小便功能障碍。

(2)体征:上、下肢感觉、运动和括约肌功能障碍,肌力减弱,四肢腱反射活跃,而腹壁反射、提睾反射、肛门反射减弱甚至消失。霍夫曼(Hoffmann)征、巴宾斯基(Babinski)征、髌阵挛、踝阵挛等阳性。

(三)椎动脉型颈椎病

此类型表现为一过性脑或脊髓缺血症状,如头痛、眩晕、听力减退、视力障碍、语言不清、猝倒等。头部活动时可诱发或加重,体位改变或血供恢复后症状可缓解。椎动脉周围的交感神经纤维受压后,也可出现自主神经症状。

(四)交感神经型颈椎病

交感型颈椎病多与长期低头、伏案工作有关,体征较少,症状较多,表现为颈痛、头痛头晕,面部或躯干麻木发凉、痛觉迟钝、无汗或多汗,眼睛干涩或流泪,瞳孔扩大或缩小,听力减退,视力障碍或失眠,记忆力减退,也可以表现为血压不稳定、心悸、心律失常、胃肠功能减退等症状。

四、实验室及其他检查

临床诊断必须依据临床表现结合影像学检查,而不能单独依靠影像学诊断作为诊断颈椎病的依据。

(一)X 线检查

X 线可示颈椎曲度改变,生理前凸减小、消失或反常,椎间隙狭窄,椎体后缘骨赘形成,椎间孔狭窄,动力位过伸、过屈位摄片可示颈椎节段性不稳定。表现为在颈椎过伸和过屈位时椎间位移距离大于 3 mm,颈椎管测量狭窄,矢状径小于 13 mm。

(二)CT 检查

CT 可示颈椎间盘突出,颈椎管矢状径变小,黄韧带肥厚,硬膜间隙脂肪消失,脊髓受压。

(三)MRI 检查

T_2 像示硬膜囊间隙消失,椎间盘呈低信号,脊髓受压或脊髓内出现高信号区。T_1 像示椎间盘向椎管内突入等。

五、治疗要点

(一)非手术治疗

椎动脉型、神经根型和交感型颈椎病一般能经非手术治疗而治愈。

(1)颈椎牵引:临床常用的是枕颌带牵引,取坐位或卧位,头微屈,牵引重量 3~5 kg,每天 2~3 次,每次 20~30 分钟。也可行持续牵引,每天 6~8 小时,2 周为 1 个疗程。脊髓型一般不采用此方法。

(2)理疗按摩:可以改善局部血循环,减轻肌痉挛,次数不宜过多,手法不宜过重,脊髓型颈椎病不宜采用推拿按摩。

(3)改善不良工作体位和保持良好的睡眠姿势。

（4）可以对症服用复方丹参片和硫酸软骨素等。

（二）手术治疗

经保守治疗半年后效果不明显,影响到正常生活和工作,神经根性疼痛剧烈,保守治疗无效,上肢一些肌肉无力萎缩,经保守治疗后仍有发展趋势者,则应采取手术治疗。

对于脊髓型颈椎病,应在确诊后及时手术治疗。根据颈椎病变情况可选择颈椎前路手术、前外侧手术和后路手术。手术包括切除压迫脊髓、神经的组织,行颈椎融合术,以增加颈椎的稳定性。

六、护理评估

（一）术前评估

1.一般情况

（1）一般资料:性别、年龄、职业等。

（2）既往史:有无颈肩部急、慢性损伤史和肩部长期固定史,以往的治疗方法和效果。

（3）家族史:家中有无类似病史。

2.身体状况

（1）局部:疼痛的部位和性质,诱发及加重的因素,缓解疼痛的措施及效果,有无四肢的感觉、活动、肌力及躯干的紧束感。

（2）全身:意识状态和生命体征,生活能力,有无大小便失禁。

（3）辅助检查:患者的各项检查有无阳性发现。

3.心理-社会状况

观察患者的情绪,了解其对疾病的认知程度及对手术的了解程度。评估患者的家庭支持系统对患者的支持帮助能力等。

（二）术后评估

1.手术情况

麻醉方式、手术名称、术中情况、引流管的数量和位置等。

2.身体状况

动态评估生命体征、伤口情况及引流液颜色、性状、量。评估患者有无排尿困难和尿潴留,有无并发症发生的征象等。

七、常见护理诊断/问题

（一）低效性呼吸形态

低效性呼吸形态与颈髓水肿、术后颈部水肿有关。

（二）有受伤害的危险

受伤害与肢体无力及眩晕有关。

（三）潜在并发症

并发症有术后出血、脊髓神经损伤。

（四）躯体功能活动障碍

躯体功能活动障碍与颈肩痛及活动受限有关。

八、护理目标

(1)患者呼吸正常、有效。

(2)患者安全、无眩晕和意外发生。

(3)术后出血、脊髓神经损伤等并发症得到有效预防或及时发现和处理。

(4)患者肢体感觉和活动能力逐渐恢复正常。

九、护理要点

(一)病情观察

重点观察患者有无眩晕、头痛、耳鸣、视物模糊、猝倒、颈肩痛、肢体萎缩等症状,以及患者的工作姿势、休息姿势。

(二)非手术治疗的护理

1.病情观察

观察患者颈部及上肢是否有麻木、压痛,活动是否受限。牵引过程中保持牵引的有效性,观察有无头晕、心悸、恶心等症状,如发现上述症状及时调整牵引。

2.心理护理

颈椎病病程缓慢,治疗过程漫长,并且没有特效药物。应鼓励患者说出内心感受,积极解答其提出的问题,增加信心,消除焦虑、悲观的心理。

(三)手术护理

1.术前护理

(1)心理护理:向患者介绍手术全过程,指导患者调节情绪、缓解焦虑以配合医师手术。

(2)拟行颈椎后路手术的患者,术中需要俯卧时间较长,因此要在术前进行体位训练,以适应术中卧位。拟行颈椎前路手术的患者,为适应术中牵拉气管,可做正确、系统的气管推移训练。

(3)训练床上大小便。

(4)进行深呼吸及有效咳嗽训练,防止术后肺不张、坠积性肺炎的发生。

2.术后护理

(1)密切观察生命体征的变化,尤其是呼吸功能,以及时发现因颈椎前路手术牵拉气管后产生黏膜水肿、呼吸困难。

(2)术后搬动患者时保持颈部平直,切忌扭转,术后患者平卧位,维持脊柱平直,颈肩两侧沙袋固定。颈部垫软枕,保持颈部稍前屈的生理弯曲。

(3)观察伤口敷料渗血情况,引流液的颜色、性质、量,准确记录。发现切口肿胀、发音改变、呼吸困难,要迅速配合医师拆开缝线、清除血肿。如症状不缓解可行气管切开。

(四)健康指导

对于非手术治疗患者,嘱保持正确的工作姿势,经常变换体位。卧床休息时选择高低合适的枕头,以保持脊椎的生理弯曲。根据患者情况行肢体的主动和被动活动。增强肌肉的力量,防止肌肉萎缩和关节僵硬。对手术患者在术后第1天可指导进行上、下肢的小关节主、被动功能锻炼。术后2~3天可进行上肢的抓握训练,下肢的屈伸训练。术后3~5天可带颈托下床活动。颈围固定要延续到术后3~4个月,逐步解除固定。注意寒冷季节保暖。

十、护理评价

通过治疗,患者是否:①维持正常、有效的呼吸;②未发生意外伤害,能陈述预防受伤的方法;③未发生并发症,若发生得到及时处理和护理;④患者肢体感觉和活动能力逐渐恢复正常。

(王燕燕)

第六节　腰椎间盘突出症

腰椎间盘突出症指由于腰椎间盘变性、纤维环破裂、髓核突出致使相邻的组织神经受到压迫或刺激而引起的一种临床综合征。发病年龄多在20~50岁,男性多见。

一、病因与发病机制

随年龄增长,纤维环和髓核水分减少,弹性降低,椎间盘变薄,易于脱出,因此腰椎间盘退行病变是腰椎间盘突出症的基本病因。腰椎间盘大约从18岁就开始发生退变,腰椎间盘在脊柱的负重与运动中承受强大力量,致使腰椎间盘发生力学、生物化学的一些改变。腰椎间盘突出诱发因素有以下几点。

(一)损伤

损伤是引起腰椎间盘突出的重要原因,在儿童与青少年期的损伤与椎间盘突出的发病密切相关。如投掷铁饼或标枪时,脊柱轻度负荷时躯干快速旋转,纤维环可水平破裂,椎间盘突出。

(二)遗传因素

腰椎间盘突出症家族发病也有报道,印第安人、因纽特人和非洲黑人发病率较低。

(三)妊娠

妊娠期间整个韧带系统处于松弛状态,腰骶部又要承受大于平时的重力,加上后纵韧带松弛,增加了椎间盘膨出的机会。

(四)职业

职业与腰椎间盘突出症也有密切关系,如驾驶员长期处于坐位和颠簸状态,重体力劳动者和举重运动员因过度负荷可造成椎间盘病变。

二、病理生理

椎间盘由髓核、纤维环和软骨终板构成。在日常生活工作中,椎间盘承受了人体大部分重量,劳损程度严重。椎间盘血液供应不丰富,营养物质不易渗透。另外,随着年龄增长,椎间盘中蛋白多糖、硫酸软骨素、Ⅱ型胶原含量明显下降,极易发生退行性变。

腰椎间盘突出分为四种病理类型。

(一)椎间盘膨出型

椎间盘纤维环部分破裂,呈环状凸起,表面完整无断裂,均匀性地向椎管内膨出,可压迫神经根。

（二）椎间盘突出型

椎间盘纤维环断裂,髓核突向纤维环薄弱处或突入椎管,到达后纵韧带前方,引起临床症状。

（三）椎间盘脱出型

椎间盘纤维环完全破裂,髓核突出到后纵韧带下抵达硬膜外间隙,突出的髓核可位于神经根内侧、外侧或椎管前方。

（四）游离型

椎间盘纤维环完全破裂,髓核碎块穿过后纵韧带,游离于椎管内或位于相邻椎间隙平面,有马尾神经或神经根受压的表现。

三、临床表现

（一）症状

(1)腰腿痛是椎间盘突出的主要症状,咳嗽、喷嚏、排便等造成腹压增高时疼痛加重。腰椎间盘突出症 95% 发生在 $L_{4\sim5}$ 或 $L_5\sim S_1$,多有腰痛和坐骨神经痛。疼痛常为放射性神经根性痛,$L_{4\sim5}$ 突出时,疼痛沿大腿后外侧经腘窝、小腿外侧到足背及踇趾,$L_5\sim S_1$ 突出时,疼痛沿大腿后侧,经腘窝到小腿后侧、足背外侧。患者常取弯腰、屈髋、屈膝位。不能长距离步行。

(2)麻木:当椎间盘突出刺激了本体感觉和触觉纤维,可仅出现下肢麻木而不疼痛,麻木区为受累神经支配区。

(3)马尾神经受压症状多见于中央型腰椎间盘突出症。纤维环和髓核组织突出压迫马尾神经,出现左右交替的坐骨神经痛和会阴区的麻木感,大小便和性功能障碍。

(4)间歇性跛行:由于受压,神经根充血、水肿、炎性反应,患者长距离行走时,出现腰背痛或患侧下肢痛或麻木感加重,取蹲位或坐位休息后症状可缓解,再行走症状又出现,称为间歇性跛行。由于老年人腰椎间盘突出多伴腰椎管狭窄,易引起间歇性跛行。

(5)肌瘫痪:神经根受压时间长、压力大时神经麻痹,肌瘫痪,表现为足下垂或足踇屈无力。

（二）体征

(1)脊柱变形和腰椎运动受限。腰椎前凸减小、消失或反常,常出现腰椎侧凸,腰椎各方向的活动度都会受到影响而减低。以前屈受限最为明显,因腰椎前屈时,促使更多的髓核物质从破裂的纤维环向后方突出,加重了对神经根的压迫。

(2)压痛:在病变间隙的棘突旁有不同程度的压痛,疼痛可向同侧臀部和下肢放射,放射性的压痛点对腰椎间盘突出症有诊断和定位价值,压痛点在 $L_{4\sim5}$ 椎间盘较明显。

(3)感觉、肌力与腱反射改变。感觉障碍按受累神经根所支配的区域分布,可表现为主观和客观的麻木。受累神经根所支配的肌肉,有不同程度的肌萎缩与肌力减退。膝反射、跟腱反射减弱或消失。

（三）特殊体征

(1)直腿抬高试验和加强试验:检查时,患者仰卧,患肢轻度内收、内旋位,膝关节伸直,抬高患肢,出现坐骨神经痛时为直腿抬高试验阳性;将患肢直腿抬高直到出现坐骨神经痛,然后将抬高的肢体稍降低,使其放射痛消失,然后再突然被动屈曲踝关节,出现坐骨神经放射痛为加强试验阳性。

(2)健肢抬高试验:患者仰卧,直腿抬高健侧肢体时,患侧出现坐骨神经痛者为阳性。

(3)股神经牵拉试验:患者俯卧位,患肢膝关节完全伸直,检查者上提患肢使髋关节处于过伸位,出现大腿前方疼痛者为阳性。

四、实验室及其他检查

(一)X 线检查

腰椎间盘突出症患者,部分患者腰椎平片可示正常,部分患者腰椎正位片可示腰椎侧弯;侧位片腰椎生理前凸变小或消失,甚至反常,病变椎间隙宽度失去规律性。X 线检查对腰椎间盘突出症的诊断和鉴别诊断有重要参考价值。

(二)CT 检查

CT 诊断椎间盘突出,除观察椎间盘对神经的影响外,还能判断出椎间盘是否突出及突出的程度和范围。

(三)MRI 检查

通过不同层面的矢状像及椎间盘的轴位像,可以观察腰椎间盘突出的部位、类型、变性程度、神经根受压情况。MRI 检查对诊断椎间盘突出有重要意义。

五、诊断要点

影像学检查是诊断腰椎间盘突出症不可缺少的手段,可与临床表现相结合作出正确诊断。

六、治疗要点

(一)非手术治疗

非手术治疗适宜初次发作经休息后症状明显缓解,影像学检查病变不严重者。

(1)卧床休息:卧硬板床休息可以减少椎间盘承受的压力,减轻临床症状,是基本的治疗方法。一般卧床 3~4 周就能缓解症状。

(2)牵引:可使腰椎间隙增大,后纵韧带紧张,纤维环外层纤维张力减低,利于突出的髓核部分还纳。一般采用骨盆牵引,牵引重量 7~15 kg,抬高床脚做反牵引,每天 2 次,每次 1~2 小时,持续 10~15 天。

(3)理疗按摩:适宜发病早期的患者,局部按摩和热疗可增加血液循环,缓解肌痉挛,但中央型椎间盘突出者不宜进行推拿按摩。

(4)药物治疗:可减轻神经根无菌性炎性水肿,以消除腰腿痛。镇痛药物常用非甾体抗炎药,如阿司匹林、布洛芬等,硬膜外注射类固醇和麻醉药物,可起到消炎止痛作用。常用的硬膜外注射药物有醋酸泼尼松龙 75 mg、2%利多卡因 4~6 mL,每周注射一次,共 3~4 周。髓核化学溶解法是将胶原蛋白酶注入椎间盘内,以溶解髓核和纤维环,使其内压降低或突出髓核缩小。

(二)手术治疗

有 10%~20%的腰椎间盘突出症患者需手术治疗,其适应证有腰椎间盘突出症病史大于半年,症状或马尾神经损伤严重,经过保守治疗无效;腰椎间盘突出症并有腰椎椎管狭窄。治疗方法有后路经椎板间髓核切除术、经腹膜后椎间盘前路切除术、经皮髓核切除术、脊柱植骨融合术等。

七、护理评估

(一)术前评估

1.一般情况

(1)一般资料:性别、年龄、职业、营养状况、生活自理能力,压疮、跌倒/坠床的危险性评分。

（2）既往史：有无先天性的椎间盘疾病、既往有无腰外伤、慢性损伤史，是否做过腰部手术。

（3）外伤史：评估患者有无急性腰扭伤或损伤史，询问受伤时患者的体位、受伤后的症状和腰痛的特点和程度，有无采取制动和治疗措施。

2.身体状况

（1）症状：疼痛的部位和性质，诱发及加重的因素，缓解疼痛的措施及效果，本次疼痛发作后的治疗情况。

（2）体征：评估下肢的感觉、运动和反射情况，患者行走的姿势、步态，有无大小便失禁现象。

（3）辅助检查：患者的各项检查有无阳性发现。

3.心理-社会状况

观察患者的情绪，了解其对疾病的认知程度及对手术的了解程度。评估患者的家庭支持系统对患者的支持帮助能力等。

（二）术后评估

1.手术情况

麻醉方式、手术名称、术中情况、引流管的数量和位置等。

2.身体状况

动态评估患者生命体征、伤口情况及引流液颜色、性状、量。评估患者有无排尿困难和尿潴留，下肢感觉运动功能，有无并发症发生的征象等。

八、常见护理诊断/问题

（一）慢性疼痛

慢性疼痛与椎间盘突出压迫神经、肌肉痉挛及术后切开疼痛有关。

（二）躯体活动障碍

躯体活动障碍与疼痛、牵引或手术有关。

（三）潜在并发症

脑脊液漏、神经根粘连等。

九、护理目标

（1）患者疼痛减轻或消失。

（2）患者能够使用适当的辅助器具增加活动范围。

（3）患者未发生并发症，或发生并发症能够及时发现和处理。

十、护理要点

（一）非手术护理

（1）心理护理：腰腿疼痛会影响患者正常生理功能，给患者带来极大的痛苦。所以要倾听患者的倾诉，正确疏导，消除其疑虑。

（2）卧床休息：急性期绝对卧硬板床休息3～4周，症状缓解后可戴腰围下床活动。

（3）保持正确睡眠姿势：枕头高度适宜，仰卧位时腰部、膝部垫软枕使其保持一定曲度，放松肌肉。

（4）保持有效的骨盆牵引：牵引重量依患者个体差异在7～15 kg调整，以不疼痛为标准，牵引期间注意观察患者体位、牵引是否有效,注意预防压疮的发生。

(二)手术护理

1.术前护理

向患者及家属解释手术方式及术后可能出现的问题,训练患者正确翻身、练习床上大小便,以适应术后的卧床生活。

2.术后护理

(1)术后移动患者时要用三人搬运法,保持患者身体轴线平直。术后 24 小时内要保持平卧。

(2)密切观察生命体征,保持呼吸道通畅。注意下肢颜色、温度、感觉及运动情况。

(3)保持引流管通畅,观察并记录引流液的颜色、性质、量的变化。观察切口敷料渗液情况。

(4)每 2 小时为患者进行一次轴式翻身,在骨隆凸处加垫保护,并适当按摩受压部位。

(5)术后给予清淡、易消化、富含营养、适当粗纤维的饮食,如新鲜蔬菜、水果、米粥,预防便秘。

3.并发症的护理

椎间隙感染是严重术后并发症,表现为发热、腰部疼痛、肌肉痉挛。应遵医嘱正确应用抗生素,术后开始腰部和臀部肌肉的锻炼和直腿抬高训练,以防肌肉萎缩和神经根粘连。

(三)健康指导

护士应指导患者正确功能锻炼,防止肌肉萎缩、肌力下降。术后早期,可做深呼吸和上肢的运动,以防并发肺部感染和上肢失用综合征。下肢可做静力舒缩、屈伸移动、直腿抬高练习,以防发生神经根粘连。根据患者情况进行腰背肌的锻炼。术后 7 天开始可为"飞燕式",1 周以后为"五点式""三点法",每天 3～4 次,每次动作重复 20～30 次,循序渐进持之以恒。指导患者出院后注意腰部保暖,减少腰部扭转承受挤压,拾物品时,要保持腰部的平直,下蹲弯曲膝部,取高处物品时不要踮脚伸腰,以保护腰椎。加强自我调理,保持心情愉快,调理饮食,增强机体抵抗力。出院后继续卧硬板床,3 个月内多卧床休息。防止身体肥胖,减少腰椎负担。

十一、护理评价

通过治疗,患者是否:①疼痛减轻,舒适增加;②肢体感觉、运动等功能恢复;③未发生并发症,或发生并发症被及时发现。

(王燕燕)

第七节　肩关节脱位

一、基础知识

(一)解剖生理

肩关节由肩胛骨的关节盂与肱骨头构成,为上肢最大最灵活的关节。关节盂周缘有盂唇,略增加关节盂的深度。关节囊在肩胛骨附着于关节盂的周缘,肱骨则附着于解剖颈。肩关节囊薄而松弛,囊的上部有韧带,囊的后部和前方有肌肉,以增强联结。此外,关节腔内有肱二头肌腱通过,经结节间沟出关节囊。在肩关节的上方还有喙肩韧带和肌肉,最为薄弱,因此,临床上肩关节脱位以前下方脱位最常见,好发于青壮年,在全身关节脱位中居第2位。肩关节在冠状轴上可做屈、伸运动;矢状轴上可做内收、外展运动;垂直轴上可做内旋、外旋运动,此外还可做旋转运动。

(二)病因

肩关节脱位多由间接暴力所致,如跌倒时手掌或肘部撑地,肩关节外展、外旋,使肩关节前方关节囊破裂,肱骨头滑出肩胛盂而脱位。肩关节脱位的主要病理改变是关节囊撕裂和肱骨头移位。

(三)分类

肩关节脱位分为前脱位、后脱位、下脱位和盂上脱位,以前脱位多见。根据肱骨头的位置,前脱位可分为喙突下脱位、盂下脱位和锁骨下脱位。脱位时可合并肱骨大结节撕脱骨折。

1.喙突下脱位

患者侧向跌倒,上肢呈高度外展、外旋位,手掌或肘部着地,地面的反作用力由下向上,经手掌沿肱骨纵轴传递到肱骨头,肱骨头向肩胛下肌与大圆肌的薄弱部分冲击,将关节囊的前下部顶破而脱出,加之喙肱肌等的痉挛,将肱骨头拉至喙突下凹陷处,形成喙突下脱位。

2.锁骨下脱位

在形成喙突下脱位的同时,若外力继续作用,肱骨头可被推至锁骨下部,形成锁骨下脱位。

3.胸腔内脱位

若暴力强大,则肱骨头可冲破肋骨进入胸腔,形成胸腔内脱位。

(四)临床表现

1.症状

患肩疼痛、肿胀、功能障碍,患者不敢活动肩关节。

2.体征

三角肌塌陷,肩部失去正常轮廓,成方肩畸形,关节盂空虚,在关节盂外可触及肱骨头。搭肩试验阳性,即患侧手掌搭于健侧肩部时,肘部不能紧贴胸壁。如果肘部紧贴胸壁,患侧手掌无法搭于健侧肩部,而正常情况下可以做到。

3.X线检查

X线检查能明确脱位的类型及有无合并骨折。

二、治疗原则

新鲜肩关节脱位,一般采用手法复位,肩部"8"字绷带贴胸固定即可;大结节骨折,腋神经及血管受压,往往可随脱位整复使骨折复位,血管神经受压解除;陈旧性脱位先试行手法复位,若不能整复,则根据年龄、职业及其他情况,考虑做切开复位;合并肱骨外科颈骨折,新鲜者,可先试行手法复位,若手法复位不成功或陈旧者,应考虑切开复位内固定;习惯性脱位,可做关节囊缩紧术。

(一)手法复位

一般在局麻下行手法复位,复位手法有:牵引推拿法、手牵足蹬法、拔伸托入法、椅背整复法、膝顶推拉法、牵引回旋法等。临床最常用的为手牵足蹬法和牵引回旋法。

(二)固定

复位后,一般采用胸壁绷带固定,将肩关节固定于内收、内旋位,肘关节屈曲90°～120°角,前臂依附胸前,用绷带将上臂固定在胸壁,前臂用颈腕带或三角巾悬吊于胸前、腋下。患侧腋下及肘部内侧放置纱布棉垫,固定时间为2～3周,如合并撕脱骨折,可适当延长固定时间。肩关节后脱位不能用腕颈带悬吊。悬吊即又脱位,需用外展石膏管型或外展支架将患肢固定于肩关节外展80°角、背伸30°～40°角的位置,肘关节屈曲位3～4周。

(三)功能锻炼

固定期间须活动腕部与手指,解除固定后,鼓励患者主动进行肩关节各方向活动的功能锻炼。

三、护理

(一)护理问题

(1)焦虑:与自理能力下降有关。

(2)疼痛。

(3)知识缺乏:缺乏有关功能锻炼的方法。

(二)护理措施

1.对自理能力下降的防护措施

(1)护理人员应热情接待患者,关心体贴患者,消除其紧张恐惧心理,使患者尽快进入角色转位,以利配合治疗。

(2)患处固定后,生活很不方便,护理人员应帮助患者生活所需,真正做到"急患者所急,想患者所想"。

(3)加强饮食调护,宜食易消化、清淡且富有营养之品,忌食辛辣之物。

2.疼痛护理

(1)给予活血化瘀、消肿止痛药物:如内服舒筋活血汤、活血止痛汤或筋骨痛消丸等,外敷活血散、消定膏等。

(2)分散患者注意力,如听一些轻松愉快的音乐或针刺止痛等,必要时口服止痛药物。

3.指导患者功能锻炼

(1)向患者介绍功能锻炼的目的和方法,尤其是老年患者,以提高其对该病的认识,取得合作。

(2)固定后即鼓励患者做手腕及手指活动:新鲜脱位一周后去绷带,保留三角巾悬吊前臂,开始练习肩关节前屈,后伸运动;两周后去除三角巾,开始逐渐做有关关节向各方向的主动功能锻炼,如手拉滑车、手指爬墙等运动,并配合按摩理疗等,以防肩关节周围组织粘连和挛缩,加快肩关节功能恢复。

(3)在固定期间,禁止做上臂外旋活动,以免影响软组织修复。固定去除后,禁止做强力的被动牵拉活动,以免造成软组织损伤及并发骨化性肌炎。

(4)陈旧性脱位,固定期间应加强肩部按摩理疗。

(王燕燕)

第八节　膝关节脱位

膝关节外伤性脱位不多见,但损伤的严重程度和涉及组织之广,居各类关节损伤之首。近年其发病率有明显增长趋势,多为高能量创伤所致。

膝关节是人体最复杂的关节,其骨性结构由股骨远端、胫骨近端和髌骨构成。膝关节缺乏球与窝,仅胫骨内、外髁关节面轻度凹陷。缺乏骨结构的自然稳定性,关节的稳定主要靠周围软组织来维持。

膝关节囊宽阔松弛,各部厚薄不一,周围有许多韧带。主要有前方的髌韧带,两侧的胫侧副韧带及腓侧副韧带,可防止膝关节向前及侧方移动。关节腔内有前、后交叉韧带,可防止胫骨的前后移位。膝部前方有股四头肌,外侧有股二头肌,髂胫束止于腓骨小头等,其中,尤其是股四头肌及内侧韧带对稳定膝关节起着重要作用(图9-2)。

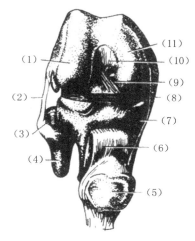

图 9-2　膝关节及其周围结构
(1)外侧髁;(2)腓侧副韧带;(3)腓骨头韧带;(4)腓骨;(5)髌骨;(6)髌韧带;
(7)胫侧副韧带;(8)膝横韧带;(9)前交叉韧带;(10)后交叉韧带;(11)内侧髁

膝关节后方的腘窝内,由浅入深走行有胫神经、腘静脉及腘动脉,在膝关节脱位时,上述血管神经有可能受到损伤。

膝关节的稳定性,主要依靠关节周围坚强的软组织来维持,在遭受强大暴力发生脱位时,可并发关节周围软组织损伤,甚至出现骨折及血管神经损伤。当合并腘动脉损伤时,若诊治不当,有导致下肢截肢的危险,必须高度重视。

一、病因病机

膝关节脱位(图9-3)多由强大的直接暴力或间接暴力引起,以直接暴力居多。如从高处跌下、车祸、塌方等暴力直接撞击股骨下端或胫骨上端而致脱位。

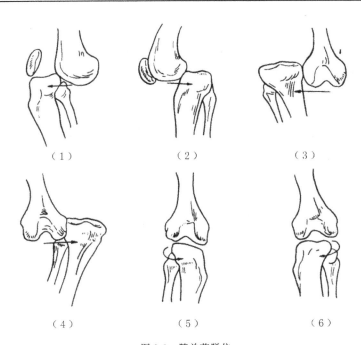

图 9-3　膝关节脱位

(1)前脱位;(2)后脱位;(3)外侧脱位;(4)内侧脱位;(5)、(6)旋转脱位

(一)脱位类型

1.前脱位

膝关节屈曲时,外力由前方作用于股骨下端,或外力由后向前作用于胫骨上端,使胫骨向前移位。

2.后脱位

当屈膝时,暴力由前向后作用于胫骨上端,使其向后移位。这类脱位较少见,但损伤极为严重。由于膝关节内侧关节囊与内侧副韧带和胫骨、股骨内侧紧密相连,故有限制后脱位的作用,另外,伸膝装置也有同样的限制作用。故膝关节后脱位时,必然合并严重的交叉韧带、内侧副韧带、内侧关节囊的撕裂伤,并可能发生肌腱断裂及髌骨撕脱骨折。同时,也常并发腓总神经损伤。

3.外侧脱位

强大外翻暴力或外力直接由外侧作用于股骨下端,而使胫骨向外侧移位。

4.内侧脱位

强大外力由外侧作用于胫腓骨上端,使胫骨向内侧脱位。

5.旋转脱位

旋转脱位为旋转暴力所引起,多发生在膝关节微屈位,小腿固定,股骨头发生旋转,迫使膝关节承受扭转压力而产生膝关节旋转脱位。这种旋转脱位可因位置不同分为前内、前外、后内、后外 4 种类型,以向后外侧脱位居多。

(二)并发症

1.关节囊损伤

关节脱位时,多伴有关节囊撕裂。如外侧脱位时,关节囊及内侧副韧带断裂后嵌入关节内,可造成手法复位困难。后外侧旋转脱位时,股骨外髁可被关节囊纽扣状裂口卡住影响复位。

2.韧带损伤

患者可有前、后交叉韧带，内、外侧副韧带，髌韧带的损伤，这些韧带损伤可单独发生，也可合并出现。韧带损伤后，影响关节的稳定性。

3.肌腱损伤

脱位时，膝关节周围肌腱，如腘绳肌、腓肠肌、股四头肌、腘肌等会有不同程度损伤。

4.骨折

(1)肌腱、韧带附着部的撕脱骨折。如胫骨结节、胫骨髁间嵴、股骨髁、胫骨髁撕脱骨折。

(2)挤压骨折。如内、外侧脱位时，合并对侧胫骨平台挤压骨折。

5.半月板损伤

脱位时，可合并内外侧半月板不同程度损伤。

6.血管损伤

脱位后可造成腘动、静脉的损伤，轻者为血管受压狭窄，供血下降，重者为血管内膜撕裂形成动脉栓塞，引起肢端缺血坏死，甚至动脉断裂，膝以下组织血供中断，腘窝部大量出血而形成巨大血肿，出血后向下流入小腿筋膜间隔，加重膝以下缺血，若处理不及时，可导致肢体坏死而截肢。

7.神经损伤

脱位后，神经受压迫或牵拉，重者出现挫伤及撕裂伤。神经损伤后，出现支配区肌肉运动及皮肤感觉功能障碍。

二、诊断要点

(一)症状体征

患者有严重外伤史，伤后膝关节剧烈疼痛、肿胀、功能丧失。不全脱位者，由于胫骨平台和股骨髁之间不易交锁，脱位后常自行复位而没有畸形。完全脱位者，患膝明显畸形，下肢缩短，筋肉在膝部松软堆积，可出现侧方活动与弹性固定，在患膝的前、后或侧方可摸到脱出的胫骨上端与股骨下端。

前、后交叉韧带断裂时，抽屉试验阳性；内、外侧副韧带断裂时，侧向试验阳性。值得注意的是，韧带损伤早期难以作出正确判断，因脱位早期关节肿痛，肌肉紧张，影响上述检查结果的真实性。如有血管损伤迹象时，上述试验被视为禁忌，可在病情稳定或闭合复位数天后复查。

血管损伤的主要体征是足背动脉、胫后动脉无搏动，足部温度降低，小腿与足趾苍白，足趾感觉减退，腘部进行性肿胀。即使足部动脉可触及且足部温暖，也绝不能排除血管损伤，足趾感觉消失是明确的缺血征象。此外，膝以下虽尚温暖，但动脉搏动持续消失，亦有动脉损伤的可能。

腓总神经损伤时，可见胫前肌麻痹，足下垂，踝及足趾背伸无力，小腿与足背前外侧皮肤感觉减弱或消失。注意区分神经本身损伤和缺血所致损伤。

(二)辅助检查

1.X线检查

膝关节正、侧位片可明确脱位的类型及有无骨折。

2.电子计算机断层扫描(CT)、磁共振成像(MRI)检查

CT对股骨髁、胫骨髁间嵴、胫前平台骨折的显示优于X线平片，有时可发现X线片上表现不明显的骨折。MRI对韧带及半月板损伤诊断有帮助。

3.关节镜检查

关节镜可在直视下了解前后交叉韧带、关节囊及半月板的损伤情况。

4.多普勒及血管造影

当有血管损伤征象时,需要血管超声多普勒或动脉造影检查。有专家建议,对前、后交叉韧带同时断裂的脱位,无论有无真正的脱位表现,均应行多普勒和动脉造影,尤其是后脱位患者,至少先做多普勒检查,必要时再进一步进行动脉造影,以免造成不可挽救的后果。

5.肌电图检查

有神经损伤者,肌电图检查可进一步了解神经损伤的具体情况。

三、治疗方法

(一)整复固定方法

1.手法复位外固定

膝关节脱位属急症,一旦确诊,应在充分麻醉下及早手法复位。

(1)整复方法:患者取仰卧位,一助手用双手握住患侧大腿,另一助手握住患侧踝部及小腿做对抗牵引,保持膝关节半屈伸位置。术者用双手按脱位处,并向相反方向推挤或提托股骨下端与胫骨上端,如有入臼声、畸形消失,即表明已复位。复位后,将膝关节轻柔屈伸数次,检查关节间是否完全吻合,并可理顺被卷入关节间的关节囊、韧带和移位的半月板。

(2)固定方法:脱位整复后,可用长腿石膏托将膝关节固定在 $20°\sim30°$ 角中立位,固定 $6\sim8$ 周。禁止伸直位固定,以免加重血管神经损伤。适当抬高患肢,以利消肿。

外固定期间应注意观察伤肢肿胀情况及外固定松紧、位置,以及时调整。注意观察患肢末梢血运、感觉、运动功能,发现异常,以及时处理。

2.手术治疗

(1)适应证:①韧带、肌腱或关节囊嵌顿,手法难以复位者。②严重半月板损伤者。③合并骨折、韧带、血管及神经损伤者。

(2)手术方法。①切开复位:将关节囊纽扣状裂口纵向延长,使股骨髁还纳,同时修复关节囊、韧带、肌腱,清理关节内软骨碎屑,对严重损伤的半月板给予修复。②切开复位内固定:合并髁部骨折者,应及时手术撬起塌陷的髁部,并以螺栓、拉力螺钉或特制的"T"形钢板固定,否则骨性结构紊乱带来的关节不稳定将在后期给患者造成严重后遗症。③韧带修复、重建:需掌握修复的时机和范围,只有在急性期确定无血管合并症时才可进行全面的韧带修复;如有血管损伤或血运障碍,不应在急性期修复,可进行二期修复或重建。④血管探查及修复术:有血管损伤时,应毫不迟疑地进行手术探查、修复,不能只切除腘动脉血栓或结扎动脉,否则有肢体坏死而截肢可能,目前主张利用大隐静脉修复腘动脉,同时处理损伤的腘静脉,并同期进行筋膜切开术。⑤神经探查及修复术:一般不必立即处理,在血运改善后神经功能随之改善者,可继续观察治疗,3 个月后如无恢复,可进行二期手术探查、修复。对确有神经撕裂者,则应及早修复。

(二)药物治疗

初期以活血化瘀、消肿止痛为主,服用桃红四物汤加牛膝、延胡索、川楝子、泽泻、茯苓或服用跌打丸等,中后期选用强筋壮骨的正骨紫金丹或健步虎潜丸。脱位整复后,早期可外敷消肿止痛膏,中期可用消肿活血汤外洗以活血舒筋,后期可用苏木煎熏洗以利关节。若有神经损伤,早期内服药中可加全虫、白芷,后期宜益气通络,祛风壮筋,服用黄芪桂枝五物汤加川断、五加皮、桑寄生、牛膝、全虫、僵蚕、制马钱子等。

(三)功能康复

复位固定后,即可做股四头肌舒缩及踝、趾关节屈伸练习。4周后,可在外固定下,进行扶双拐不负重步行锻炼,8周后可解除外固定。先在床上练习膝关节屈伸,待股四头肌力量恢复及膝关节屈伸活动等稳定以后,才可逐步负重行走。

四、术后康复及护理

康复有赖于手术执行的情况和外伤的程度。在伤后 3～5 天内进行关节内修复和重建关节结构时,如果固定时间长于 3～5 天,可能会产生严重的关节纤维化。在非手术治疗时,仅靠物理治疗的方法难以恢复关节活动度,应该直接在麻醉下进行手法活动。不同的手术设计需要不同的康复手段,早期的后交叉韧带(PCL)修复术可在铰链膝支架保护下很快恢复关节活动度,这样下一阶段的前十字韧带(ACL)重建通常可在 6 周内进行。当进行急性手术时,PCL 重建早期需进行积极的关节活动练习,密切观察患者以确保能完全伸直且屈曲度逐渐改进。不推荐在 PCL 重建后用缓慢的活动度练习手段,且对于行急性或亚急性膝关节脱位的重建是不适合的。必须制订积极的关节活动度练习,但在进行自体同侧 1/3 髌腱重建时,需要严密监测。

(王燕燕)

第十章 产 科 护 理

第一节 产科患者的常规护理

一、概述

产科常规护理包括入院护理、住院护理和出院护理,属于产科责任护士(助产士)的基本工作范畴,具体包括入院接诊、床位安置、护理评估、治疗处置、病情和产程观察、健康教育和出院指导等内容。由于孕产妇不是一般意义上的患者,且任何问题都有可能涉及胎儿和家庭,故产科护理与其他临床科室的护理相比有其特色和不同的专科护理要求,应全面考虑孕产妇、胎婴儿、家庭经济、文化背景、社会心理等。

二、护理评估

(一)健康史

1.年龄

年龄过小易发生难产;年龄过大,尤其是 35 岁以上的高龄初产妇,易并发妊娠期高血压疾病、产力异常等。

2.职业

患者在工作中是否接触有毒、有害、放射性物质。

3.本次妊娠经过

妊娠早期有无病毒感染史、用药史、发热史、出血史;饮食营养、运动、睡眠、大小便情况;胎动开始时间。

4.推算预产期

按末次月经推算预产期。如孕妇记不清末次月经日期或为哺乳期月经尚未来潮而受孕者,可根据早孕反应开始出现时间、胎动开始时间、子宫底高度和 B 超检查的胎囊大小、头臀长度、胎头双顶径及股骨长度值推算出预产期。

5.月经史和孕产史

初潮年龄,月经周期,持续时间。了解初产妇孕次和流产史;了解经产妇既往孕产史,如有无难产史、早产史、死胎死产史、分娩方式、有无产后出血和会阴三度裂伤史等,了解出生时新生儿情况。

6.既往史和手术史

重点了解妊娠前有无高血压、心脏病、血液病、肝肾疾病、结核病、糖尿病和甲状腺功能亢进等内分泌疾病;做过何种手术;有无食物、药物过敏史。

7.家族史

询问家族中有无妊娠合并症、双胎及其他遗传性疾病。

8.配偶情况

着重询问配偶有无不良嗜好、健康状况和有无遗传性疾病。

(二)临床表现

1.症状

(1)疼痛:询问疼痛发生时间、部位、性质及伴随症状,鉴别生理性疼痛与病理性疼痛、临产与假临产。

(2)阴道流血:根据出血的量、颜色和性状,鉴别病理性出血(胎盘/血管前置、胎盘早剥等)和临产前征兆(见红)。

(3)阴道流液:观察阴道流液时间、量、颜色、性状、pH 及能否自主控制,判断是破膜还是一过性尿失禁。

(4)其他:有无头昏、头痛、视物模糊等自觉症状。

2.体征

(1)宫缩:通过触诊法或胎儿电子监护仪监测宫缩,观察宫缩的规律性,如持续时间、间歇时间和强度,确定是否临产。假临产特点为宫缩持续时间短(<30 秒)且不恒定,间歇时间长且不规律,宫缩强度不增加,宫缩时宫颈管不短缩,宫口不扩张,常在夜间出现,清晨消失,给予强镇静药物能抑制宫缩。临产开始的标志为规律且逐渐增强的子宫收缩,持续约 30 秒,间歇 5~6 分钟,同时伴随进行性宫颈管消失、宫口扩张和胎先露部下降;用强镇静药物不能抑制宫缩。随着产程进展,宫缩持续时间渐长(50~60 秒),强度增加,间歇期渐短(2~3 分钟),当宫口近开全时,宫缩持续时间可长达 1 分钟或以上,间歇期仅 1~2 分钟。

(2)宫口扩张:通过阴道检查或肛查(不建议使用)确定宫口扩张程度。当宫缩渐频繁并增强时,宫颈管逐渐缩短直至消失,宫口逐渐扩张。潜伏期扩张速度较慢,活跃期后加快,当宫口开全时,宫颈边缘消失。

(3)胎先露下降:通过阴道检查明确颅骨最低点与坐骨棘平面之间的关系。潜伏期胎头下降不明显,活跃期加快。

(4)胎膜破裂:胎膜多在宫口近开全时自然破裂,前羊水流出。未破膜者,阴道检查时触及有弹性的前羊水囊;已破膜者,则直接触及先露部,推动先露部时流出羊水。

(三)辅助检查

(1)实验室检查:血常规、尿常规、出凝血时间、血型(ABO 和 Rh)、肝肾功能、乙肝抗原抗体、糖耐量、梅毒螺旋体、HIV 筛查、阴道分泌物等。

(2)B 型超声检查。

(3)胎儿电子监护。

(4)其他:心电图等。

(四)高危因素

(1)年龄:不足 18 岁或大于等于 35 岁。

(2)疾病:妊娠合并症与并发症。

(3)异常分娩史。

(4)其他:酗酒、吸毒等。

(五)心理-社会因素

1.分娩意愿

了解其选择自然分娩或剖宫产的原因。

2.宗教信仰

患者有无因宗教信仰的特殊要求。

3.家庭及社会支持度

家族成员对分娩的看法和医院提供的服务。

4.对分娩过程的感知

患者对分娩的恐惧、自身和胎儿安全的担忧、自我形象的要求、母亲角色适应和行为反应。

5.对医院环境感知

隐私保护、环境舒适性要求等。

三、护理措施

(一)入院护理

(1)接诊:热情接待孕产妇,询问就诊原因,初步评估孕产妇情况,包括面色、体态、精神状态,根据情况安排护理工作流程。

(2)安置孕产妇:依孕产妇自理能力,将其送达已准备好的房间和床位;协助安放母婴生活用品。

(3)收集资料:①入院证;②门诊资料(包括围生期保健手册);③历次产检记录及辅助检查报告单;④分娩计划书。

(4)建立病历,填写床头卡、手腕带并完成放置和佩戴。

(5)测量生命体征、体重,填写三测单,完成首次护理评估单的书写。

(6)通知管床医师,协助完成产科检查,遵医嘱完成相应辅助检查及处理;根据孕产妇的情况和自理能力,与医师共同确定护理级别,提供相应级别的护理。

(7)介绍管床医师、责任护士、病房环境、生活设施及使用方法、作息时间、家属探视陪伴相关制度。

(8)根据入院评估情况,制订个性化护理计划。

(二)住院护理

(1)观察生命体征:每天测量体温、脉搏、呼吸、血压,如患者有血压升高或妊娠期高血压疾病等,应酌情增加测量次数,并报告医师给予相应处理。每周测 1 次体重。

(2)遵医嘱进行相应治疗处理。

(3)活动与休息:指导孕产妇保证足够的睡眠,护理活动应不打扰其休息。鼓励其适当活动,有合并症或并发症等应征求医师意见。

(4)清洁与舒适:病室每天开窗通风;指导孕产妇穿棉质衣服,保持个人卫生和会阴部清洁;

协助并指导家属为生活不能自理的孕产妇进行脸部清洁、口腔护理、会阴护理、足部护理。

(5)排尿与排便：了解每天排便情况，指导产妇勤排尿，多吃含纤维素的食物，增加饮水量，适当活动。

(6)晨晚间护理：观察和了解孕产妇夜间睡眠质量及产科情况，整理床单位，满足孕产妇清洁、舒适和安全的需要，创造良好的环境，保障母婴休息。

3.阴道分娩孕产妇的护理

(1)产前护理。①指导并协助孕妇采取舒适体位，以左侧卧位为宜，增加胎盘血供。②指导孕妇数胎动，每天 3 次，每次 1 小时。③每 4 小时听一次胎心，胎膜破裂和有异常时酌情增加次数；必要时行胎儿电子监护。如胎心异常，以及时给予氧气吸入，患者取左侧卧位，并通知医师及时处理。④密切观察产兆，了解宫缩开始和持续时间、频率及强度；适时阴道检查了解宫口软硬度、扩张情况和是否破膜。⑤观察阴道流液：发现破膜立即听胎心，观察羊水的量、色及性状；保持外阴清洁，避免不必要的阴道检查，预防感染。若先露高浮，应取头低足高位，预防脐带脱垂。⑥营养和休息：鼓励患者进食、适当活动、保存体力，指导应对和放松技巧。

(2)产时护理：确诊临产且满足产房转入标准时，转入产房分娩。

(3)产后护理。①每天测量生命体征 4 次，体温超过 38 ℃时及时报告医师。②子宫复旧和恶露：产后入病房，2 小时内每 30 分钟按压宫底一次，观察阴道出血量、颜色和性状，准确测量产后 24 小时出血量。每天在同一时间评估宫底高度、子宫收缩情况，同时观察恶露量、颜色和气味，如发现异常，以及时排空膀胱，按摩子宫，遵医嘱给宫缩剂。如恶露有异味，提示有感染的可能，配合医师做好血标本和组织标本的采集及使用抗生素。③会阴护理：保持局部清洁干燥。产后数小时内用冰袋冷敷，以减轻疼痛不适，24 小时后红外线治疗。每天用 0.05％聚维酮碘消毒液或 2‰苯扎溴铵擦洗或冲洗会阴 2～3 次，大便后清洗外阴，保持局部清洁干燥。会阴有缝线者，每天检查有无红肿、硬结、分泌物，取伤口对侧卧位。如有会阴伤口疼痛剧烈或有肛门坠胀感，应报告医师，排除阴道壁或会阴血肿；如患者出现伤口感染，遵医嘱处理，提前拆线，定时换药；会阴水肿者予 50％硫酸镁湿热敷。④排尿和排便护理：保持大小便通畅，鼓励患者多饮水，多吃蔬菜及含纤维素食物。产后 4～6 小时内尽早排尿，若排尿困难可改变体位，解除思想顾虑，温水冲洗、热敷下腹部、针灸或新斯的明注射，无效时导尿。⑤产后 1 小时进流食或清淡半流饮食，以后进普通饮食。乳母注意增加蛋白质、维生素和铁的摄入。⑥给予活动指导，鼓励尽早下床活动。⑦乳房护理和母乳喂养指导。

4.术前护理

(1)术前禁饮食：择期手术前禁食 6 小时以上，禁饮水 4 小时以上，急诊手术即刻禁食禁饮。

(2)术前皮肤准备：备皮(新的观念不主张)，孕妇情况及医院条件允许可指导或协助孕产妇沐浴、更换手术衣、剪指甲，取下义齿、首饰等物品并交家属保管。

(3)药物过敏试验：遵医嘱进行抗生素、局麻药皮试并详细记录结果。

(4)遵医嘱完善相关辅助检查，必要时备血。

(5)送孕妇至手术室前，听胎心、测血压、完善病历。

(6)与手术室工作人员核查身份和物品，做好交接并记录。

5.术后护理

(1)手术结束，由麻醉师和产科医师或手术室助产士送产妇及新生儿回母婴休息室，与病区责任护士进行入室交接，包括手术方式、麻醉方式、手术过程和术中出血情况；目前产妇神志及生命体征;镇痛、输液(血)及用药情况;新生儿情况。

(2)安置床位,搬移尽量平稳,注意保护伤口、导管,防止滑脱或污染。

(3)根据麻醉方式选择适当卧位。全麻未清醒者专人守护,去枕平卧,头偏向一侧;腰麻、硬膜外麻醉患者术后平卧6小时,血压平稳后,可用枕头或抬高床头;6小时后协助其翻身,定期检查皮肤受压情况,鼓励产妇肢体活动,防止下肢静脉血栓形成。

(4)观察生命体征和病情变化:持续心电监护测血压、脉搏、氧饱和度,30分钟记录一次直至平稳。

(5)切口护理:观察腹部伤口有无渗血、渗液,保持局部清洁干燥。

(6)观察子宫收缩及阴道出血情况:定时观察宫底位置、软硬度,观察阴道流血的量、色和性状,准确估计出血量,有异常及时报告医师。

(7)加强管道护理:标识清晰,避免管道折叠,确保通畅;观察并记录引流液的量及性质。

(8)饮食与排泄:术后6小时内禁食禁饮,之后进无糖无乳流质,肛门排气后逐步过渡到半流质、普食。适当补充维生素和纤维素,保证营养,以利于乳汁的分泌。术后24小时拔除尿管,鼓励产妇下床活动,适量饮水,尽早排尿。

(9)指导母乳喂养:分娩后1小时内行母婴皮肤接触、早吸吮不少于30分钟。

6.心理护理

(1)主动沟通,介绍住院环境、分娩手术相关知识、可能出现的情况和配合方法,缓解患者因陌生环境、分娩、手术等引起的不良情绪。

(2)观察情绪变化,鼓励孕妇表达分娩经历和内心感受,给予其帮助和疏导。

(3)根据母亲角色适应阶段进行对应护理。①依赖期:产后3天内,让产妇休息,医务人员和家属共同完成产妇和新生儿的日常护理。②依赖-独立期:产后3天开始,医务人员及家属加倍关心产妇,耐心指导并鼓励产妇参与照护新生儿,促使产妇接纳孩子与自己。③独立期指导产妇及丈夫正确应对压力、照护新生儿、家庭模式和生活方式的改变等,培养新的家庭观念。

7.危急状况处理

(1)阴道流水:密切观察阴道流液时间、量、性质、伴随症状,测定pH,判断是否破膜。若确诊破膜,立即让产妇平卧、听胎心、检查胎先露是否固定,同时报告医师进行相应处理。

(2)阴道流血:密切观察流血时间,正确估计出血量、性质及伴随症状,同时报告医师进行相应处理。

(3)头昏、头痛:立即监测血压、脉搏等生命体征,警惕子痫等疾病发生,同时报告医师进行相应处理。

(4)胎心、胎动异常:判断是否出现胎儿宫内窘迫及脐带脱垂,做相应的应急处理。

(三)出院护理

(1)按常规完成出院体检,去除手腕带;评估产妇产后/术后恢复情况、饮食及睡眠情况、自护和护理新生儿的能力。

(2)进行新生儿沐浴和体检,评估新生儿情况,包括体重、生理性黄疸消退及母乳喂养情况,更换褓裤,去除手腕带。

(3)完成出院宣教,发放出院指导手册;有出院带药者,详细说明使用方法及注意事项;交代产后随访,定期复查。

（4）签署并执行出院医嘱,完善住院病历;审核住院项目,通知住院处结账。

（5）整理床单位,进行终末消毒;铺好备用床,准备迎接新入院者。

（张　莉）

第二节　流　产

流产是指妊娠在28周前终止,分自然流产和人工流产。前者是胚胎或胎儿因某种原因不能健康发育,自然脱离母体而排出体外,后者是因某种原因应用人工方法终止妊娠,本节仅叙述自然流产。自然流产分为早期及晚期,妊娠在12周以前停止为早期流产,12～28周为晚期流产。自然流产的发生率为10%～18%,是由多种原因造成的,大致分为以下几种原因。①遗传因素:基因异常是自然流产最常见的原因,早期流产中染色体异常者占50%～60%。②免疫因素:妊娠后由于母儿双方免疫不适应,导致母体排斥胎儿而流产,近几年发现多种与流产有关的抗原、抗体。③母儿血型不合常是引起晚期流产的原因,如ABO、Rh血型不合。④外界因素:影响妊娠的外界因素很多,如孕妇接触有毒物质、放射线、创伤、机械性刺激等。⑤母体方面的因素多为全身性疾病,如急性或慢性传染病、内分泌疾病、生殖器官疾病等。

一、护理评估

（一）病史

采集患者有无停经、早孕反应、阴道流血、阴道水样排液、组织物排出和腹痛史等,此为判断流产及识别流产类型的重要依据之一。

（二）身心状况

1.主要评估患者的生命体征

生命体征包括体温、脉搏、呼吸、血压。

2.阴道流血的量及性状

观察阴道流血是否有血块、组织,量、味道、开始的时间及状况。

3.患者的一般情况

如患者面色、腹痛的程度、开始出现的时间及患者的心理状态。

（三）诊断检查

1.妇科检查

重点注意宫颈口有无扩张,有无组织物堵塞,子宫大小是否与停经月份相符,子宫质地、有无压痛,双侧附件有无压痛等。

2.实验室检查

（1）尿妊娠试验,血人绒毛膜促性腺激素(HCG)测定,注意流产后血中HCG的消失约需1个月。

（2）抽血查血常规,以了解红细胞(RBC)、白细胞(WBC)、血小板、红细胞比容(HCT)、血红蛋白(Hb)。

3.B超

B超可用来确定诊断并指导正确处理。

二、护理诊断

(一)有组织灌注量改变的危险

组织灌注量改变与流产出血有关。

(二)有感染的危险

感染与反复出血、抵抗力下降、宫腔内组织物残留、宫口扩张长时间不闭合、刮宫无菌操作技术不严等有关。

(三)自理能力缺陷

自理能力缺陷与先兆流产保胎需绝对卧床休息、静脉输液有关。

(四)焦虑

焦虑与腹痛、流血、担心保胎能否有效或胎儿健康是否受影响有关。

(五)预感性悲伤

预感性悲伤与即将失去胎儿有关。

三、护理目标

(1)经过恰当的医护处理后,患者能维持正常的生命体征。

(2)不出现感染的征象。

(3)患者在卧床期间的生活需要得到满足。

(4)患者情绪稳定,能积极配合治疗和护理。

四、护理措施

(一)一般护理

由于流产的类型不同,所采用的护理措施也不同。但均应卧床休息,禁止性生活,以减少刺激、避免宫缩。给予高蛋白、富含维生素、矿物质的食物,以保证母儿的营养需要。

(二)病情观察

对先兆流产和习惯性流产,要严密观察阴道流血量及腹痛变化,经休息与治疗后阴道流血减少、腹痛消失,经辅助检查证实胎儿存活,说明保胎成功。反之,阴道流血增多、腹痛加重或有组织排出,提示已由先兆流产发展为难免流产。如果阴道流血量很多,应立即阴道检查,以明确诊断,如出现休克,应遵医嘱输血、输液进行抢救,并立即行清宫术、止血,同时要检查有无胎盘、胚胎组织排出。

对稽留流产、感染性流产要注意观察全身症状,如体温升高、脉搏加快、白细胞增高、子宫压痛、阴道分泌物增多且有臭味,应通知医师给予抗感染治疗,防止引起盆腔炎、腹膜炎、败血症等。

(三)对症护理

各种类型的流产孕妇往往情绪紧张,尤其是切盼妊娠和习惯性流产的孕妇,一旦发现有流产先兆,情绪会非常紧张、烦躁,甚至伤心。对这类孕妇,护士应关心、同情、给予安慰,使孕妇了解情绪紧张是促使流产的重要因素,调整宽松心情,保持稳定情绪,安心休养,是保胎的重要条件,使其主动配合治疗。

(四)治疗护理

先兆流产除注意休息外,要按医嘱给予药物治疗,对黄体功能不足者可给黄体酮 20 mg 肌内注射,也可给人绒毛膜促性腺激素(HCG)1 000 U 肌内注射,以促进黄体的分泌,以及口服维生素 E、叶酸等。对习惯性流产,应根据流产的原因进行治疗。宫颈功能不全者应在妊娠 12～20 周行子宫颈缝合术,术后要注意观察流产先兆,进行保胎治疗。若治疗失败,应及时拆除缝合线,以免造成宫颈裂伤,若手术成功,应提前入院,待分娩发动前拆除缝线。

流产感染,应先用抗生素治疗控制感染后再行清宫术;如阴道流血量多,则应与医师配合,在抗生素治疗的同时用卵圆钳将宫腔内容物夹出止血,但不宜用刮匙搔刮宫腔,以免感染扩散,待感染控制后再行清宫术。

五、评价

流产经治疗成功后要做好孕妇保健,注意适当的休息和营养,定期进行检查,在医师的指导下进行孕期自我监护,以期待胎儿正常发育。经治疗失败者,因失血、身体虚弱,除注意休息与营养外,要注意会阴部清洁,每天以消毒剂洗外阴,在子宫没有复旧前禁止性生活。

（张　莉）

第三节　早　产

妊娠 28 周至 37 周(196～258 天)间分娩者称早产。此时娩出的新生儿称为早产儿,出生体重为 1 000～2 499 g,各器官发育尚不够成熟。早产占分娩总数的 5%～15%。常见的原因有母体、胎儿和胎盘三方面的因素。孕妇合并子宫畸形、宫颈内口松弛、子宫肌瘤、急慢性疾病及妊娠并发症时,易诱发早产;前置胎盘、胎盘早剥、胎儿畸形、胎膜早破、羊水过多、多胎等,亦可致早产。

临床表现主要是子宫收缩,最初为不规律宫缩,并常伴有少许阴道流血或血性分泌物,以后可发展为规律宫缩,与足月临产相似。胎膜早破的发生较足月临产多。以往有流产、早产史或本次妊娠期有阴道流血史的孕妇,容易发生早产。诊断并不困难,若子宫收缩较规律,间隔 5～6 分钟,持续 30 秒钟以上,伴以进行性宫口扩张 2 cm 以上时,可诊断为早产临产。处理原则主要是通过休息和药物治疗控制宫缩,尽量维持妊娠至足月。如早产已不可避免,则应尽可能地预防新生儿合并症,以提高早产儿的存活率。

一、护理评估

(一)病史

详细评估孕妇的健康史及孕产史,注意孕妇有无可致早产的病因存在,并详细询问、记录孕妇既往出现的症状及接受治疗的经过。

(二)身心状况

妊娠晚期出现子宫收缩,5～10 分钟一次,持续 30 秒以上并伴有阴道血性分泌物,宫颈管缩短及宫口进行性扩张,即可诊断为先兆早产。如宫口大于等于 4 cm 或胎膜早破,则早产已不可避免。

有的孕妇因不了解先兆早产的临床表现及早产的危害性，即使出现先兆早产征象，也不及时到医院接受检查和治疗，只是到了早产不可避免时，才匆匆来医院就诊。

由于事发突然，孕妇尚未做好迎接新生命到来的准备，且担心胎儿提早娩出能否存活，往往感到恐惧、焦虑或愧疚，怀疑是否因为自己的过失造成了早产。

（三）诊断检查

通过全身检查及产科检查，核实孕周，评估胎儿体重、胎方位等，监测宫缩的强度及频率，监测胎心音变化，观察产程进展，确定早产的进程。

二、护理诊断

（一）知识缺乏

知识缺乏与不了解先兆早产的征象和早产对新生儿的危害性有关。

（二）焦虑

焦虑与担心早产儿的预后有关。

（三）有新生儿受伤的危险

新生儿受伤与早产儿发育不成熟有关。

（四）自尊紊乱

自尊紊乱与认为自己应对早产的发生负责而又无法阻止早产有关。

三、护理目标

（1）孕妇能陈述先兆早产的临床表现及早产对新生儿的危害性，出现早产征象能及时就诊。

（2）孕妇自诉焦虑、恐惧感减轻。

（3）早产儿不存在因护理不当而发生的并发症。

（4）孕妇不再自责，能平静地面对所发生的一切，积极配合医疗与护理。

四、护理措施

（一）一般护理

取左侧卧位卧床休息，以减少自发性宫缩，提高子宫血流量，改善胎盘功能，增加胎儿营养。多食用粗纤维食物，防止便秘，以免腹压增加而导致早产。同时避免吃不洁或刺激性强的食物，以防发生腹泻，诱发早产。

（二）病情观察

孕妇良好的身心状况可减少早产的发生，突然的精神创伤亦可诱发早产。故应随时观察、了解孕妇的精神状态和心理障碍，以便及早对症护理。此外，应注意孕妇有无腹痛或腹痛加重、阴道流血增多或出现阴道流水等，如有异常应及时通知医师，并协助处理。

（三）对症护理

若胎膜早破早产已不可避免，应尽快采用合理的治疗方案，充分估计胎儿的成熟度，避免发生呼吸窘迫综合征，估计短时间内不能分娩者，可选用剖宫产结束分娩。经阴分娩者，应考虑使用产钳和会阴切开术助产，以缩短产程，减少分娩过程中对胎头的压迫，以防早产儿颅内出血。同时充分做好早产儿保暖和复苏的准备，临产后慎用镇静剂，避免发生新生儿呼吸抑制。产程中孕妇应吸氧,新生儿出生后立即结扎脐带,防止过多母血进入新生儿血循环,造成循环负荷过重。

(四)治疗护理

先兆早产的治疗主要是抑制宫缩,故应熟悉药物的用法、作用及不良反应。常用的抑制宫缩药物有如下几类。

1.β肾上腺素受体激动剂

其作用为激动子宫平滑肌中的 β_2 受体,抑制子宫平滑肌收缩,减少子宫的活动而延长妊娠期。但其不良反应较多,常使母儿双方的心率增快,孕妇血压下降、恶心、呕吐、血糖增高等,应予以注意。常用药物有利托君、沙丁胺醇等。

2.硫酸镁

其镁离子直接作用于子宫肌细胞,拮抗钙离子对子宫的活性,从而抑制子宫收缩。用药过程中应注意孕妇呼吸(不少于 16 次/分)、膝反射(存在)及尿量(不少于 25 mL/h)等。

3.其他

为避免早产儿发生呼吸窘迫综合征,在分娩前给予孕妇糖皮质激素如地塞米松等,可促进胎肺成熟。

五、评价

为减轻孕妇精神紧张,可安排时间与孕妇进行交谈、聊天,分散孕妇的注意力,也可指导孕妇采用放松疗法,如缓慢的深呼吸、全身肌肉放松,以增加睡意,保证充足的睡眠。加强营养,以增强体质。嘱孕妇避免诱发宫缩的活动,如保持平静的心情,勿抬举重物、性生活等。宫颈内口松弛者应于孕 14~16 周行子宫内口缝合术,防止早产的发生。

(张　莉)

第四节　妊　娠　剧　吐

妊娠剧吐是指妊娠期恶心,频繁呕吐,不能进食,导致脱水,酸、碱平衡失调及水、电解质紊乱,甚至肝肾功能损害,严重可危及孕妇生命。其发生率为 0.3%~1%。

一、病因

妊娠剧吐的病因尚未明确,可能与下列因素有关。

(一)人绒毛膜促性腺激素(HCG)水平增高

因早孕反应出现和消失的时间与孕妇血清 HCG 值上升、下降的时间一致;另外多胎妊娠、葡萄胎患者 HCG 值显著增高,发生妊娠剧吐的比率也增高;而终止妊娠后,呕吐消失。但症状的轻重与血 HCG 水平并不一定呈正相关。

(二)精神及社会因素

恐惧妊娠、精神紧张、情绪不稳、经济条件差的孕妇易患妊娠剧吐。

(三)幽门螺杆菌感染

近年研究发现妊娠剧吐的患者与同孕周无症状孕妇相比,血清抗幽门螺杆菌的 IgG 浓度升高。

（四）其他因素

维生素缺乏，尤其是维生素 B_6 缺乏可导致妊娠剧吐；变态反应；研究发现几种组胺受体亚型与呕吐有关，临床上抗组胺治疗呕吐有效。

二、病理生理

（1）频繁呕吐导致失水、血容量不足、血液浓缩、细胞外液减少，钾、钠等离子丢失使电解质平衡失调。

（2）不能进食，热量摄入不足，发生负氮平衡，使血浆尿素氮及尿酸升高；由于机体动用脂肪组织供给热量，脂肪氧化不全，导致丙酮、乙酰乙酸及 β-羟丁酸聚集，产生代谢性酸中毒。

（3）由于脱水、缺氧血转氨酶值升高，严重时血胆红素升高。机体血液浓缩及血管通透性增加，另外，钠盐丢失，不仅尿量减少，尿中可出现蛋白及管型。肾脏继发性损害，肾小管有退行性变，部分细胞坏死，肾小管的正常排泄功能减退，终致血浆中非蛋白氮、肌酐、尿酸的浓度迅速增加。肾功能受损和酸中毒使细胞内钾离子较多地移到细胞外，出现高钾血症，严重时心脏停搏。

（4）病程长达数周者，可致严重营养缺乏，由于维生素 C 缺乏，血管脆性增加，可致视网膜出血。

三、临床表现

（一）恶心、呕吐

恶心、呕吐多见于年轻初孕妇，一般停经 6 周左右出现，逐渐加重直至频繁呕吐不能进食。

（二）水电解质紊乱

严重呕吐、不能进食导致失水、电解质紊乱，使氢、钠、钾离子大量丢失，出现低钾血症。营养摄入不足可致负氮平衡，使血浆尿素氮及尿素增高。

（三）酸碱平衡失调

机体动用脂肪组织供给能量，使脂肪代谢中间产物酮体增多，引起代谢性酸中毒。病情发展，可出现意识模糊。

（四）维生素缺乏

频繁呕吐、不能进食可引起维生素 B_1 缺乏，导致韦尼克-科萨科夫（Wernicke-Korsakoff）综合征。维生素 K 缺乏，可致凝血功能障碍，常伴血浆蛋白及纤维蛋白原减少，增加孕妇出血倾向。

四、辅助检查

（一）尿液检查

患者尿比重增加，尿酮体阳性，肾功能受损时，尿中可出现蛋白和管型。

（二）血液检查

血液浓缩，红细胞计数增多，红细胞比容上升，血红蛋白值增高；血酮体可为阳性，二氧化碳结合力降低；肝肾功能受损害时胆红素、转氨酶、肌酐和尿素氮升高。

（三）眼底检查

严重者出现眼底出血。

五、诊断及鉴别诊断

根据病史、临床表现及妇科检查,诊断并不困难。可用 B 型超声检查排除滋养叶细胞疾病,此外尚需与可引起呕吐的疾病,如急性病毒性肝炎、胃肠炎、胰腺炎、胆管疾病、脑膜炎、脑血管意外及脑肿瘤等鉴别。

六、并发症

(一)Wernicke-Korsakoff 综合征

本病发病率占妊娠剧吐患者的 10%,是由于妊娠剧吐长期不能进食,导致维生素 B_1 缺乏引起的中枢系统疾病,Wernicke 脑病和 Korsakoff 综合征是一个病程中的先后阶段。

维生素 B_1 是糖代谢的重要辅酶,参与糖代谢的氧化脱羧代谢,维生素 B_1 缺乏时,体内丙酮酸及乳酸堆积,发生糖代谢的三羧酸循环障碍,使得主要靠糖代谢供给能量的神经组织、骨骼肌和心肌代谢出现严重障碍。病理变化主要发生在丘脑、下丘脑的脑室旁区域、中脑导水管的周围区灰质、乳头体、第四脑室底部,迷走神经运动背核,可出现不同程度的神经细胞和神经纤维轴索或髓鞘的丧失,伴有星形细胞和小胶质细胞的增生。毛细血管扩张,血管的外膜和内皮细胞明显增生,有散在小出血灶。

Wernicke 脑病表现为眼球震颤、眼肌麻痹等眼部症状,躯干性共济失调及精神障碍,可同时出现,但大多数患者精神症状迟发。Korsakoff 综合征表现为严重的近事记忆障碍,表情呆滞、缺乏主动性,产生虚构与错构。部分伴有周围神经病变;严重时发展为永久性的精神、神经功能障碍,出现神经错乱、昏迷甚至死亡。

(二)胃食管撕裂(Mallory-Weis)综合征

胃-食管连接处的纵向黏膜撕裂出血,引起呕血和黑粪。严重时,可使食管穿孔,表现为胸痛、剧吐、呕血,需急症手术治疗。

七、治疗与护理

治疗原则:休息,适当禁食,计出入量,纠正脱水、酸中毒及电解质紊乱,补充营养,并需要良好的心理支持。

(一)补液治疗

每天应补充葡萄糖液、生理盐水、平衡液,总量 3 000 mL 左右,加维生素 B_6 100 mg。维生素 C 2~3 g,维持每天尿量大于等于 1 000 mL,肌内注射维生素 B_1,每天 100 mg。为了更好地利用输入的葡萄糖,可适当加用胰岛素。根据血钾、血钠情况决定补充剂量。根据二氧化碳结合力值或血气分析结果,予以静脉滴注碳酸氢钠溶液。

一般经上述治疗 2~3 天后,病情大多迅速好转,症状缓解。待呕吐停止后,可试进少量流质饮食,以后逐渐增加进食量,调整静脉输液量。

(二)终止妊娠

经上述治疗后,若病情不见好转,反而出现下列情况,应迅速终止妊娠。①持续黄疸。②持续尿蛋白。③体温升高,持续在 38 ℃以上。④心率大于 120 次/分。⑤多发性神经炎及神经性体征。⑥出现 Wernicke-Korsakoff 综合征。

(三)妊娠剧吐并发 Wernicke-Korsakoff 综合征的治疗

如不紧急治疗,该综合征的病死率高达 50%,即使积极处理,病死率约 17%。在未补给足量维生素 B_1 前,静脉滴注葡萄糖会进一步加重三羧酸循环障碍,使病情加重,导致患者昏迷甚至死亡。对长期不能进食的患者应给维生素 B_1,400~600 mg 分次肌内注射,以后每天 100 mg 肌内注射至能正常进食为止,然后改口服,并给予多种维生素。同时应对其内分泌及神经状态进行评价,对病情严重者及时终止妊娠。早期大量维生素 B_1 治疗,上述症状可在数天至数周内有不同程度的恢复,但仍有 60% 患者不能得到完全恢复,特别是记忆恢复,往往需要 1 年左右的时间。

八、预后

绝大多数妊娠剧吐患者预后良好,仅少数病例因病情严重而需终止妊娠。然而对胎儿方面,曾有报道妊娠剧吐发生酮症者,所生后代的智商较低。

（张 莉）

第五节 异 位 妊 娠

一、概述

(一)定义

受精卵在子宫体腔以外着床称为异位妊娠,习称宫外孕,发病率约 2%,是妇科常见急腹症,是早孕阶段导致孕产妇死亡的首要原因之一。异位妊娠可发生于卵巢、腹腔、阔韧带、宫颈,但以输卵管妊娠最常见,占异位妊娠 95% 左右。输卵管妊娠的发生部位又以壶腹部最多见,其次为峡部、伞部,间质部妊娠少见。本节主要讨论输卵管妊娠。

(二)主要发病机制

精子和卵子在输卵管结合形成受精卵,某些因素可导致受精卵不能正常通过输卵管进入宫腔,受阻于输卵管,在输卵管的某一部位着床、发育,发生输卵管妊娠。

(三)治疗原则

根据患者的病情和生育要求,选择合理的治疗方法,异位妊娠的治疗包括药物治疗和手术治疗。

1.药物治疗

药物治疗适用于早期异位妊娠,要求保存生育功能的年轻患者。

2.手术治疗

适应证:①生命体征不平稳或有腹腔内出血征象者;②诊断不明确者;③异位妊娠有进展者(血HCG>3 000 U/L,或进行性升高、有胎心搏动、附件区包块增大);④药物治疗禁忌证或无效者。

二、护理评估

(一)健康史

询问患者月经史、孕产史,准确推算停经时间;重视高危因素,如不孕症、放置宫内节育器、绝育术、辅助生殖技术后、盆腔炎、异位妊娠史等。

(二)临床表现

1.症状

典型症状为停经后腹痛与阴道流血。

(1)停经:多数患者有 6～8 周的停经史,但有部分患者将不规则阴道流血视为月经而主诉无停经史。

(2)腹痛:输卵管妊娠患者的主要症状。轻者常表现为一侧下腹部隐痛或酸胀感。当输卵管妊娠破裂时,患者可突感一侧下腹部撕裂性疼痛,常伴有恶心、呕吐。若血液局限于病变区,主要表现为下腹部疼痛;当血液积聚于直肠子宫陷凹时,肛门有坠胀感;随着血液流向全腹,患者表现为全腹痛,甚至放射至肩胛部及背部。

(3)阴道流血:胚胎死亡后常有不规则阴道流血,呈少量点滴状,色暗红或深褐,剥离的蜕膜管型或碎片随阴道流血排出。

(4)晕厥与休克:与输卵管妊娠破裂致大出血和疼痛有关,严重程度与腹腔内出血速度和量成正比。

2.体征

(1)一般情况:腹腔内出血多时,患者呈贫血貌,有脉搏快而细弱、心率增快、血压下降等休克症状,体温一般正常,休克时可略低,腹腔内血液吸收时可略高,但不超过 38 ℃。

(2)腹部检查:下腹部压痛、反跳痛明显,患侧尤剧,但腹肌紧张较轻。出血多时,叩诊有移动性浊音,如反复出血、血液积聚,可在下腹触及软性包块。

(3)盆腔检查:子宫后方或患侧附件扪及压痛性肿块;阴道后穹隆饱满,有触痛。宫颈抬举痛或摇摆痛明显,此为输卵管妊娠破裂的重要特征。内出血多时,检查子宫有漂浮感。

(三)辅助检查

1.HCG 测定

尿或血 HCG 测定是早期诊断异位妊娠的重要方法,同时,也对异位妊娠保守治疗的效果评价具有重要意义。

2.超声诊断

超声可见子宫内膜增厚,宫腔内无妊娠囊,宫旁可见低回声区,若其内有胚芽及心管搏动,可确诊为异位妊娠。

3.阴道后穹隆穿刺

阴道后穹隆穿刺是一种简单可靠的诊断方法,适用于疑有腹腔内出血的患者。直肠子宫陷凹在盆腔中位置最低,即使腹腔内出血不多,也能经阴道后穹隆穿刺抽出。若抽出暗红色不凝血,说明腹腔内有出血。

4.腹腔镜检查

目前,腹腔镜检查被视为异位妊娠诊断的金标准,而且在确诊的情况下可起到治疗的作用,适用于早期和诊断有困难,但无腹腔大出血和休克的病例。

5.子宫内膜病理检查

阴道流血多者,应做诊断性刮宫,排除宫内妊娠,刮出物送病理检查。

(四)高危因素

1.输卵管炎症

输卵管炎症是输卵管妊娠的主要原因。包括输卵管黏膜炎和输卵管周围炎。慢性炎症可使管腔变窄、粘连,或纤毛受损等使受精卵运行受阻而在该处着床,导致输卵管妊娠。

2.输卵管发育不良或功能异常

输卵管过长、肌层发育不良、纤毛缺乏、输卵管痉挛或蠕动异常等。

3.辅助生殖技术

近年辅助生殖技术的应用,使输卵管妊娠发生率增加,既往少见的异位妊娠,如卵巢妊娠、宫颈妊娠、腹腔妊娠的发生率增加。

(五)心理-社会因素

(1)腹腔内急性大量出血及剧烈腹痛使患者及家属有面对死亡的威胁,表现出强烈的情绪反应,如恐惧、焦虑。

(2)因妊娠终止产生自责、失落、抑郁的心情;个别担心以后的生育能力。

三、护理措施

(一)常规护理

1.合理休息

嘱患者卧床休息,避免突然变换体位及增加腹压的动作。

2.饮食指导

鼓励患者进食营养丰富,尤其是高蛋白、富含铁的饮食,以促进血红蛋白的合成,增强患者的抵抗力。

(二)症状护理

(1)重视患者主诉,尤其注意阴道流血量与腹腔内出血量可不成正比,当阴道流血量不多时,不要误以为腹腔内出血量亦很少。

(2)严密监测患者生命体征及病情变化。如患者出现腹痛加剧、肛门坠胀感时,以及时通知医师,积极配合治疗。对严重内出血并伴发休克的患者,护士应立即开放静脉,交叉配血,做好输血输液的准备,以便配合医师积极纠正休克,补充血容量,给予相应处理。

(三)用药护理

常用药物及用药观察:用药期间应仔细观察用药效果及不良反应。

甲氨蝶呤,常用剂量为 0.4 mg/(kg·d),肌内注射,5 天为 1 个疗程。

在应用化学药物治疗期间,应用 B 超进行严密监护,检测血 HCG,并注意患者的病情变化及药物毒副作用。护理措施参见第一章第三节化疗患者的护理,治疗过程中若有严重内出血征象,或疑输卵管间质部妊娠或胚胎继续生长时仍应及时进行手术治疗。

(四)手术护理

手术分为保守手术和根治手术,可经腹或经腹腔镜完成。保守手术为保留输卵管,适用于有生育要求的年轻妇女。根治手术为切除输卵管,适用于无生育要求的输卵管妊娠、内出血并发休克的急症患者。对于内出血并发休克的患者,密切监测生命体征及腹痛的变化,采取抗休克治疗。给予患者平卧位,注意保暖、吸氧,迅速建立静脉输液通路,交叉配血,按医嘱输液、输血,补充血容量,并迅速做好术前准备。

(五)心理护理

(1)配合医师向患者本人及家属讲清病情及治疗方案,做好思想工作,解除其紧张和焦虑情绪。同时,让家人给予更多的关心和爱护,减少或避免不良的精神刺激和压力。

(2)帮助患者以正常的心态接受此次妊娠失败的现实,向她们讲述疾病的相关知识,减少因害怕再次发生异位妊娠而抵触妊娠产生的不良情绪,使患者能充满信心地迎接新生活。

四、健康指导

(一)宣传相关知识

输卵管妊娠患者有 10% 的再发率和 50%～60% 的不孕率,要告知有生育要求者,术后避孕 6 个月,再次妊娠时应及时就医。

(二)养成良好的卫生习惯

勤洗澡,勤更衣,性伴侣固定,防止生殖系统感染。发生盆腔炎性疾病时须彻底治疗,以免延误病情。

五、注意事项

(1)异位妊娠是妇科急腹症之一,未发生流产或破裂前,症状及体征不明显。

(2)多数患者停经 6～8 周以后出现不规则阴道流血,但有 20%～30% 患者无停经史,把异位妊娠的不规则阴道流血误认为月经,或由于月经过期仅数天而不认为是停经。

(3)异位妊娠者腹腔内出血多时有晕厥、休克等临床表现。因此,有性生活的育龄期女性,若有阴道不规则流血或下腹疼痛,都应首先排除异位妊娠的可能。

(4)尿或血 HCG 测定对早期诊断异位妊娠至关重要。腹腔镜检查是诊断的金标准。

(5)生命体征不稳定、异位妊娠破裂、妊娠囊直径大于等于 4 cm 或大于等于 3.5 cm 伴胎心搏动的患者禁忌采用药物治疗。

(张　莉)

第六节　过　期　妊　娠

一、概述

(一)定义

平时月经周期规则,妊娠达到或超过 42 周(≥294 天)尚未分娩者,称为过期妊娠,其发生率占妊娠总数的 3%～15%。

(二)发病机制

各种原因引起的雌孕激素失调导致孕激素优势,分娩发动延迟,胎位不正、头盆不称,胎儿、子宫不能密切接触,反射性子宫收缩减少,引起过期妊娠。

(三)处理原则

妊娠 40 周以后胎盘功能逐渐下降,42 周以后明显下降,因此,在妊娠 41 周以后,即应考虑终止妊娠,尽量避免过期妊娠。应根据胎儿安危状况、胎儿大小、宫颈成熟度综合分析,选择恰当的分娩方式。

(1)促宫颈成熟:目前常用的促宫颈成熟的方法主要有 PGE_2 阴道制剂和宫颈扩张球囊。

(2)人工破膜可减少晚期足月和过期妊娠的发生。

(3)引产术:常用静脉滴注缩宫素,诱发宫缩直至临产;胎头已衔接者,通常先人工破膜,1 小时后开始滴注缩宫素引产。

(4)适当放宽剖宫产指征。

二、护理评估

(一)健康史
详细询问患者病史,准确判断预产期、妊娠周数等。

(二)症状、体征
孕期达到或超过 42 周,通过胎动、胎心率、B 超检查、雌孕激素测定、羊膜镜检查等确定胎盘功能是否正常。

(三)辅助检查
B 超检查、雌孕激素测定、羊膜镜检查;胎儿监测的方法包括 NST、CST、生物物理评分(BPP)、改良 BPP(NST+羊水测量)。尽管 41 周及以上孕周者应行胎儿监测,但采用何种方法及以何频率目前都尚无充分的资料予以确定。

(四)高危因素
高危因素包括初产妇、既往过期妊娠史、男性胎儿、孕妇肥胖。对双胞胎的研究也提示遗传倾向对晚期或过期妊娠的风险因素占 23%~30%。某些胎儿异常可能也与过期妊娠相关,如无脑儿和胎盘硫酸酯酶缺乏,但并不清楚两者之间联系的确切原因。

(五)心理-社会因素
过期妊娠加大胎儿、新生儿及孕产妇风险,导致个人、家庭成员产生紧张、焦虑、担忧等不良情绪。

三、护理措施

(一)常规护理
(1)查看历次产检记录,准确核实孕周。

(2)听胎心,待产期间每 4 小时听 1 次或遵医嘱;交接班必须听胎心;临产后按产程监护常规进行监护;每天至少进行一次胎儿电子监护,特殊情况随时监护。

(3)重视自觉胎动并记录于入院病历中。

(二)产程观察
(1)加强胎心监护。

(2)观察胎膜是否破裂,以及羊水量、颜色、性状等。

(3)注意产程进展、观察胎位变化。

(4)不提倡常规会阴侧切。

(三)用药护理

1.缩宫素静脉滴注

缩宫素作用时间短,半衰期为 5～12 分钟。

(1)静脉滴注中缩宫素的配制方法:应先用生理盐水或乳酸钠林格注射液 500 mL,用 7 号针头行静脉滴注,按每分钟 8 滴调好滴速,然后再向输液瓶中加入 2.5 U 缩宫素,将其摇匀后继续滴入。切忌先将 2.5 U 缩宫素溶于生理盐水或乳酸钠林格注射液中直接穿刺行静脉滴注,因此法初调时不易掌握滴速,可能在短时间内使过多的缩宫素进入体内,不够安全。

(2)合适的浓度与滴速:因缩宫素个体敏感度差异极大,静脉滴注缩宫素应从小剂量开始循序增量,起始剂量为 2.5 U 缩宫素溶于 500 mL 生理盐水或乳酸钠林格注射液中,即 0.5‰缩宫素浓度,以每毫升 15 滴计算,相当于每滴液体中含缩宫素 0.33 mU。从每分钟 8 滴开始,根据宫缩、胎心情况调整滴速,一般每隔 20 分钟调整 1 次。应用等差法,即从每分钟 8 滴(2.7 mU/min)调整至 16 滴(5.4 mU/min),再增至 24 滴(8.4 mU/min);为安全起见,也可从每分钟 8 滴开始,每次增加 4 滴,直至出现有效宫缩。

(3)有效宫缩的判定标准:10 分钟内出现 3 次宫缩,每次宫缩持续 30～60 秒,伴有宫颈的缩短和宫口扩张。最大滴速不得超过每分钟 40 滴,即 13.2 mU/min,如达到最大滴速,仍不出现有效宫缩时可增加缩宫素浓度,但缩宫素的应用量不变。增加浓度的方法是 500 mL 生理盐水或乳酸钠林格注射液中加 5 U 缩宫素,即 1‰缩宫素浓度,先将滴速减半,再根据宫缩情况进行调整,增加浓度后,最大增至每分钟 40 滴(26.4 mU),原则上不再增加滴数和缩宫素浓度。

(4)注意事项:①要有专人观察宫缩强度、频率、持续时间及胎心率变化并及时记录,调好宫缩后行胎心监护,破膜后要观察羊水量及有无胎粪污染及其程度。②警惕变态反应。③禁止肌内、皮下、穴位注射及鼻黏膜用药。④输液量不宜过大,以防止发生水中毒。⑤宫缩过强时应及时停用缩宫素,必要时使用宫缩抑制剂。⑥引产失败:缩宫素引产成功率与宫颈成熟度、孕周、胎先露高低有关,如连续使用 2～3 天仍无明显进展,应改用其他引产方法。

2.前列腺素制剂促宫颈成熟

常用的促宫颈成熟的药物主要是前列腺素制剂。目前常在临床使用的前列腺素制剂如下。

(1)可控释地诺前列酮栓:一种可控制释放的前列腺素 E_2(PGE$_2$)栓剂,含有 10 mg 地诺前列酮,以 0.3 mg/h 的速度缓慢释放,需低温保存,可以控制药物释放,在出现宫缩过频时能方便取出。

应用方法:外阴消毒后将可控释地诺前列酮栓置于阴道后穹隆深处,并旋转 90°,使栓剂横置于阴道后穹隆,宜于保持原位。在阴道口外保留 2～3 cm 终止带,以便于取出。在药物置入后,嘱孕妇平卧 20～30 分钟,以利栓剂吸水膨胀;2 小时后复查,若栓剂仍在原位孕妇可下地活动。

出现以下情况时应及时取出:①出现规律宫缩(每 3 分钟 1 次的宫缩)并同时伴随有宫颈成熟度的改善,宫颈 Bishop 评分大于等于 6 分。②自然破膜或行人工破膜术。③子宫收缩过频(每 10 分钟有 5 次及以上的宫缩)。④置药 24 小时。⑤有胎儿出现不良状况的证据:胎动减少或消失、胎动过频、胎儿电子监护结果分级为Ⅱ类或Ⅲ类。⑥出现不能用其他原因解释的母体不良反应,如恶心、呕吐、腹泻、发热、低血压、心动过速或者阴道流血增多。取出至少 30 分钟后方可静脉滴注缩宫素。

禁忌证:包括哮喘、青光眼、严重肝肾功能不全等;有急产史或有 3 次以上足月产史的经产妇;瘢痕子宫妊娠;有子宫颈手术史或子宫颈裂伤史;已临产;Bishop 评分大于等于 6 分;急性盆腔炎;前置胎盘或不明原因阴道流血;胎先露异常;可疑胎儿窘迫;正在使用缩宫素;对地诺前列酮或任何赋形剂成分过敏者。

（2）米索前列醇:一种人工合成的前列腺素 E_1（PGE_1）制剂,有 100 μg 和 200 μg 两种片剂,美国食品药品监督管理局（FDA）于 2002 年批准米索前列醇用于妊娠中期促宫颈成熟和引产,而用于妊娠晚期促宫颈成熟虽未经 FDA 和中国国家食品药品监督管理总局认证,但美国 ACOG 于 2009 年又重申了米索前列醇在产科领域使用的规范。参考美国 ACOG 2009 年的规范并结合我国米索前列醇的临床使用经验,经中华医学会妇产科学分会产科学组多次讨论,米索前列醇在妊娠晚期促宫颈成熟的应用常规如下:用于妊娠晚期未破膜而宫颈不成熟的孕妇,是一种安全有效的引产方法。每次阴道放药剂量为 25 μg,放药时不要将药物压成碎片。如 6 小时后仍无宫缩,在重复使用米索前列醇前应行阴道检查,重新评价宫颈成熟度,了解原放置药物是否溶化、吸收,如未溶化和吸收则不宜再放。每天总量不超过 50 μg,以免药物吸收过多。如需加用缩宫素,应该在最后一次放置米索前列醇后再过 4 小时以上,并行阴道检查证实米索前列醇已经吸收才可以加用。使用米索前列醇者应在产房观察,监测宫缩和胎心率,一旦出现宫缩过频,应立即进行阴道检查,并取出残留药物。

优点:价格低、性质稳定、易于保存、作用时间长,尤其适合基层医疗机构应用。一些前瞻性随机临床试验和荟萃分析表明,米索前列醇可有效促进宫颈成熟。母体和胎儿使用米索前列醇产生的多数不良后果与每次用药量超过 25 μg 相关。

禁忌证与取出指征:应用米索前列醇促宫颈成熟的禁忌证及药物取出指征与可控释地诺前列酮栓相同。

（四）产程处理

进入产程后,应鼓励产妇取左侧卧位、吸氧。产程中最好连续监测胎心,注意羊水形状,必要时取胎儿头皮血测 pH,以及早发现胎儿宫内窘迫,并及时处理。过期妊娠时,常伴有胎儿窘迫、羊水粪染,分娩时应做相应准备。胎儿娩出后立即在直接喉镜指引下行气管插管,吸出气管内容物,以减少胎粪吸入综合征的发生。

（五）心理护理

（1）为孕产妇提供心理支持,帮助其建立母亲角色。

（2）安抚产妇家属,帮助产妇家庭应对过期妊娠分娩。

（3）接纳可能出现的难产,行胎头吸引、产钳助产等。

四、健康指导

（1）合理、适当地休息、饮食、睡眠等。

（2）情绪放松、身体放松。

（3）适当运动,无其他特殊情况时取自由体位待产。

（4）讲解临产征兆、自觉胎动计数等,指导产妇如何积极配合治疗。

（5）讲解过期妊娠分娩及过期产儿护理原则。

五、注意事项

应急处理:做好正常分娩、难产助产、剖宫产准备。

（张　莉）

第七节 多胎妊娠

一、概述

(一)定义

一次妊娠宫腔内同时有两个或两个以上的胎儿时为多胎妊娠,以双胎妊娠为多见。随着辅助生殖技术广泛开展,多胎妊娠发生率明显增高。

(二)类型特点

多胎妊娠包括由一个卵子受精后分裂而形成的单卵双胎妊娠和由两个卵子分别受精而形成的双卵双胎妊娠,双卵双胎妊娠约占双胎妊娠的70%,两个卵子可来源于同一成熟卵泡或两侧卵巢的成熟卵泡。

(三)治疗原则

1.妊娠期

及早诊断出双胎妊娠者并确定羊膜绒毛性,增加其产前检查次数,注意休息,加强营养,注意预防贫血、妊娠期高血压疾病的发生,防止早产、羊水过多、产前出血等。

2.分娩期

观察产程和胎心变化,如发现有宫缩乏力或产程延长,应及时处理。第一个胎儿娩出后,应立即断脐,助手扶正第二个胎儿的胎位,使其保持纵产式,等待15~20分钟后,第二个胎儿自然娩出。如等待15分钟仍无宫缩,则可人工破膜或静脉滴注催产素促进宫缩。如发现有脐带脱垂或怀疑胎盘早剥时,即手术助产。如第一个胎儿为臀位,第二个胎儿为头位,应注意防止胎头交锁导致难产。

3.产褥期

第二个胎儿娩出后应立即肌内注射或静脉滴注催产素,腹部放置沙袋,防止腹压骤降引起休克,同时预防发生产后出血。

二、护理评估

(一)健康史

评估本次妊娠的双胎羊膜绒毛膜性,孕妇的早孕反应程度,食欲、呼吸情况,以及下肢水肿、静脉曲张程度。

(二)生理状况

1.孕妇的并发症

妊娠期高血压疾病、妊娠期肝内胆汁淤积症、贫血、羊水过多、胎膜早破、宫缩乏力、胎盘早剥、产后出血、流产等。

2.围产儿并发症

早产、脐带异常、胎头交锁、胎头碰撞、胎儿畸形及单绒毛膜双胎特有的并发症,如双胎输血综合征、选择性生长受限、一胎无心畸形等;极高危的单绒毛膜单羊膜囊双胎,由于两个胎儿共用一个羊膜腔,两胎儿间无羊膜分隔,因脐带缠绕和打结而发生宫内意外的可能性较大。

(三)辅助检查

1.B超检查

B超检查可以早期诊断双胎、畸胎,能提高双胎妊娠的孕期监护质量。在妊娠6~9周,可通过孕囊数目判断绒毛膜性;妊娠10~14周,可以通过双胎间的羊膜与胎盘交界的形态判断绒毛膜性。单绒毛膜双胎羊膜分隔与胎盘呈"T"征,而双绒毛膜双胎胎膜融合处夹有胎盘组织,所以胎盘融合处表现为"双胎峰"(或"λ"征)。

妊娠18~24周,最晚不要超过26周,对双胎妊娠进行超声结构筛查。双胎容易因胎儿体位的关系影响结构筛查质量,有条件的医院可根据孕周分次进行包括胎儿心脏在内的结构筛查。

2.血清学筛查

唐氏综合征在单胎与双胎妊娠孕中期血清学筛查的检出率分别为60%~70%和45%,其假阳性率分别为5%和10%。由于双胎妊娠筛查检出率较低,而且假阳性率较高,目前并不推荐单独使用血清学指标进行双胎的非整倍体筛查。

3.有创性产前诊断

双胎妊娠有创性产前诊断操作带来的胎儿丢失率要高于单胎妊娠,以及后续的处理如选择性减胎等也存在危险性,建议转诊至有能力进行宫内干预的产前诊断中心进行。

(四)高危因素

多胎妊娠者可出现妊娠期高血压疾病、妊娠肝内胆汁淤积症、贫血、羊水过多、胎膜早破、宫缩乏力、胎盘早剥、产后出血、流产等多种并发症。

(五)心理-社会因素

双胎妊娠的孕妇在孕期必须适应两次角色转变,首先是接受妊娠,其次当被告知是双胎妊娠时,必须适应第二次角色转变,即成为两个孩子的母亲;双胎妊娠属于高危妊娠,孕妇既兴奋又常常担心母儿的安危,尤其担心胎儿的存活率。

三、护理措施

(一)常规护理

(1)增加产前检查的次数,每次监测宫高、腹围和体重。

(2)注意休息;卧床时最好取左侧卧位,增加子宫、胎盘的血供,减少早产的机会。

(3)加强营养,尤其是注意补充铁、钙、叶酸等,以满足妊娠的需要。

(二)症状护理

双胎妊娠孕妇胃区受压致胃食欲缺乏、食欲减退,因此应鼓励孕妇少量多餐,满足孕期需要,必要时给予饮食指导,如增加铁、叶酸、维生素的供给。因双胎妊娠的孕妇腰背部疼痛症状较明显,应注意休息,可指导其做骨盆倾斜运动,局部热敷也可缓解症状。采取措施预防静脉曲张的发生。

(三)用药护理

双胎妊娠可能出现妊娠期高血压疾病、妊娠肝内胆汁淤积症、贫血、羊水过多、胎膜早破、胎盘早剥等多种并发症,按相应用药情况护理。

(四)分娩期护理

(1)阴道分娩时严密观察产程进展和胎心率变化,以及时处理问题。

(2)防止第二胎儿胎位异常、胎盘早剥;防止产后出血的发生;产后腹部加压,防止腹压骤降引起的休克。

(3)如行剖宫产,需要配合医师做好剖宫产术前准备和产后双胎新生儿护理准备;如系早产,产后应加强对早产儿的观察和护理。

(五)心理护理

帮助双胎妊娠的孕妇完成两次角色转变,使其接受成为两个孩子母亲的事实。告知双胎妊娠虽属高危妊娠,但孕妇不必过分担心母儿的安危,说明保持心情愉快、积极配合治疗的重要性,指导家属准备双份新生儿用物。

四、健康指导

护士应指导孕妇注意休息,加强营养,注意阴道流血量和子宫复旧情况,防止产后出血。并指导产妇正确进行母乳喂养,选择有效的避孕措施。

五、注意事项

合理营养,注意补充铁剂,防止妊娠期贫血,妊娠晚期特别注意避免疲劳,加强休息,预防早产和分娩期并发症。

(张　莉)

第八节　胎盘早剥

妊娠20周后或分娩期,正常位置的胎盘在胎儿娩出前部分或全部从子宫壁剥离,称胎盘早期剥离,简称胎盘早剥。其原因尚不明,与以下因素有关:血管病变、妊娠高血压综合征、慢性高血压、机械性因素如外伤、脐带过短、羊水过多、破膜时宫内压骤减、双胎第一胎娩出后或子宫静脉压突然升高等。

一、护理评估

(一)病史

详细询问患者的健康史及孕产史,注意收集与胎盘早剥有关的诱发因素,了解本次妊娠的经过,尤其是阴道出血、腹痛等情况。

(二)身心状况

重点评估阴道流血出现的时间、量、性质,患者目前的情况,是否有少尿、无尿、休克、凝血功能障碍的表现,腹痛的性质、有无伴随症状,子宫的张力、有无压痛、子宫大小与妊娠月份是否相符,宫底有无上升的征象,胎心、胎动情况,并通过详细的全身及腹部检查判断母儿目前的状况。

随着出血的增多、腹痛的加剧和周围医护人员为此所进行的一系列抢救措施,无时不在提示孕妇:其自身特别是腹中胎儿存在生命危险,因此,孕妇除表现出紧张、焦虑、烦躁不安、恐慌、哭泣外,更盼望能通过医务人员的抢救和自身的配合得到良好的结局。

（三）诊断检查

（1）B型超声检查：可确定有无胎盘早剥及估计剥离面的大小及胎儿的状况（有无胎动及胎心搏动）。B超可显示胎盘和子宫壁之间出现液性暗区，界限不太清楚；绒毛膜板向羊膜腔凸出；暗区内有时出现光点反射（积血机化）。

（2）除血、尿常规外，还应查血小板计数、出凝血时间、纤维蛋白原等与凝血功能有关的项目。血常规可帮助了解患者的贫血程度及有无感染征象；尿常规可了解肾功能及有无妊高征；凝血功能检查可了解患者的凝血功能。

二、护理诊断

（一）腹痛

腹痛与胎盘剥离面积有关。若剥离面积大于1/3，孕妇突然发生持续性腹痛、腰酸背痛，疼痛程度与胎盘后积血量成正比。

（二）出血性休克

如果剥离面大于1/2，无论内出血或外出血，出血量都大，可致出血性休克，甚至发生凝血机制障碍，出血不止。

（三）有胎儿受伤的危险

胎儿受伤与胎盘功能障碍有关

（四）焦虑

焦虑与预感到个体健康受到威胁有关，与已经或预感到将要失去胎儿有关。

（五）知识缺乏

知识缺乏与对胎盘早剥的认识有限有关

三、护理目标

（1）纠正休克：输新鲜血，输液。

（2）及时终止妊娠：一旦确诊，必须即时终止妊娠。

（3）减轻孕妇的焦虑、恐惧感。

四、护理措施

（一）一般护理

轻型者的护理原则与正常分娩基本相同；重型者应根据孕妇的具体情况，如子宫内出血量较多、有休克表现，而采用平卧位，以利于纠正休克，暂禁食。

（二）病情观察

应严密观察阴道流血量与产程进展，测量子宫底高度，从孕妇入院开始应在子宫底处作一标记，观察子宫底是否升高，如有升高提示内出血量增多，同时要经常听胎心音，有条件的应持续胎心音监护。重型孕妇多见子宫内隐性出血，应严密观察生命体征变化，详细记录，观察阴道出血量，注意有无出血不凝或仅有较软的凝血块，预防弥漫性血管内凝血（DIC）的发生，观察尿量，预防急性肾衰。重型孕妇因发病急、症状重，孕妇及家属情绪紧张、心理恐惧，故应沉着有序地工作，安慰患者，但对其家属应说明危险性及可能发生的并发症。

（三）治疗护理

轻型经阴道分娩者要采取尽量缩短产程的措施,可先行人工破膜,缩减子宫容积,压迫胎盘,使之不继续剥离。破膜后腹部采用加压沙袋,以腹带包扎腹部,以减少出血,必要时静脉滴注催产素,要注意点滴的速度,开始15滴/分,以后根据宫缩强度调节,如需要阴道检查,应准备检查物品、备血、输液后检查。重型者阴道流血量与孕妇贫血不成比例。血液多积聚于胎盘与子宫壁之间,孕妇处于休克状态,应立即抢救休克,输液、输血、氧气吸入,同时做剖宫产的术前准备。

五、评价

再次妊娠要做好孕期保健及宣教,积极防治妊高征,对合并慢性高血压和慢性肾炎等的高危妊娠者加强管理,妊娠期避免腹部外伤。

（张　莉）

第九节　胎 膜 早 破

胎膜早破(premature rupture of membranes,PROM)是指在临产前胎膜自然破裂,是常见的分娩期并发症,妊娠满37周的发生率为10%,妊娠不满37周的发生率为2.0%～3.5%。胎膜早破可引起早产及围生儿死亡率增加,亦可导致孕产妇宫内感染率和产褥期感染率增加。

一、病因

一般认为胎膜早破与以下因素有关,常为多因素所致。

（一）上行感染

可由生殖道病原微生物上行感染引起胎膜炎,使胎膜局部张力下降而破裂。

（二）羊膜腔压力增高

羊膜腔压力增高常见于多胎妊娠、羊水过多等。

（三）胎膜受力不均

胎先露高浮、头盆不称、胎位异常可使胎膜受压不均导致破裂。

（四）营养因素

缺乏维生素C、锌及铜,可使胎膜张力下降而破裂。

（五）宫颈内口松弛

常因手术创伤或先天性宫颈组织薄弱,宫颈内口松弛,胎膜进入扩张的宫颈或阴道内,导致感染或受力不均,而使胎膜破裂。

（六）细胞因子

白细胞介素-1(IL-1)、IL-6、IL-8、肿瘤坏死因子-α(TNF-α)升高,可激活溶酶体酶,破坏羊膜组织,导致胎膜早破。

（七）机械性刺激

创伤或妊娠后期性交也可导致胎膜早破。

二、临床表现

(一)症状

孕妇突感有较多液体自阴道流出,有时可混有胎脂及胎粪,无腹痛等其他产兆,当咳嗽、打喷嚏等导致腹压增加时,羊水可少量间断性排出。

(二)体征

肛诊或阴检时,触不到羊膜囊,上推胎儿先露部可见到羊水流出。如伴羊膜腔感染,可有臭味,并伴有发热、母儿心率增快、子宫压痛、白细胞计数增多、C反应蛋白升高。

三、对母儿的影响

(一)对母亲的影响

胎膜早破后,生殖道病原微生物易上行感染,感染程度通常与破膜时间有关。羊膜腔感染易发生产后出血。

(二)对胎儿的影响

胎膜早破经常诱发早产,早产儿易发生呼吸窘迫综合征。羊膜腔感染时,可引起新生儿吸入性肺炎,严重者发生败血症、颅内感染等。脐带受压、脐带脱垂时可致胎儿窘迫。胎膜早破发生的孕周越小,胎肺发育不良发生率越高,围生儿死亡率越高。

四、处理原则

预防感染和脐带脱垂,如有感染、胎窘征象,以及时行剖宫产终止妊娠。

五、护理

(一)护理评估

1.病史

询问病史,了解是否有发生胎膜早破的病因,确定具体的胎膜早破的时间、妊娠周数,是否有宫缩、见红等产兆,是否出现感染征象,是否出现胎窘现象。

2.身心状况

观察孕妇阴道流液的色、质、量,是否有气味。孕妇常可能因为不了解胎膜早破的原因,而对不可自控的阴道流液形成恐慌,可能担心自身与胎儿的安危。

3.辅助检查

(1)阴道流液的 pH 测定:正常阴道液 pH 为 4.5~5.5,羊水 pH 为 7.0~7.5。若 pH 大于 6.5,提示胎膜早破,准确率达 90%。

(2)肛查或阴道窥阴器检查:肛查时未触到羊膜囊,上推胎儿先露部,有羊水流出。阴道窥阴器检查时见液体自宫口流出,或可见阴道后穹隆有较多混有胎脂和胎粪的液体。

(3)阴道液涂片检查:将阴道液置于载玻片上,干燥后镜检可见羊齿植物叶状结晶,为羊水,准确率达 95%。

(4)羊膜镜检查:可直视胎先露部,看不到前羊膜囊即可诊断。

(5)胎儿纤维结合蛋白(fetal fibronectin,fFN)测定:fFN 是胎膜分泌的细胞外基质蛋白。当宫颈及阴道分泌物内 fFN 含量超过 0.05 mg/L 时,胎膜抗张能力下降,易发生胎膜早破。

（6）超声检查：羊水量减少可协助诊断，但不可确诊。

（二）护理诊断

1.有感染的危险

感染胎膜破裂后，生殖道病原微生物上行感染有关。

2.知识缺乏

缺乏预防和处理胎膜早破的知识。

3.有胎儿受伤的危险

胎儿受伤与脐带脱垂、早产儿肺部发育不成熟有关。

（三）护理目标

（1）孕妇无感染征象发生。

（2）孕妇了解胎膜早破的知识，如突然发生胎膜早破，能够及时进行初步应对。

（3）胎儿无并发症发生。

（四）护理措施

1.预防脐带脱垂的护理

胎膜早破并胎先露未衔接的孕妇应绝对卧床休息，多采用左侧卧位，注意抬高臀部，防止脐带脱垂造成胎儿宫内窘迫。注意监测胎心变化，进行肛查或阴检时，确定有无隐性脐带脱垂，一旦发生，立即通知医师，并于数分钟内结束分娩。

2.预防感染

保持床单位清洁。于外阴处使用无菌的会阴垫，勤于更换，保持清洁干燥，防止上行感染。更换会阴垫时观察羊水的色、质、量、气味等。嘱孕妇保持外阴清洁，每天擦洗 2 次会阴。同时观察产妇的生命体征、血生化指标，了解是否存在感染征象。破膜大于 12 小时，遵医嘱给予抗生素，防止感染。

3.监测胎儿宫内情况

密切观察胎心率的变化，嘱孕妇自测胎动。如有混有胎粪的羊水流出，即为胎儿宫内缺氧的表现，应及时予以吸氧，左侧卧位，并根据医嘱做好相应的护理。

对于胎膜早破，孕周不足 35 周者，根据医嘱予地塞米松促进胎肺成熟；对于孕周不足 37 周并已临产者，或孕周超过 37 周者，胎膜早破超过 12 小时后仍未临产者，可根据医嘱尽快结束分娩。

4.健康教育

孕期时为孕妇讲解胎膜早破的定义与原因，并强调孕期卫生保健的重要性。指导孕妇，如出现胎膜早破现象，无须恐慌，应立即平卧，以及时就诊。孕晚期禁止性交，避免腹部碰撞或增加腹压。指导孕妇孕期补充足量的维生素和锌、铜等微量元素。宫颈内口松弛者应多卧床休息，并遵医嘱，根据需要于孕 14～16 周时行宫颈环扎术。

（张　莉）

第十节　前置胎盘

一、概述

(一)定义

正常妊娠时,胎盘附着于子宫体部的前壁、后壁或侧壁。妊娠 28 周后,若胎盘附着于子宫下段、下缘,达到或覆盖宫颈内口,位置低于胎先露部,称为前置胎盘。前置胎盘是妊娠晚期的严重并发症之一,也是妊娠晚期阴道流血最常见的原因。国外报道其发病率为 0.5%,国内报道前置胎盘发生率为 0.24%～1.57%。按胎盘边缘与宫颈内口的关系,将前置胎盘分为 4 种类型:完全性前置胎盘、部分性前置胎盘、边缘性前置胎盘、低置胎盘。妊娠中期超声检查发现胎盘接近或覆盖宫颈内口时,称为胎盘前置状态。

(二)主要发病机制

由于人工流产、多胎妊娠、经产妇等原因,胎盘需要扩大面积、吸取营养,以供胎儿需求的胎盘面积扩大导致的前置胎盘及孕卵着床部位下移导致胎盘前置。

(三)处理原则

抑制宫缩、止血、纠正贫血和预防感染。根据阴道流血量、有无休克、妊娠周数、产次、胎位、胎儿是否存活、是否临产及前置胎盘类型等综合做出决定。凶险性前置胎盘患者应当在有条件的医院处理。

二、护理评估

(一)健康史

除个人健康史外,在孕产史中尤其注意识别有无剖宫产术、人工流产术及子宫内膜炎等前置胎盘的易发因素;此外,妊娠经过中,特别是孕 28 周后,是否出现无痛性、无诱因、反复阴道流血症状,并详细记录具体经过及医疗处理情况。

(二)临床表现

1.症状

典型症状为妊娠晚期或临产时,发生无诱因、无痛性反复阴道流血。初次出血量一般不多,剥离处血液凝固后,出血停止;也有初次即发生致命性大出血而导致的休克。阴道流血发生时间、反复发生次数、出血量多少与前置胎盘类型有关。

2.体征

患者一般情况与出血量有关,大量出血者呈现面色苍白、脉搏增快微弱、血压下降等休克表现。腹部检查:子宫软,无压痛,大小与妊娠周数相符。由于子宫下段有胎盘占据,影响先露入盆,故胎先露高浮,常并发胎位异常。反复出血或一次出血量过多可使胎儿宫内缺氧,严重者胎死宫内。当前置胎盘附着于子宫前壁时,可在耻骨联合上方闻及胎盘杂音。临产时检查见宫缩为阵发性,间歇期子宫完全松弛。

（三）辅助检查

1.超声检查

推荐使用经阴道超声进行检查,其准确性明显高于经腹超声,并具有安全性。当胎盘边缘未达到宫颈内口时,测量胎盘边缘距宫颈内口的距离;当胎盘边缘覆盖宫颈内口时,测量胎盘边缘超过宫颈内口的距离,结果应精确到毫米。

2.MRI 检查

有条件的医院对于怀疑合并胎盘植入者,可选择 MRI 检查。与经阴道超声检查相比,MRI对胎盘定位无明显优势。

（四）高危因素

前置胎盘的高危因素包括流产史、宫腔操作史、产褥期感染史、高龄、剖宫产史、吸烟、双胎妊娠,以及妊娠 28 周前超声检查提示胎盘前置状态等。

（五）心理-社会因素

患者的一般情况与出血量的多少密切相关。大量出血时可见面色苍白、脉搏细速、血压下降等休克症状,孕妇及其家属可因突然阴道流血而感到恐惧或焦虑,既担心孕妇的健康,更担心胎儿的安危,可能显得恐慌、紧张、手足无措等。

三、护理措施

（一）常规护理

1.保证休息,减少刺激

孕妇需住院观察,阴道流血期间绝对卧床休息,尤以左侧卧位为佳,血止后可适当活动。并定时间断吸氧,每天 3 次,每次 1 小时,以提高胎儿血氧供应。此外,还需避免各种刺激,以减少出血机会。医护人员进行腹部检查时动作要轻柔,禁做阴道检查及肛查。

2.检测生命体征,以及时发现病情变化

严密观察并记录孕妇生命体征,阴道流血的量、色、时间及一般状况,监测胎儿宫内状态,按医嘱及时完成实验室检查项目,并交叉配血备用。发现异常及时报告医师并配合处理。

（二）症状护理

1.纠正贫血

除口服硫酸亚铁、输血等措施外,还应加强饮食营养指导,建议孕妇多食高蛋白及含铁丰富的食物,如动物肝脏、绿叶蔬菜及豆类等。一方面有助于纠正贫血,另一方面还可增强机体抵抗力,同时也可促进胎儿发育。

2.预防产后出血和感染

产妇回病房休息时,严密观察产妇的生命体征及阴道流血情况,发现异常及时报告医师处理,以防止或减少产后出血。

及时更换会阴垫,以保持会阴部清洁、干燥。

胎儿娩出后,以及早使用宫缩剂,以预防产后大出血;严格按照高危儿标准护理新生儿。

3.紧急转运

如患者阴道流血多,怀疑为凶险性前置胎盘,本地无医疗条件处理,应建立静脉通道,输血输液,止血,抑制宫缩,由有经验的医师护送,迅速转诊到上级医疗机构。

(三)用药护理

在期待治疗过程中,常伴发早产,对于有早产风险的患者可酌情给予宫缩抑制剂,防止因宫缩引起的进一步出血,赢得促胎肺成熟的时间。常用药物有硫酸镁、β受体激动剂、钙通道阻滞剂、非甾体类抗感染药、缩宫素受体抑制剂等。

在使用宫缩抑制剂的过程中,仍有阴道大出血的风险,应随时做好剖宫产手术的准备。值得注意的是,宫缩抑制剂与肌松剂有协同作用,可加重肌松剂的神经肌肉阻滞作用,增加产后出血的风险。

糖皮质激素的使用:若妊娠不足34周,应促胎肺成熟,应参考早产的相关诊疗指南。

除口服硫酸亚铁、输血等措施外,还应加强饮食营养指导,建议孕妇多食高蛋白及含铁丰富的食物,如动物肝脏、绿叶蔬菜及豆类等。这一方面有助于纠正贫血,另一方面还可增强机体抵抗力,同时也可以促进胎儿发育。

(四)心理护理

帮助孕妇了解前置胎盘发病机制、症状体征辅助检查内容,引导孕妇能以最佳身心状态接受手术及分娩的过程。

四、健康指导

护士应加强对孕妇的管理和宣教,指导围孕期妇女避免吸烟、酗酒、吸食毒品等不良行为,避免多次刮宫、引产或宫内感染,防止多产,减少子宫内膜损伤或子宫内膜炎。加强孕期管理,按时进行产前检查及正确的孕期指导,早期诊断,以及时处理。对妊娠期出血者,无论量多少均应就医,做到及时诊断,正确处理。

五、注意事项

(1)如有腹痛、出血等不适症状,应绝对卧床休息,止血后方可轻微活动。

(2)避免进行增加腹压的活动,如用力排便、频繁咳嗽、下蹲等,避免用手刺激腹部,变换体位时动作要轻缓。

(3)禁止性生活、阴道检查及肛查。

(4)备血,做好处理产后出血和抢救新生儿的准备。

(5)长期卧床者应加强营养,适当行肢体活动,给予下肢按摩,定时排便,练习深呼吸等,以防止并发症的发生。

(张　莉)

第十一节　脐带异常

一、概述

(一)定义

脐带异常包括脐带先露或脱垂、脐带缠绕、脐带长度异常、脐带打结、脐带扭转等,可引起胎儿急性或慢性缺氧,甚至胎死宫内。本节以脐带先露与脱垂为例进行讨论。脐带先露是指胎膜未破时脐带位于胎先露部前方或一侧,脐带脱垂是指胎膜破裂后脐带脱出于宫颈口外,降至阴道内甚至露于外阴部。

(二)病因

导致脐带先露与脱垂的主要原因有头盆不称、胎头入盆困难、胎位异常(如臀先露、肩先露、枕后位)、胎儿过小、羊水过多、脐带过长、脐带附着异常及低置胎盘等。

(三)治疗原则

早期发现脐带异常,迅速解除脐带受压,选择正确的分娩方式,保障胎儿安全。

二、护理评估

(一)健康史

详细了解产前检查结果,有无羊水过多、胎儿过小、胎位异常、低置胎盘等。

(二)临床表现

1.症状

若脐带未受压可无明显症状,若脐带受压,产妇自觉胎动异常甚至消失。

2.体征

出现频繁的变异减速,上推胎先露部及抬高臀部后恢复,若胎儿缺氧严重可伴有胎心消失。胎膜已破者,阴道检查可在胎先露旁或前方触及脐带,甚至脐带脱出于外阴。

(三)辅助检查

1.产科检查

在胎先露旁或前方触及脐带,甚至脐带脱出于外阴。

2.胎儿电子监护

胎儿电子监护可发现伴有频繁的变异减速,甚至胎心音消失。

3.B型超声检查

B型超声检查有助于明确诊断。

(四)心理-社会因素

评估孕产妇及家属有无焦虑、恐慌等心理问题,对脐带脱垂的认识程度及家庭支持度。

(五)高危因素

(1)胎儿过小者。

(2)羊水过多者。

(3)脐带过长者。

(4)胎先露部入盆困难者。

(5)胎位异常者,如肩先露、臀先露等。

(6)胎膜早破而胎先露未衔接者。

(7)脐带附着位置低或低置胎盘者。

三、护理措施

(一)常规护理

除产科常规护理外,还需注意协助孕妇取臀高位卧床休息,以缓解脐带受压。

（二）分娩方式的选择

1.脐带先露

若为经产妇，胎膜未破，宫缩良好，且胎心持续良好者，可在严密监护下经阴道分娩；若为初产妇或足先露、肩先露者，应行剖宫产术。

2.脐带脱垂

胎心尚好，胎儿存活者，应尽快娩出胎儿。对于宫口开全，胎先露部已达坐骨棘水平以下者，还纳脐带后行阴道助产术；若产妇宫口未开全，应立即协助产妇取头低臀高位，将胎先露部上推，还纳脐带，应用宫缩抑制剂，缓解脐带受压，严密监测胎心的同时尽快行剖宫产术。

（三）心理护理

(1)了解孕产妇及家属的心理状态，并予以心理支持，缓解其紧张、焦虑情绪。

(2)讲解脐带脱垂相关知识，以取得其对诊疗护理工作的配合。

四、健康指导

(1)教会孕妇自数胎动，以便早期发现胎动异常。

(2)督促其定期产前检查，妊娠晚期及临产后再次行超声检查。

五、注意事项

脐带脱垂为非常紧急的情况，一旦发现，应立即进行脐带还纳，并保持手在阴道内，直到胎儿娩出。

（张　莉）

第十二节　羊水异常

一、概述

（一）定义

1.羊水过多

妊娠期间羊水量超过 2 000 mL，为羊水过多。羊水的外观和性状与正常无异样，多数孕妇羊水增多缓慢，在较长时间内形成，称为慢性羊水过多；少数孕妇可在数天内羊水急剧增加，称为急性羊水过多。其发生率为 0.5%～1.0%。

2.羊水过少

妊娠晚期羊水量少于 300 mL 为羊水过少。羊水过少的发病率为 0.4%～4.0%，羊水过少严重影响胎儿预后，羊水量少于 50 mL，围生儿的死亡率也高达 88%。

（二）主要发病机制

胎儿畸形羊水循环障碍，多胎妊娠血压循环量增加，胎儿尿量增加，胎盘病变、妊娠合并症等导致羊水过多或过少。

(三)治疗原则

治疗方法取决于胎儿有无畸形、孕周大小及孕妇自觉症状的严重程度,羊水过多时应在分娩期警惕脐带脱垂和胎盘早剥的发生。

二、护理评估

(一)健康史

详细询问病史,了解孕妇年龄、有无妊娠合并症、有无先天畸形家族史及生育史。若孕妇羊水过少,应了解其自觉胎动情况。

(二)症状体征

1.羊水过多

(1)急性羊水过多:较少见,多发生于妊娠 20~24 周,由于羊水量急剧增多,在数天内子宫急剧增大,横膈上抬,患者出现呼吸困难,不能平卧,甚至出现发绀,孕妇表情痛苦,腹部因张力过大而感到疼痛,食量减少。由于胀大的子宫压迫下腔静脉,影响静脉回流,导致孕妇下肢及外阴部水肿、静脉曲张。

(2)慢性羊水过多:较多见,多发生于妊娠晚期,羊水可在数周内逐渐增多,多数孕妇能适应,常在产前检查时发现。孕妇子宫大于妊娠月份,腹部膨隆,腹壁皮肤发亮、变薄,触诊时感到皮肤张力大,胎位不清,胎心遥远或听不到。羊水过多的孕妇容易并发妊娠期高血压疾病、胎位不正、早产等。患者破膜后因子宫骤然缩小,可以引起胎盘早剥。产后因患者子宫过大,可引起子宫收缩乏力而致产后出血。

2.羊水过少

孕妇于胎动时感觉腹痛,检查时发现宫高、腹围小于同期正常妊娠孕妇,子宫的敏感度较高,轻微的刺激即可引起宫缩,临产后阵痛剧烈,宫缩不协调,宫口扩张缓慢,产程延长。羊水过少若发生在妊娠早期,可以导致胎膜与胎体相连;若发生妊娠中、晚期,子宫周围压力容易对胎儿产生影响,造成胎儿斜颈、曲背、手足畸形等异常。

(三)辅助检查

1.B 超

测量单一最大羊水暗区垂直深度(AFV),AFV 大于等于 8 cm 即可诊断为羊水过多,若用羊水指数法,羊水指数(AFI)大于等于 25 cm 为羊水过多。测量单一最大羊水暗区垂直深度小于等于 2 cm 即可考虑为羊水过少,小于等于 1 cm 为严重羊水过少;若用羊水指数法,AFI 小于等于 5.0 cm 可诊断为羊水过少,小于 8.0 cm 应警惕羊水过少的可能。除羊水测量外,B 超还可判断胎儿有无畸形,羊水与胎儿的交界情况等。

2.神经管缺陷胎儿的检测

此类胎儿可做羊水及母血甲胎蛋白(AFP)测定。若为神经管缺陷胎儿,羊水中的甲胎蛋白均值超过正常妊娠平均值 3 个标准差以上有助于诊断。

3.电子胎儿监护

电子胎儿监护可出现胎心变异减速和晚期减速。

4.胎儿染色体检查

需排除胎儿染色体异常时可做羊水细胞培养,或采集胎儿脐带血细胞培养,做染色体核型分析,荧光定量 PCR 法快速诊断。

5.羊膜囊造影

羊膜囊造影用以了解胎儿有无消化道畸形,但应注意造影剂对胎儿有一定损害,还可能引起胎儿早产和宫腔内感染,应慎用。

(四)高危因素

胎儿畸形、胎盘功能减退、羊膜病变、双胎、母胎血型不合、糖尿病、母体妊娠期高血压疾病可能导致的胎盘血流减少等。

(五)心理-社会因素

孕妇及家属因担心胎儿可能会有某种畸形,会感到紧张、焦虑不安,甚至产生恐惧心理。

三、护理措施

(一)常规护理

向孕妇及其家属介绍羊水过多或过少的原因及注意事项,包括:指导孕妇摄取低钠饮食,防止便秘;减少增加腹压的活动以防胎膜早破;改善胎盘血液供应;自觉胎动监测;出生后的胎儿应认真全面评估,识别畸形。

(二)症状护理

观察孕妇的生命体征,定期测量宫高、腹围和体重,判断病情进展,并及时发现并发症。观察胎心、胎动及宫缩,以及早发现胎儿宫内窘迫及早产的征象。羊水过多时行人工破膜,应密切观察胎心和宫缩,以及时发现胎盘早剥和脐带脱垂的征象。产后应密切观察子宫收缩及阴道流血情况,防止产后出血。发生羊水过少时,严格 B 超监测羊水量,并注意观察有无胎儿畸形。

(三)孕产期处理

(1)羊水过多:腹腔穿刺放羊水时应防止速度过快、量过多,一次放羊水量不超过 1 500 mL,放羊水后腹部放置沙袋或加腹带包扎以防血压骤降发生休克。腹腔穿刺放羊水时应注意无菌操作,防止发生感染,同时按医嘱给予抗感染药物。

(2)羊水过少患者合并有过期妊娠、胎儿生长受限等,需及时终止妊娠,应遵医嘱做好阴道助产或剖宫产的准备。若羊水过少患者合并胎膜早破或者产程中发现羊水过少,需遵医嘱进行预防性羊膜腔灌注治疗,应注意严格无菌操作,防止发生感染,同时按医嘱给予抗感染药物。有国外文献报道,羊膜腔输液的治疗方法不降低剖宫产和新生儿窒息的发生率,反而可能增加胎粪吸入综合征的发生率,此项治疗手段现已较少应用。

(四)心理护理

让孕妇及家人了解羊水过多或过少的发生发展过程,正确面对羊水过多或过少可能给胎儿带来的不良结局,引导孕产妇减少焦虑,主动参与治疗护理过程。

四、健康指导

羊水过多或过少产妇若胎儿正常,母婴健康平安,应做好正常分娩及产后的健康指导;羊水过多或过少合并胎儿畸形者,应积极进行健康宣教,引导孕产妇正确面对终止妊娠,顺利度过产褥期。

五、注意事项

腹腔穿刺放羊水时严格操作;严密观察羊水量、性质、病情等变化。

（张　莉）

第十三节 羊水栓塞

一、概述

(一)定义

羊水栓塞是指在分娩过程中羊水突然进入母体血液循环引起的急性肺栓塞、变应性休克、弥散性血管内凝血(DIC)、肾衰竭等一系列病理改变的严重分娩并发症,可发生在足月分娩、引产和钳刮术中。发生在足月分娩者,产妇死亡率高达80%以上。

(二)病因及病理生理

一般认为羊水栓塞是羊水中的有形成分(胎儿毳毛、角化上皮、胎粪、胎脂)进入母体血液循环,通过阻塞肺小动脉,引起机体的变态反应和凝血功能异常而引起的一系列病理生理变化。羊膜腔内压力过高、胎膜破裂、血窦开放是发生羊水栓塞的基本条件。因此,高龄初产、经产妇、子宫收缩过强、急产、胎膜早破、前置胎盘、胎盘早剥、子宫破裂、剖宫产等均是羊水栓塞的诱发因素。

(三)治疗原则

抗过敏、纠正呼吸循环功能衰竭和改善低氧血症;抗休克,防治DIC及肾衰竭。

二、护理评估

(一)健康史

详细了解产妇年龄及此次妊娠经过;妊娠破膜情况;有无前置胎盘、胎盘早剥、先兆子宫破裂;是否为剖宫产;分娩过程中宫缩情况及缩宫素应用情况等。

(二)临床表现

1.症状

羊水栓塞多发生于分娩过程中,尤其是胎儿娩出前后的短时间内,一般经过以下三个阶段。

(1)心肺功能衰竭和休克:产妇突感寒战,出现恶心、呕吐、气急、烦躁等先兆症状,继而出现呛咳、呼吸困难、抽搐、昏迷;病情严重者,产妇仅惊叫一声或打一哈欠或抽搐一下,呼吸心搏骤停,于数分钟内死亡。

(2)出血:度过第一阶段后,产妇开始出现难以控制的全身广泛性出血,如大量阴道流血、切口渗血,全身皮肤黏膜出血、血尿、消化道大出血等。

(3)急性肾衰竭:由于循环功能衰竭引起的肾缺血及DIC前期形成的血栓堵塞肾内小血管,引起肾脏缺血、缺氧,导致肾脏器质性损害,存活患者出现少尿和尿毒症表现。

2.体征

产妇出现发绀、脉搏细速、血压急骤下降、肺底部湿啰音等,全身皮肤、黏膜出现出血点或瘀斑。

(三)辅助检查

1.全身检查

全身检查可发现全身皮肤黏膜有出血点及瘀斑,针眼及切口渗血,心率增快,肺部湿啰音等。

2.实验室检查

血涂片及痰液涂片检查可见羊水有形成分;DIC 相关检查示凝血功能障碍。

3.心电图或心脏彩色多普勒超声检查

心电图或心脏彩色多普勒超声检查可提示右心房、右心室扩大,而左心室缩小,ST 段下降。

(四)心理-社会因素

羊水栓塞发病急骤,产妇及家属无心理准备,常无法接受,表现为恐惧及愤怒,甚至出现过激行为。

(五)高危因素

(1)高龄初产或多产妇。

(2)胎膜早破、前置胎盘或胎盘早剥者。

(3)于宫缩期行人工破膜者。

(4)子宫收缩过强者。

(5)不恰当使用子宫收缩剂者。

(6)子宫先兆破裂或破裂者。

(7)行剖宫产手术者。

(8)行钳刮术终止妊娠者。

三、护理措施

(一)羊水栓塞的预防

(1)加强产前检查,以及时发现羊水栓塞的诱发因素并处理。

(2)掌握缩宫素的使用方法,防止宫缩过强。

(3)人工破膜应在宫缩的间歇期进行,破口要小且要控制羊水的流出速度。

(4)中期妊娠引产者,羊膜穿刺次数不超过 3 次,钳刮者应先刺破胎膜,使羊水流出后再钳夹胎块。

(二)羊水栓塞的紧急处理与配合

1.抗过敏,解除肺动脉高压,改善低氧血症

(1)吸氧:产妇取半卧位,正压给氧,必要时行气管插管或气管切开,保证氧气的供给,减轻肺水肿,改善心、脑、肾等重要脏器的缺氧状况。

(2)抗过敏:立即遵医嘱予氢化可的松或地塞米松推注。

(3)解除肺动脉高压:遵医嘱予盐酸罂粟碱、阿托品、氨茶碱、酚妥拉明等解痉药缓解肺动脉高压。

2.抗休克

(1)补充血容量:及时补充新鲜血和血浆,也可用右旋糖酐-40 等扩容。

(2)升压:补足血容量后血压仍不回升者,可用多巴胺加于葡萄糖液中静脉滴注。

(3)纠正酸中毒:5% 碳酸氢钠 250 mL 静脉滴注纠正酸中毒,并及时纠正电解质紊乱。

(4)纠正心衰:常用毛花苷 C 静脉推注,必要时 4～6 小时重复用药。

3.防治弥散性血管内凝血

(1)肝素:用于治疗羊水栓塞早期的高凝状态,发病后 10 分钟内使用效果更佳。

(2)补充凝血因子:及时输新鲜血或血浆、纤维蛋白原等。

(3)抗纤溶药物:晚期纤溶亢进时,用氨甲环酸、氨甲苯酸等静脉滴注,同时补充纤维蛋白原。

4.预防肾衰竭

若血容量补足后仍少尿,可选用呋塞米静脉注射或甘露醇快速静脉滴注,无效者提示急性肾衰竭,应尽早行血液透析等急救处理。

(三)产科处理

(1)若羊水栓塞发生于胎儿娩出前,应在产妇呼吸循环功能得到明显改善、凝血功能纠正后处理分娩。第一产程发病者立即行剖宫产结束分娩,第二产程发病者行阴道助产结束分娩。若发生产后出血,经积极处理仍不能止血者,应及时做好子宫切除术前准备。

(2)若发生于中期妊娠钳刮术或羊膜腔穿刺术时,应立即终止手术,以及时进行抢救。

(3)若发生羊水栓塞时正在滴注缩宫素,应立即停止,同时监测产妇生命体征变化,记录出入量。

(四)心理护理

(1)对神志清醒的产妇,予以心理支持,增强其战胜疾病的信心。

(2)对家属的恐惧情绪表示理解,争取其对诊疗措施的配合。

(3)对于抢救失败者,理解其家属表达悲伤情绪。

四、注意事项

(1)羊水栓塞是产科严重的并发症,以及早识别和处理是抢救成功的关键。

(2)产科需要建设一支强有力的快速反应团队,通过学习和演练,做到抢救时分工明确、忙而不乱。

（张　莉）

第十四节　胎儿窘迫

一、概述

(一)定义

胎儿窘迫是指胎儿在子宫内因急性或慢性缺氧而危及健康和生命的综合症状,分为急性和慢性两种,急性胎儿窘迫多发生在分娩期,慢性胎儿窘迫多发生在妊娠晚期,但临产后常表现为急性胎儿窘迫,所以应予以重视。

(二)病因

导致胎儿窘迫的因素可归纳为三大类:母体血氧含量不足、母胎间血氧运输及交换障碍、胎儿自身因素异常。

1.急性胎儿窘迫的常见原因

前置胎盘、胎盘早剥;脐带异常,如脐带绕颈、脐带扭转、脐带脱垂、脐带真结等;母体休克导致胎盘灌注急剧减少;缩宫素使用不当致过强及不协调宫缩;过量应用麻醉剂及镇静剂,抑制呼吸。

2.慢性胎儿窘迫的常见原因

(1)母体血氧含量不足,如合并心脏病、心功能不全、重度贫血或肺部感染等。

(2)子宫胎盘血管硬化、狭窄、梗死等,如过期妊娠、妊娠期高血压疾病等。

(3)胎儿异常,如心血管疾病、呼吸系统疾病、胎儿畸形、胎儿宫内感染等。

(三)治疗原则

急性胎儿窘迫者,应积极寻找原因,改善胎儿缺氧状态,尽快终止妊娠。慢性胎儿窘迫者,应根据孕周、胎儿成熟度和窘迫程度决定处理方案。

二、护理评估

(一)健康史

详细了解妊娠经过及临产后的处理措施,了解孕妇有无心脏病、糖尿病、高血压、重度贫血等合并症,了解胎儿有无畸形、母儿血型不合、宫内感染等,了解有无脐带异常,了解临产后有无麻醉剂、镇静剂、缩宫素使用不当等。

(二)临床表现

1.症状

孕妇自觉胎动变化,在胎儿窘迫早期可表现为胎动过频,若缺氧未被纠正或加重则胎动转弱且次数减少,进而消失。

2.体征

(1)胎心率异常:此为胎儿窘迫最重要的征象,缺氧早期胎心率加快,持续缺氧则胎心率变慢,胎儿电子监护出现晚期减速或重度变异减速。

(2)羊水胎粪污染:但目前认为羊水胎粪污染并不是胎儿窘迫的征象,胎儿可在宫内排出胎粪,孕周越大羊水胎粪污染的概率越高,但某些高危因素,如妊娠期肝内胆汁淤积症也会增加胎粪排出的概率。

(3)胎儿酸中毒:取胎儿头皮血进行血气分析,pH 小于 7.20,氧分压(PO_2)小于 1.3 kPa(10 mmHg),二氧化碳分压(PCO_2)大于 8.0 kPa(60 mmHg)。

(4)胎儿生物物理评分降低:8~6 分提示可能有急或慢性缺氧,6~4 分提示有急性或慢性缺氧,4~2 分提示有急性缺氧伴慢性缺氧,0 分提示有急慢性缺氧。

(三)辅助检查

1.胎儿电子监护

基线胎心率大于160 次/分或小于110 次/分,并伴有晚期减速或重度变异减速。

2.胎儿头皮血气分析

pH 小于 7.20 提示酸中毒。

3.胎儿生物物理评分

胎儿生物物理评分小于等于 4 分提示胎儿窘迫。

4.脐动脉多普勒超声血流检查

进行性舒张期血流降低、脐血流指数升高提示胎盘灌注不足。

5.B 型超声检查

B 型超声检查可了解有无胎儿畸形及胎盘功能分级。

(四)心理-社会因素

评估孕产妇及家属有无焦虑、恐惧、无助感等,以及对胎儿窘迫的认识程度及家庭支持度。

(五)高危因素

(1)妊娠期肝内胆汁淤积症者。

(2)妊娠期高血压疾病或合并肾炎、糖尿病等导致子宫胎盘血管硬化、狭窄、梗死者。

(3)妊娠合并心脏病、肺部疾病等导致母体血氧含量不足者。

(4)缩宫素应用不当导致子宫过强收缩或不协调性子宫收缩者。

(5)过多使用麻醉剂、镇静剂,导致呼吸抑制者。

(6)胎盘早剥、前置胎盘者。

(7)脐带异常,如脐带真结、脐带先露等,导致母胎血氧运输障碍者。

(8)胎儿患有严重心脏病、呼吸系统疾病或宫内感染,导致胎儿运输及利用氧的能力下降者。

三、护理措施

(一)常规护理

执行产科常规护理。

(二)症状护理

(1)严密监测胎心变化,行胎儿电子监护,发现胎心异常及时通知医师,并协助其处理。

(2)指导孕妇自数胎动,主诉胎动减少者,应立即行全面检查,以评估母儿状态。

(三)终止妊娠的护理

除少数孕周小,估计胎儿娩出后存活可能性小者可考虑采取期待治疗以延长胎龄外,其余均需要尽快终止妊娠,并做好新生儿抢救准备。

(1)宫口开全,胎先露部已达坐骨棘水平以下者,可经阴道助产以尽快娩出胎儿。

(2)宫口未开全或预计短时间内不能阴道分娩者,应尽快做好剖宫产术前准备,行剖宫产终止妊娠。

(四)心理护理

(1)提供相关信息,鼓励孕产妇配合治疗护理。

(2)鼓励家属陪伴孕产妇,为其提供心理社会支持,缓解紧张、焦虑情绪。

(3)对于胎儿宫内死亡或新生儿死亡者,尽量将其安排在远离其他产妇和新生儿的房间,鼓励其表达悲伤情绪,指导其选择合适的应对措施。

四、健康指导

(1)教会孕妇自数胎动,以便早期发现胎动异常。

(2)督促其定期产前检查,以及早发现胎儿窘迫的高危因素,并予以纠正。

五、注意事项

(一)重视孕妇自数胎动

胎动异常是最先出现的胎儿缺氧征象,应指导孕妇正确自数胎动,发现异常及时处理。

(二)能初步识别胎儿电子监护图形

常规做胎儿电子监护者,应尽早发现胎儿电子监护图形的异常,以及时处理胎儿宫内缺氧。

(张　莉)

第十五节　妊娠合并心脏病

一、概述

(一)定义

妊娠合并心脏病是一种严重的妊娠合并症,包括妊娠前已患有心脏病及妊娠后发现或发生的心脏病。其中,先天性心脏病占 35％～50％,位居第一位。妊娠合并心脏病在我国孕产妇死因顺位中高居第二位,为非直接产科死亡原因的首位。我国妊娠合并心脏病的发病率约为 1％。

(二)妊娠、分娩对心脏病的影响

1.妊娠期

循环血容量于妊娠 6 周开始逐渐增加,32～34 周达高峰,产后 2～6 周逐渐恢复正常,总循环血量的增加可导致心排血量增加和心率增快。另外,妊娠末期,增大的子宫使膈肌升高,心脏向上、向左前发生移位,导致心脏大血管轻度扭曲,使心脏负荷进一步加重,心脏病孕妇容易发生心力衰竭。

2.分娩期

强力的宫缩及耗氧量的增加使分娩期成为心脏负担最重的时期。第一产程,每次宫缩会导致 250～500 mL 血液被挤入体循环,增加回心血量和心排血量,加重心脏负担;第二产程,除子宫收缩外,腹肌和骨骼肌的收缩使外周阻力增加,加之分娩时屏气使肺循环压力增加,腹腔压力增高,内脏血液回流入心脏增加,此时心脏前后负荷显著加重;第三产程,胎儿娩出后,腹压骤减,大量血液流向内脏,回心血量减少;而胎盘娩出后由于胎盘循环终止,子宫收缩使子宫内血液迅速进入体循环,使回心血量骤增。血流动力学的急剧变化容易导致心力衰竭。

3.产褥期

产后 3 天内,子宫收缩使大量血液进入体循环,且产妇组织中潴留的大量水分也回流到体循环,使心脏负担再次加重,因此仍需谨防心力衰竭的发生。

综上,妊娠 32～34 周、分娩期及产后 3 天内,是心脏病患者最危险的时期,护理人员应严密观察,确保母婴安全。

(三)治疗原则

积极防治心力衰竭和感染。

二、护理评估

(一)健康史

详细了解产科病史和既往病史,包括有无不良孕产史、心脏病史、心脏病相关疾病史、心力衰竭史,以及心功能状态等。

(二)临床表现

1.症状

活动受限、发绀等,应特别注意有无早期心力衰竭的症状和体征,包括:①轻微活动后即出现

胸闷、心悸、气短;②休息时心率超过110次/分,呼吸超过20次/分;③夜间常因胸闷而需坐起呼吸或到窗口呼吸新鲜空气;④肺底部出现少量持续性湿啰音,咳嗽后不消失。

2.体征

呼吸、心率增快,心脏增大、肝大、水肿、颈静脉怒张、杵状指等。

(三)辅助检查

1.产科检查

产科检查可评估胎儿宫内状况。

2.影像学检查

B型超声心动图检查有无心肌肥厚、瓣膜运动异常、心内结构畸形等。

3.心电图检查

心电图检查有无严重心律失常,如心房颤动、心房扑动、三度房室传导阻滞等。

(四)心理-社会因素

孕产妇有无焦虑、恐惧等心理问题,孕产妇及家属对疾病知识的掌握情况、重视程度及家庭支持度。

三、护理措施

(一)常规护理

执行产科常规护理,但妊娠合并心脏病的孕妇还应注意以下问题。

(1)休息指导:孕妇应保证每天10小时以上的睡眠,且中午宜休息2小时;避免过度劳累及情绪激动。分娩后,在心功能允许的情况下,鼓励其早期下床活动,以防血栓形成。

(2)营养指导:指导孕妇高热量、高维生素、低盐低脂饮食,少量多餐,多食蔬菜、水果,以防便秘加重心脏负担;每天食盐量不超过4~5 g。

(3)定期产前检查:妊娠20周前每2周检查1次,妊娠20周后,尤其是32周后,每周检查1次。若心功能在Ⅲ级或以上,有心力衰竭征象,应立即入院治疗;若心功能为Ⅰ~Ⅱ级,应在妊娠36~38周入院待产。

(4)妊娠合并心脏病的孕妇应适当放宽剖宫产指征,经阴道分娩者应采取半卧位,臀部抬高,下肢放低,产程中加强观察。

(二)症状与体征护理

1.生命体征及自觉症状

根据病情,定期观察孕产妇的生命体征及自觉症状,或使用生理监护仪连续监护;正确识别早期心力衰竭的症状与体征,预防心力衰竭的发生。

2.分娩期的产程观察

有条件的医院应使用生理监护仪进行持续监护,无生理监护仪的医院应严密观察患者生命体征和自觉症状。第一产程,每15分钟监测1次血压、脉搏、呼吸、心率及自觉症状,每30分钟测胎心率1次;减轻或消除紧张情绪,必要时遵医嘱使用镇静剂。第二产程,指导产妇使用呼吸等放松技巧以减轻疼痛;每10分钟监测血压、脉搏、呼吸、心率等1次;行胎儿电子监护,持续监测胎儿情况;宫口开全后行产钳助产术或胎头吸引术以缩短产程。

3.预防产后出血和感染

胎儿娩出后立即压沙袋于腹部,持续24小时,以防腹压骤降诱发心力衰竭。输液时,严格控制输液速度,有条件者使用输液泵,并随时评估心脏功能。严格遵循无菌操作规程,产后遵医嘱给予抗生素预防感染。

(三)用药护理

为预防产后出血,遵医嘱应用缩宫素,但禁用麦角新碱,以防静脉压升高,增加心脏负担;产后遵医嘱预防性使用抗生素;使用强心药者,应严密观察不良反应。

(四)心理护理

妊娠合并心脏病的孕产妇最担心的问题是自身和胎儿的安全,医务人员应指导孕产妇及家属掌握心力衰竭的诱发因素,预防心衰及识别早期心衰等相关知识。

(五)急性心力衰竭的急救

(1)体位:坐位,双腿下垂,以减少回心血量。

(2)吸氧:高流量给氧 6～8 L/min,必要时面罩加压给氧。

(3)用药:遵医嘱给予镇静剂、利尿剂、血管扩张剂、洋地黄制剂、氨茶碱等。

(4)紧急情况下无抢救条件时,可采取四肢轮流三肢结扎法,以减少静脉回心血量。

四、健康指导

(一)预防心力衰竭的诱因

多休息,避免过度劳累;注意保暖,预防感冒;保持心情愉快,避免过度激动;进食清淡食物,避免过饱;适度运动,多进食高纤维食物,防止便秘。

(二)母乳喂养指导

心功能Ⅰ～Ⅱ级者,可以母乳喂养,但要避免过劳;心功能Ⅲ级或以上者,不宜母乳喂养,应指导其及时回乳,并教会家属人工喂养的方法。

(三)出院指导

全面评估产妇的身心状况,与家属共同制订康复计划;在心功能允许的情况下,鼓励其适度参与新生儿照护,促进亲子关系建立;新生儿有缺陷或死亡者,鼓励其表达情感,并给予理解与安慰。

(四)避孕指导

不宜再妊娠者,应在剖宫产的同时行输卵管结扎术,或在产后 1 周行绝育术;未行绝育术者,应指导其采取适宜的避孕措施,严格避孕。

五、注意事项

(一)预防心力衰竭

孕产期应避免过度劳累、感冒、过度激动、便秘等,防止发生心力衰竭。

(二)识别心力衰竭的早期临床表现

容易发生心衰的三个时期为妊娠 32～34 周、分娩期、产后 72 小时,识别心力衰竭的早期临床表现对于及早处理、改善预后具有十分重要的意义。

(三)心力衰竭急救时用药

发生心力衰竭时,应快速、准确按医嘱给药。因此,应熟练掌握常用急救药物的剂量、用药方法、药理作用及不良反应。

（张　莉）

第十六节　妊娠合并缺铁性贫血

一、概述

(一)定义

贫血是妊娠期常见的合并症,其中以缺铁性贫血最常见,占妊娠期贫血的95%。

(二)发病原因

妊娠期对铁的需要量增加是孕妇缺铁的主要原因。妊娠期血容量增加及胎儿生长发育约需铁1 000 mg。因此,孕妇每天需铁至少4 mg,每天饮食中含铁10～15 mg,但吸收利用率仅为10%,妊娠中晚期铁的最大吸收率可达40%,仍不能满足需要,若不及时补充铁剂,则可能耗尽体内的储存铁导致贫血。

(三)治疗原则

补充铁剂,纠正贫血;积极预防产后出血和感染。

二、护理评估

(一)健康史

了解有无月经过多或消化道慢性失血疾病史,有无长期偏食、妊娠剧吐等导致的营养不良病史,有无代谢障碍性疾病。

(二)临床表现

1.症状

轻者多无明显症状,重者有头晕、乏力、心悸、气短、食欲缺乏、腹胀、腹泻等症状,甚至出现贫血性心脏病、胎儿宫内窘迫、胎儿生长受限、早产等并发症的相应症状。

2.体征

皮肤、口唇、指甲、睑结膜苍白,皮肤毛发干燥无光泽、脱发、指甲脆薄,重者还表现出口角炎、舌炎等体征。

(三)辅助检查

1.血常规

血常规呈小细胞、低色素的特点。

2.血清铁测定

血清铁的下降可出现在血红蛋白下降之前。

3.骨髓检查

红细胞系增生活跃,中、晚幼红细胞增多。

(四)心理-社会因素

了解孕妇及家属对贫血知识的知晓程度,对用药注意事项的掌握情况;了解孕妇是否担心胎儿及自身安全,有无焦虑等心理问题。

（五）高危因素

（1）妊娠前月经过多者。

（2）消化道慢性失血性疾病者。

（3）长期偏食，摄入铁不足者。

（4）吸收不良或代谢障碍性疾病者。

（5）妊娠剧吐未能得到及时纠正者。

三、护理措施

（一）常规护理

执行产科常规护理。

（二）症状护理

轻度贫血者可根据耐受情况适当活动，严重贫血者应卧床休息铁剂，以减少机体对氧的消耗。同时应加强防跌倒教育，防止患者在体位突然改变时因头晕、乏力而跌倒。

（三）用药护理

需要口服铁剂者，指导其饭后服用铁剂，以减少对胃肠道的刺激，可同时服用维生素 C 或酸性果汁以促进吸收。服用后，铁与肠内硫化氢作用形成黑便，应予以解释。不可与茶叶同服，以免影响铁的吸收。

（四）分娩期护理

（1）中重度贫血者，临产前遵医嘱给予止血剂，如维生素 C、维生素 K_1 等，并配血备用。

（2）密切观察产程进展情况，产程中加强胎心监护，并行低流量吸氧，可行助产缩短第二产程，以减少产妇用力。

（3）贫血产妇易发生因宫缩乏力所致的产后出血，且贫血患者对失血的耐受性差，故产后应及时给予宫缩剂预防产后出血。

（4）严格无菌操作，遵医嘱予抗生素预防感染。

（五）心理护理

向孕妇及家属详细讲解疾病知识，使其了解目前身体状况。分娩时，陪伴产妇，给予支持与鼓励，以及时提供产程进展信息以减轻其焦虑。

四、健康指导

（1）饮食指导：指导孕妇多食高铁、高蛋白、高维生素、易消化的食物，如肉类、肝脏、胡萝卜、木耳、紫菜、新鲜水果、菠菜、甘蓝等深色蔬菜。

（2）母乳喂养指导：对于重度贫血不宜哺乳者，应解释原因，指导产妇及家属掌握人工喂养的方法，并行退乳指导。

（3）对于无再次生育要求者，产后行避孕指导；对于有再次生育要求者，指导其下次妊娠前纠正贫血并增加铁的储备。

五、注意事项

（1）有高危因素者，应进行针对性的健康指导。

（2）服用铁剂者，详细指导注意事项。

（张　莉）

第十七节　妊娠期糖尿病

一、概述

(一)定义及发病率

妊娠合并糖尿病有两种情况:一种为原有糖尿病(diabetes mellitus,DM)的基础上合并妊娠,又称糖尿病合并妊娠(pregestational diabetes mellitus,PGDM);另一种为妊娠前糖代谢正常,妊娠期才出现的糖尿病,称为妊娠期糖尿病(gestational diabetes mellitus,GDM)。糖尿病孕妇中90%以上是GDM,糖尿病合并妊娠者不足10%。GDM发生率世界各国报道为1%～14%,我国GDM发生率为1%～5%,近年有明显增高趋势。多数GDM患者于产后可以恢复正常糖代谢,但将来患2型糖尿病机会增加。糖尿病孕妇的临床经过复杂,对母儿结局均有较大危害,必须引起重视。

(二)主要发病机制

妊娠中后期孕妇对胰岛素的敏感性逐渐下降,为维持正常糖代谢水平,胰岛素需求量必须相应增加,对于胰岛素分泌受限的孕妇,妊娠期不能代偿这一生理变化而使血糖升高,使原有糖尿病加重或出现妊娠期糖尿病。

(三)治疗原则

妊娠期管理,包括血糖控制、医学营养治疗、胰岛素等药物治疗、妊娠期糖尿病酮症酸中毒的处理及母儿监护等。

妊娠期血糖控制目标:GDM患者妊娠期血糖应控制在餐前及餐后2小时血糖值分别小于等于5.3 mmol/L、小于等于6.7 mmol/L(95 mg/dL、120 mg/dL),特殊情况下可测餐后1小时血糖值小于等于7.8 mmol/L(140 mg/dL);夜间血糖不低于3.3 mmol/L(60 mg/dL);妊娠期糖化血红蛋白HbA1c宜小于5.5%。

二、护理评估

(一)健康史

由于胰岛素分泌缺陷和/或胰岛素作用缺陷而引起糖、蛋白质、脂肪代谢异常,久病可引起眼、肾、神经、血管、心脏等组织的慢性进行性病变,导致功能缺陷及衰竭。

(二)症状体征

GDM孕妇妊娠期有三多症状(多饮、多食、多尿),或外阴阴道假丝酵母菌感染反复发作,孕妇体重超过90 kg,本次妊娠并发羊水过多或巨大胎儿者,应警惕合并糖尿病的可能。但大多数妊娠期糖尿病患者无明显的临床症状。

(三)辅助检查

(1)有条件的医疗机构应该做OGTT(75 g糖耐量试验):妊娠24～28周者,OGTT前禁食至少8小时,最迟不超过上午9点,试验前连续3天正常饮食,即每天进食碳水化合物不少于150 g,检查期间静坐、禁烟。检查时,5分钟内口服含75 g葡萄糖的液体300 mL,分别抽取孕妇服糖前空腹及服糖后 1 小时、2 小时的静脉血(从开始饮用葡萄糖水时计算时间),放入含有氟化钠的试管中,采用葡萄糖氧化酶法测定血糖水平。75 g 糖 OGTT 的诊断标准:服糖前空腹及服糖后 1 小时、2 小时,3 项血糖值应分别低于 5.1 mmol/L、10.0 mmol/L、8.5 mmol/L(92 mg/dL、180 mg/dL、153 mg/dL)。孕妇任何一项血糖值达到或超过上述标准,即可诊断为 GDM。

(2)孕妇具有 GDM 高危因素或者医疗资源缺乏地区,建议妊娠 24~28 周首先检查空腹血糖(FPG)。FPG 大于 5.1 mmol/L,可以直接诊断 GDM,不必行 OGTT;FPG 小于 4.4mmol/L(80 mg/dL),发生 GDM 可能性极小,可以暂时不行 OGTT。FPG 大于 4.4 mmol/L 且小于 5.1 mmol/L 时,应尽早行 OGTT。

(3)糖化血红蛋白 HbA1c 水平的测定:HbA1c 反映取血前 2~3 个月的平均血糖水平,可作为评估糖尿病长期控制情况的良好指标,多用于 GDM 初次评估。应用胰岛素治疗的糖尿病孕妇,推荐每 2 个月检测 1 次。

(4)尿酮体的监测:尿酮体有助于及时发现孕妇碳水化合物或能量摄取的不足,也是早期糖尿病酮症酸中毒(diabetes mellitus ketoacidosis,DKA)的一项敏感指标,孕妇出现不明原因恶心、呕吐、乏力等不适或者血糖控制不理想时应及时监测尿酮体。

(5)尿糖的监测:由于妊娠期间尿糖阳性并不能真正反映孕妇的血糖水平,不建议将尿糖作为妊娠期常规监测手段。

(6)肝肾功能检查,24 小时尿蛋白定量,眼底等相关检查。

(四)高危因素

1.孕妇因素

年龄大于等于 35 岁、妊娠前超重或肥胖、糖耐量异常史、多囊卵巢综合征。

2.家族史

糖尿病家族史。

3.妊娠分娩史

不明原因的死胎、死产、流产史、巨大儿分娩史、胎儿畸形和羊水过多史、妊娠期糖尿病史。

4.本次妊娠因素

妊娠期发现胎儿大于孕周、羊水过多、反复外阴阴道假丝酵母菌病者。

(五)心理-社会因素

由于糖尿病疾病的特殊性,孕妇及家人对疾病知识的了解程度、认知态度存在问题,会出现焦虑、恐惧心理,应该关注社会及家庭支持系统是否完善等。

三、护理措施

(一)常规护理

(1)评估妊娠期糖尿病既往史、家族史、不良孕产史、本次妊娠经过、存在的高危因素、合并症、病情控制及用药情况等。

(2)营养摄入量推荐包括每天摄入总能、碳水化合物、蛋白质、脂肪、膳食纤维、维生素、矿物质及非营养性甜味剂的使用。

(3)餐次的合理安排,少量多餐、定时定量进餐,控制血糖升高。

(二)症状护理

(1)评估孕妇有无糖代谢紊乱综合征,即三多一少症状(多饮、多食、多尿、体重下降),重症者症状明显。孕妇有无皮肤瘙痒,尤其外阴瘙痒。因高血糖可导致眼房水,晶体渗透压改变而引起眼屈光改变,患病孕妇可出现视物模糊。

(2)评估糖尿病孕妇有无产科并发症,如低血糖、高血糖、妊娠期高血压疾病、酮症酸中毒、感染等。

(3)确定胎儿宫内发育情况,注意有无巨大儿或胎儿生长受限。

(4)分娩期重点评估孕妇有无低血糖及酮症酸中毒症状,如心悸、出汗、面色苍白、饥饿感、恶心、呕吐、视物模糊、呼吸快且有烂苹果味等。

(5)产褥期主要评估有无低血糖或高血糖症状,有无产后出血及感染征兆,评估新生儿状况。

(6)妊娠期糖尿病酮症酸中毒的处理:在检测血气、血糖、电解质并给予相应治疗的同时,主张应用小剂量胰岛素 0.1 U/(kg·h)静脉滴注,每 1～2 小时监测血糖一次。血糖大于等于 13.9 mmol/L 时,应将胰岛素加入 0.9% 氯化钠注射液静脉滴注,血糖小于等于 13.9 mmol/L 时,开始将胰岛素加入 5% 葡萄糖氯化钠注射液中静脉滴注,酮体转阴后可改为皮下注射。

(三)用药护理

1.常用的胰岛素制剂及其特点

(1)超短效人胰岛素类似物:门冬胰岛素已被我国国家食品药品监督管理总局(SFDA)批准用于妊娠期,其特点是起效迅速,药效维持时间短,具有最强或最佳的降低餐后血糖的作用,不易发生低血糖,可用于控制餐后血糖水平。

(2)短效胰岛素:其特点是起效快,剂量易于调整,可皮下、肌内和静脉注射使用。

(3)中效胰岛素:是含有鱼精蛋白、短效胰岛素和锌离子的混悬液,只能皮下注射而不能静脉使用,注射后必须在组织中蛋白酶的分解作用下,将胰岛素与鱼精蛋白分离,释放出胰岛素再发挥生物学效应,其特点是起效慢,药效持续时间长,其降低血糖的强度弱于短效胰岛素。

(4)长效胰岛素类似物:地特胰岛素也已经被 SFDA 批准应用于妊娠期,可用于控制夜间血糖和餐前血糖。静脉注射胰岛素后能使血糖迅速下降,半衰期为 5～6 分钟,故可用于抢救糖尿病酮症酸中毒 DKA。

(5)妊娠期胰岛素应用的注意事项。①胰岛素初始使用应从小剂量开始,0.3～0.8 U/(kg·d)。每天计划应用的胰岛素总量应分配到三餐前使用,分配原则是早餐前最多,中餐前最少,晚餐前用量居中。每次调整后观察 2～3 天判断疗效,每次以增减 2～4 U 或不超过胰岛素每天用量的 20% 为宜,直至达到血糖控制目标。②胰岛素治疗期间清晨或空腹高血糖的处理:夜间胰岛素作用不足、黎明现象和索马吉(Somgoyi)效应均可导致高血糖的发生。前两种情况必须在睡前增加中效胰岛素用量,而出现 Somogyi 效应时应减少睡前中效胰岛素的用量。③妊娠过程中机体对胰岛素需求的变化:妊娠中、晚期对胰岛素需求量有不同程度的增加;妊娠 32～36 周胰岛素需要量达高峰,妊娠 36 周后稍有下降,应根据个体血糖监测结果,不断调整胰岛素用量。

2.口服降糖药在 GDM 孕妇中的应用

(1)格列本脲:临床应用最广泛的、治疗 GDM 的口服降糖药,靶器官为胰腺,99% 以蛋白结合形式存在,极少通过胎盘屏障。目前临床研究显示,妊娠中、晚期 GDM 孕妇应用格列本脲与胰岛素治疗相比,疗效一致,但前者使用方便,且价格便宜。但用药后发生子痫前期和新生儿黄疸需光疗的风险升高,少部分孕妇有恶心、头痛及低血糖反应。

(2)二甲双胍:可增加胰岛素的敏感性,目前的资料显示,妊娠早期应用对胎儿无致畸性,在多囊卵巢综合征的治疗过程中对早期妊娠的维持有重要作用。由于该药可以透过胎盘屏障,妊娠中晚期应用对胎儿的远期安全性尚有待证实。

因磺脲类及双胍类降糖药均能通过胎盘对胎儿产生毒性反应,因此孕妇不宜口服降糖药物治疗。对通过饮食治疗不能控制的妊娠期的糖尿病患者,为避免低血糖或酮症酸中毒的发生,胰岛素是其主要的治疗药物。显性糖尿病患者应在孕前改为胰岛素治疗,在使用胰岛素治疗的过程中,应特别注意用药的时间、剂量、使用方法等。

(四)分娩期护理

(1)妊娠合并糖尿病本身不是剖宫产指征,如有胎位异常、巨大儿、病情严重需终止妊娠时,常选择剖宫产,做好术前准备。若胎儿发育正常,宫颈条件较好,则适宜经阴道分娩。

(2)分娩时机及方式:分娩时,应严密监测血糖、密切监护胎儿状况,妊娠期糖尿病孕妇在分娩过程中,仍需维持身心舒适,给予支持以减缓分娩压力。

分娩时机:①无需胰岛素治疗而血糖控制达标的 GDM 孕妇,如无母儿并发症,在严密监测下可等待预产期到来,到预产期仍未临产者,可引产终止妊娠。②PGDM 及胰岛素治疗的 GDM 孕妇,如血糖控制良好且无母儿并发症,在严密监测下,妊娠 39 周后可终止妊娠;若血糖控制不满意或出现母儿并发症,应及时收入院观察,根据病情决定终止妊娠时机。③糖尿病伴发微血管病变或既往有不良产史者,需严密监护,终止妊娠时机应个体化。

分娩方式:糖尿病本身不是剖宫产指征。决定阴道分娩者,应制订分娩计划,产程中密切监测孕妇的血糖、宫缩、胎心率变化,避免产程过长。择期剖宫产的手术指征为糖尿病伴严重微血管病变,或其他产科指征。妊娠期血糖控制不好、胎儿偏大(尤其估计胎儿体重≤4 250 g 者)或有死胎、死产史者,应适当放宽剖宫产指征。

(五)心理护理

妊娠期糖尿病孕妇了解糖尿病对母儿的危害后,可能会因无法完成"确保自己及胎儿安全顺利地度过妊娠期和分娩期"这一母性心理发展任务而产生焦虑、恐惧及低自尊的反应,严重者造成身体意象紊乱。如妊娠分娩不顺利,胎婴儿产生不良后果,则孕妇心理压力更大,护理人员应提供各种交流的机会,鼓励其讨论面临的问题及心理感受。以积极的心态面对压力,并协助其澄清错误的观念和行为,促进身心健康。

四、健康指导

(1)宣教妊娠、分娩经过,提高母婴健康共识。

(2)指导实施有效的血糖控制方法,保持良好的自我照顾能力。

(3)预防产褥感染,鼓励母乳喂养。

(4)指导产妇定期接受产科和内科复查,重新确诊。

五、注意事项

(1)注意妊娠期糖尿病孕妇的管理,特别是饮食管理和药物治疗。

(2)重视酮症酸中毒的预防及早期识别。

(3)胰岛素使用的各项注意事项。

(4)注意对胎儿发育、胎儿成熟度、胎儿状况和胎盘功能等进行检测,必要时及早住院。

(张　莉)

第十一章 眼 科 护 理

第一节 泪 囊 炎

一、新生儿泪囊炎

(一)概述

新生儿泪囊炎也是儿童常见眼病之一。其是由于鼻泪管下端先天残膜未开放造成泪道阻塞,致使泪液滞留于泪囊之内,伴发细菌感染引起的。常见致病菌为葡萄球菌、链球菌、假白喉杆菌等。

(二)诊断

1.症状

出生后数周或数天发现患儿溢泪并伴有黏液脓性分泌物。

2.体征

内眦部有黏液脓性分泌物,局部结膜充血,下睑皮肤浸渍或粗糙,可伴有湿疹。指压泪囊区有脓性分泌物从泪小点溢出。

3.辅助检查

分泌物行革兰染色,血琼脂培养以确定感染细菌类型。

(三)鉴别诊断

1.累及内眦部眼眶蜂窝织炎

挤压泪囊区无分泌物自泪小点溢出。

2.急性筛窦炎

鼻骨表面疼痛、肿胀,发红区可蔓延至内眦部。

3.急性额窦炎

炎症主要累及上睑,前额部有触痛。

(四)治疗

1.按摩

用示指沿泪囊上方向下方挤压,挤压后滴抗生素滴眼液,2～4 次/天。

2.滴眼液或眼膏

有黏液脓性分泌物时,滴抗生素滴眼液或眼膏,2～4次/天。

3.泪道探通术

对于2～4个月患儿可以施行泪道探通手术,探通后滴抗生素眼药1周。

4.泪道插管手术

对于大于5个月或者存在反复泪道探通手术失败的患儿可以考虑行泪道插管手术治疗。

5.抗感染治疗

继发急性泪囊炎或眼眶蜂窝织炎时,须及时全身及局部抗感染治疗。

二、急性泪囊炎

(一)概述

急性泪囊炎是儿童比较少见但十分严重的泪道疾病。其常继发于新生儿泪囊炎、先天性泪囊突出、泪囊憩室及先天性骨性鼻泪管发育异常等。常见致病菌为葡萄球菌、链球菌等。

(二)诊断

1.症状

内眦部红肿,疼痛,患眼流泪并伴有黏液脓性分泌物。

2.体征

内眦部充血肿胀,患眼局部结膜充血,可伴有全身症状如发热等。

3.辅助检查

分泌物行革兰染色、血琼脂培养以确定感染细菌类型。

(三)鉴别诊断

1.累及内眦部眼眶蜂窝织炎

挤压泪囊区无分泌物自泪小点溢出。

2.急性筛窦炎

鼻骨表面疼痛、肿胀,发红区可蔓延至内眦部。

3.急性额窦炎

炎症主要累及上睑,前额部有触痛。

(四)治疗

(1)全身及局部应用广谱抗生素治疗。根据眼部分泌物细菌培养加药敏实验结果调整用药。

(2)局部脓肿形成,可以先尝试经上、下泪小点引流脓液。如果上述方法无效,则只能行经皮肤的切开引流。

(3)炎症控制后尽快行进一步影像学检查如CT等,明确发病原因。根据不同的发病原因行进一步的治疗。

三、护理措施

(一)慢性期护理重点

1.指导正确滴眼药

每次滴眼药前,先用手指按压泪囊区或行泪道冲洗,排空泪囊内的分泌物后,再滴抗生素眼药水,每天4～6次。

2.冲洗泪道

选用生理盐水加抗生素行泪道冲洗,每周 1~2 次。

(二)急性期护理重点

(1)指导正确热敷和超短波物理治疗,以缓解疼痛,注意防止烫伤。

(2)按医嘱应用有效抗生素,注意观察药物的不良反应。

(3)急性期切忌泪道冲洗或泪道探通,以免感染扩散,引起眼眶蜂窝织炎。

(4)脓肿未形成前,切忌挤压,以免脓肿扩散,待脓肿局限后切开排脓或行鼻内镜下开窗引流术。

(三)新生儿泪囊炎护理重点

指导患儿父母泪囊局部按摩方法,置患儿立位或侧卧位,用一手拇指自下睑眶下线内侧与眼球之间向下压迫,压迫数次后滴用抗生素眼水,每天进行 3~4 次,坚持数周,促使鼻泪管下端开放。操作时应注意不能让分泌物进入婴儿气管内。如果保守治疗无效,按医嘱做好泪道探通手术准备。

(四)经皮肤径路泪囊鼻腔吻合术护理

1.术前护理

(1)术前 3 天滴用抗生素眼药水并行泪道冲洗。

(2)术前 1 天用 1%麻黄碱液滴鼻,以收缩鼻黏膜,利于引流及预防感染。

(3)向患儿家属解释手术目的、意义、注意点。泪囊鼻腔吻合术是通过人造骨孔使泪囊和中鼻道吻合,使泪液经吻合孔流入中鼻道。

2.术后护理

(1)术后患儿置半坐卧位;术后 24 小时内可行面颊部冷敷,以减少出血及疼痛。

(2)做好鼻腔护理:术后第 2 天开始给予 1%麻黄碱液、雷诺考特喷雾剂等喷鼻,以收敛鼻腔黏膜,利于引流,达到消炎、止血、改善鼻腔通气功能的目的。注意鼻腔填塞物的正确位置,嘱患儿勿牵拉填塞物、勿用力擤鼻及挖鼻腔,以防止填塞物松动或脱落而引起出血。

(3)做好泪道护理:术后患儿眼部滴用抗生素眼液,滴眼时,患儿面部处于水平稍偏健眼位置,有利于药液聚集在患眼内眦部,从而被虹吸入泪道,增强伤口局部药物浓度,促进局部炎症的消退。

(4)术后嘱患儿注意保暖、防止感冒。术后当天进温凉饮食,多吃水果蔬菜,加强营养,忌食酸辣刺激性食物,禁烟、酒,忌喝浓茶、咖啡。

(五)鼻内镜下泪囊鼻腔吻合术护理

(1)加强并发症的观察和护理:术后短时间内鼻腔或口腔的少许血丝不需处理;若有大量鲜血顺前鼻流出或吐出血性分泌物,色鲜红,则可能为伤口活动性出血,应及时通知医师给予处理。

(2)术后 3~5 天起,每天在鼻内镜下对手术侧腔道进行彻底清理,以减少腔道内结痂、黏膜炎症,加快愈合。

(3)术后应用抗菌药物加地塞米松进行泪道冲洗,每天 1 次,连续 1 周。冲洗时注意动作轻柔,应顺着泪道方向缓慢进针。如植入人工泪管,嘱患儿不要用力揉眼、牵拉泪管,以免人工泪管脱落。

(4)教会患儿家属正确滴鼻药和眼药方法,嘱家属带患儿定期随访,坚持复诊。在内镜下彻底清理鼻腔凝血块、分泌物和结痂等;按时冲洗泪道,冲刷泪道内分泌物,避免泪道再次堵塞。

（王　燕）

第二节 角 膜 炎

角膜炎是我国常见的致盲眼病之一。角膜炎的分类尚未统一,根据病因可分为感染性角膜炎、免疫性角膜炎、外伤性角膜炎、营养不良性角膜炎,其中感染性角膜炎最为常见,其病原体包括细菌、真菌、病毒、棘阿米巴、衣原体等,以细菌和真菌感染最为多见。角膜炎最常见的症状是眼痛、畏光、流泪、眼睑痉挛,伴视力下降,甚至摧毁眼球。其典型体征为睫状充血、角膜浸润、角膜溃疡的形成。

角膜炎病理变化过程基本相同,可以分为如下四期。①浸润期:致病因子侵入角膜,引起角膜边缘血管网充血,随即炎性渗出液及炎症细胞进入,导致病变角膜出现水肿和局限性灰白色的浸润灶,如炎症及时得到控制,角膜仍能恢复透明。②溃疡形成期:浸润期的炎症向周围或深层扩张,可导致角膜上皮和基质坏死、脱落形成角膜溃疡,甚至角膜穿孔,房水从角膜穿破口涌出,导致虹膜脱出、角膜瘘、眼内感染、眼球萎缩等严重并发症。③溃疡消退期:炎症控制、患者自身免疫力增加,阻止致病因子对角膜的损害,溃疡边缘浸润减轻,可有新生血管长入。④愈合期:溃疡区上皮再生,由成纤维细胞产生的瘢痕组织修复,留有角膜薄翳、角膜斑翳、角膜白斑。

一、细菌性角膜炎

(一)概述

细菌性角膜炎是由细菌感染引起的角膜炎症的总称,是临床常见的角膜炎之一。

(二)病因与发病机制

本病常由于角膜外伤后被感染所致,常见的致病菌有表皮葡萄球菌、金黄色葡萄球菌、肺炎双球菌、链球菌、铜绿假单胞菌(绿脓杆菌)等。眼局部因素(如慢性泪囊炎、倒睫、戴角膜接触镜等)和导致全身抵抗力低下因素(如长期使用糖皮质激素和免疫抑制剂、营养不良、糖尿病等)也可诱发感染。

(三)护理评估

1.健康史

(1)了解患者有无角膜外伤史、角膜异物剔除史、慢性泪囊炎、眼睑异常、倒睫病史,或长期佩戴角膜接触镜等。

(2)有无营养不良、糖尿病病史,是否长期使用糖皮质激素或免疫抑制剂,以及此次发病以来的用药史。

2.症状与体征

(1)发病急,常在角膜外伤后 24～48 小时发病,有明显的畏光、流泪、疼痛、视力下降等症状,伴有较多的脓性分泌物。

(2)眼睑肿胀,结膜混合充血或睫状充血,球结膜水肿,角膜中央或偏中央有灰白色浸润,逐渐扩大,进而组织坏死脱落形成角膜溃疡。并发虹膜睫状体炎,表现为角膜后沉着物,瞳孔缩小、虹膜后粘连及前房积脓,是因毒素渗入前房所致。

(3)革兰阳性球菌角膜感染表现为圆形或椭圆形局灶性脓肿,边界清楚,基质处出现灰白色浸润。革兰阴性球菌角膜感染多表现为快速发展的角膜液化坏死,其中铜绿假单胞菌角膜感染者发病迅猛,剧烈眼痛,严重充血水肿,角膜溃疡浸润灶及分泌物略带黄绿色,前房严重积脓,感染如未控制,可导致角膜坏死穿孔、眼球内容物脱出或全眼球炎。

3.心理-社会状况评估

(1)通过与患者及其家属的交流,了解患者及其家属对细菌性角膜炎的认识程度及有无紧张、焦虑、悲哀等心理表现。

(2)评估患者视力对工作、学习、生活等能力的影响。

(3)了解患者的用眼卫生和个人卫生习惯。

4.辅助检查

了解角膜溃疡刮片镜检和细胞培养是否发现相关病原体。

(四)护理诊断

1.疼痛

疼痛与角膜炎症刺激有关。

2.感知紊乱

感知紊乱与角膜炎症引起的角膜混浊导致的视力下降有关。

3.潜在并发症

角膜溃疡、穿孔、眼内炎等。

4.知识缺乏

缺乏细菌性角膜炎相关的防治知识。

(五)护理措施

1.心理护理

向患者介绍角膜炎的病变特点、转归过程及角膜炎的防治知识,鼓励患者表达自己的感受,解释疼痛原因,帮助患者转移注意力,以及时给予安慰理解,消除其紧张、焦虑、自卑的心理,正确认识疾病,树立战胜疾病的信心,争取患者对治疗的配合。

2.指导患者用药

根据医嘱积极抗感染治疗,急性期选择高浓度的抗生素滴眼液,每15～30分钟滴眼一次。严重病例,可在开始30分钟内每5分钟滴药一次。同时全身应用抗生素,随着病情的控制逐渐减少滴眼次数,白天使用滴眼液,睡前涂眼药膏。进行球结膜下注射时,先向患者解释清楚,并在充分麻醉后进行,以免加重局部疼痛。

3.保证充分休息、睡眠

要提供安静、舒适、安全的环境,病房要适当遮光,避免强光刺激,减少眼球转动,外出应佩戴有色眼镜或眼垫遮盖。指导促进睡眠的自我护理方法,如睡前热水泡脚、喝热牛奶、听轻音乐等,避免情绪波动。患者活动空间不留障碍物,将常用物品固定摆放方便患者使用,教会患者使用传呼系统,鼓励其寻求帮助。厕所必须安置方便设施,如坐便器、扶手等,并教会患者如何使用,避免跌倒。

4.严格执行消毒隔离制度

换药、上药均要无菌操作,药品及器械应专人专眼专用,避免交叉感染。

5.严密观察

为预防角膜溃疡穿孔,护理时要特别注意如下几点。

（1）治疗操作时，禁翻转眼睑，勿加压眼球。

（2）清淡饮食，多食易消化、富含维生素、粗纤维的食物，保持大便通畅，避免便秘，以防增加腹压。

（3）告知患者勿用手擦眼球，勿用力闭眼、咳嗽及打喷嚏。

（4）球结膜下注射时，避免在同一部位反复注射，尽量避开溃疡面。

（5）深部角膜溃疡、后弹力层膨出者，可用绷带加压包扎患眼，配合局部及全身应用降低眼压的药物，嘱患者减少头部活动，避免低头，可蹲位取物。

（6）按医嘱使用散瞳剂，防止虹膜后粘连而导致眼压升高。

（7）可用眼罩保护患眼，避免外物撞击。

（8）严密观察患者的视力、角膜刺激征、结膜充血及角膜病灶和分泌物的变化，注意有无角膜穿孔的症状，例如，角膜穿孔时，房水从穿孔处急剧涌出，虹膜被冲至穿孔处，可出现眼压下降、前房变浅或消失、疼痛减轻等症状。

6.健康教育

（1）帮助患者了解疾病的相关知识，树立治疗信心，保持良好的心理状况。

（2）养成良好的卫生习惯，不用手或不洁手帕揉眼。

（3）注意劳逸结合，生活规律，保持充足的休息和睡眠，戒烟酒，避免摄入刺激性食物（如咖啡、浓茶等）。

（4）注意保护眼睛，避免角膜受伤，外出要戴防护眼镜。

（5）指导患者遵医嘱坚持用药，定期随访。

二、真菌性角膜炎

（一）概述

真菌性角膜炎为致病真菌引起的感染性角膜病。近年来，随着广谱抗生素和糖皮质激素的广泛应用，其发病率有升高趋势，是致盲率极高的角膜疾病。

（二）病因与发病机制

其常见的致病菌有镰刀菌和曲霉菌，还有念珠菌属、青霉菌属、酵母菌等。它常发生于植物引起的角膜外伤后，有的则发生于长期应用广谱抗生素、糖皮质激素和机体抵抗力下降者。

（三）护理评估

1.健康史

（1）多见于青壮年男性农民，有农作物枝叶或谷物皮壳擦伤眼史。

（2）有长期使用抗生素及糖皮质激素史。

2.症状与体征

疼痛、畏光、流泪等刺激性症状均较细菌性角膜炎为轻，病程进展相对缓慢，呈亚急性，有轻度视力下降。体征较重，眼部充血明显，角膜病灶呈灰白色或黄白色，表面微隆起，外观干燥而欠光滑，似牙膏样或苔垢样。溃疡周围抗体与真菌作用，形成灰白色环形浸润即"免疫环"。有时在角膜病灶旁可见"伪足""卫星状"浸润病灶，角膜后可有纤维脓性沉着物。前房积脓为黄白色的黏稠脓液。由于真菌穿透力强，易发生眼内炎。

3.心理-社会状况评估

了解患者职业，评估该病对患者的工作学习及家庭经济有无影响。评估患者对真菌性角膜炎的认识度，有无紧张、焦虑、悲哀等心理表现。

4.辅助检查

(1)角膜刮片革兰染色和 Giemsa 染色可发现真菌菌丝,是早期诊断真菌最常见的方法。

(2)共聚焦显微镜检查角膜感染灶,可直接发现真菌病原体(菌体和菌丝)。

(3)病变区角膜组织活检,可提高培养和分离真菌的阳性率。

(四)护理诊断

1.疼痛

慢性眼痛与角膜真菌感染刺激有关。

2.焦虑

焦虑与病情反复及担心预后不良有关。

3.感知紊乱

感知紊乱与角膜真菌感染引起的角膜混浊导致的视力下降有关。

4.潜在并发症

角膜溃疡、穿孔、眼内炎等。

5.知识缺乏

缺乏真菌性角膜炎防治知识。

(五)护理措施

(1)由植物引起的角膜外伤史者,长期应用广谱抗生素及糖皮质激素滴眼液或眼药膏者,应严密观察病情,注意真菌性角膜炎的发生。

(2)遵医嘱应用抗真菌药物,同时要观察药物的不良反应,禁用糖皮质激素。

(3)对于药物不能控制或有角膜溃疡穿孔危险者,可行角膜移植手术。

(4)真菌性角膜炎病程长,易引起患者情绪障碍,应对患者做好解释疏导工作,并告知患者真菌复发的表现,如患眼出现畏光、流泪、眼痛、视力下降等,应立即就诊。

三、单纯疱疹病毒性角膜炎

(一)概述

单纯疱疹病毒性角膜炎是指由单纯疱疹病毒所致的严重的感染性角膜病,其发病率及致盲率均占角膜病首位。其特点是复发性强,角膜知觉减退。

(二)病因与发病机制

本病多为单纯疱疹病毒原发感染后的复发,多发生在上呼吸道感染或发热性疾病以后。原发感染常发生于幼儿,单纯疱疹病毒感染三叉神经末梢和三叉神经支配的区域(头、面部皮肤和黏膜),并在三叉神经节长期潜伏下来。当机体抵抗力下降时,潜伏的病毒被激活,可沿三叉神经至角膜组织,引起单纯疱疹病毒性角膜炎。

(三)护理评估

1.健康史

(1)了解患者有无上呼吸道感染史,全身或局部有无使用糖皮质激素、免疫抑制剂。

(2)评估有无复发诱因存在,如过度疲劳、日光暴晒、月经来潮、发热、熬夜、饮酒、角膜外伤等。

(3)了解有无疾病反复发作史。

2.症状与体征

(1)原发感染常见于幼儿,有发热、耳前淋巴结肿大、唇部皮肤疱疹,呈自限性。眼部表现为急性滤泡性或假膜性结膜炎、眼睑皮肤疱疹,可有树枝状角膜炎。

(2)复发感染常在诱因存在下引起角膜感染复发,多为单侧。患眼可有轻微眼痛、畏光、流泪、眼痉挛,若中央角膜受损,则视力明显下降,并有典型的角膜浸润灶形态。①树枝状和地图状角膜炎:最常见的类型。初起时患眼角膜上皮呈小点状浸润,排列成行或成簇,继而形成小水疱,水疱破裂互相融合,形成树枝状表浅溃疡,称为树枝状角膜炎。随病情进展,炎症逐渐向角膜病灶四周及基质层扩展,可形成不规则的地图状角膜溃疡,称为地图状角膜炎。②盘状角膜炎:炎症浸润角膜中央深部基质层,呈盘状水肿、增厚,边界清楚,后弹力层皱褶。伴发前葡萄膜炎时,可见角膜内皮出现沉积物。③坏死性角膜基质炎:角膜基质层内出现单个或多个黄白色浸润灶、溃疡甚至穿孔,常可诱发基质层新生血管。疱疹病毒在眼前段组织内复制,可引起前葡萄膜炎、小梁网炎。炎症波及角膜内皮时,可诱发角膜内皮炎。

3.心理-社会状况评估

注意评估患者的情绪状况、性别、年龄、职业、经济、文化、教育背景。

4.辅助检查

角膜上皮刮片可见多核巨细胞、病毒包涵体或活化性淋巴细胞,角膜病灶分离培养出单纯疱疹病毒;酶联免疫法发现病毒抗原;分子生物学方法如聚合酶链反应查到病毒核酸,有助于病原学的诊断。

(四)护理诊断

1.疼痛

急性眼痛与角膜炎症反应有关。

2.焦虑

焦虑与病程长、病情反复发作、担心预后不良有关。

3.感知紊乱

感知紊乱与角膜透明度受损导致视力下降有关。

4.潜在并发症

角膜溃疡、穿孔、眼内炎等。

5.知识缺乏

缺乏单纯疱疹病毒性角膜炎的防治知识。

(五)护理措施

(1)严密观察患者病情,注意角膜炎症的进展。

(2)指导患者据医嘱正确用药:①急性期每1~2小时滴眼一次,睡前涂眼药膏。注意观察眼睛局部药物的毒性作用,如出现点状角膜上皮病变和基质水肿。②使用糖皮质激素滴眼液者,要告知患者按医嘱及时用药。停用时要逐渐减量,不能随意增加使用次数和停用,并告知其危害性。注意观察激素的并发症,如出现细菌、真菌的继发感染,出现角膜溶解,出现青光眼等。③用散瞳药的患者,外出可戴有色眼镜,以减少光线刺激,并加强生活护理。④使用阿昔洛韦者要定期检查肝、肾功能。

(3)鼓励患者参加体育锻炼,增强体质,预防感冒,以降低复发率。

(4)药物治疗无效、反复发作、角膜溃疡面积较大者,有穿孔危险,可行治疗性角膜移植术。

(王 燕)

第三节　结　膜　炎

结膜表面大部分暴露于外界环境中,容易受各种病原微生物的侵袭和物理、化学因素的刺激。正常情况下,结膜组织具有一定的防御能力。当全身或局部的防御能力减弱或致病因素过强时,将使结膜组织发生急性或慢性的炎症,统称为结膜炎。结膜炎是最常见的眼病之一,根据病因可分为细菌性、病毒性、衣原体性、真菌性和变态反应性结膜炎;细菌和病毒感染性结膜炎是最常见的结膜炎。

一、急性细菌性结膜炎

(一)概述

急性细菌性结膜炎是指由细菌所致的急性结膜炎症的总称,临床上最常见的是急性卡他性结膜炎和淋球菌性结膜炎,两者均具有传染性及流行性,通常为自限性,病程在 2 周左右,一般不引起角膜并发症,预后良好。

(二)病因与发病机制

1.急性卡他性结膜炎

以革兰阳性球菌感染为主的急性结膜炎症,俗称"红眼病"。常见致病菌为肺炎双球菌、Koch-Weeks杆菌和葡萄球菌等。本病多于春、秋季流行,通过面巾、面盆、手或患者用过的其他用具接触传染。

2.淋球菌性结膜炎

本病主要由淋球菌感染所致,是一种传染性极强、破坏性很大的超急性化脓性结膜炎。由于接触患有淋病的尿道、阴道分泌物或患眼分泌物而引起感染。成人主要为淋球菌性尿道炎的自身感染,新生儿则在通过患有淋球菌性阴道炎的母体产道时被感染。

(三)护理评估

1.健康史

(1)了解患者有无与本病患者接触史,或有无淋球菌性尿道炎史。或患儿母亲有无淋球菌性阴道炎史。成人淋球菌性结膜炎潜伏期为 10 小时至 3 天,新生儿则在出生后 2~3 天发病。

(2)了解患者眼部周围组织的情况。

2.症状与体征

(1)起病急,潜伏期短,常累及双眼。自觉眼睛刺痒、异物感、灼热感、畏光、流泪。

(2)急性卡他性结膜炎眼睑肿胀、结膜充血,以睑部及穹隆部结膜最为显著,重者出现眼睑及结膜水肿,结膜表面覆盖一层伪膜,易擦掉。眼分泌物增多,多呈黏液或脓性,常发生晨起睁眼困难,上、下睑睫毛被粘住。Koch-Weeks 杆菌或肺炎双球菌所致者可发生结膜下出血斑点。

(3)淋球菌性结膜炎病情发展迅速,单眼或双眼先后发病,眼痛流泪、畏光、眼睑及结膜高度水肿、充血,而致睁眼困难,或肿胀的球结膜掩盖角膜周边或突出于睑裂。睑结膜可见小出血点及薄层伪膜。初期分泌物为浆液性或血水样,不久转为黄色脓性,量多而不断溢出,故又称脓漏眼。淋球菌侵犯角膜,严重影响视力。重者耳前淋巴结肿痛,为引起淋巴结病变的仅有的细菌性结膜炎。

细菌培养可见相应的细菌,即肺炎双球菌、Koch-Weeks 杆菌、淋球菌等。

3.心理-社会状况评估

急性结膜炎起病急,症状重,结膜充血、水肿明显且有大量分泌物流出,影响外观,患者容易产生焦虑情绪,同时实行接触性隔离,患者容易产生孤独情绪。护士应评价患者的心理状态、对疾病的认识程度及理解、接受能力。

4.辅助检查

(1)早期结膜刮片及结膜囊分泌物涂片中有大量多形核白细胞及细菌,提示细菌性感染,必要时还可作细菌培养及药物敏感试验。

(2)革兰染色:显微镜下可见上皮细胞和中性粒细胞内或外的革兰阴性双球菌,提示淋球菌性结膜炎。

(四)护理诊断

1.疼痛

疼痛与结膜炎症累及角膜有关。

2.潜在并发症

角膜炎症、溃疡和穿孔、眼内炎、眼睑脓肿、脑膜炎等。

3.知识缺乏

缺乏急性结膜炎的预防知识。

(五)护理措施

(1)向患者解释本病的发病原因、病程进展和疾病预后,解除患者的忧虑,使其树立战胜疾病的信心,配合治疗。

(2)结膜囊冲洗:以清除分泌物,保持清洁。常用的冲洗液有生理盐水、3%硼酸溶液。淋球菌性结膜炎用 1∶5 000 的青霉素溶液冲洗。冲洗时使患者取患侧卧位,以免冲洗液流入健眼。冲洗动作轻柔,以免损伤角膜。如有假膜形成,应先除去假膜再冲洗。

(3)遵医嘱留取结膜分泌物送检细菌培养及药物敏感试验。

(4)药物护理:常用滴眼液有 0.25%氯霉素、0.5%新霉素、0.1%利福平,每 1～2 小时滴眼1 次;夜间涂眼药膏。淋球菌感染则局部和全身用药并重,遵医嘱使用阿托品软膏散瞳。

(5)为减轻不适感,建议佩戴太阳镜。炎症较重者,为减轻充血、灼热等不适症状,可用冷敷。禁忌包扎患眼,因包盖患眼,使分泌物排出不畅,不利于结膜囊清洁,反而有利于细菌的生长繁殖,加剧炎症。健眼可用眼罩保护。

(6)严密观察角膜刺激征或角膜溃疡症状。对淋球菌性结膜炎还要注意观察患者有无全身并发症的发生。

(7)传染性结膜炎急性感染期应实行接触性隔离。①注意洗手和个人卫生,勿用手拭眼,勿进入公共场所和游泳池,以免交叉感染。接触患者前后的手要立即彻底冲洗与消毒。②向患者和其家属传授结膜炎预防知识,提倡一人一巾一盆。淋球菌性尿道炎患者,要注意便后立即洗手。③双眼患病者实行一人一瓶滴眼液。单眼患病者,实行一眼一瓶滴眼液。做眼部检查时,应先查健眼,后查患眼。④接触过眼分泌物和病眼的仪器、用具等都要及时消毒隔离,用过的敷料要烧毁。⑤患有淋球菌性尿道炎的孕妇须在产前治愈。未愈者,婴儿出生后,立即用 1%硝酸银液或 0.5%四环素或红霉素眼药膏涂眼,以预防新生儿淋球菌性结膜炎。

二、病毒性结膜炎

(一)概述

病毒性结膜炎是一种常见的急性传染性眼病,由多种病毒引起,传染性强,好发于夏、秋季,在世界各地引起过多次大流行,通常有自限性。临床上以流行性角结膜炎、流行性出血性结膜炎最常见。

(二)病因与发病机制

1.流行性角结膜炎

流行性角结膜炎由 8 型、19 型、29 型和 37 型腺病毒引起。

2.流行性出血性结膜炎

流行性出血性结膜炎由 70 型肠道病毒引起。

(三)护理评估

1.健康史

(1)了解患者有无与病毒性结膜炎接触史,或其工作、生活环境中有无病毒性结膜炎流行史。

(2)了解患者发病时间,评估其潜伏期。

2.症状与体征

(1)潜伏期长短不一。流行性角结膜炎约 7 天;流行性出血性结膜炎约在 24 小时内发病,多为双眼。

(2)流行性角结膜炎的症状与急性卡他性结膜炎相似,自觉异物感、疼痛、畏光、流泪及水样分泌物。眼睑充血水肿,睑结膜滤泡增生,可有假膜形成。

(3)流行性出血性结膜炎症状较急性卡他性结膜炎重,常见球结膜点状、片状出血,分泌物为水样。耳前淋巴结肿大、压痛。角膜常被侵犯,发生浅层点状角膜炎。

(4)部分患者可有头痛、发热、咽痛等上呼吸道感染症状。

3.心理-社会状况评估

因患者被实行接触性隔离,容易产生焦虑情绪。护士应评价患者的心理状态、对疾病的认识程度和理解、接受能力等。

4.辅助检查

分泌物涂片镜检可见单核细胞增多,并可分离到病毒。

(四)护理诊断

1.疼痛

眼痛与病毒侵犯角膜有关。

2.知识缺乏

缺乏有关结膜炎的防治知识。

(五)护理措施

(1)加强心理疏导,告知患者治疗方法、预后及接触性隔离的必要性,消除其焦虑情绪。

(2)药物护理:抗病毒滴眼液以 0.5％利巴韦林、1％碘苷、3％阿昔洛韦等配制,每小时滴眼1 次;合并角膜炎、混合感染者,可配合使用抗生素滴眼液;角膜基质浸润者可酌情使用糖皮质激素,如0.02％氟米龙等。

(3)生理盐水冲洗结膜囊,眼局部冷敷以减轻充血和疼痛,注意消毒隔离。

(4)做好传染性眼病的消毒隔离和健康教育,防止疾病的传播。

三、沙眼

(一)概述

沙眼是由沙眼衣原体引起的一种慢性传染性结膜角膜炎,因其睑结膜面粗糙不平,形似沙粒,故名沙眼。其并发症常损害视力,甚至失明。

(二)病因与发病机制

沙眼是由 A 抗原型沙眼衣原体、B 抗原型沙眼衣原体、C 抗原型沙眼衣原体或 Ba 抗原型沙眼衣原体感染结膜角膜所致的,通过直接接触眼分泌物或污染物传播。

(三)护理评估

1.健康史

(1)沙眼多发生于儿童及青少年时期,男女老幼皆可罹患。其发病率和严重程度与环境卫生、生活条件及个人卫生有密切关系。沙眼在流行地区常有重复感染。

(2)其潜伏期为 5～14 天,常为双眼急性或亚急性发病。急性期过后 1～2 个月转为慢性期,急性期可不留瘢痕而愈。在慢性期,结膜病变被结缔组织所代替而形成瘢痕。

2.症状与体征

(1)急性期有异物感、刺痒感、畏光、流泪、少量黏性分泌物。体征:眼睑红肿、结膜明显充血、乳头增生。

(2)慢性期症状不明显,仅有眼痒、异物感、干燥和烧灼感。体征:结膜充血减轻,乳头增生和滤泡形成,角膜缘滤泡发生瘢痕化改变称为 Herbet 小凹,若有角膜并发症,可出现不同程度的视力障碍及角膜炎症。可见沙眼的特有体征,即角膜血管翳(角巩膜缘血管扩张并伸入角膜)和睑结膜瘢痕。

(3)晚期并发症:发生睑内翻及倒睫、上睑下垂、睑球粘连、慢性泪囊炎、结膜角膜干燥症和角膜混浊。

3.心理-社会状况评估

(1)注意评估患者生活或工作的环境卫生、生活居住条件和个人生活习惯。

(2)评估患者的文化层次、对疾病的认识程度、心理特点。

4.辅助检查

结膜刮片行 Giemsa 染色可找到沙眼包涵体;应用荧光抗体染色法或酶联免疫法,可测定沙眼衣原体抗原,是确诊的依据。

(四)护理诊断

1.疼痛

异物感、刺痛与结膜炎症有关。

2.潜在并发症

倒睫、睑内翻、上睑下垂、睑球粘连、慢性泪囊炎等。

3.知识缺乏

缺乏沙眼预防及治疗知识。

(五)护理措施

(1)遵医嘱按时滴用抗生素滴眼液,每天 4～6 次,晚上涂抗生素眼药膏,教会患者及其家属正确使用滴眼液和涂眼药膏的方法,注意随访观察药物疗效。

(2)遵医嘱全身治疗急性沙眼或严重的沙眼,可口服阿奇霉素、多西环素、红霉素和螺旋霉素等。

(3)积极治疗并发症,介绍并发症及后遗症的治疗方法。如倒睫可选电解术,睑内翻可行手术矫正,角膜混浊可行角膜移植术,向患者解释手术目的、方法,使患者缓解紧张心理,积极配合治疗。

(4)健康教育:①向患者宣传沙眼并发症的危害性,做到早发现、早诊断、早治疗,尽量在疾病早期治愈。②沙眼病程长,容易反复,向患者说明坚持长期用药的重要性,一般要用药6~12周,重症者需要用药半年以上。③指导患者和其家属做好消毒隔离,预防交叉感染,接触患者分泌物的物品通常选用煮沸和75%乙醇消毒法。④培养良好的卫生习惯,不与他人共用毛巾、脸盆、手帕,注意揉眼卫生,防止交叉感染。⑤选择公共卫生条件好的地方理发、游泳、洗澡等。

(王　燕)

第四节　葡　萄　膜　炎

一、概述

葡萄膜炎是一类发生于葡萄膜、视网膜、视网膜血管及玻璃体的炎症统称。多发于青壮年,常合并全身性自身免疫性疾病,反复发作,引起继发性青光眼、白内障及视网膜脱离等严重并发症,是严重的致盲性眼病。按其发病部位可分为前葡萄膜炎(虹膜炎、虹膜睫状体炎和前部睫状体炎)、中间葡萄膜炎、后葡萄膜炎和全葡萄膜炎。

二、病情观察与评估

(一)生命体征
监测生命体征,观察患者有无体温异常。

(二)症状体征
(1)观察患者有无视力减退、视物模糊、畏光、流泪、眼痛、眼前黑影等。

(2)了解患者有无自身免疫性疾病、结核病、消化道溃疡、梅毒等病史。

(三)安全评估
(1)评估患者有无因视力下降导致跌倒/坠床的危险。

(2)评估患者及家属有无担心疾病的预后导致的焦虑、悲观。

三、护理措施

(一)用药护理
(1)散瞳剂可预防和拉开虹膜前后粘连,解除瞳孔括约肌和睫状肌的痉挛,缓解症状,防止并发症。滴药后压迫内眦部2~3分钟,以减少药物经泪道进入鼻腔由鼻黏膜吸收引起的全身毒副反应。如出现心跳加快、面色潮红、口渴等药物反应,症状加重时立即停药,通知医师,协助处理。

(2)糖皮质激素具有抗炎、抗过敏作用。用药过程中注意补钾,补钙,使用胃黏膜保护剂;饮食宜低盐、高钾,适当限制水的摄入;长期用药者应遵医嘱逐渐减量,不能自行突然停止用药。

(3)使用免疫抑制剂患者定期复查血常规、肝肾功能等。

(4)非甾体抗炎药抑制炎性介质的产生,达到抗炎的作用。

(二)眼部护理

(1)患眼湿热敷,扩张血管,促进血液循环,减轻炎症反应,缓解疼痛。每天 2~3 次,每次15 分钟。

(2)观察患者视力改善情况及畏光、流泪、眼痛、眼部充血、眼前黑影飘动、遮挡感、闪光感等症状有无减轻。

(3)观察患者有无视力下降、视野缺损、眼压升高等青光眼症状;有无视物模糊、晶体混浊等白内障症状;有无眼前黑影、视物变形、闪光感、视野缺损等视网膜脱离症状。

(三)心理护理

加强与患者沟通,做好心理疏导,消除其焦虑、悲观心理,增强战胜疾病的信心,积极配合治疗。

四、健康指导

(一)住院期

(1)讲解疾病的病因、治疗方法及预后等知识,增强患者依从性,积极配合治疗。

(2)告知患者应生活规律、劳逸结合,适当参加体育锻炼以增强体质,戒烟酒、防感冒,保持心情舒畅、情绪稳定,预防疾病复发。

(二)居家期

(1)本病易反复发作,如有自身免疫性疾病或眼部感染性疾病时应积极治疗。

(2)强调使用糖皮质激素的注意事项,提高药物治疗的依从性。

(3)定期门诊复查,如有病情变化及时就诊。

(王　燕)

第五节　视神经炎

一、概述

视神经炎是指阻碍视神经传导,引起视功能一系列改变的视神经病变,如炎性脱髓鞘、感染、自身免疫性疾病等。临床上常分为视神经乳头炎及球后视神经炎。视神经乳头炎是指视神经乳头局限性炎症,多见于儿童及青少年,一般预后较好;球后视神经炎则以慢性多见,一般预后较差。

二、病情观察与评估

(一)生命体征

监测生命体征,观察患者有无体温、脉搏、呼吸、血压异常。

(二)症状体征

(1)观察患者视力、瞳孔对光反射、眼球运动情况。

(2)了解患者 VEP、眼底及视野的改变,有无眼球压痛、转动痛、色觉减退等。

(3)了解患者近期有无感冒、疲劳、接触有害物质等情况;有无神经系统及自身免疫性疾病;有无局部及全身感染。

(三)安全评估

(1)评估患者有无因视力障碍导致跌倒/坠床的危险。

(2)评估患者对疾病的认知程度,有无焦虑、急躁等表现。

三、护理措施

(一)用药护理

1.用药原则

遵医嘱给予激素、血管扩张剂、活血化瘀、神经营养支持等治疗。

2.使用糖皮质激素注意事项

(1)结核、消化道溃疡史者禁用;糖尿病、高血压患者慎用。

(2)骨质疏松、低钙、低钾、消化道溃疡是常见的药物不良反应,使用过程中注意补钙、补钾、使用胃黏膜保护剂。饮食宜低盐、高钾、适当限制水的摄入。

(3)长期大剂量使用可引起脂肪重新分布从而出现满月脸、水牛背等症状,停药或减量后可逐渐消退。

(4)长期大剂量使用会使机体抵抗力、免疫力下降,应预防感冒、皮肤及口腔感染。

(5)告知患者监测血糖、血压、电解质、眼压及体重变化的目的及重要性。

(6)长期用药者应遵医嘱逐渐减量,不能自行停止用药。

(二)预防跌倒/坠床

根据患者视力障碍程度及自理能力,协助其完成进食、洗漱、如厕等生活护理。将常用的物品置于随手可得之处,保持周围环境无障碍物,晚上使用夜灯,指导患者使用厕所、浴室、通道的扶手,活动及外出时有人全程陪同,避免跌倒/坠床。

(三)心理护理

加强与患者沟通,关心患者,讲解疾病的病因、诱因、治疗方法及预后等知识,消除其紧张、焦虑心理,以增强战胜疾病的信心,积极配合治疗。

四、健康指导

(一)住院期

(1)告知患者 VEP、眼底荧光血管造影、头部 MRI 等检查的目的及配合要点。

(2)告知患者视神经炎常与炎性脱髓鞘、感染、自身免疫性疾病等有关。一旦出现视力急剧下降、视野变小、眼球或眼眶后疼痛、色觉减退时,应立即就医。

(二)居家期

(1)遵医嘱用药,强调使用糖皮质激素的注意事项。

(2)讲解预防视神经炎复发的方法:生活有规律、劳逸结合、保证充足睡眠;饮食合理搭配,营养丰富,戒烟酒;适当参加体育锻炼,增强体质;保持情绪稳定;防感冒。

(3)出院后1周门诊复查。

(王　燕)

第六节　屈　光　不　正

临床上将眼的屈光状态分为两类,即屈光正常(正视眼)、屈光不正(非正视眼)。在眼的调节松弛状态下,外界平行光线进入眼内经眼的屈光系统屈折后,不能聚焦在视网膜黄斑中心凹上称为屈光不正。屈光不正包括近视、远视和散光。外界光线经过眼的屈光系统折射在视网膜上,形成清晰的物像称为眼的屈光作用。眼的屈光作用的大小称为屈光力。单位是屈光度,简写为 D。

一、近视

(一)概述

近视眼是指在眼的调节松弛状态下,平行光线经过眼的屈光系统屈折后,聚焦在视网膜之前,在视网膜上形成一个弥散环,导致看远处目标模糊不清。近视眼按度数可分为三类:轻度小于 -3.00 D,中度为 $-3.00 \sim -6.00$ D,高度大于 -6.00 D。

(二)病因与发病机制

1.遗传因素

高度近视可能为常染色体隐性遗传。中低度近视可能为多因子遗传:既服从遗传规律又有环境因素参与,而以环境因素为主。其中高度近视比低度近视与遗传因素的关系更密切。

2.发育因素

婴幼儿时期眼球较小,为生理性远视,随着年龄增长,眼球各屈光成分协调生长,逐步变为正视。若眼轴过度发育,即成为轴性近视。

3.环境因素

青少年学生与近距离工作者中以近视眼较多,主要与长时间近距离阅读、用眼卫生不当有关。此外,营养成分的失调和使用工具不符合学生的人体工程力学要求、大气污染、微量元素的不足等也是形成近视的诱发因素。

(三)护理评估

1.健康史

注意询问患者有无视疲劳、眼外斜视及近视家族史等。了解患者佩戴眼镜史及用眼卫生情况、发现近视的时间及进展程度。

2.症状与体征

(1)视力:近视最突出的症状是远视力减退、近视力正常。

(2)视力疲劳:近视初期常有远视力波动,注视远处物体时喜眯眼,容易产生视疲劳。低度近视者常见,但较远视者轻。

(3)视疲劳外斜视:视疲劳重者可发展为外斜视,是调节与集合平衡失调的结果。为使调节与集合间固有的不平衡能够维持暂时的平衡,故容易产生视疲劳。看近时不用或少用调节,造成平衡紊乱即产生眼位变化。斜视眼为近视度数较高的眼。

(4)眼球前后径变长:多见于高度近视属轴性近视。

(5)眼底高度近视可引起眼底退行性变化和眼球突出,出现豹纹状眼底、近视弧形斑、脉络膜萎缩甚至巩膜后葡萄肿、黄斑出血等变化。周边部视网膜可出现格子样变性和产生视网膜裂孔,增加视网膜脱离的危险。

(6)并发症:如玻璃体异常(液化、混浊、后脱离)、视网膜脱离、青光眼、白内障等,以高度近视者多见。

3.心理-社会状况评估

有部分患者由于佩戴眼镜影响外观而表现为不愿意配合。需要评估患者的学习、生活和工作环境及对近视的认识程度。

4.辅助检查

常用屈光检查方法如下:客观验光法、主觉验光法、睫状肌麻痹验光法。对于高度近视患者有眼底改变者应进行荧光素眼底血管造影或吲哚青绿血管造影。

(四)护理诊断

1.视力下降

视力下降与屈光介质屈光力过强有关。

2.知识缺乏

缺乏近视眼及其并发症的防治知识。

3.潜在并发症

视网膜脱离、术后伤口感染、上皮瓣移位、角膜混浊、高眼压等。

(五)护理措施

1.用眼卫生指导

(1)避免长时间连续用眼,一般持续用眼 1 小时应休息 5～10 分钟。

(2)保持良好的学习、工作姿势:不躺在床上、车厢内阅读,不在太阳直射下或光线昏暗处阅读。双眼平视或轻度向下注视荧光屏,眼睛与电脑荧光屏距离在 60 cm 以上。

(3)高度近视患者避免剧烈运动如打篮球、跳水等,防止视网膜脱落。

(4)饮食以富含蛋白质、维生素的食物为主,如新鲜水果、蔬菜、动物肝脏、鱼等。

(5)定期检查视力,建议半年复查一次,根据屈光检查结果及时调整眼镜度数。

2.配镜矫正护理

向患者及其家长解释近视视力矫正的重要性及可能的并发症,纠正"戴眼镜会加深近视度数"的错误认知。建议在睫状肌麻痹状态下验光,可取得较为准确的矫正度数。

(1)佩戴框架眼镜护理:框架眼镜是最常用和最好的方法,配镜前须先经准确验光确定近视度数,镜片选择以获得最佳视力的最低度数的凹透镜为宜。指导患者和其家属学会眼镜护理:①坚持双手摘戴眼镜,单手摘戴若力度过大会使镜架变形。②戴眼镜的位置正确,将镜片的光学中心对准眼球中心部位,才能发挥眼镜的正确功能。③镜架沾上灰尘时,用流水冲洗,再用眼镜专用布或软纸拭干。④参加剧烈运动时不要戴眼镜,以免眼镜受到碰撞。

(2)佩戴角膜接触镜护理:①根据不同材料的角膜接触镜的不同特点予以护理指导。软镜验配简单佩戴舒适;角膜塑形镜(OK 镜)睡眠时佩戴,起床后取出;硬性透氧性接触镜(RGP)验配较复杂,必须严格按规范验配,佩戴前须向患者详细交代注意事项,使患者充分了解其重要性,以提高患者的依从性。初次戴镜通常第1天戴5～6小时,然后每天延长1～2小时,1周左右每天可佩戴12～16小时,期间必须定期复查。②养成良好的卫生习惯,取、戴前均应仔细洗手,定期更换镜片。③避免超时佩戴和过夜佩戴。④戴镜后刺激症状强烈,应摘下重新清洗后再戴,如有异物感、灼痛感马上停戴。⑤游泳时不能戴镜片。

3.屈光手术护理

目前屈光手术治疗的方法如下。

(1)角膜屈光手术:分为非激光手术与激光手术。非激光手术包括放射状角膜切开术表层角膜镜片术、角膜基质环植入术。激光手术包括准分子激光角膜切削术(PRK)、激光角膜原位磨镶术(LASIK)、准分子激光角膜上皮瓣原位磨镶术(LASEK)。

角膜屈光手术前护理:按手术常规做好术前准备。①佩戴隐形眼镜者,手术前眼部检查须在停戴48～72小时后进行;长期佩戴者须停戴1～2周;佩戴硬镜者须停戴4～6周。②冲洗结膜囊和泪道,如发现感染灶要先治疗后再行手术。按医嘱滴用抗生素滴眼液。③注意充分休息,以免眼调节痉挛。④全面的眼部检查,包括视力、屈光度、眼前段、眼底、瞳孔直径、眼压、角膜地形图、角膜厚度和眼轴测量等。⑤告诉患者术后短时间内视力可能不稳定,会有逐步适应的过程。

角膜屈光手术后护理:①3天内避免洗头,洗脸洗头时,不要将水溅入眼内。②1周内不要揉眼睛,最好避免看书报等,外出佩戴太阳镜,避免碰伤,近期避免剧烈运动和游泳。③进清淡饮食,避免刺激性食物。④遵医嘱用药和复查,如出现眼前黑点、暗影飘动、突然视力下降,应立即门诊复查。

(2)眼内屈光手术:目前已开展的手术治疗方法有白内障摘除及人工晶体植入术、透明晶状体摘除及人工晶体植入术、晶状体眼人工晶体植入术。

(3)巩膜屈光手术如后巩膜加固术、巩膜扩张术等。巩膜屈光手术后注意观察眼球运动障碍、出血、复视、植入物排斥等并发症。

二、远视

(一)概述

远视眼是指在眼的调节松弛状态下,平行光线经眼的屈光系统屈折后,焦点聚在视网膜后面者。远视眼按度数可分为三类:轻度小于+3.00 D,中度为+3.00～+5.00 D,高度大于5.00 D。远视按屈光成分分为轴性远视和屈光性远视。

(二)病因与发病机制

1.轴性远视

眼的屈光力正常,眼球前后径较正常眼短,为远视中最常见的原因。初生婴儿有2～3 D远视,在生长发育过程中,慢慢减少,约到成年应成为正视或接近正视。如因发育原因,眼轴不能达到正常长度,即成为轴性远视。

2.屈光性远视

眼球前后径正常,由于眼的屈光力较弱所致。其原因:一是屈光间质的屈光指数降低;二是角膜或晶状体弯曲度降低,如扁平角膜;三是晶状体全脱位或无晶状体眼。

(三)护理评估

1.健康史

注意询问患者有无远视家族史,了解患者佩戴眼镜史及用眼卫生情况、发现远视的时间及进展程度。

2.症状与体征

(1)视疲劳:远视最突出的临床症状,表现为视物模糊、头痛、眼球眼眶胀痛、畏光、流泪等。闭目休息后,症状减轻或消失。尤其以长时间近距离工作时明显,这是由于眼调节过度而产生,多见于高度远视和35岁以上患者。

(2)视力障碍:轻度远视青少年,由于其调节力强,远近视力可无影响;远视程度较高,或因年龄增加而调节力减弱者,远视力好,近视力差;高度远视者,远近视力均差,极度使用调节仍不能代偿;远视程度较重的幼儿,常因过度使用调节,伴过度集合,易诱发内斜视。看近处小目标时,内斜加重,称为调节性内斜视。若内斜持续存在,可产生斜视性弱视。

(3)眼底:高度远视眼眼球小,视盘较正常小而色红,边界较模糊,稍隆起,类似视盘炎,但矫正视力正常,视野无改变,长期观察眼底像不变,称为假性视盘炎。

3.心理-社会状况评估

轻度远视眼者不易发现,常在体检时才被发现;部分患者由于佩戴眼镜影响外观而表现为不愿意配合。需评估远视对患者学习、生活和工作环境的影响及患者对远视的认知程度。

4.辅助检查

屈光检查方法:客观验光法、主觉验光法、睫状肌麻痹验光法。

(四)护理诊断

1.知识缺乏

缺乏正确佩戴眼镜的知识。

2.舒适改变

舒适改变与过度调节引起的眼球眼眶胀痛、视疲劳有关。

3.视力下降

视力下降与眼球屈光力弱或眼轴过短有关。

(五)护理措施

(1)向患者及其家属介绍远视眼的防治知识:①轻度远视无症状者不需矫正,如有视疲劳和内斜视,虽然远视度数低也应戴镜;中度远视或中年以上患者应戴镜矫正以提高视力,消除视疲劳和防止内斜视发生。②原则上远视眼的屈光检查应在睫状肌麻痹状态下进行,用凸透镜矫正。每半年进行视力复查,根据屈光检查结果及时调整眼镜度数。12周岁以下者或检查中调节能力强者应采用睫状肌麻痹剂散瞳验光配镜。③保持身心健康,生活有规律,锻炼身体,增强体质,保持合理的饮食习惯,避免偏食。

(2)观察患者视力及屈光度的改变,有无眼位改变。

三、散光

(一)概述

散光是指由于眼球各屈光面在各径线(子午线)的屈光力不等,平行光线进入眼内不能在视网膜上形成清晰物像的一种屈光不正现象。

(二)病因与发病机制

本病最常见的病因是由于角膜和晶状体各径线的曲率半径大小不一致,通常以水平及垂直两个主径线的曲率半径差别最大。发病还可能与遗传、发育、环境、饮食、角膜瘢痕等因素有关。

根据屈光径线的规则性,可分为规则散光和不规则散光两种类型。

(1)规则散光是指屈光度最大和最小的两条主子午线方向互相垂直,用柱镜片可以矫正,是最常见的散光类型。规则散光可分为顺规散光、逆规散光和斜向散光。根据各子午线的屈光状态,规则散光也可分为五种:单纯远视散光、单纯近视散光、复性远视散光、复性近视散光和混合散光。

(2)不规则散光是指最大和最小屈光力的主子午线互相不垂直,如圆锥角膜及角膜瘢痕等,用柱镜片无法矫正。

(三)护理评估

1.健康史

了解患者发现散光的年龄及佩戴眼镜史。

2.症状与体征

(1)视疲劳:头痛、眼胀、流泪、看近物不能持久,单眼复视,视力不稳定,看书错行等。

(2)视力:散光对视力影响取决于散光的度数和轴向。散光度数越高或斜轴散光对视力影响越大,逆规散光比顺规散光对视力影响大。低度散光者视力影响不大;高度散光者远、近视力均下降。

(3)眯眼:以针孔或裂隙作用来减少散光。散光者看远看近均眯眼,而近视者仅在看远时眯眼。

(4)散光性弱视:幼年时期的高度散光易引起弱视。

(5)代偿头位:利用头位倾斜和斜颈等自我调节,以求得较清晰的视力。

(6)眼底:眼底检查有时可见视盘呈垂直椭圆形,边缘模糊,用检眼镜不能很清晰地看清眼底。

3.心理-社会状况评估

评估患者的情绪和心理状态。评估患者的年龄、性别、学习、生活和工作环境及对散光的认知程度。

4.辅助检查

屈光检查方法有客观验光法、主觉验光法、睫状肌麻痹验光法。

(四)护理诊断

1.知识缺乏

缺乏散光的相关知识。

2.舒适改变

舒适改变与散光引起的眼酸胀、视疲劳有关。

3.视力下降

视力下降与眼球各屈光面在各子午线的屈光力不等有关。

(五)护理措施

(1)向患者及其家属宣传散光的相关知识,若出现视物模糊、视疲劳,发现散光应及时矫正,防止弱视发生。规则散光可戴柱镜矫正,如不能适应全部矫正可先以较低度数矫正,再逐渐增加度数。不规则散光可试用硬性透氧性角膜接触镜(RGP)矫正,佩戴时需要一定时间的适应期。手术方法包括准分子激光屈光性角膜手术和散光性角膜切开术。

(2)护理要点:①避免用眼过度导致视疲劳。②高度散光常伴有弱视,在矫正散光的同时进行弱视治疗。③定期检查视力,青少年一般每半年检查一次,以及时发现视力及屈光度的改变,以及时调整眼镜度数。④保持身心健康,生活有规律,锻炼身体,增强体质,保持合理的饮食习惯,避免偏食。⑤注意眼镜和角膜接触镜的护理和保养。

（王　燕）

第七节　白　内　障

一、概述

白内障是指因年龄、代谢、外伤、药物、辐射、遗传、免疫、中毒等因素导致晶状体透明度降低或颜色改变所致光学质量下降的退行性变,是最常见的致盲性眼病。常分为年龄相关性白内障、先天性白内障、外伤性白内障、代谢性白内障等。白内障的治疗目前以手术治疗为主,手术方式主要采用超声乳化联合人工晶状体植入术、飞秒激光辅助白内障超声乳化联合人工晶体植入术。

二、病情观察与评估

(一)生命体征
监测生命体征,观察患者有无血压异常。

(二)症状体征
(1)观察患者有无视力下降、视物模糊、遮挡、变形、眼痛、眼胀等症状。有无眼部外伤史等。

(2)了解患者晶状体混浊部位及程度。

(三)安全评估
评估患者有无因年龄、视力障碍导致跌倒/坠床的危险。

三、护理措施

(一)术前护理
1.完善检查

协助完善术前常规及专科检查。

2.散瞳

术前充分散瞳,增大术野,有利于晶体、晶体核的吸出及人工晶体的植入,避免虹膜损伤,保证手术成功。前房型人工晶体植入者禁止散瞳。

3.访视与评估

了解患者基本信息和手术相关信息,确认术前准备完善情况。

4.患者交接

与手术室工作人员核对患者信息、手术部位标识及患者相关资料,完成交接。

(二)术后护理
1.眼部护理

(1)观察患者术眼敷料有无渗血、渗液,保持敷料清洁干燥。

（2）术眼有无疼痛，有无恶心、呕吐等伴随症状。

（3）勿揉搓、碰撞术眼，避免突发震动引起伤口疼痛及晶体移位。

（4）术后如出现明显头痛、眼胀、恶心、呕吐时，应警惕高眼压的发生，报告医师给予相应处理。

（5）术眼佩戴治疗性角膜接触镜者，手术 2 小时后至睡前遵医嘱滴用抗生素眼液及人工泪液，每 2 小时 1 次，至少 3 次以上；术眼包扎者，术后 1 天敷料去除后遵医嘱滴眼药。

2.用药护理

（1）散瞳剂：防止术后瞳孔粘连，滴药后会出现视物模糊，应睡前使用，预防跌倒。

（2）激素类：严格遵医嘱用药。

3.预防跌倒/坠床

视力不佳者佩戴老花镜，晚上使用夜灯，将常用的物品置于随手可取之处，保持周围环境无障碍物，指导患者使用厕所、浴室的扶手，避免跌倒/坠床。

四、健康指导

（一）住院期

（1）告知患者 ERG、眼 AB 超、角膜曲率、角膜内皮细胞计数等专科检查的目的，积极配合检查。

（2）告知手术的目的、方法、大致过程及注意事项等，积极配合治疗。

（二）居家期

（1）告知患者术后注意事项，指导用眼卫生，避免脏水入术眼。

（2）未植入人工晶体者 3 个月后验光配镜。

（3）出院后 1 周门诊复查，若出现视力突然下降，眼部分泌物增加等应及时就医。

（王　燕）

第八节　青　光　眼

一、概述

青光眼是病理性高眼压导致视神经损害和视野缺损的一种主要致盲性眼病，具有家族遗传性。高眼压、视盘萎缩及凹陷、视野缺损及视力下降是本病的主要特征。根据前房角形态、病因机制及发病年龄等主要因素，将青光眼分为原发性、继发性及先天性。原发性青光眼又分为开角型和闭角型。

二、病情观察与评估

（一）生命体征

监测生命体征，观察患者有无体温、脉搏、呼吸、血压异常。

（二）症状体征

（1）观察患者有无眼压升高、眼部充血、角膜水肿、瞳孔散大、光反射迟钝或消失等症状。

（2）观察患者有无剧烈头痛、眼胀、虹视、雾视、视力下降、视野变小、恶心、呕吐等症状。

（3）了解患者有无前房浅、房角变窄、虹膜节段萎缩、角膜后沉着物、晶体前囊下混浊等症状。

（三）安全评估

（1）评估患者有无因双眼视力障碍导致跌倒/坠床的危险。

（2）评估患者对疾病的认知程度、心理状态，有无焦虑、恐惧等表现。

三、护理措施

（一）术前护理

1.完善检查

协助完善术前常规及专科检查。

2.卧位

卧床休息，抬高床头 15°～30°。

3.疼痛护理

采用数字分级法（NRS）进行疼痛评估，分析疼痛的原因，安慰患者，遵医嘱予以降眼压对症处理，观察疼痛缓解情况及眼压的动态变化。

4.用药护理

（1）磺胺类降眼压药物：观察患者有无口唇、四肢麻木等低钾表现，遵医嘱同时补钾。该类药物易引起泌尿道结石，应少量多次饮水，服用小苏打等碱化尿液，磺胺过敏者禁用。

（2）缩瞳剂眼药、β受体阻滞剂眼药：滴药后压迫内眦部 2～3 分钟，防止药物经泪道进入鼻腔由鼻黏膜吸收引起心率减慢、哮喘及呼吸困难等全身毒副反应。有心功能不全、心动过缓、房室传导阻滞、哮喘、慢性阻塞性肺部疾病的患者慎用。

（3）20%甘露醇：快速静脉滴注完毕后平卧 1～2 小时，防止引起直立性低血压及脑疝等，观察神志、呼吸及脉搏的变化。长期输入者，监测电解质的变化。

5.心理护理

加强与患者沟通，做好心理疏导，消除其焦虑、恐惧心理，以免不良情绪导致青光眼急性发作，增强战胜疾病的信心，积极配合治疗。

6.访视与评估

了解患者基本信息和手术相关信息，确认术前准备完善情况。

7.患者交接

与手术室工作人员核对患者信息、手术部位标识及患者相关资料，完成交接。

（二）术后护理

1.卧位

卧床休息，抬高床头 15°～30°，减轻颜面水肿，利于房水引流。

2.眼部护理

（1）观察术眼敷料有无松脱、渗血渗液、脓性分泌物；有无头痛、眼痛、恶心呕吐、角膜水肿或角膜刺激症状。

（2）结膜缝线会有术眼异物感，勿揉搓术眼。

（3）观察眼压、视功能的变化。

（4）浅前房患者半卧位休息，加压包扎术眼，促进伤口愈合、前房形成。

3.用药护理

术眼应用散瞳剂防止虹膜粘连，非手术眼禁用散瞳剂。

4.预防青光眼发作

（1）进食清淡、软、易消化饮食，保持大便通畅；戒烟酒，不宜食用浓茶、咖啡及辛辣刺激性食品；不宜暴饮，应少量多次饮水，一次饮水不超过 300 mL。

（2）劳逸结合，保持精神愉快，避免情绪波动；不宜在黑暗环境中久留，衣着宽松，不宜长时间低头弯腰，睡觉时需垫枕，以免影响房水循环导致眼压升高。

（3）原发性青光眼术前禁用散瞳剂。

四、健康指导

（一）住院期

（1）告知患者裂隙灯、房角镜、眼底、眼压、视野、OCT、VEP、角膜内皮细胞计数等检查的目的、重要性，积极配合检查。

（2）强调预防青光眼发作的措施及重要性。

（3）有青光眼家族史者，告知其直系亲属定期门诊检查，做到早发现、早诊断、早治疗。

（二）居家期

（1）告知患者坚持局部滴药，教会正确滴眼药方法。

（2）出院后 1 周门诊复查。如发生眼胀、红肿、分泌物增多或突然视物不清，应立即就医。青光眼术后需终身随访。

（王　燕）

第九节　玻璃体积血

一、概述

玻璃体积血是各种原因造成视网膜、葡萄膜血管或新生血管破裂，血液流出并聚积于玻璃体腔。大量玻璃体积血时，不仅造成视力障碍，还可引起视网膜脱离、青光眼、白内障等并发症。

二、病情观察与评估

（一）生命体征

监测生命体征，观察患者有无血压异常。

（二）症状体征

（1）观察患者视力、眼压情况，眼前有无漂浮物、闪光感等症状。

（2）了解患者有无外伤史、手术史、视网膜血管病变史、高血压、糖尿病、血液病史等。

（三）安全评估

（1）评估患者有无因视力障碍导致跌倒/坠床的危险。

（2）评估患者对疾病的认知程度、心理状态及家庭支持系统。

三、护理措施

（一）术前护理

1.完善检查

协助完善术前常规及专科检查。

2.卧位

半卧位休息，减少活动。

3.用药护理

（1）滴用散瞳剂麻痹睫状肌，保证眼球休息，利于检查，防止术后瞳孔粘连。

（2）滴药后压迫泪囊2～3分钟，以减少药物经泪道进入鼻腔由鼻黏膜吸收引起全身毒副反应。

（3）若出现呼吸加速、神经兴奋症状、全身皮肤潮红等应高度警惕药物中毒，立即停药、吸氧，协助医师处理。

（4）糖尿病、高血压患者坚持治疗，监测血糖、血压变化，观察患者有无并发症。

4.心理护理

加强与患者沟通，了解患者对治疗的预期效果，给予正确的引导。讲解成功案例，增强战胜疾病的信心，积极配合治疗。

5.访视与评估

了解患者基本信息和手术相关信息，确认术前准备完善情况。

6.患者交接

与手术室工作人员核对患者信息、手术部位标识及患者相关资料，完成交接。

（二）术后护理

1.卧位

合并视网膜脱离行玻璃体腔注气/硅油填充者取裂孔处于最高位休息，根据气体吸收及视网膜复位的情况变换体位。

2.眼部护理

（1）勿碰撞揉搓术眼、用力咳嗽、打喷嚏、用力排便，3个月内勿过度用眼、避免剧烈活动，防止再出血及视网膜再脱离。

（2）观察眼压、眼内气体吸收、视网膜复位等情况，若有异常，协助医师处理。

3.预防跌倒/坠床

根据患者视力障碍程度及自理能力，协助患者完成生活护理，落实住院患者跌倒/坠床干预措施，如使用床栏、保持地面干燥、穿防滑鞋、将用物置于易取放处，保持病房和通道畅通等。

四、健康指导

（一）住院期

（1）告知患者眼底、三面镜、眼压、眼底血管造影、OCT、ERG、VEP、眼B超等检查的目的、重要性,积极配合检查。

(2)强调正确体位的重要性,提高患者特殊体位依从性。

(二)居家期

(1)球内注气未吸收者2个月内禁止乘坐飞机或至海拔1 200米以上的地方。硅油填充者3～6个月后取出。

(2)出院后1周门诊复查。如出现视物变形、遮挡感、眼前闪光感等,立即就医。

(王　燕)

第十节　视网膜脱离

一、概述

视网膜脱离是指视网膜神经上皮与色素上皮之间的潜在间隙发生分离,根据发病原因可分为孔源性视网膜脱离、牵拉性视网膜脱离和渗出性视网膜脱离。高度近视、糖尿病性视网膜病变、高血压性视网膜病变、外伤等是发病的主要因素。早发现、早诊断、早治疗可有效减少视网膜脱离对视功能的损害。

二、病情观察与评估

(一)生命体征

监测生命体征,观察患者有无体温、脉搏、呼吸、血压异常。

(二)症状体征

(1)观察患者视力、眼压、眼底情况,有无视物变形、眼前黑影、遮挡感、闪光感等症状。

(2)了解患者有无高度近视、眼部外伤史、糖尿病、高血压、玻璃体积血等病史。

(三)安全评估

(1)评估患者有无因视力障碍导致跌倒/坠床的危险。

(2)评估患者对疾病的认知程度、心理状态,有无焦虑、抑郁等表现。

三、护理措施

(一)术前护理

1.完善检查

协助完善术前常规及专科检查。

2.体位与活动

(1)协助患者取视网膜裂孔处于最低位休息,减少视网膜下积液,促进视网膜回帖。如上方裂孔采取低枕卧位、下方裂孔采取高枕卧位。

(2)减少用眼,避免剧烈活动、突然转头、瞬目、咳嗽、打喷嚏、俯卧、埋头等动作,减少玻璃体对视网膜的牵拉,防止视网膜脱离范围扩大。

3.用药护理

(1)遵医嘱散瞳,麻痹睫状肌,保证眼球休息,利于检查,防止术后瞳孔粘连。

(2)滴药后压迫泪囊区2～3分钟,防止药物经泪道进入鼻腔由鼻黏膜吸收出现口干、视物模糊、皮肤潮红、心悸等毒副反应,若症状加重,立即停药,吸氧,协助医师进行处理。

4.预防跌倒/坠床

根据患者视力障碍程度及自理能力,协助其完成进食、洗漱、如厕等生活护理。将常用的物品置于随手可得之处,保持周围环境无障碍物,晚上使用夜灯,指导患者使用厕所、浴室、通道的扶手,活动及外出时有人全程陪同,避免跌倒/坠床。

5.糖尿病患者监测血糖变化,控制血糖在正常范围

观察患者有无糖尿病足等并发症。

6.心理护理

加强与患者沟通,了解患者对治疗的期望值,给予正确的引导。讲解成功案例,增强战胜疾病的信心,积极配合治疗。

7.访视与评估

了解患者基本信息和手术相关信息,确认术前准备完善情况。

8.患者交接

与手术室工作人员核对患者信息、手术部位标识及患者相关资料,完成交接。

(二)术后护理

1.体位与休息

协助患者正确卧位,眼内注气或硅油填充患者术后取裂孔处于最高位休息,利用气体向上的浮力及硅油表面张力促进视网膜复位。可采取坐卧交替或按摩颈肩背部等方法以缓解手术后被动体位带来的身体不适。

2.眼部护理

(1)勿过度用眼,减少眼球转动,避免揉搓碰撞术眼、剧烈活动、咳嗽、打喷嚏、头部震动。

(2)观察患者眼压、眼内气体吸收、视网膜复位等情况,若有异常,协助医师处理。

3.饮食护理

(1)饮食清淡、软、易消化、富含维生素及蛋白质,保持大便通畅,避免过度咀嚼、用力排便引起视网膜再脱。

(2)巩膜外垫压术或巩膜环扎术的患者,手术牵拉眼肌可引起恶心、呕吐等不适,应少量多餐进食。

4.疼痛护理

巩膜外垫压术或环扎术患者,因手术范围大、牵拉眼肌,术后疼痛明显,采用数字分级法(NRS)进行疼痛评分,分析疼痛原因,指导患者采取听音乐、默念数字等分散注意力的方法缓解疼痛。NRS≥4分时,遵医嘱用药,观察疼痛缓解情况。

四、健康指导

(一)住院期

(1)告知患者裂隙灯、眼底、三面镜、眼压、眼底血管造影及 OCT、ERG、VEP、眼 B 超等检查的目的、重要性及配合要点。

(2)告知患者视网膜脱离的治疗原则是尽早封闭裂孔,促进视网膜复位。

(二)居家期

(1)告知患者选择适当交通工具避免剧烈颠簸,3个月内避免剧烈活动。

(2)球内注气或硅油填充者低头位休息,根据气体吸收及视网膜复位情况,确定更换体位时间。

(3)球内注气者2个月内禁止乘坐飞机或到海拔1 200米以上的地方;硅油填充者3～6个月后取出硅油。

(4)出院后1周门诊复查。如出现视力下降、眼前黑影遮挡、闪光感等立即就医。糖尿病性视网膜脱离患者需终身随访。

(王　燕)

第十一节　视网膜动脉阻塞

一、概述

视网膜动脉阻塞是指视网膜中央动脉或其分支阻塞。当动脉阻塞后,该血管供应的视网膜营养中断,引起视网膜功能障碍,是眼科急危症之一,若处理不及时,最终将导致失明。

二、病情观察与评估

(一)生命体征

监测生命体征,密切观察患者血压情况。

(二)症状体征

(1)观察患者视力、瞳孔对光反射、眼底等情况。

(2)了解患者视力下降时间、程度,有无一过性视力丧失。

(3)了解患者有无糖尿病、高血压、心脏病、动脉粥样硬化等病史。

(三)安全评估

(1)评估患者有无因视力下降导致跌倒/坠床的危险。

(2)评估患者及家属心理状况,对疾病的认知程度,对视力恢复的期望值。

三、护理措施

(一)紧急处理

1.给氧治疗

视网膜缺血超过90分钟光感受器将发生不可逆转的死亡,应争分夺秒积极抢救,给予95%氧气及5%二氧化碳的混合气体吸入,增加脉络膜毛细血管的氧含量,改善视网膜的缺氧状态,必要时行高压氧治疗。

2.药物治疗

立即给予硝酸甘油 0.5 mg 舌下含化或吸入亚硝酸异戊酯等扩血管治疗。

(二)用药护理

(1)口服降眼压药物,观察患者眼压变化,必要时行前房穿刺等降眼压治疗。

(2)遵医嘱使用视神经营养药物等。

(三)眼部护理

反复按摩放松眼球,使视网膜动脉被动扩张,将血管内的栓子冲到周边的分支血管中,解除阻塞,减少视功能的损伤。

(四)预防跌倒/坠床

视力不佳者佩戴老花镜,晚上使用夜灯,将常用的物品置于随手可取之处,保持周围环境无障碍物,指导患者使用厕所、浴室的扶手,避免跌倒/坠床。

(五)心理护理

加强与患者沟通,关心患者,了解患者心理状况,消除其悲观、恐惧心理,增强战胜疾病的信心,积极配合治疗。

四、健康指导

(一)住院期

(1)讲解疾病的病因、诱因、治疗方法及预后。

(2)告知患者视网膜动脉阻塞发病与糖尿病、高血压、动脉粥样硬化等疾病密切相关,积极治疗糖尿病、高血压、动脉粥样硬化等原发病,定期行眼底检查观察视网膜血管情况。

(二)居家期

(1)告知心脏病、高血压者应随身携带速效救心丸、硝酸甘油等扩血管急救药品。突发视力改变时立即服药并就医。

(2)保持良好生活习惯,避免情绪波动过大,避免用冷水洗头等。

(3)定期门诊复查,如有病情变化及时就诊。

(王　燕)

第十二节　视网膜静脉阻塞

一、概述

视网膜静脉阻塞是指视网膜中央静脉或分支静脉阻塞,以分支静脉阻塞最为常见,是常见的眼底血管病。主要与高血压、动脉粥样硬化、血液高黏度和血流动力学异常有密切关系。其特征为静脉扩张迂曲、视网膜出血、渗出、水肿等。常导致玻璃体积血、牵拉性视网膜脱离、新生血管性青光眼等并发症。本病比视网膜中央动脉阻塞多见。

二、病情观察与评估

(一)生命体征
监测生命体征,密切观察患者血压情况。

(二)症状体征
(1)观察患者视力情况,有无视网膜水肿、渗出、出血等症状。

(2)了解患者有无高血压、动脉粥样硬化等病史;有无血液黏稠度及血流动力学改变等。

(三)安全评估
评估患者有无因视力障碍导致跌倒/坠床的危险。

三、护理措施

(一)用药护理
遵医嘱行溶栓抗凝治疗,观察患者皮肤黏膜有无出血点、有无瘀斑等症状,定期检查凝血酶原时间及纤维蛋白原。

(二)眼部护理
(1)观察患者视力恢复情况,有无玻璃体积血、牵拉性视网膜脱离、新生血管性青光眼等并发症。

(2)有新生血管或大面积毛细血管无灌注区者行全视网膜光凝治疗。

四、健康指导

(一)住院期
(1)告知患者眼底荧光造影、视网膜电图、视野等检查的目的及配合要点。

(2)告知患者积极治疗原发病,监测血糖、血压及血脂情况,饮食清淡易消化、低脂肪、低胆固醇。

(3)合理安排日常生活,戒烟酒,保持良好的睡眠习惯。

(二)居家期
(1)积极治疗原发病,出院后每半年或一年行体格及眼底检查。

(2)出院后1周门诊复查,若出现视力突然下降、部分视野缺损等情况应及时就医。

(王　燕)

第十三节　视网膜母细胞瘤

一、概述

视网膜母细胞瘤是由原始神经外胚层组织未成熟的视网膜细胞形成的原发性眼内恶性肿瘤。确切病因不明。多发生在3岁以下婴幼儿,可单眼、双眼先后或同时发病,具有家族遗传倾向。根据肿瘤的发展过程,临床上将视网膜母细胞瘤分为眼内期、青光眼期、眼外期、转移期。因本病易发生颅内及远处转移,危及患儿生命,因此应早发现、早诊断、早治疗。

二、病情观察与评估

(一)生命体征

监测生命体征,观察患儿体温、脉搏、呼吸有无异常。

(二)症状体征

(1)了解患儿发病年龄、有无家族史。

(2)了解患儿视网膜母细胞瘤的分期:眼内期、青光眼期、眼外期及转移期。

(三)安全评估

(1)评估患儿有无因年龄、视力障碍导致跌倒/坠床的危险。

(2)评估家属对疾病的认知程度、心理状态,如焦虑、悲观等。

三、护理措施

(一)术前护理

1.完善检查

协助完善术前常规及专科检查。

2.心理护理

向患儿家属讲解疾病的治疗方法和预后,关心患儿、安慰家属,减轻其焦虑、悲观情绪,协助家属做好患儿的心理安抚,积极配合治疗。

3.访视与评估

了解患儿基本信息和手术相关信息,确认术前准备完善情况。

4.患者交接

与手术室工作人员核对患儿信息、手术部位标识及患儿相关资料,完成交接。

(二)术后护理

1.卧位

协助患儿平卧位休息,头偏向健眼一侧,以及时清除口鼻分泌物,保持呼吸道通畅,防止窒息。4～6小时后半卧位休息,减轻局部水肿。

2.观察生命体征

低流量吸氧、心电监护,监测并记录患儿生命体征、氧饱和度、尿量等。

3.眼部护理

(1)观察眼部加压包扎松紧度、是否压迫耳郭及鼻孔;观察敷料有无渗血、渗液,如有异常,协助医师处理。

(2)安抚患儿,减少哭闹,勿抓挠术眼,防止敷料脱落;术眼敷料去除后,勿揉搓、碰撞术眼,避免脏水进术眼。

4.预防跌倒/坠床

落实预防跌倒/坠床干预措施,如上床栏、保持地面干燥、防滑、协助患儿床旁活动,保障患儿安全。

四、健康指导

(一)住院期

(1)告知家属 X 线、CT、MRI、眼 B 超等检查的目的及配合要点。

(2)告知家属该病的手术方式为眼球摘除或眶内容物剜除术,以控制肿瘤生长及转移,挽救患儿生命。

(二)居家期

(1)告知需行放射治疗、化学治疗的患儿家属,以及时到相关科室继续治疗。

(2)出院后 1 周门诊复查,病情变化及时就医。

(王　燕)

第十二章　皮肤科护理

第一节　病毒性皮肤病

病毒性皮肤病是由病毒感染引起的皮肤黏膜病变。病毒侵入人体后,对各种组织有其特殊的亲嗜性,病毒感染可产生各种临床表现,其症状轻重主要取决于机体的免疫状态,同时,也与病毒的毒力有关。

本节介绍常见的病毒性皮肤病:带状疱疹、传染性软疣、手足口病和风疹的护理。

一、带状疱疹

带状疱疹是由水痘-带状疱疹病毒感染引起的急性疱疹性皮肤病。本病常突然发生,表现为成群的密集性小水疱,沿一侧周围神经呈带状分布,常伴有神经痛和局部淋巴结肿痛,愈后极少复发。在临床工作中,常发现有些小儿在接触了带状疱疹患者后发生水痘,而有些成人在接触了水痘患者后患带状疱疹。

(一)一般护理

(1)安排病室时,相同病原的患者可同居一室,避免与免疫力低下的患者同病室。

(2)保持病室安静、整洁,温湿度适宜。每天定时通风,每天2次空气消毒,用物专人专用。

(3)选择营养丰富、清淡易消化的饮食,多吃新鲜水果、蔬菜。急性期避免摄入辛辣、刺激性食物;治疗期间不宜饮浓茶、咖啡,戒烟、戒酒,禁止饮用一切含有酒精的饮料。

(4)提供良好的睡眠、休息环境,保证充足的睡眠,有助于疾病康复。

(5)评估患者二便情况,尤其要密切观察外阴部带状疱疹患者二便情况。

(6)每天测量生命体征,注意体温变化。严重病例、泛发性患者及偶见有复发者常伴高热等全身症状,往往提示免疫功能有缺陷及有潜在的恶性疾病。

(二)专科护理

1.皮损护理

(1)保持皮损处清洁干燥,贴身衣物应选择宽松、纯棉织品,避免抓挠、挤压和冷热刺激,以免继发感染。

(2)皮疹处有水疱者,按照"疱液抽取法"处理,局部皮损应清除全部水疱和痂皮,可以缩短患者皮损干燥结痂的时间,减少感染机会,缩短疼痛的时间,减轻患者的痛苦,并外用抗菌溶液湿敷,每天 2 次,每次 20～30 分钟,紫外线照射治疗,保持皮疹清洁、干燥。皮疹面积较大时,应用一层无菌纱布覆盖,避免摩擦皮损处,预防感染。

(3)皮疹发生感染时,给予清除腐痂,外用抗菌药、复方壳聚糖膜剂;伴有糖尿病的带状疱疹溃疡者,外用每毫升生理盐水含有 1 单位普通胰岛素溶液湿敷,效果较好。

(4)红光、微波照射治疗,促进表面干燥,必要时可使用促进表皮生长的药物。

(5)皮疹处痂皮较厚的患者,可外用抗菌药物软膏,促进痂皮软化、脱落。

2.病情观察及护理

(1)观察皮疹情况,有无继发感染、水疱形成及皮损处是否清洁、干燥。

(2)注意体温变化,高热者给予物理降温或适量应用退热药并按高热患者护理,儿童避免服用阿司匹林。

(3)不同部位皮疹观察及护理。①皮疹发生在头面部者,观察有无周围性面瘫;耳郭及外耳道疱疹,观察有无耳和乳突深部疼痛,有无唾液腺和泪腺分泌减少,有无眩晕、恶心、呕吐、眼球震颤、听力障碍等亨特氏综合征(Ramsay-Hunt 综合征)表现;皮疹发生在头面部者,应选择纯棉、色浅的枕巾,每天更换。②皮疹累及眼部时,应观察患者视力情况,角膜和结膜有无充血、穿孔等。避免强光刺激,避免用手揉眼及不清物接触双眼,如有分泌物,以及时用一次性消毒棉签拭去,每天应用无菌生理盐水冲洗双眼,定时滴用抗病毒眼药水。③皮疹累及口腔者,餐前、餐后、睡前应漱口,晨晚间进行口腔护理;影响进食者,应给予半流质饮食或流质饮食,必要时补液。④皮疹发生在乳房部位者,避免穿文胸、紧身内衣;乳房下皮疹伴水疱、破溃时,应将乳房托起,暴露皮损,促进通风干燥,预防感染。⑤皮疹发生在手部者,应避免提拿物品,避免接触水、污物等;皮疹发生在足部,避免穿袜子,应穿宽大的拖鞋。伴有肿胀者,应抬高患肢,促进血液及淋巴液回流,睡眠时应采取健侧卧位。⑥皮疹发生在会阴处,观察二便排出情况,便后用 1∶10 000 高锰酸钾溶液清洗,确保皮损处清洁干燥。穿纯棉长裙,避免穿内裤,必要时给予支被架。尿潴留者,可采取听流水声、热敷、按摩、局部刺激等措施帮助排尿,若以上方法均无效,B 超提示膀胱残余尿量超过 400 mL,予间歇导尿或留置导尿管,留置导尿管期间指导患者每天饮水 2 500～3 000 mL,达到自然冲洗尿道的目的。尿道口每天消毒 2 次,膀胱每天冲洗 1 次。间歇式夹闭导尿管,训练膀胱反射功能。排便困难者,除神经麻痹原因外,给予开塞露肛注、口服疏肝理气具有泻下作用的中药并观察排便情况,必要时遵医嘱予以灌肠。⑦注意观察有无特殊类型带状疱疹,带状疱疹性脑炎会出现头痛、呕吐、惊厥或其他进行性感觉障碍;内脏带状疱疹引起的胃肠道、泌尿道、腹膜及胸膜刺激症状等。

3.疼痛护理

(1)协助患者取舒适体位,操作时动作应轻柔、迅速,夜间操作应尽量集中。

(2)与患者充分沟通,评估疼痛的原因、性质和程度等。

(3)了解患者既往疼痛的处理办法及效果,指导患者应用物理方法分散注意力,鼓励患者进行文娱活动,如看报、听收音机或音乐等,根据病情适当运动,如有节律地呼吸或按摩局部皮肤,有目的性地想象或者回忆过去愉快的经历,减轻疼痛,促进睡眠。

(4)疼痛严重时可遵医嘱给予物理治疗、中医针刺疗法,必要时给予药物止痛并观察疗效。

4.发热护理

(1)保持床单位及被服的整洁、干燥,出汗后及时拭干汗液,更换衣服,注意保暖。

（2）监测生命体征，每天4次并记录，体温高于或等于38.5℃时，遵医嘱给予物理降温或药物降温，降温30分钟后测量体温，并记录在体温单上，待体温正常3天后改为每天1次。

（3）做好口腔护理。

（4）无禁忌证患者，鼓励其多喝水，给予清淡易消化、高蛋白、高维生素的饮食。

（5）遵医嘱应用抗菌药物并观察疗效。

5.用药护理

（1）抗病毒药物宜早期应用，常用药物如更昔洛韦、阿昔洛韦，都是通过肾脏代谢的，告知患者要多饮温水，注意有无肾脏损害发生。输注阿昔洛韦注射液可促使小血管收缩，冬季输液时应注意输液肢体的保暖，以避免因血管收缩引起输液不畅、疼痛。

（2）营养神经的药物和止痛药应饭后服用，长期服用止痛药时应注意成瘾性。

（3）中药应根据药物性质服用。常用疏肝清热、活血化瘀的药物，少量患者服用后发生腹泻，应观察大便的次数和性状。服用中药时不宜饮浓茶，如患者有饮茶习惯的，建议其饮淡茶。

（4）急性期疼痛时，遵医嘱合理应用糖皮质激素可抑制炎症过程，缩短疼痛的病程，主要用于病程7天内、无禁忌证的老年患者，可口服泼尼松7～10天。

（5）使用退热药应及时补水，注意观察、记录用药后体温变化。

（三）健康教育

（1）注意休息，避免因劳累、感冒等降低机体免疫力，影响疾病恢复。

（2）结痂未脱落前，禁搓澡、泡澡、蒸桑拿等，会阴部有结痂应避免性生活，以防止感染发生。

（3）部分患者在皮损完全消失后，仍遗留有神经痛，可采取热敷、针灸、理疗等缓解疼痛。

（4）患病期间禁止接触未行免疫接种的儿童、老人及免疫力低下的人群。

二、传染性软疣

传染性软疣是由传染性软疣病毒感染所致的皮肤病，多见于儿童及青年人，具有传染性。潜伏期14天至6个月，主要传播方式是皮肤间的密切接触；此外，亦可通过性接触、日常生活用品接触等途径传播。

（一）一般护理

（1）皮损无感染者，可给予正常的饮食。

（2）保持皮肤清洁干燥，防止继发感染。

（3）避免用手搔抓皮损，以免自身传染或传染给他人；内衣应柔软、宽松，防止摩擦。

（4）患病期间物品不应混用，衣服及接触物应单独使用，定期清洗、消毒。

（二）专科护理

1.皮损护理

（1）无感染的皮疹，在严格无菌操作下，用刮匙将软疣小体刮除，以2%碘酊外涂创面，详见"匙刮法"。第2天开始，遵医嘱涂擦抗菌药物软膏，每天两次，擦涂5～7天，预防感染。告知患者及家属皮损部位不用包扎，尽量避免摩擦及刺激伤口，禁止淋浴及搓澡。

（2）皮疹发生感染时，可给予抗菌药物（如呋喃西林软膏等）外用，待炎症消退后再刮除。避免抓挠，因抓破皮疹可导致感染或接种正常皮肤出现新的软疣。

2.病情观察

（1）观察儿童皮损发生的部位，好发于手背、四肢、躯干及面部，也可发生于外阴部。

(2)观察成人皮损发生的部位,经性接触传播,可见于生殖器、臀部、下腹部、耻骨部及大腿等,也可发生于躯干、四肢及面部。

(3)观察皮损的大小、形状、颜色、数量及有无破溃、感染,皮损典型表现为直径 3～5 mm 大小的半球形丘疹,呈灰色或珍珠色,表面有蜡样光泽,中央有脐凹,内含乳白色干酪样物质,即软疣小体。

(三)健康教育

(1)向患者或家属讲解疾病的病因、传染方式及预防的方法。

(2)为防止传染性软疣扩散,告知患者避免到公共游泳池游泳、使用公共洗浴设施、参加接触性体育活动等,直至皮疹完全消退。避免搔抓,防止病变、自身接种传染。

(3)皮疹刮除后,贴身的内衣裤应开水煮沸,毛巾、拖鞋等个人洁具应专人专用,禁止共用搓澡巾,防止交叉感染。

(4)皮损愈合期间,每天遵医嘱用抗菌药物软膏涂 1～2 次,预防皮损感染。愈合后局部可出现色素沉着,逐渐吸收。

(5)创面 1 周内勿沾水,1 周后可淋浴,1 个月内禁搓澡、泡澡、蒸桑拿等,防止感染。

(6)指导患者加强锻炼,提高机体抵抗力。

(7)根据传染性软疣的疾病特点。治疗将进行多次,方可治愈。如发现有新生皮疹,应及时治疗。

(8)告知患者沾污的衣物要消毒处理,可开水煮沸或日晒 6 小时。

(9)幼儿园或集体生活勿共用衣物和浴巾,并注意消毒。

三、手足口病

手足口病是由多种肠道病毒引起的常见传染病,以婴幼儿发病为主,多发生于学龄前儿童,尤以 1～2 岁婴幼儿最多。大多数患者症状轻微,以发热和手、足、口腔等部位的皮疹或疱疹为主要特征。少数患者可并发无菌性脑膜炎、脑炎、急性弛缓性麻痹、肺水肿、循环障碍、呼吸道感染和心肌炎等,个别重症患儿病情进展快,易发生死亡,致死原因主要为脑干脑炎及神经源性肺水肿。少年儿童和成人感染后多不发病,但能够传播病毒。潜伏期一般 3～5 天,病程一般约 1 周,愈后极少复发。

(一)一般护理

(1)建立传染病登记卡,根据规定及时据实上报。

(2)安排病室时,同病种患者应安排同一病室,以免传染他人,实施接触性、空气传播、飞沫传播的隔离。限制探视及陪护人员,陪护人员相对固定,禁止与其他患者相互接触。

(3)病室每天空气消毒 2 次,地面、家具、物品用含氯消毒液每天擦拭 2 次,衣物、毛巾、玩具、餐具等个人用品均应消毒处理。患儿呕吐物、排泄物等倾倒前用等量含氯消毒剂浸泡 30 分钟后弃去。床头配备快速消毒洗手液,陪护及家属接触患者前后均应洗手消毒。

(4)保持口腔清洁,餐前、餐后、睡前漱口,每天 2 次口腔护理。

(5)对于低热及中等发热的患者不需要特殊处理(有高热惊厥史者除外),多饮水,注意保暖。对于高热患者,每天 4 次测量体温,给予物理降温或遵医嘱服用药物降温。高热持续患者,药物降温每天不超过 4 次。出现高热不退、肢体抖动或肌阵挛者,年龄在 3 岁以内,病程在 5 天以内,降温的同时,给予安定等镇静剂。大量出汗、食欲不佳及呕吐时,以及时补充液体,防止虚脱。

（6）饮食以清淡为主，宜选择温凉、无刺激、富含维生素、易消化、流质饮食或半流质饮食。多饮温开水，注意饮食卫生，避免饮生水及食用腐败、不洁食物。忌食辛辣腥发刺激性食物。口腔有糜烂者给予流质或半流质饮食。母乳喂养的患儿，母亲也应禁食辛辣刺激性食物，保持乳头部位的清洁卫生，每次哺乳前应用温水擦净乳头再行哺乳。

（二）专科护理

1.皮肤护理

（1）保持口腔、手足等部位皮肤、黏膜的清洁卫生。选择柔软、舒适、宽大的棉质衣服，经常更换，保持清洁干燥。剪短指甲，婴幼儿可戴手套，避免抓伤皮肤，预防感染。

（2）臀部皮疹者，保持臀部清洁、干燥，加强看护，防止搔抓，以及时清理患儿的大小便，便后清洗臀部，防止疱疹破溃。

（3）手足及臀部疱疹溃疡者给予抗菌溶液湿敷或外用抗菌药物软膏。

（4）口腔黏膜疱疹溃疡者，餐前、餐后、睡前给予漱口液漱口，以减轻进食时口腔黏膜的疼痛，预防感染。每天2次生理盐水棉球口腔护理。对不会漱口的患儿，用棉棒蘸漱口液轻轻地擦拭口腔黏膜。遵医嘱使用西瓜霜等药物涂擦口腔患处，每天2～3次。

（5）口腔及咽部疱疹溃疡严重者可遵医嘱应用抗病毒、抗菌药物进行雾化吸入。

2.病情观察及护理

（1）普通病例观察：①观察体温变化，注意热型，有无低热、全身不适、腹痛等前驱症状，有无咳嗽、流涕和流口水等类似上呼吸道感染的症状，如体温高于或等于38.5℃，按高热护理，遵医嘱使用物理降温或药物降温。②观察患者手足、口腔黏膜、齿龈、舌和腭部、臀部和身体其他部位有无疱疹、溃疡及皮疹消退情况；有无咽痛、疼痛性口腔炎、恶心、呕吐等。

（2）重症病例观察：①观察神经系统表现，患者的精神状态，有无脑膜炎、脑炎、脑脊髓炎症状，如嗜睡、易惊、头痛、呕吐，甚至昏迷，有无肢体抖动、肌阵挛、肢体瘫痪、共济失调眼球运动障碍等表现。②观察有无肺水肿、循环障碍、心肌炎等表现，如呼吸急促，呼吸困难，口唇发绀，咳嗽，咳白色、粉红色或血性泡沫样痰液。③观察循环系统表现，有无面色苍灰、皮肤花纹、四肢发凉、指（趾）发绀、出冷汗、毛细血管再充盈时间延长、心率增快或减慢、脉搏浅速或减弱甚至消失、血压升高或下降等症状。

（3）密切观察周围人群，包括患者家属、医护人员有无感染症状。

3.用药指导

遵医嘱给予利巴韦林、阿昔洛韦等抗病毒治疗。利巴韦林常见不良反成有溶血、血红蛋白减少及贫血、乏力等。

（三）健康教育

（1）教会患者及家属皮肤护理及消毒方法。

（2）患病期间应隔离治疗，一般1～2周，不能外出，限制在室内活动，以免传染他人。

（3）养成良好的卫生习惯，进行分餐制，餐具应专人专用，不与他人共用生活用品，患者用过的毛巾、手绢、牙杯、玩具、食具、奶具及床上用品均应消毒处理，接触患者和被患者污染的衣服、用物、分泌物、排泄物前后均应及时洗手，保持皮肤清洁，选择纯棉、宽松衣物，勤换洗。

（4）保持环境卫生清洁，空气新鲜，经常开窗通风。

（5）避免与患者或有可疑症状者接触，不要随意使用别人的餐具或其他生活用品，尽量少去人口密集的公共场所，教导小儿勿随意将手放入口中。

四、风疹

风疹是一种由副病毒引起的急性呼吸道发疹性传染病。风疹以红色斑丘疹,枕后、颈、耳后淋巴结肿大,伴低热等轻微全身症状为特征。在大城市春季流行,多见于儿童及青年。潜伏期14～21天,平均18天,潜伏期有传染性,出疹后传染性迅速下降。

(一)一般护理

(1)建立传染病登记卡,根据规定及时据实上报。确诊后应实施空气传播的隔离,戴口罩,防止传染他人。

(2)安排病室时,同病种患者可安排同一病室,避免接触孕妇及未行免疫接种的儿童、青少年,防止传染。

(3)病室每天空气消毒2次,呼吸道分泌物、排泄物等应按消毒隔离原则处理。

(4)给予富含蛋白质和维生素的流质或半流质饮食,多饮水。切忌盲目忌口,以免造成营养不良和维生素缺乏,导致机体抵抗力下降,疾病康复减慢,甚至加重病情,引发并发症发生。

(5)监测生命体征,密切观察体温变化。高热者,应多饮水,每天测量4次体温,实施物理降温或药物降温,注意保暖。

(二)专科护理

1.病情观察与护理

(1)观察有无发热、咳嗽、流涕、腹泻、呕吐、头痛、咽痛等情况发生,应嘱患者注意休息,多饮水,饮食应清淡、易消化,如体温高于或等于38.5 ℃,按高热护理,遵医嘱给予物理降温或药物降温。

(2)观察有无枕后、颈、耳后淋巴结肿大、触痛的情况。

(3)观察皮肤黏膜出疹及消退情况,一般发热1天后出现淡红色、大小不一的丘疹、斑丘疹或斑疹,部分融合成片,先见于面部;第2天扩展至躯干和四肢,面部皮疹消退;第3天躯干皮疹消退;第4天四肢皮疹消退,皮疹消退后不留痕迹。部分患者皮疹可持续数周或没有皮疹。

(4)注意风疹并发症的观察及护理。①风疹综合征:孕妇在妊娠4个月内患风疹,可发生流产、死产、早产或畸胎,应加强对孕妇及育龄妇女的观察。②关节炎:成人及较大的儿童应注意有无关节肿痛情况,出现关节肿痛应注意卧床休息和保暖,减少活动,疼痛严重者遵医嘱给予止痛剂。③观察有无并发中耳炎、支气管炎、心肌炎、脑炎、紫癜的发生。

2.用药护理

根据患者病情遵医嘱给予退热药、止咳药等对症处理,同时观察疗效、药物作用及不良反应。

(三)健康教育

(1)本病传染期短,自皮疹出现后须隔离5天;必须外出时,应戴口罩,防止传染。

(2)对已确诊风疹的早期孕妇,应终止妊娠。

(3)儿童、青少年及易感育龄妇女可接种风疹减毒活疫苗。

(赵紫薇)

第二节　细菌性皮肤病

细菌性皮肤病主要是由化脓性球菌感染或杆菌感染引起的。化脓性球菌感染引起的皮肤病有脓疱疮、毛囊炎、疖、痈、丹毒等;杆菌感染引起的皮肤病有麻风病、皮肤结核、类丹毒等。细菌性皮肤病可以通过接触方式传播,感染后的症状与细菌数量、毒力、机体免疫功能有关。

本节介绍常见的细菌性皮肤病:丹毒、脓疱疮、麻风病的护理。

一、丹毒

丹毒是皮肤或皮下组织内淋巴管及其周围软组织的急性炎症,成人好发于下肢和面部,婴儿好发于腹部。其临床表现为起病急,局部出现界限清楚、水肿性红斑,颜色鲜红,并稍隆起,压之褪色;皮肤表面紧张炽热,迅速向四周蔓延,有烧灼样痛,伴高热、畏寒及头痛等前驱症状。鼻部炎症、抠鼻、掏耳、足癣等因素是丹毒的常见诱因,若细菌潜伏于淋巴管内,当机体抵抗力低下时,易反复发作,为复发性丹毒。

(一)一般护理

(1)患者应安排单间,限制探视及陪住人员,并限制患者间的相互接触,避免传染,实施接触性隔离。

(2)保持室内空气新鲜,按时通风,每天空气消毒 2 次。墙面、地面及用物等均应使用含氯消毒剂每天擦拭 1 次,床单位及被服保持整洁,用物专人专用,医护人员勤洗手,正确处理器械和敷料等,严格落实消毒隔离措施。

(3)选择营养丰富、清淡易消化的高热量饮食,包括糖类、优质蛋白、各种维生素等,多饮水,每天 2 000 mL,忌食辛辣腥发刺激性食物,戒烟、戒酒。

(4)给予适当卧位,抬高患处,避免局部压迫受累。小腿部丹毒患者应抬高患肢,肿胀明显时抬高患肢30~45 cm;颜面部丹毒患者应取半卧位,患处朝上;急性期患者应卧床休息,满足生活所需,协助患者床上活动,促进血液循环。

(5)积极治疗全身疾病,如糖尿病、结核、慢性肾炎、营养不良、血液病等;查找病因并治疗耳、鼻、足部的感染灶。

(6)保持良好的情绪,充足的睡眠,大便通畅,有助于疾病恢复。

(7)每天测量生命体征,观察体温变化。

(二)专科护理

1.皮损护理

(1)每天检查患者皮损情况,保持皮肤、黏膜的完整及清洁,用无菌生理盐水清洁皮损,每天 2 次。

(2)局部肿胀、疼痛者,可用 0.1% 依沙吖啶溶液、50% 硫酸镁溶液冷湿敷;也可使用冰袋冷敷,适用于炎症早期;或行微波热疗,适用于中、后期。

(3)水疱形成时,按"疱液抽取法"处理,严格执行无菌操作。

(4)皮下脓肿形成时,应切开引流,以及时换药,并遵医嘱外用抗菌药物软膏,如 0.5% 新霉素软膏、达维邦或莫匹罗星软膏等。

2.病情观察及护理

(1)密切观察患者体温变化,有无畏寒、头痛、恶心、呕吐等前驱症状,高热患者应对症治疗。

(2)观察皮损发生的部位、面积大小、深度、颜色、皮肤温度、有无水疱、脓疱及疱液的性质,有无自觉症状,如瘙痒、疼痛等。典型皮损表现为水肿性红斑,界限清楚,表面紧张发亮,迅速向四周扩大,在红斑基础上可发生水疱、大疱或脓疱,病情多在 4~5 天达高峰,消退后局部可留有轻度色素沉着及脱屑。

(3)观察皮损发展情况。①坏疽型丹毒:皮损炎症深达皮下组织并引起皮肤坏疽。②游走型丹毒:皮损一边消退,一边发展扩大,呈岛屿状蔓延。③复发型丹毒:皮损于某处多次反复发作。

(4)观察患者有无全身中毒症状,有无局部淋巴结肿大、皮下脓肿、皮肤坏疽等伴随症状,观察局部有无红肿、疼痛情况。

(5)了解化验结果,如白细胞总数、中性粒细胞数等,观察尿的颜色、性状、量,有无肾炎、败血症等并发症。

(6)婴儿应加强观察,避免发生高热惊厥。

(7)下肢慢性反复发作性丹毒应注意观察有无继发象皮肿。

3.用药护理

(1)遵医嘱用药,不能擅自增、减、改、停药。

(2)全身治疗首选青霉素,使用前首先要详细询问患者过敏史,做青霉素过敏试验,有过敏史者及药物过敏试验阳性者禁用,同时备好抢救设备、用物及药品。青霉素液须现用现配,注意药物间的配伍禁忌,青霉素有增强抗凝药药效的作用。注意观察用药反应,大剂量青霉素治疗者要注意有无神经症状、出血、溶血、水及电解质平衡紊乱、酸碱平衡紊乱及肝肾功能异常等。

(3)如青霉素过敏者可用红霉素,注意观察胃肠道反应,有无恶心、呕吐、腹部不适,告知患者饭后30分钟服用此药。输液时应加强观察,避免药液渗出,大剂量长时间给药时,应注意观察患者的听力、肝、肾功能情况,有无心律失常、口腔、阴道念珠菌感染等。

(4)应用磺胺类药物时,应注意观察肝肾功能及血液系统情况,有无中枢系统症状等。

(5)复发性丹毒应以间歇小剂量抗菌药物长时间维持治疗。

4.疼痛护理

(1)协助患者取舒适体位,提供舒适、整洁的床单位,安静、通风、温湿度及采光适宜的环境。

(2)进行护理操作前,向患者耐心、细致地做好解释,促使患者身心舒适,有利于减轻疼痛。

(3)缓解或解除疼痛的方法:抬高患肢,减少下床活动;炎症早期,可局部使用冷敷法缓解疼痛,必要时遵医嘱使用药物止痛。

(4)做好患者的心理疏导,讲解疾病的特点、病程及预后,减轻患者的心理负担。

(5)教会患者分散注意力的疗法,如读书、看报、听音乐、与人聊天等,缓解疼痛。

5.心理护理

了解患者日常的生活习惯,观察患者言行,倾听患者主诉,评估患者心理;满足患者生活需要,呼叫器置患者床旁,多巡视,合理安排锻炼及社交活动;营造良好的住院环境,增加患者的舒适度,使患者信任医护人员,积极配合治疗,早日康复。

(三)健康教育

(1)指导患者养成良好的卫生习惯,保持皮肤清洁,避免搔抓。面部丹毒应避免和纠正挖鼻、掏耳习惯,根治足癣有利于预防下肢丹毒。

(2)指导患者养成规律的生活习惯,注意休息,避免过度劳累。

(3)按时、按疗程用药,避免自行减量、停药,病情复发应及时就医。

(4)避免丹毒的诱发因素,如有鼻孔、外耳道、耳垂下方、肛门、阴茎损伤、趾间裂隙或外伤等,应积极处理并保持患处清洁。

(5)指导患者保持全身皮肤清洁,有静脉曲张者,穿医用弹力袜,糖尿病患者应每天检查双足,避免足部外伤、烫伤及冻伤等。

二、脓疱疮

脓疱疮俗称"黄水疮",是一种化脓球菌传染性皮肤病。特征为发生丘疹、水疱或脓疱,易破溃而结成脓痂,接触传染,蔓延迅速,夏秋季儿童(2～7岁)多见,易流行。本病分为大疱性脓疱疮和非大疱性脓疱疮,后者也称接触性脓疱疮,传染性强于前者。

(一)一般护理

(1)患者应安排单间,限制探视及陪住人员,实施接触性隔离,避免传染他人。

(2)病室安静、温湿度适宜,每天定时通风,空气消毒2次。墙面、地面及用物等均应使用含氯消毒剂擦拭,每天2次;床单及被服保持整洁,用物专人专用,定时消毒更换。医护人员勤洗手,正确处理器械和敷料等,严格落实消毒隔离措施。

(3)保持床单位整洁,床单平整、清洁、干燥、无杂屑;保护皮肤清洁、完整,避免搔抓,协助患儿剪短指甲,必要时戴手套;选择宽松、棉质衣物。

(4)每天测量生命体征,密切观察体温、呼吸变化。

(5)选择营养丰富、清淡易消化的高热量饮食,包括糖类、优质蛋白、各种维生素等,同时加强水分和电解质的补充。避免食用辛辣腥发性刺激性食物。

(6)母乳喂养时,母亲应忌食辛辣腥发刺激性食物,将奶挤出后用奶瓶喂哺患儿,防止乳母被传染。

(二)专科护理

1.皮损护理

(1)疱液澄清、疱壁未破时可每天涂擦炉甘石洗剂5～6次。

(2)脓疱处理按"疱病清创法"清除脓液、痂皮等分泌物,外涂抗菌药物。

(3)脓疱结痂时应用1∶5 000高锰酸钾溶液清洁创面,0.1%依沙吖啶溶液湿敷,外涂抗菌药物如0.5%新霉素软膏,浸软痂皮后再剪除痂皮,不要强行剥离。

(4)创面渗出较多时,使用糊剂外涂。

(5)注意局部清洁,保护创面,避免搔抓或摩擦,避免患儿哭闹,防止患儿剧烈运动,以免扩散。

(6)加强患儿眼、口、鼻的护理,以及时清理分泌物。

2.病情观察

(1)观察皮疹发生的部位、大小、类型、颜色、有无水疱、脓疱及疱液的性质、侵犯面积、有无渗出、糜烂、尼氏征阳性(尼氏征又称棘层细胞松解现象检查法,有四种阳性表现:①手指推压水疱一侧,水疱沿推压方向移动;②手指轻压水疱顶,疱液向四周移动;③稍用力在外观正常皮肤上推擦,表皮即剥离;④牵扯破损的水疱壁时,可见水疱周边外观正常的皮肤一同剥离。),有无新生皮疹、抓痕伴痒等情况。

接触性传染性脓疱疮,本病可发生于任何部位,以面部等暴露部位多见。皮损初起为红色斑点或小丘疹,迅速转变为脓疱,有明显的红晕、疱壁薄、易破溃、糜烂,脓液干燥后形成蜜黄色厚痂。

深脓疱疮,好发于小腿或臀部,皮损初起为脓疱,逐渐向皮肤深部发展,表面有坏死和蛎壳样黑色厚痂,红肿明显,去除痂后可见边缘陡峭的蝶状溃疡,自觉疼痛明显。

大疱性脓疱疮,好发于面部、躯干和四肢。皮损初起为米粒大小水疱或脓疱,迅速变为大疱,疱液先清澈后浑浊,疱壁先紧张后松弛,直径1 cm左右,疱内可见半月状积脓,红晕不明显,疱壁薄,易破溃形成糜烂结痂,痂壳脱落后留有暂时性色素沉着。

新生儿脓疱疮,发生于新生儿的大疱性脓疱疮,皮损为广泛分布的多发性大脓疱,尼氏征阳性,疱周有红晕,破溃后形成红色糜烂面。

葡萄球菌烫伤样皮肤综合征,多累及出生后3个月内的婴儿,起病前常伴有上呼吸道感染或咽、鼻、耳等处的化脓性感染,皮损常于口周和眼周开始,迅速波及躯干及四肢。特征性表现为在大片红斑基础上出现松弛性水疱,尼氏征阳性,皮肤大面积剥脱见潮红的糜烂面,似烫伤样外观,手足皮肤呈手套、袜套样剥脱,口周可见放射状裂纹,无口腔黏膜损害,皮损有明显疼痛和触痛。

(2)观察患者全身症状,有无咳嗽、咳痰、呼吸困难等肺炎表现;观察意识、精神状况,有无头痛、呕吐、精神萎靡等脑膜炎症状;观察有无咽痛前驱症状。有无全身中毒症状伴淋巴结炎,易并发败血症、肾小球肾炎。

(3)密切监测生命体征,注意体温变化,如超过39 ℃以上时,遵医嘱应做血培养,以便及早发现脓毒血症,以及时处理,观察尿的颜色、性状和量,以便于及早发现并处理急性肾小球肾炎症状。

3.用药护理

(1)遵医嘱用药,禁忌乱用药。

(2)外用药涂擦前,要清洁皮损处的分泌物及残余药物。

(3)痂皮厚时,先涂擦硼酸软膏,再以消毒液体石蜡油去除脓痂,最后涂擦抗菌药物,有利于药物吸收。

(4)皮损面积大或有全身症状者,可选用抗菌药物如红霉素、青霉素等,应注意有无变态反应及其他药物不良反应发生,并根据药敏试验结果选用敏感性高的抗菌药物。

(三)健康教育

(1)幼儿园如有发病应及时隔离治疗,衣服、被褥、毛巾、用具、玩具、换药物品应严格消毒。

(2)告知患儿及家属不宜进入公共场所。

(3)告知患儿家属皮肤护理的方法及注意事项,如涂擦法、湿敷法。

(4)开展卫生宣教,注意个人卫生,保持皮肤清洁,以及时治疗瘙痒性皮肤病,如痱子常是本病的前奏,防治痱子对预防本病很重要。

(5)出院后患儿家里所有的衣物均应消毒处理,可日晒、煮沸。

三、麻风

麻风是由麻风分枝杆菌引起的一种慢性传染病,主要侵犯人的皮肤、周围神经,如不及时治疗也可损害眼睛、肝、脾、睾丸及淋巴结等。早期病变就可因神经损害发生残疾和畸形,使其不同

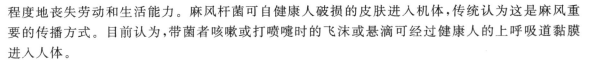

程度地丧失劳动和生活能力。麻风杆菌可自健康人破损的皮肤进入机体,传统认为这是麻风重要的传播方式。目前认为,带菌者咳嗽或打喷嚏时的飞沫或悬滴可经过健康人的上呼吸道黏膜进入人体。

(一)一般护理

(1)消毒与隔离。①实施接触传播和飞沫传播的隔离,建立麻风病房来切断传播途径,控制麻风传播。②焚烧污染的敷料,其他物品可通过煮沸、高压蒸汽、福尔马林熏蒸、紫外线照射等疗法进行消毒处理。③医护人员应加强个人防护,严格遵守操作规程,接触患者需戴口罩、帽子、手套,穿隔离服。

(2)给予高热量、高维生素、低脂和易消化的饮食,加强营养,有利于创面愈合,避免辛辣刺激性食物。

(3)密切观察体温、脉搏、呼吸、血压、皮损、疼痛、肢体活动等情况,发现异常,以及时报告医师,配合处置。

(4)评估患者自理能力,加强生活护理,实施安全措施。

(5)患者住处要通风良好,环境清洁,以及时消火蚊虫,避免蚊虫叮咬。

(二)专科护理

1.皮损护理

(1)保护手足皮肤,日常给予温水浸泡,油脂涂擦,湿润和软化皮肤,防止胼胝、裂口。

(2)足底红肿压痛或溃疡者应避免行走,让患肢抬高,卧床休息。愈合后应穿足部防护鞋。

(3)单纯性溃疡应用生理盐水、3%过氧化氢溶液清洗局部,消毒凡士林纱布保护创面,用无菌纱布包扎,每2~3天换一次药,若溃疡伴大量渗出时,应每天换药。

(4)感染性溃疡应用抗菌药物控制感染,局部用过氧化氢溶液浸泡后,清除分泌物及坏死组织,外用抗感染药物,无菌纱布包扎,每天换药1次。

(5)久治不愈或复发的顽固性溃疡,感染控制后用无菌方法进行扩创,也可根据病情给予手术治疗。

(6)有水疱时,按"疱液抽取法"处理。

(7)睾丸附睾炎的护理:卧床休息,用悬吊或男性保护隔离带托起阴囊,保持局部清洁、干燥,遵医嘱使用止痛剂或糖皮质激素。

2.睫状体炎的护理

(1)眼部受累可用阿托品和泼尼松眼药水或抗菌眼药膏交替滴眼或涂眼,每天1~2次。

(2)局部热敷可促进血液循环,减轻疼痛,促进炎症吸收。

(3)倒睫患者勿用手和不洁毛巾等揉眼睛,轻者可为其拔出倒睫,重者需进行手术治疗。

(4)监测患者的眼压,以防发生糖皮质激素性青光眼。

3.观察与护理

(1)观察皮损的大小、数量、颜色、面积、形状、累及范围及自觉症状。①定类麻风:早期表现轻微,常被忽视。典型皮损为单个或数个浅色斑或淡红色斑,光滑无浸润,呈圆形、椭圆形或不规则形;局部轻、中度感觉障碍,神经症状较轻,可有浅神经粗大。②结核样型麻风:皮损常局限,数目少,不对称累及面、肩、四肢、臀等少汗易受摩擦部位;典型皮损为较大的红色斑块,境界清楚或稍隆起,表面干燥粗糙,汗毛脱失,可覆盖鳞屑,可摸到粗硬的皮神经;可致神经功能障碍,伴有明显的感觉和出汗障碍、肌肉萎缩、运动障碍及畸形,一般不累及黏膜、眼和内脏器官。③瘤型麻风:早期皮损为浅色、浅黄色或淡红色斑,边界模糊,广泛对称分布于四肢伸侧、面部和躯干等;浅感觉正常或稍迟钝,有蚁行感,鼻黏膜可见充血、肿胀或糜烂。中期皮损分布广泛、浸润明显,四肢呈套状麻木,眉、发脱落明显;周围神经普遍受累,可产生运动障碍和畸形;足底可见营养性溃疡,淋巴结肿大、肝大、脾大、睾丸也可受累。晚期皮损呈深在性、弥漫性浸润,常伴暗红色结节,双唇肥厚,耳垂肿大,形如狮面,毛发脱落。④麻风反应:病程中突然原有皮损或神经炎加重,出现新的皮损和神经损害,并伴有畏寒、发热、乏力、全身不适、食欲减退等症状。神经肿痛的患肢应休息、保暖,必要时夹板固定。

(2)观察足部情况,有无足底红肿压痛或破溃发生。保持皮肤清洁,加强足部护理,根据脚形选择合适的胶鞋或布鞋,穿新鞋每天不超过 2 小时,避免远行,足底变形者要学会走鸭步,以避免足底滚动,用足底起落于地面。指导患者每晚用温水浸泡足部 30 分钟,促进血液循环,再涂擦油膏保护皮肤。

(3)观察眼部情况,有无充血、流泪和分泌物增多、视力下降、睑裂闭合不全等情况。注意用眼卫生,避免强光刺激,劳动时戴防护镜,防止异物进入眼内。

(4)观察周围神经受损情况,浅感觉障碍的程度。①通常温觉障碍发生最早,痛觉次之,触觉最后丧失。②有无肌肉萎缩或瘫痪所致的运动障碍,容貌损毁。③有无营养障碍所致的皮肤干燥、萎缩、脱毛、手足骨质疏松或吸收,形成畸形。④有无手足发绀、温度降低、肿胀等循环障碍。⑤有无出汗障碍。⑥注意保暖,慎用取暖用品,防止烫伤,避免外伤,洗浴后给予涂擦保湿剂滋润皮肤,防止干燥。肌肉关节局部按摩,适当进行活动锻炼,以促进循环,防止萎缩。

4.用药的护理

本病以内用药物治疗为主,采用联合化疗和麻风反应的治疗。世界卫生组织推荐联合化疗(MDT)治疗麻风病。

(1)MDT 治疗方案及药物的不良反应观察及护理。

多菌型成人:利福平 600 mg 每月 1 次,氨苯砜 100 mg 每天 1 次,氯法齐明 300 mg 每月1 次或 50 mg 每天 1 次,疗程 24 个月。

少菌型成人:利福平 600 mg 每月 1 次,氨苯砜 100 mg 每天 1 次,疗程 6 个月。①氨苯砜(DDS):极少数患者服药 1 个月左右可发生药疹,如呈麻疹样、猩红热样皮炎,严重时伴高热、蛋白尿,出现上述症状应立即通知医师,停用 DDS;鼓励患者多饮水,加强排泄,给予高蛋白、高热量、高维生素饮食。②利福平(RFP):患者服用本品 2 个月后,可出现一过性丙氨酸氨基转移酶升高,严重时可出现黄疸,因此,使用 RFP 应定期做肝功能检查,明显异常者应停药。③氯法齐明(B-663):服用后易引起皮肤干燥、红染,肤色可呈棕红至紫黑色和鱼鳞样改变,影响患者外貌,大剂量使用有消化道症状和腹痛。护士要做好解释工作,随着病情的好转,色素沉着会逐渐减轻,停药后半年左右即消退,不必过于忧虑;但应注意避光,外出时应着长袖衣裤,戴帽或打伞,每次沐浴后涂擦维生素 A、D 油膏或润肤膏。

(2)麻风反应的治疗,首选糖皮质激素,长期使用糖皮质激素的患者,注意观察疗效和不良反应。

5.神经痛的护理

(1)理疗或冰袋冷敷可缓解神经疼痛。

(2)必要时遵医嘱给予镇痛剂,麻醉药不可滥用,疼痛剧烈时可给予吗啡或哌替啶制剂,应注意成瘾性。

（3）肢体发生急性神经炎时,应给予吊带、石膏或支架固定,使之处于休息状态,疼痛减轻或消失后,应主动或被动进行功能锻炼,避免关节僵直或挛缩。

6.假肢的自我护理

（1）初用假肢时残端易起水疱,在接受腔内垫柔软的衬垫,减少摩擦,应坚持用假肢,使残端皮肤角化,增加耐磨力。

（2）教会患者每晚检查残端有无红肿、擦伤及水疱,清洗残端,涂擦油脂并按摩片刻,以保护皮肤。

（3）开始使用假肢时可借助拐杖,两腿原地交替承重进行基本步态的训练,直至能单足站立平衡为止。迈步训练,应先迈健肢,慢行。

7.心理护理

由于长期的社会偏见和恐惧,患者往往会讳疾忌医,甚至产生逆反心理和行为。护士应多与患者沟通、交谈,改变患者不正确的认知、不良的心理状态,调整患者情绪,调动主观能动性,树立战胜疾病的信心,以良好的心理接受治疗及护理。

（三）健康教育

（1）宣传麻风病的科学知识及其病情、诊断和处理,使患者对麻风病有正确的了解,早期发现、早期治疗,认识本病及其发生的反应是可防可治的。

（2）鼓励患者正确对待社会上客观存在的不同程度的偏见,做到自尊、自重、自强、自立,树立与疾病做斗争的信心。

（3）向新患者说明暂时勿去、少去公共场所,外出戴口罩。

（4）遵守联合化疗的要求,按时、足量服药,以及时复诊。

（5）根据既往患病史、检查结果及过敏史进行相关知识宣教。

（6）注意手、足、眼的自我护理,加强麻木肢体的功能恢复锻炼。

（7）向患者说明,治疗后如果出现任何问题或疑问,应及时到当地诊治机构检查或咨询。

（赵紫薇）

第三节　色素障碍性皮肤病

正常皮肤颜色主要由皮肤内色素（黑素、胡萝卜素、皮肤血液内的氧化与还原血红蛋白）含量和皮肤解剖学上的差异而决定,黑素是决定皮肤颜色的主要色素。根据临床表现,一般将色素异常性皮肤病分为色素增加和色素减退两大类。本节介绍白癜风、黄褐斑的护理。

一、色素减退性皮肤病（白癜风）

白癜风是一种后天获得性色素脱失性皮肤病,以表皮、黏膜和其他组织内黑素细胞丧失为特征,一般无自觉症状,白斑常呈乳白色,大小、形态不一,毛发可正常或变白,可局限于某些部位或散发、泛发全身。

（一）一般护理

（1）患者居住环境清洁、舒适、温湿度适宜。

（2）多食新鲜、清淡的绿叶蔬菜，多食猪肝、瘦肉、牛肉、黑色食物，忌食辛辣刺激性的食物，如酒、辣椒、葱，少食羊肉、肥肉、鱼虾海味，同时不食维生素 C 含量高的食物，如西红柿、山楂、杨梅等。

（3）治疗过程中及恢复期禁止应用刺激性强的化妆品或外用药，注意保护皮肤。

（4）告知患者心理情绪对疾病转归的影响，让患者尽量保持心情愉悦。学会控制自己的情绪，以提高治疗效果。

（二）专科护理

1.皮损护理

（1）避免强光刺激，外出时应注意防晒，外涂遮光剂，避免在日光下暴晒。

（2）避免机械性刺激，如压力、摩擦、烧伤、外伤，以防同形反应发生。

（3）表皮移植护理。①有同形反应及进展期的患者，患有糖尿病、末梢神经炎、瘢痕体质等的患者均不宜做此项治疗。②术后治疗部位保持清洁干燥，加压包扎 10 天内避免接触水，避免出汗。③观察伤口愈合情况，有无感染、术后瘢痕等不良后果。注意观察受皮区皮肤存活情况。④应告知患者术后供皮区、受皮区均有可能出现再生色素颜色不均匀现象。

2.用药护理

（1）应用糖皮质激素及免疫抑制剂和免疫调节剂时观察疗效及不良反应。

（2）进行期应慎用刺激性药物。

（3）应用叶酸和维生素 B_{12} 补充疗法和补骨脂及其衍生物疗法应结合日光或紫外线照射治疗。

（4）使用他克莫司联合准分子激光疗法，应观察疗效。

（5）遵医嘱、按疗程长期坚持用药，切不可私自减量或停药。

（6）中医药治疗应根据病情，辨证施治。

3.病情观察

（1）询问患者发病及加重的季节，一般春末夏初病情加重，冬季缓解。观察皮损的部位，任何部位均可发生，好发于暴露和摩擦部位，如颜面、颈部、腕部、前臂及腰骶部，口唇、龟头、阴唇、包皮内侧黏膜也可累及，部分女患者白斑皮损沿神经节段单侧分布，少数泛发全身。白斑中毛发可变白也可正常。

（2）观察皮肤黏膜白斑情况，分辨是完全白斑或不完全白斑，境界是否清晰，有无向正常皮肤移形、扩大、境界模糊不清、易发生同形反应等进展期表现，进展期有时机械刺激如压力、摩擦、烧伤和外伤可继发白癜风；稳定期皮损停止发展，境界清楚的色素脱失斑，损害边缘色素增加。

（3）治疗过程中，注意观察患者的皮肤变化，如有红斑、水疱、烧灼感等，应立即告知医师处理。

（4）注意观察治疗后的效果。

4.心理护理

白癜风患者多因身体多处白斑或白发，导致对生活和工作失去信心，与人交流时缺乏自信，多存在较严重的抑郁、焦虑等不良情绪，严重影响了治疗效果，因而，护士应采用规范的语言，主动与患者沟通交流，了解患者的心理变化，并针对患者不同心理变化，给予指导，同时主动介绍治疗方法及过程，以消除患者的担忧，提高治疗的依从性。

（三）健康教育

（1）按要求合理饮食。饮食规律，忌食辛辣腥发和维生素 C 含量较多的食物，多吃花生、黑芝麻、黑豆、核桃、豆制品、瘦肉和颜色较深、味苦的蔬菜（如茄子、芹菜、苦瓜）及含铜、锌、铁等元素较多的食品。

（2）生活中可多使用一些铜制的器具或餐具，如铜碗、铜筷、铜勺等。但应注意不可过量补充铜元素以防引起中毒。

（3）要注意生活合理性和规律性，戒烟、戒酒。

（4）睡眠时间不宜太长，但也不宜熬夜，保持情绪稳定，精神愉快。

（5）避免机械性摩擦，避免损伤皮肤和曝晒，外出应涂遮光剂。

（6）指导患者按医嘱使用药物，坚持长期、按疗程用药，定期随诊复查。

二、色素增加性皮肤病（黄褐斑）

黄褐斑也称为肝斑，是面部黑变病的一种，是发生在颜面的色素沉着斑。黄褐斑形成的原因主要有女性内分泌失调、精神压力大、各种疾病（肝肾功能不全、妇科病、糖尿病等）、体内缺少维生素及外用化学药物刺激。

（一）一般护理

（1）尽量去除病因，积极治疗内分泌障碍和体内慢性疾病。

（2）饮食宜清淡，多饮水，多吃富含维生素 C 的蔬菜和水果，如西红柿、草莓、猕猴桃等。应戒烟忌酒，避免刺激性、光感性和加重色素沉着的食物，如咖啡、可乐、浓茶、芹菜、香菜、胡萝卜等。

（3）选择正确的面部护理方法。应选用无刺激性、具有淡斑作用的护肤品。外出时要遮阳，并涂防晒霜。

（4）保持乐观的心态，注意休息。平时可以适当参加轻松的文体活动，以放松心情。

（5）提供良好的睡眠环境，保证充足的睡眠时间，保持二便通畅。

（二）专科护理

1.皮损护理

（1）评估患者皮损的部位，常对称分布于颜面全部及颊部呈蝴蝶形，也可累及前额、鼻及口周或颏部，斑块大小不一、边缘清楚，呈黄褐色或深褐色，紫外线照射后颜色加重。常在春夏加重，秋冬季减轻。

（2）防日晒，外出时打伞、戴宽沿帽子或涂宽谱的防晒剂，选 SPF20 PA＋＋以上的防晒剂，在强烈日光下每 2～3 小时涂一次，室内 4～5 小时涂一次，不宜使用含激素、铅汞的化妆品。

（3）可使用光子嫩肤技术，个别患者术后部分皮损可出现暂时的色素沉着，多数可随时间的推移而淡化（通常需要数月）。

（4）可使用熊果素、左旋维生素 C、精华素导入疗法淡化色斑。遵医嘱给予果酸剥脱术。

（5）遵医嘱局部外用曲酸膏、氢醌霜、0.025％维 A 酸。

2.用药护理

（1）外用药物。①0.025％维 A 酸可影响黑素生成，起到淡化色斑的作用。不良反应可见用药局部出现皮肤刺激症状，如灼感、红斑及脱屑，告知患者通常刺激症状可逐步消失。若刺激现象持续或加重，应遵医嘱间歇用药或暂停用药。涂擦时宜于晚间或睡前应用，防止日晒，避免与肥皂、清洁剂、含脱屑药制剂等共用，以免加剧皮肤刺激或干燥。哺乳期、妊娠3个月内妇女禁用，眼部禁用，儿童慎用。②外用壬二酸能抑制酪氨酸酶，对功能亢进的黑素细胞有直接抑制作用和细胞毒作用，含有壬二酸成分的精华液应避光保存。③外涂氢醌霜，勿与眼睛接触，注意观察局部有无刺痛或烧灼感。

（2）口服药物。①遵医嘱给予胱氨酸、维生素C、维生素E口服，必要时可口服维生素A。维生素E长期大量服用可出现视物模糊、乳腺肿大、腹泻、头晕、头痛、恶心等症状。维生素C长期大剂量应用可引起停药后维生素C缺乏症，过多服用维C咀嚼片可致牙釉质损坏。②中药治疗应遵医嘱给予疏肝理气、健脾补肾、活血化瘀类药物，如逍遥散、六味地黄丸、补中益气丸、人参健脾丸等加减或祛斑颗粒、疏肝颗粒冲服。

3.心理护理

患者多存在抑郁、焦虑、自卑等不良情绪，导致对生活和工作均失去信心，与人交流时缺乏自信，严重影响了生活质量。因而，护士应采用规范的语言，主动与患者沟通交流，了解患者的心理变化，并针对患者的不同心理变化，给予指导，同时主动介绍治疗方法及过程，以消除患者的担忧，提高治疗的依从性。

（三）健康教育

（1）指导患者合理饮食，保持大便通畅。

（2）调整好情绪，保持心情愉快，避免劳累、熬夜。

（3）积极治疗各种内科疾病，调理好女性内分泌环境，纠正月经不调，积极预防妇科疾病。

（4）应停用口服避孕药，改用工具避孕。

（5）禁忌使用含有激素、铅、汞等有害物质的化妆品和光感性药物。避免长期应用氯丙嗪、苯妥英钠等药物。

（6）防止热刺激及各种电离辐射，包括显示屏、荧光灯、X线机、紫外线照射仪等。慎用有创伤性的治疗，包括冷冻、激光、电离子，避免接触强酸、强碱等腐蚀性物质等。

（7）不滥用化妆品，尤其是不用劣质化妆品。

（8）面部发生皮炎要及时治疗，防止炎症性色素沉着。

（9）由于皮肤色素的改变是一个缓慢的过程，故无论是用药物治疗还是使用祛斑化妆品，都需要长期坚持治疗。告知患者要定期复诊，有问题及时咨询。

（10）避免日光照射面部，外出时应打伞或根据季节选择适宜的防晒品。

（赵紫薇）

第十三章 精神科护理

第一节 情感性精神障碍

一、护理评估

对情感性精神障碍患者进行评估时,除了从现病史、既往史、个人发育史、家族史等方面进行评估外,更应从生理功能、心理功能和社会功能等多方面去了解和评估患者病前个性特点、病前生活事件、患者应对挫折和压力的心理行为方式和效果;患者所面临的困境和出现的问题,对治疗的态度;还应对患者的家庭、生活环境、可利用的社会支持系统等情况进行全面分析,特别是对患者的危险行为如自杀、伤人等做重点评估。对患者的精神状况进行评估时,除了要进行详细的精神检查外,还可以使用心理测量工具来评估躁狂、抑郁、焦虑等情绪的严重程度,如汉密顿抑郁量表(HAMD)、汉密顿焦虑量表(HAMA)、躁狂量表(BRMS)等。

(一)躁狂发作的护理评估

1.健康史

(1)个人史:患者母孕期是否正常,是否足月顺产,成长及发育情况,学习及智力状况等。

(2)既往史:患者以往健康状况,有无慢性疾病史,患病的经过、诊断及治疗效果情况等。

(3)疾病史:患者以往精神障碍病史,患病的经过、诊断及治疗效果等。

(4)家族史:患者家族中有无患精神疾病的亲属,患病亲属与患者的密切程度,患病亲属具体发病情况等。

(5)生活习惯:患者的饮食量,进餐次数,进餐时间,有无特殊饮食嗜好;生活自理能力情况,能否自行洗漱、进餐、整理个人卫生、按时起居等。

2.生理功能方面

生理功能方面的评估包括患者的意识状态、生命体征;患者的睡眠情况,有无入睡困难、早醒、多梦、睡眠减少等情况;患者的二便情况,有无便秘、尿潴留等情况;患者的营养状况,有无营养失调,食欲旺盛等情况;患者有无躯体外伤;患者个人卫生,衣着,是否有奇装异服等情况。

3.心理功能方面

(1)病前个性特点:患者病前性格特点如何,兴趣爱好有哪些,学习、工作、生活能力如何等。

（2）病前生活事件：患者在近期（6个月内）有无重大生活事件发生，如至亲的死亡、工作变化、离婚及患者的反应程度等。

（3）应付悲伤/压力：患者如何应对挫折和压力，具体的应付方式是什么，效果如何等。

（4）对住院的态度：患者对住院、治疗的合作程度，是否配合治疗和检查，对医护人员的态度等。

4.社会功能方面

（1）社会参与能力：患者病前的社会参与情况如何，如积极、独处、退缩等。

（2）人际关系：患者的人际关系如何，有无特别亲密或异常的关系，包括家属、男（女）朋友、同事、同学、其他等。

（3）支持系统：患者的社会支持系统，患病后同事、同学、亲属与患者的关系有无改变，家庭成员对患者的关心程度、照顾方式，婚姻状况有无改变等。

5.精神状况

对患者的情感、认知及行为反应等方面进行全面评估。

（1）情感情绪：患者有无情绪高涨、易激惹、兴奋、情绪不稳等表现。

（2）认知：患者有无幻觉、错觉、注意力随境转移；患者思维障碍的表现形式如何，如是否思维奔逸、夸大妄想等。

（3）行为与活动：患者有无冲动；患者的行为与周围环境是否适切；患者语言有无增多、夸大、好提意见；患者有无活动增多、精力充沛、爱管闲事、行为鲁莽、有冒险性等情况；兴趣广泛而无定性等情况。

（4）自知力：患者是否承认自己有病，是否有治疗的要求等。

6.药物不良反应

患者有无手震颤、恶心呕吐、运动失调等表现，有无药物过敏史等。

（二）抑郁发作的护理评估

1.健康史

抑郁发作健康史的评估同躁狂发作。

2.生理功能方面

患者的意识状态、生命体征；患者睡眠情况，有无入睡困难、早醒、多梦、醒后难以入睡等情况；患者的二便情况，有无便秘、尿潴留等情况；患者的营养状况，有无营养失调，食欲减退等情况；患者有无躯体外伤；患者个人卫生，衣着是否整洁，生活是否自理等情况。

3.心理功能方面

心理功能方面的评估同躁狂发作的护理评估。

4.社会功能方面

社会功能方面的护理评估同躁狂发作的护理评估。

5.精神状况

精神状况评估指对患者的情感、认知及行为反应等进行全面评估。

（1）情感情绪：患者有无情绪不稳、情绪低落、焦虑、抑郁、无助、无用、罪恶感、沮丧，尤其是有无自杀意图等表现。

（2）认知：患者有无认知范围变小，过分注意自己，忽视外界环境；患者有无幻觉、错觉；患者思维障碍的表现形式如何，有无缓慢、自责、自罪等情况。

（3）行为与活动:患者有无自伤、自杀、哭泣等行为反应;患者的行为与周围环境是否适切;患者有无语言活动减少、不食不动、抑郁性木僵表现。

（4）自知力:患者是否承认自己有病,是否有治疗的要求。

6.药物不良反应

患者有无直立性低血压、头晕、排尿困难及药物过敏史等。

二、常用护理诊断/问题

（一）躁狂发作的护理诊断

1.有暴力行为的危险

暴力行为与情感控制力下降、激惹状态、挑衅滋事、意识障碍所致谵妄和错乱等有关。

2.有外走的危险

外走与情绪控制力下降、缺乏自知力有关。

3.营养失调

营养摄入低于机体需要量,与极度兴奋、活动过多、消耗增加、摄入不足等有关。

4.睡眠形态紊乱

入睡困难、睡眠需求减少,与精神运动性兴奋有关。

5.思维过程障碍

思维过程障碍与躁狂所致的思维联想过程和思维内容障碍有关。

6.个人应对不良

个人应对不良与好管闲事、情绪不稳定、易激惹有关。

7.自知力不全或缺乏

自知力不全或缺乏与疾病所致精神症状有关。

（二）抑郁发作的护理诊断

1.有自伤（自杀）的危险

自伤（自杀）与抑郁、悲观情绪、自责自罪观念、自我评价低、无价值感等有关。

2.焦虑

焦虑与情绪抑郁、无价值感、罪恶感、内疚、自责、疑病等因素有关。

3.营养失调

营养摄入低于机体需要量,与抑郁所致食欲下降,自罪、木僵状态等所致摄入量不足有关。

4.睡眠形态紊乱

早醒、入睡困难,与情绪低落等因素有关。

5.思维过程障碍

思维过程障碍与认知障碍、思维联想受抑制有关。

6.个人应对无效

个人应对无效与情绪抑郁、无助感、精力不足、疑病等因素有关。

7.自知力不全或缺乏

自知力不全或缺乏与精神疾病症状有关。

8.自我防护能力改变

自我防护能力改变与精神运动抑制、行为反应迟缓有关。

三、其他护理诊断/问题

(一)躁狂发作的护理诊断

1.生活自理能力下降

生活自理能力下降与极度兴奋有关。

2.便秘

便秘与生活起居无规律、饮水量不足等有关。

3.感知改变

感知改变与躁狂的感知改变有关。

4.不合作

不合作与自知力缺乏有关。

5.社交障碍

社交障碍与极度兴奋、易激惹有关。

6.医护合作性问题

(1)药物不良反应:恶心呕吐、疲乏、思睡、共济失调、震颤等。

(2)电痉挛治疗的并发症:骨折、脱臼、误吸、呼吸暂停等。

(二)抑郁发作的护理诊断

1.生活自理能力下降(缺失)

生活自理能力下降(缺失)与精神运动迟滞、兴趣减低、无力照顾自己有关。

2.便秘和尿潴留

便秘和尿潴留与日常活动减少、胃肠蠕动减慢、药物不良反应有关。

3.情境性自我贬低

情境性自我贬低与抑郁情绪、自我评价过低、无价值感等有关。

4.不合作

不合作与自知力缺乏有关。

5.社交孤立

社交孤立与抑郁悲观情绪、社会行为不被接受、社会价值不被接受等有关。

6.绝望

绝望与严重的抑郁情绪、认知功能障碍等有关。

7.医护合作性问题

(1)药物不良反应:口干、恶心、视物模糊、步态不稳、运动失调、震颤、体重增加等。

(2)电痉挛治疗的并发症:骨折、脱臼、误吸、呼吸暂停等。

四、护理目标

(一)躁狂发作的护理目标

(1)生活起居有规律,饮水充足,便秘缓解或消失,睡眠恢复正常。

(2)患者过多的活动量减少,机体消耗与营养供给达到基本平衡。

(3)情绪高涨、思维奔逸等症状得到基本控制。

(4)在护理人员的帮助下,患者能控制自己的情绪,学会用恰当的方式表达愤怒,不发生伤害他人或自杀的行为。

（5）建立良好的护患关系并协助患者建立良好的人际关系。

（6）患者了解躁狂发作的相关知识，能恰当表达自己的需求。

（7）在护理人员的协助下，患者的生活自理能力显著改善。

（二）抑郁发作的护理目标

（1）患者摄入营养均衡的食物，体重未下降。

（2）患者在不服用药物时，每晚有 6～8 小时的睡眠时间，对睡眠有自我满足。

（3）尽早发现便秘与尿潴留的征兆，患者对腹胀、粪便干结、排尿困难等不适能及时叙说。

（4）患者抑郁情绪得到缓解，对治疗有信心。

（5）患者住院期间不伤害自己。

（6）患者能用语言表达对自我、过去和未来的正向观点，出院前自我评价增强。

（7）患者个人日常生活能自理，能保持床单位的清洁。

（8）患者能愿意并适当与他人交往。

（9）患者能叙述疾病相关知识，用适当的方式宣泄内心的抑郁与愤怒，恰当地表达个人需要，有适当的应对方式。

五、护理措施

情感性精神障碍患者都是独特的个体，尽管他们的医学诊断相同，护理诊断也可能相同，但每一个患者的护理措施却不尽相同。为了更有效地帮助患者，护理措施必须遵循个体化的原则。以下内容虽有普遍意义，但选用时应考虑患者的个体特点。

（一）躁狂发作的护理措施

1.生活护理

躁狂患者因过度忙碌于自认为有意义的、"伟大"的事情，而忽视了最基本的生理需要，因此补充水和营养，加强个人卫生，保证充分休息是非常必要的。

（1）病室环境：为患者提供一个安静的病室环境，空间宽大，室内物品力求简单，注意室内物品颜色淡雅、整洁，可帮助患者安定情绪。冲动或易激惹的患者应分开活动与居住。

（2）维持足够的营养和水分：因为躁狂患者活动多、话多，体力消耗大，容易造成水分和营养的不足，所以应向患者提供其喜欢吃且热量高、营养高、易消化的食物，定时、定量提供水分和水果，保证水、电解质的平衡。患者进餐时最好在单独房间，以防止周围环境、人群对患者的影响。患者如果处于极度兴奋状态，可在数人协助或保护下耐心喂食。选择合适的时机向患者讲解饮食无规律、无节制的危害，引导患者自行控制过度活动和正常进食饮水。

（3）睡眠护理：向患者提供良好睡眠环境；减少患者日间卧床时间；患者睡前向其提供热牛奶，用热水泡脚；教会患者2～3种应对失眠和早醒的方法，如深呼吸、听轻音乐等；遵医嘱运用药物，在药物的帮助下，保证患者足够的睡眠。

（4）个人仪表与服饰：指导患者料理个人卫生和保持服饰整洁，委婉地指出患者异常的打扮和修饰，耐心教育患者，使其服饰符合个人的身份和年龄。

2.患者的特殊护理

躁狂发作者往往有用不完的精力，加上活动增多，急躁不安，易出现破坏行为，不仅造成自身体力衰竭，也可伤害到别人或周围的物品，因此做好安全的护理，引导患者朝建设性方向消耗过剩的精力是护理人员的重要工作。

(1)教育患者自觉遵守和执行安全管理和检查制度。门窗、门锁有损坏时及时修理;凡是有患者活动的场所都应有护士看护;对患者及其家属进行安全知识的宣传和教育。

(2)护士态度和蔼,不用刺激性的语言,对患者过激言论不辩论,但也不轻易迁就,对其打抱不平的行为必须婉言谢绝。在沟通、治疗和护理中,与患者发生躯体接触时应谨慎,必要时要有他人陪同。

(3)教给患者控制和发泄情绪的技巧,如焦虑时从一数到十,冲动时可做操、跑步、撕纸片等。

(4)护理人员可根据患者病情及医院设施等,安排既需要体能又不需要竞争的活动项目,如健身运动、跑步等。引导患者参与喜爱的活动,如打球、唱歌、跳舞、小手工制作、病室卫生的打扫等。也可鼓励患者把自己的生活经历"写"或"画"出来,这类静态活动既可减少患者活动量,又可使患者发泄内心感受。护理人员对患者完成的每一项活动,应及时予以鼓励和肯定,以增加患者的自尊和自信心,使过剩的精力得以发泄,避免破坏性事件的发生。

(5)预防患者的兴奋、冲动行为。部分躁狂症患者以愤怒、易激惹、敌意为特征,动辄暴跳如雷、怒不可遏,甚至可出现破坏和攻击行为。护理人员需及时了解每个患者既往发生兴奋、冲动行为的原因,评估这些原因是否仍然存在,或是否有新的诱发因素出现,设法消除或减少这些因素。此外,护理人员还需善于发现早期冲动行为的先兆,如情绪激动、挑剔、质问、无理要求增多、有意违背正常秩序、出现辱骂性语言、动作多而快等,以便及时采取预防措施,设法稳定患者情绪,避免冲动行为的发生。对处在疾病急性阶段的患者,应尽可能地满足其大部分要求;对于其不合理、无法满足的要求也应尽量避免采用简单、直接的方法拒绝,以避免激惹患者。鼓励患者以可控制和可接受的方式表达与宣泄激动和愤怒情绪。当确定患者有明显的冲动行为先兆时,应立刻按照冲动行为的防范措施处理。一旦患者出现兴奋冲动行为,应将其置于安静的隔离房间,加强巡视,班班交接,禁止单人活动,必要时将患者约束在床上,认真执行保护约束护理常规。对周围人群做好有针对性的防范措施,对于易受冲动行为损害的患者,如对抑郁、木僵、痴呆等患者加以保护。妥善处理受冲动损害的患者。

(6)解除隔离或约束后,向患者解释进行隔离或约束的必要性,鼓励患者评价约束前后的感觉,并做出行为约定,让其承诺用其他方式表达内心的冲动。

3.心理护理

帮助患者正确认识自我,正确评价自己,协助患者了解挑衅滋事、操纵行为、破坏行为在社会交往中带来的不良影响。为患者创造学习和训练社交技巧的条件和机会,如鼓励患者参加病区生活会、娱乐活动,使患者建立新型的人际关系,学会关心其他患者,助人为乐。

4.药物疗效的观察及护理

遵医嘱给予患者药物治疗,保证药物治疗的顺利实施,在用药的过程中,护理人员应密切观察患者的合作性、药物的耐受性,注意观察药物疗效与不良反应。护士应教育患者坚持服用药物,说明服药的重要性和必要性,强化服药意识。应密切观察药物不良反应,特别是服用锂盐的患者,应注意:血锂浓度的监测;早期发现不良反应,教会患者及家属识别不良反应的早期征象;鼓励患者多喝一些淡盐水,增加钠的摄入,以利于肾脏对锂的排泄,保证用药的安全。

(二)抑郁发作的护理措施

1.生活护理

满足患者的生理需求,维持适当的营养、排泄、睡眠、休息、活动。

（1）热情接待新患者：主动介绍病室的医护人员和生活环境,消除其陌生感;以亲切友善的态度关心患者,耐心帮助患者,使患者产生安全感和信任感。

（2）病室环境：病室光线明亮,空气流通,整洁舒适,色彩明快,可提高患者的情绪,增强生活信心。

（3）日常生活护理：协助患者制定和安排每天的生活卫生作息表,内容包括起居、梳理、洗漱、沐浴,鼓励患者在能力范围内独立完成每天的卫生洗漱及服饰整理。抑郁患者经常诉说疲劳、无力,穿衣、叠被等基本生活也感吃力,整日卧床,生活懒散。护理人员应改变患者的消极态度,与患者共同制订计划并协助其完成,绝对不能完全包办代替。患者取得进步时,以及时给予肯定,对独立完成给予称赞,如"你做得很好""你的进步真大"等,通过语言和表情给患者以支持,帮助患者逐步树立起生活的信心。对木僵患者,必须做好基本的生活护理,包括皮肤护理、口腔护理、大小便护理等,防止患者出现并发症。

（4）保证营养的供给：抑郁常导致食欲缺乏,自责自罪常导致拒食,因此患者常常营养不良及消瘦。首先必须了解患者不愿进食或拒绝进食的原因,根据不同情况,制定出相应对策,以保证患者的营养摄入。应选择患者平时较喜欢的食物,可陪伴患者用餐或少食多餐。若患者自罪,认为进食是浪费,可让患者从事一些为别人服务的活动后进餐,或将饭菜搅拌在一起,使其认为是剩饭,以促进患者接受食物等。若患者坚持不肯进食,则必须采取另外的措施,如喂食、鼻饲、静脉输液等。

（5）解除便秘：食物应富含纤维素,鼓励其饮水,多活动,如仍未解决,可给予缓泻剂或灌肠。

（6）改善睡眠：抑郁患者最值得关注的睡眠障碍为早醒,患者比平时至少提前 1 小时醒来,提前2 小时以上醒来称为严重早醒。早醒会加剧患者的情绪低落,此时为患者一天中情绪最悲观抑郁的时候,自杀的发生率最高。因此,保证患者的睡眠是非常重要的。护理人员应鼓励并陪伴患者白天参加多次、短暂的文娱活动;晚上入睡前喝热牛奶、热水泡脚、热水洗澡、不会客、不谈病情等,创造安静的睡眠环境;对入睡困难和半夜醒来不能再入睡者,可报告医师,遵医嘱使用镇静催眠药物,帮助患者入睡,以减轻患者的紧张和焦虑;还可以教患者一些自我放松的技术,如深呼吸、肌肉的放松活动等;清晨应加强护理巡视,对早醒者应予以安抚,使其延长睡眠时间。或者督促患者起床,并做一些活动,避免患者陷入极度悲观失望之中。

2.患者的特殊护理

自杀观念和行为是抑郁症患者最严重的情况,可出现在疾病的发展期,也可出现在早期和好转期。

（1）能早期识别自杀的先兆：通过患者的情感变化、行为、语言和书写内容等,早期辨认自杀的意图及可能采取的方式,以及时采取有效的阻止措施,防止意外发生。

（2）病室设施安全：加强安全检查,谨慎地安排患者生活和居住的环境,使其不具有自伤的工具。严加管理危险品,如药品、器械、玻璃品、锐利品等,要定位、加锁、交接班,患者入院后、会客后、假出院返回等,均须做好安全检查,严防危险品进入病房。每天整理床铺时注意检查。

（3）重点防护：将有自杀、自伤危险的患者安置于重点房间,加强巡视,其活动范围以不离开护士的视线为准,禁止其单独活动,禁止其在危险场所停留,外出一定有人陪同。

（4）一旦患者出现自杀、自伤等行为,应立即隔离患者,与医师合作进行抢救。

（5）应做好自杀后患者的心理护理,了解其心理变化,便于制定针对性防范措施。

（6）对有罪恶妄想等思维障碍的患者,应在适当时机,对其病态提出合理解释,并注意其反应。

3.心理护理

(1)护理人员相对固定:尽可能固定一位护士照顾患者,以建立信任感。避免竞争性活动,为患者创造机会,改善患者被动消极的交往方式,让患者掌握交往技巧,建立正常的人际关系,主动在病房与病友和工作人员相处。

(2)建立良好的护患关系:护理人员在照顾抑郁患者时,首先要温和、接受,要有耐心和信心。抑郁患者往往情绪低落,对任何事物都失去兴趣,甚至有自责、自罪感,意志活动减退等症状。因此,护理人员在与患者相处时会备感困难,甚至可能会为自己的无效交流而感到无能为力、沮丧、害怕、生气或愤怒。这就要求护理人员以平常心接受患者,有耐心,并相信患者有可能改变这些行为。

由于抑郁患者消极被动,不愿意说话,沉默呆坐,护士很难与其交流,在与其交流时应注意应用沟通技巧:①热情接待新患者,主动介绍病室的医护人员和生活环境,消除其陌生感。②以亲切友善的态度关心患者,耐心帮助患者,使患者产生安全感和信任感。③加强心理疏导,每天同患者谈话不少于 2 次,每次不少于 10 分钟,即使患者不说话,也要陪他一会儿。④说话尽量用简单、具体、形象的词语,但应避免使用简单生硬的语言,更要避免使用训斥性的语言,以免加重患者的自卑感。⑤鼓励患者抒发自身的感受,专心倾听患者的诉说。患者往往因思维迟钝而言语减少、语速缓慢,应允许患者有足够反应和思考的时间,并耐心倾听,使患者感到工作人员在关心和理解他(她)。不要表现出不耐烦、不关心,甚至嫌弃的表情和行为。鼓励患者表达情绪,或疏导其心理痛苦,分担患者的痛苦。也不要过分认同患者的悲观感受,避免强化患者的抑郁情绪。⑥交谈中应选择患者感兴趣或较为关心的话题,鼓励和引导他们回忆以往愉快的经历和体验,用讨论的方式抒发和激励他们对美好生活的向往。对患者的生活自理或某些功能的恢复,给予肯定和支持,促进患者认识到"知足者常乐"的道理。⑦对缄默不语的患者,护理人员通常只能静静地陪伴,以非语言的方式(如眼神、手势、轻轻地抚摸、沉默等)或简单、中性、缓慢的语言,表达对患者的关怀和支持,通过这些活动慢慢引导患者注意外界,逐渐表达其自身的感受。非语言沟通技巧可起到意想不到的安抚作用。

(3)增加正性的思考:抑郁症患者常不自觉地对自己或事物保持否定的看法(负性思考),认为"自己不如别人""生活没有希望"等,护理人员必须协助患者确认这些负性思考,然后设法打断这种负性循环,使患者从负性情绪中摆脱出来。护理人员可同患者共同回顾他的优点、长处和成就,取代其负性思考,增加患者对自身或外界的正向认识,培养正性的认知方式;根据患者的兴趣爱好,鼓励其参与有益的活动,使其从负性情感中解脱出来,使其认识到自身存在的价值。教会患者放松,引导患者多关注周围及外界的事物,对患者的进步及时给予表扬和鼓励。

(4)建立新的应对技巧:护理人员要训练患者学习新的心理应对方式。在护理过程中,应积极地为患者营造人际交往机会,帮助患者改善以往消极被动的交往方式,逐步建立积极健康的人际交往方式,增强社交技巧,逐步建立积极的交往能力。另外,还应改善患者处处需要别人关照和协助的心理,并通过学习和行为矫正训练的方式,改变患者的病态应对方式,建立新的应对技巧,为患者今后重新融入社会,独立处理各种事务创造良好基础。

(5)运用正性的感染力:抑郁患者具有一定的"感染力",要关注抑郁患者之间的交往,医护人员应以饱满的精神去感染患者。

4.保证有效的药物治疗及观察药物不良反应

护士应确保患者每次将药物全部服下,对发现有藏药、吐药意图的患者,应用合适的方法检查其口腔和药杯,患者服药后注意观察其行为。治疗药物的不良反应是患者不能坚持服药的原因,护士应将常见的不良反应告诉患者,让其有心理准备,护士应采取适当措施最大限度地降低药物的不良反应。

六、护理评价

情感性精神障碍患者的护理评价应从以下方面进行。

(1)患者的基本生理需要,如营养、水分、排泄和卫生等是否得到满足,是否能自行料理日常生活。

(2)患者的睡眠是否改善,能否 30 分钟内入睡。

(3)患者异常的情绪反应是否得到改善。

(4)患者是否发生了冲动、伤人、自伤、自杀等意外行为,是否造成自身、他人躯体或周围物品的损害。

(5)患者是否学会控制和疏泄自己高涨或抑郁的情绪。

(6)患者自知力恢复情况如何,是否能认识和分析自己的病态行为,对自己的行为负责。

(7)患者是否了解疾病的相关知识,能否正确面对今后的生活、学习和工作。

(8)患者能否正确评价自我,对新的应对方式的接受能力如何,人际交往方式、沟通交流能力是否得到改善。

(9)患者家属是否对疾病的相关知识及如何应对疾病有所了解,是否掌握一定照顾患者的方法。

(吕国龙)

第二节　心理因素相关生理障碍

心理因素相关生理障碍是指一组在病因方面以心理社会因素为主要原因,临床表现方面以生理障碍为主要表现形式的疾病。随着社会的发展,生活、工作节律的加快,人们的生活方式发生着变化,心理因素相关生理障碍得到了越来越多的关注。

一、进食障碍

进食障碍指以进食行为异常为显著特征的一组综合征,主要包括神经性厌食症、神经性贪食症和神经性呕吐。也有人将单纯性肥胖症和异食癖归入进食障碍。该综合征的临床特征容易识别,多见于青少年女性。

(一)临床类型及表现

1.神经性厌食

本病患者通常起病于 10～30 岁,女性多见。本病可以急性、亚急性起病,若无系统化的治疗,以后多呈慢性持续状态,自然病程预后不良,会导致多种心理、社会和躯体后果。即使患者参与治疗,其对治疗也很抗拒。本病有以下临床表现。

(1)心理症状:患者对发胖有强烈恐惧,过分关注体形,即使明显影响健康也在所不惜。此症状表现为患者主观上自觉过胖,除此核心症状之外,还可合并其他精神症状,较常见的是抑郁、焦虑、强迫、恐惧等。部分患者具有突出的人格特征,如固执、完美主义倾向等。

(2)节食行为:患者主动节制饮食,使体重显著减轻,或者使体重明显达不到生长发育阶段的要求。患者故意减少食量,避免进食有营养的食物,偏食低热量食物,以加强减轻体重的效果。患者常过度运动、诱导呕吐,或使用泻药、利尿药物、食欲抑制剂。部分患者在饥饿感或自责、内疚感的驱使下,出现阵发性贪食症,继而又采取前述的各种减肥措施。

(3)躯体症状和体征:患者出现饥饿、营养不良相关的全身代谢、内分泌紊乱,以及各种器官的功能障碍、形态学改变。常见的症状和体征有重度营养不良,体重低于正常,面色差,皮肤干燥、变薄、皮下脂肪消失,微循环差,水肿,毛发稀疏,低体温;怕冷、肌肉瘦弱,下丘脑-垂体-性腺轴功能低下,副性特征减弱或不明显,性发育迟缓,女性闭经;低血压、心律不齐、心包积液;消化功能减弱,胃炎,腹胀,便秘,肠梗阻等。

(4)实验室检查:可见相应的微量元素低下,激素分泌减少,骨密度降低,脑代谢降低等。

2.神经性贪食

本病是一种以反复发作性暴食及强烈的控制体重的先占观念为特征的综合征,作为进食障碍的一种类型,它可以是神经性厌食的延续,比神经性厌食常见。西方社会中,女性的患病率为2%~4%,约高出男性10倍,普通人群中的患病率约为1%。虽然此病患者比神经性厌食症患者更愿意求助别人,但由于部分患者体重正常,且一些患者对贪食、暴食行为有羞耻感而不愿告诉别人,甚至在诊治与此相关的精神障碍或躯体疾病时也不愿告诉医师,使得贪食行为的识别率较低。起病多见于青少年期,女性多见。临床表现如下。

(1)暴食行为:患者经常在不连续的较短时间内过量进食,通常吃到十分难受为止,症状持续时间超过3个月,约一半的患者在出现暴食行为之前出现过短暂或较长时间的厌食行为。

(2)心理症状:暴食发作时,患者感到对过量进食失去控制,继而对此感到内疚、恐惧、烦躁,害怕体重增加、身材发胖,继而有抵消进食效果的冲动。除此之外,可伴有其他精神症状,如抑郁、焦虑、强迫、恐惧、冲动控制不良、易怒、叛逆等。

(3)补偿性减肥行为:患者常过度运动、诱导呕吐,或使用催吐药、泻药、利尿药、食欲抑制剂等。

(4)躯体症状和体征:根据减肥行为效果的不同,患者体重可以保持正常,也可以低于或高于正常。低体重患者也可以出现与饥饿、营养不良相关的代谢疾病。此外,由于频繁的呕吐,患者可能出现低钾、低氯性碱中毒的表现。

3.神经性呕吐

神经性呕吐是指一组自发或故意诱发反复呕吐的心理障碍。呕吐不影响下次进食的食欲,常与心情不快、紧张、内心冲突有关,无器质性病变。神经性呕吐的临床表现:①反复发生于进食后的呕吐(自发的或故意诱发的),呕吐物为刚吃进的食物;②体重减轻不显著(体重保持在正常平均体重值的80%以上);③无害怕发胖和减轻体重的想法;④无导致呕吐的神经和躯体疾病,没有癔症症状。

(二)辅助检查

(1)电解质紊乱,各种微量元素低下。

（2）地塞米松抑制试验呈阳性。

（3）CT 检查：可见不同程度的脑萎缩，可见骨密度改变等。

（4）激素分泌检查：可发现生长激素水平升高，性腺激素水平低下等，这些改变随着体重的回升而恢复正常。

（5）可出现代谢性碱中毒，以及其他各种异常，如贫血、低蛋白血症、电解质紊乱、低血糖、各种激素水平的异常等。

（三）诊断要点

1.神经性厌食

本症的诊断必须符合下列条件。

（1）体重保持在标准体重期望值的 85％ 以下，即体重减轻值超过期望体重的 15％ 以上，或身体质量指数为 17.5 或更低［身体质量指数＝体重千克数/（身高米数）^{2}］。

（2）体重减轻是自己造成的，包括拒食"发胖食物"，以及下列一种或多种手段：自我引吐；自行导致的腹泻；过度运动；服用食物抑制剂。

（3）有特异的精神病理形式的体像错觉，表现为持续存在一种害怕发胖的无法抗拒的超价观念，患者强加给自己的一个较低的体重限度。

（4）下丘脑-垂体-性腺轴广泛的内分泌障碍，妇女表现为闭经，男性表现为性欲减退。生长激素及可的松水平升高，甲状腺素外周代谢变化及胰岛素分泌异常也可发生。

（5）如果在青春期前发病，青春期发育会减慢甚至停滞，随着病情的恢复，多可以正常度过青春期。

（6）症状已持续至少 3 个月，可有间歇发作的暴饮暴食。

（7）非躯体疾病所致的体重减轻。

2.神经性贪食

本症的诊断标准包括如下。

（1）存在一种持续的、难以控制的进食和渴求食物的优势观念，并且患者屈从于短时间内摄入大量食物的贪食发作。

（2）至少用下列一种方法抵消食物的发胖作用：自我诱发呕吐，滥用泻药，间歇禁食，使用厌食剂、甲状腺素类制剂或利尿剂。如果患者伴发糖尿病，可能会放弃胰岛素治疗。

（3）常有病理性怕胖。

（4）常有神经性厌食既往史，两者间隔数月至数年不等。

（5）发作性暴食至少每周发生两次，持续 3 个月。

（6）非神经系统器质性病变所致的暴食，亦非癫痫、精神分裂症等精神障碍继发的暴食。

3.神经性呕吐

本症的诊断标准如下。

（1）自发的或故意诱发的反复发生于进食后的呕吐，呕吐物为刚吃的食物。

（2）体重减轻不显著（体重保持在正常平均体重值的 80％ 以上）。

（3）可有害怕发胖或减轻体重的想法。

（4）这种呕吐几乎每天发生，并已持续至少 1 个月。

（5）排除躯体疾病导致的呕吐，以及癔症或神经症等。

(四)治疗要点

本病的治疗包括门诊和住院条件下的心理治疗和躯体治疗。本病最重要的治疗目的:①矫正核心病理信念,重建自我观念,改进情绪及行为调节能力;②患者愿意主动进食,停止异常进食及减肥行为,体重恢复并维持在正常范围;③处理共病、并发症;④5年内持续随访,预防复发。具体治疗方法如下。

1.住院治疗

对于患者的疾病特点、患者的合作程度、个人的应对能力,制定适合个体的治疗方案。治疗方案应包括进食行为管理、体重监测、个别心理治疗;家庭教育与家庭治疗;营养治疗,处理躯体并发症,必要时辅以精神药物治疗。

2.心理治疗

(1)一般心理治疗:给予患者解释、疏泄、安慰、鼓励,帮助其了解与进食障碍相关的知识,并予以心理支持。

(2)认知心理治疗:通过探讨和纠正患者的错误认知,帮助患者正确认识自己的体像和疾病,从而消除心理冲突。

(3)行为治疗:通过充分利用正强化和负强化的方法,调动患者的积极性,可以有效地改善清除行为,逐渐建立规律、适量的饮食习惯,对短期内增加体重有一定治疗效果。

3.家庭治疗

尽可能对患者家庭进行访谈,选择家庭干预方法,包括心理教育式家庭治疗、结构式家庭治疗、认知行为家庭治疗和系统式家庭治疗。

4.药物治疗

药物治疗主要针对患者的抑郁、焦虑等情感症状,可选用抗抑郁药、抗精神病药等。

(五)护理

1.护理评估

护理评估主要包括营养状况、生命体征、体重变化情况、饮食习惯和结构、节食情况、情绪状况、患者的理想体重和对自身体型的看法、患者为减轻体重所进行的活动的种类和量、患者对治疗的合作程度、患者与家属的关系及家属对疾病的认识和态度等。

2.护理诊断

(1)营养失调:营养摄入低于机体需要量,限制和/或拒绝进食,或存在消除有关。

(2)体液不足:体液不足与摄入不足或过度运动、自行吐泻导致消耗过大有关。

(3)应对无效:应对无效与感觉超负荷、支持系统不得力、对成长过程的变化缺乏心理准备有关。

(4)身体意向紊乱:身体意向紊乱与社会文化因素、心理因素导致患者对身体形象看法改变有关。

(5)活动无耐力:活动无耐力与饮食不当引起的能量供给不足有关。

(6)有感染的危险:感染与营养不良导致机体抵抗力下降有关。

3.护理问题

(1)家庭应对无效、妥协或无能:家庭应对无效、妥协或无能与家庭关系矛盾有关。

(2)患者心理应对无效:患者心理应对无效与患者的认知功能及心理平衡调节失控有关。

(3)患者的饮食习惯改变:患者的饮食习惯改变与患者自身认知功能障碍有关。

（4）患者对治疗依从性的改变：患者对治疗依从性的改变与患者的认知失控、心理冲突没有得到消除有关。

4.护理目标

（1）患者恢复正常营养状况。

（2）患者重建正常进食行为模式。

（3）患者纠正体像障碍，重组导致进食障碍发生的歪曲信念。

（4）患者掌握可行的应对策略，预防复发。

5.护理措施

（1）生理护理：①向患者讲解低体重的危害，并解释治疗目的，以取得患者配合。②评估患者达到标准体重和正常营养状态所需的热量，与营养师和患者一起制订饮食和体重增长计划，确定目标体重和每天应摄入的最低限度、热量及进食时间。③鼓励患者按照计划进食，并提供安静舒适的进食环境，鼓励患者自行选择食物种类，或提供适合患者口味的食物。④每天定时使用固定体重计测量患者体重，并密切观察和记录患者的生命体征、出入量、心电图、实验室检查结果（电解质、酸碱度、血红蛋白等），直至以上项目指标趋于平稳。⑤进食时和进食后需严密观察患者，以防患者采取引吐、导泻等清除行为。⑥其他生理护理问题，如对于贫血和营养不良导致的活动无耐力、体液不足、感染危险等，需采取相应护理常规。

（2）心理护理：①与患者建立相互信任的关系，向患者表示关心和支持，使患者有被接纳感。②评估患者对肥胖的感受和态度，鼓励患者表达对自己体像的看法，帮助患者认识其主观判断的错误。③帮助患者认识到"完美"是不现实的，并通过正向反馈，如表扬、鼓励等，帮助患者学会接受现实的自己。④帮助患者正确理解体型与食物的关系，帮助其认识营养相关问题，重建正常进食行为模式。⑤帮助患者识别引起逃避食物摄取行为的负性认知，如"进食导致肥胖""感到肥胖就是真的肥胖"等，指出其思维方式和信念是不合理的，并帮助患者学习以合理的信念思考问题。⑥教会患者处理应激事件的策略，使其掌握可行的应对策略，预防复发。⑦其他心理问题的护理，如有无抑郁、有无自杀的危险等，根据情况进行相应的心理护理。

（3）家庭干预：主要方法是指导家庭对患者的教育管理，提倡疏导而不是制约，指导家庭与患者之间加强沟通等。

6.护理评价

（1）患者营养状况是否改善，躯体并发症是否好转。

（2）患者能否遵从治疗计划。

（3）患者是否已建立健康的进食习惯。

（4）患者对形象的理解是否现实。

（5）患者家庭是否能够提供足够支持。

（6）患者是否已掌握有效可行的应对策略。

7.健康指导

（1）鼓励家属提供患者喜爱的家庭制作的食品。

（2）避免饮咖啡（会降低食欲）和碳酸盐饮料（导致饱胀感）。

（3）限制过量活动，活动量以能增加营养物质的代谢和作用，以及增加食欲为宜。

（4）告知患者家属足量、均衡营养的重要性：高热量、高蛋白、足量维生素的食物可以促进体重增加和维持氮平衡。

二、睡眠障碍

睡眠是一种周期性、可逆的静息现象,它与醒觉交替进行,且与昼夜节律相一致。睡眠的调节系统和过程,是一种基于自主生理心理基础调节的,受环境、认知和心境影响的中枢多维神经网络调节系统和过程。精神科常见的睡眠障碍是各种心理社会因素引起的非器质性睡眠和觉醒障碍,包括失眠症、嗜睡症、发作性睡病、异常睡眠等。

(一)临床类型及表现

1.失眠症

失眠症是一种持续相当长时间的对睡眠质量的不满意状况,是最常见的睡眠障碍。失眠症的临床表现主要为入睡困难、睡眠不深、易惊醒、自觉多梦、早醒、醒后不易再睡、醒后感到疲乏或缺乏清醒感。其中最常见的症状是难以入睡,其次是早醒和维持睡眠困难,如经常醒转、多梦、醒后不易再睡等。

2.嗜睡症

嗜睡症是指在不存在睡眠量不足的情况下出现白天睡眠过多,或患者醒来时达到完全觉醒状态的过渡时间延长。本病的临床表现为白昼睡眠时间延长,醒转时达到完全的觉醒状态非常困难,醒转后常有短暂的意识模糊,呼吸及心率增快,常可伴有抑郁情绪。部分患者可有白天睡眠发作,发作前多有难以控制的困倦感,常影响工作、学习和生活,患者为此感到苦恼、焦虑。

3.发作性睡病

发作性睡病又称醒觉不全综合征,是一种原因不明的睡眠障碍,主要表现为长期警醒程度降低和不可抗拒的发作性睡眠。大多数患者有一种或几种附加症状,如猝倒症、睡前幻觉或睡瘫,如包括以上全部症状,则为发作性睡病四联症。本病最基本的症状是白天有不可抗拒的短暂睡眠发作,发作时患者常在1~2分钟内进入睡眠状态,一般持续数分钟至数十分钟。睡眠发作前有不可抗拒的困倦感,部分患者可无发作先兆,从相对清醒状态突然陷入睡眠。发作性睡病患者可在任何活动中入睡。因此,睡眠发作的后果有时很严重。

4.异常睡眠

异常睡眠是指在睡眠过程或觉醒过程中所发生的异常现象,包括神经系统、运动系统和认知过程的异常,可分为3种类型。

(1)梦魇症:在睡眠过程中被噩梦所惊醒,梦境内容通常涉及对生存、安全造成威胁的恐惧事件,如被怪物追赶、攻击或是伤及自尊的事件。该症的一个显著特征是患者醒后对梦境中的恐惧内容能清晰回忆,伴有心跳加快和出汗,但患者能很快恢复定向力,恢复至清醒状态,部分患者难以再次入睡。患者白天可出现头昏、注意力不集中、易激惹,使工作和生活受到影响。

(2)睡惊症:睡惊症是出现在夜间的极度恐惧和惊恐发作,伴有强烈的语言、运动形式和自主神经系统的高度兴奋状态。患者表现为睡眠中突然惊叫、哭喊、骚动或坐起,双目圆睁,表情恐惧,大汗淋漓,呼吸急促,心率增快,有时还伴有重复机械动作,有定向障碍,对别人问话、劝慰无反应,历时数分钟而醒转或继续安睡。患者若醒转,仅能对发作过程有片段回忆,次晨完全遗忘,且无梦境体验。

(3)睡行症:俗称梦游症,是睡眠和觉醒现象同时存在的一种意识模糊状态。睡行症主要表现为患者在睡眠中突然起身,下床徘徊数分钟至半小时,或进食、穿衣出家门等,有的口中还念念有词,但口齿欠清,常答非所问,无法与之交谈。睡行时患者常表情茫然,双目凝视,难以被唤醒,一般历时数分钟,少数持续 0.5~1.0 小时,继而自行上床或随地躺下入睡。次日醒后对所有经过不能回忆。

(二)辅助检查

(1)了解睡眠障碍最重要的方法是应用脑电图多导联描记装置进行全夜睡眠过程的监测。因为睡眠不安和白天嗜睡的主诉存在许多不同,而脑电图多导联描记对于准确诊断是必不可少的。各种量表测定,如夜间多相睡眠图(nocturnal polysomnography ic recordings,NPSG)、爱泼沃斯(Epworth)睡眠量表(ESS)、多相睡眠潜伏期测定(multiple sleep latency test,MSLT)。NPSG 最适用于评价内源性睡眠障碍,如阻塞性睡眠呼吸暂停综合征、周期性腿动或经常性深睡状态,如快速眼动(REM)行为紊乱或夜间头动;对于失眠,尤其是入睡困难为主的失眠的评价则无裨益。MSLT 常在 NPSG 后用于评价睡眠过度,该法常可发现发作性睡病中的日间过度睡眠和入睡初期的 REM 期。MSLT 应该在患者的正常清醒周期中进行,并随后观察一个正常的夜间睡眠。

(2)其他辅助检查:CT、MRI、血常规、血电解质、血糖、尿素氮、心电图、腹部 B 超、胸透。

(三)诊断要点

1.失眠症

(1)症状标准:失眠症几乎以失眠为唯一症状,包括难以入睡、睡眠不深、多梦、早醒,或醒后不易再睡,醒后不适、疲乏,或白天困倦等。失眠患者具有失眠和极度关注失眠结果的优势观念。

(2)严重标准:对睡眠数量、质量的不满引起明显的苦恼或社会功能受损。

(3)病程标准:失眠症每周至少发生 3 次,并至少已持续 1 个月。

(4)排除标准:排除躯体疾病或精神障碍症状导致的继发性失眠。如果失眠是某种躯体疾病或精神障碍(如神经衰弱、抑郁症)症状的一个组成部分,不另诊断为失眠症。

2.嗜睡症

(1)症状标准:白天睡眠过多或睡眠发作;不存在睡眠时间不足;不存在从唤醒到完全清醒的时间延长或睡眠中呼吸暂停;无发作性睡病附加症状(猝倒、睡眠瘫痪、入睡前幻觉、醒前幻觉)。

(2)严重标准:明显痛苦或影响社会功能。

(3)病程标准:几乎每天发生,至少已 1 个月。

(4)排除标准:不是由于睡眠不足、药物、酒精、躯体疾病导致,也不是某种精神障碍的症状组成部分。多导睡眠图检查:平均睡眠潜伏期小于 8 分,以及少于 2 次的快眼动睡眠。

3.发作性睡病

(1)嗜睡或突然感觉肌无力。

(2)白天频繁小睡或突然进入睡眠,症状持续至少 3 个月。

(3)猝倒发作。

(4)相关症状还包括睡眠瘫痪、睡眠幻觉、自动行为、夜间频繁觉醒。

(5)多导睡眠图证实下列一项以上:睡眠潜伏期小于 10 分钟;REM 睡眠潜伏期小于 20 分钟;多次小睡潜伏期实验(MSLT)平均潜伏期小于 5 分钟;出现两次或两次以上睡眠始发的 REM 睡眠。

(6)人类白细胞抗原(HLA)检测证实 DQB1:0602 或 DR2 阳性。

(7)临床症状不能用躯体和精神方面疾病解释。

(8)患者可以伴有其他睡眠障碍,如周期性肢体运动障碍、中枢性或外周性睡眠呼吸暂停,但不足以称为引起以上症状的主要原因。

上述8项中,如符合第(2)和第(3)项,或符合(1)(4)(5)和(7)项,均可做出诊断。

4.睡眠异常

(1)梦魇症:从夜间睡眠或午睡中惊醒,并能清晰和详细地回忆强烈恐惧的梦境,这些梦境通常危及生存、安全或自尊,一般发生于后半夜的睡眠中;一旦从恐怖的梦境中惊醒,患者能迅速恢复定向和完全苏醒;患者感到非常痛苦。

(2)睡惊症:反复发作,患者在一声惊恐性尖叫后从睡眠中醒来,不能与环境保持适当接触,并伴有强烈的焦虑、躯体运动,以及自主神经功能亢进(如心动过速、呼吸急促,以及出汗等),持续1～10分钟,通常发生在睡眠初1/3阶段;对别人试图干涉夜惊发作的活动相对缺乏反应,若受到干涉,患者总是出现至少几分钟的定向障碍和持续动作;事后遗忘,即使能回忆,也极有限;排除器质性疾病(如痴呆、脑瘤、癫痫等)导致的继发性夜惊发作,也需排除热性惊厥;睡行症可与夜惊并存,此时应并列诊断。

(3)睡行症:反复发作的睡眠中起床行走,发作时,睡行者表情茫然、目光呆滞,对别人的招呼或干涉行为相对缺乏反应,要使患者清醒相当困难;发作后,患者自动回到床上继续睡觉或躺在地上继续睡觉;尽管在发作后的苏醒初期,患者可有短暂意识和定向障碍,但几分钟后,即可恢复常态,不论是即刻苏醒或次晨醒来均完全遗忘;不明显影响日常生活和社会功能;反复发作的睡眠中起床行走数分钟至半小时;排除器质性疾病(如痴呆、癫痫等)导致的继发性睡眠-觉醒节律障碍,但可与癫痫并存,应与癫痫性发作相鉴别,排除癔症;睡行症可与夜惊并存,此时应并列诊断。

(四)治疗要点

失眠症的治疗主张首先使用非药物治疗,并强调调节睡眠卫生和体育锻炼的重要性。一些研究表明,体育锻炼可以获得和某些药物相当的疗效。

1.心理治疗

(1)支持性心理治疗是最基本、最普遍的心理治疗措施,其内容包括给失眠者以关心与安慰,向他们解释失眠的性质,并宣讲睡眠卫生知识。

(2)认知行为治疗是失眠心理干预的重要组成部分,其目的是改变使失眠持续存在的适应不良的认知行为活动,加强睡眠行为与卧床、睡眠时间和卧室周围的环境之间的联系,使患者睡在床上的时间比以前缩短并加强睡眠。

(3)认知治疗方法是引导患者重新评估自己对失眠原因、失眠过程的症状体验和可能后果的看法的正确性,改变潜在的不良认知过程,以缓解心理上的困扰,纠正不良的睡眠习惯,最终改变睡眠模式。

2.药物治疗

常用的改善睡眠药有苯二氮䓬类、巴比妥类、醛类镇静催眠药及中药等。但是进行药物治疗需要有药物治疗的指征:①患者期望立即控制症状;②失眠导致严重的功能受损;③非药物治疗疗效不满意;④其他医学情况得到治疗后失眠仍持续存在。

(五)护理

1.护理评估

了解失眠发生的时间、失眠的表现、失眠的原因、既往治疗情况和效果、患者对待失眠的态度和认识、患者的精神症状、心理状态及患者的躯体症状,如生命体征,是否有受伤史,是否有应激原,睡眠习惯,工作状态等。

2.护理诊断

(1)睡眠形态紊乱:与社会心理因素刺激、焦虑、睡眠环境改变、药物影响等有关。

(2)疲乏:与失眠、异常睡眠引起的不适状态有关。

(3)焦虑:与睡眠形态紊乱有关。

(4)恐惧:与异常睡眠引起的幻觉、梦魇有关。

(5)绝望:与长期处于失眠或异常睡眠状态有关。

(6)个人应对无效:与长期处于失眠或异常睡眠有关。

3.护理问题

(1)社会功能受损:与长期睡眠习惯改变,导致社会功能改变有关。

(2)情绪不稳定:与长期睡眠习惯改变,导致心境改变有关。

(3)个人角色功能改变:与异常睡眠导致角色功能发挥受阻有关。

4.护理目标

(1)对于失眠症患者,重建规律、有质量的睡眠模式。

(2)对于其他睡眠障碍患者,要做到保证患者安全、减少发作次数、消除心理恐惧。

5.护理措施

(1)对失眠患者的护理:包括心理护理、睡眠知识宣教、用药指导等。①心理护理:建立良好的护患关系,加强护患间的理解和沟通,了解患者深层次的心理问题;帮助患者认识心理刺激、不良情绪对睡眠的影响,使患者学会自行调节情绪,正确面对心理因素,消除失眠诱因;帮助患者了解睡眠的基本知识,如睡眠的生理规律、睡眠质量的高低不在于睡眠时间的长短等,引导患者认识睡眠,以正确的态度对待失眠,消除对失眠的顾虑,解除患者的心理负担。②睡眠知识宣教:生活规律,将三餐、睡眠、工作的时间尽量固定;睡前避免易兴奋的活动,如看刺激、紧张的电视节目,长久谈话等,避用浓茶、咖啡、可乐等兴奋剂;白天多在户外活动,接受太阳光照;睡前使用诱导放松的方法,包括腹式呼吸、肌肉松弛法等,使患者学会有意识地控制自身的心理生理活动,降低唤醒水平;营造良好的睡眠环境,保持环境安静,空气流通,温湿度适宜,避免光线过亮等;教会患者一些促进入睡的方法,如睡前喝杯热牛奶、听轻音乐等。③用药指导:指导患者按医嘱服药,并向患者讲解滥用药物的危害,以及正确用药的5个基本要点。选择半衰期较短的药,并使用最低有效剂量,以减轻白天的镇静作用;间断给药(每周2~4次);短期用药(连续用药不超过3~4周);缓慢停药,酌情减量;用药时不可饮酒,否则会增加药物成瘾的危险性。

(2)对其他睡眠障碍患者的护理:包括保证患者安全、消除心理恐惧、减少发作次数等。①保证患者安全:对家属和患者进行健康宣教,帮助其认识该病,增强他们的安全意识,以有效防范意外的发生。②消除心理恐惧:对患者和家属进行健康宣教,帮助他们认识该病的实质、特点及发生原因,以纠正其对该病的错误认识,消除恐惧、害怕心理,同时又要帮助患者客观面对该病,做好终生带病生活的思想准备。③减少发作次数:帮助患者及家属认识和探索疾病的诱发因素,尽量减少可能诱使疾病发作的因素,如睡眠不足,饮酒等。另外,建立规律生活,减少心理压力,避免过度疲劳和高度紧张,白天定时小睡等,都可使患者减少发作的次数。发作频繁者,可在医师指导下服用相应药物,也可达到减少发作的目的。

6.护理评价

(1)患者睡眠是否改善。

（2）患者对其睡眠质量是否满意。

（3）患者睡眠过程中是否无安全意外发生。

（4）患者及家属对睡眠障碍的相关知识是否已了解。

7.健康指导

（1）生活要规律：指导睡眠障碍患者规律生活，将三餐、睡眠、工作的时间尽量固定。①睡前避免易兴奋的活动，如看刺激紧张的电视节目、长久谈话等，避用浓茶、咖啡、可乐等兴奋剂。②白天应多在户外活动，接受太阳光照。③睡前使用诱导放松的睡眠方法，包括腹式呼吸、肌肉松弛法等，学会有意识地控制自身的心理生理活动，降低唤醒水平。④创造良好的睡眠环境，保持环境安静，空气流通，温湿度适宜，避免光线过亮等。⑤教会患者一些促进入睡的方法，如睡前喝杯热牛奶，听轻音乐等。

（2）按医嘱服药：指导患者按医嘱服药，并向患者讲解滥用药物的危害，以及正确用药的 5 个基本要点。正确用药的基本要点如下。①选择半衰期较短的药，并使用最低有效剂量，以减轻白天镇静作用。②间断给药（每周 2～4 次）。③短期用药（连续用药不超过 3～4 周）。④缓慢停药，酌情减量。⑤用药时不可饮酒，否则会增加药物成瘾的危险性。

三、性功能障碍

性功能障碍是指个体不能有效地参与所期望的性活动，不能产生性交所必需的生理反应，体会不到相应的快感。约有 40％的男性和 60％的女性出现过性功能障碍。

（一）临床类型及表现

1.性欲障碍

（1）性欲减退：性欲减退是指成年人对性的渴望与兴趣下降，也称为性冷淡。患者主要表现为对性生活不感兴趣，无性交愿望，常导致夫妻关系紧张、婚姻危机甚至家庭破裂。

（2）性厌恶：性厌恶是指对性生活的极度恐惧和不安。当患者想到或即将要与性伴侣发生性关系时，即产生负情绪，表现为紧张、不安、焦虑和恐惧，并采取回避行动，部分患者会有呕吐、恶心、心悸、大汗等现象。

2.性兴奋障碍

（1）男性性激起障碍：表现为阴茎勃起障碍，也称阳痿。

（2）女性性激起障碍：表现为持续存在或反复出现阴道干燥，润滑性分泌液减少，缺乏主观的兴奋和快感，也称阴冷症。

3.性高潮障碍

（1）早泄：指持续地发生性交时射精过早，在阴茎进入阴道之前、正当进入阴道时、进入不久时或阴茎尚未充分勃起即发生射精，以致性交双方都不能得到性快感或满足。

（2）阴道痉挛：指性交时环绕阴道口外 1/3 部位的肌肉非自主性痉挛或收缩，使阴茎不能插入或引起阴道疼痛。

（二）辅助检查

1.实验室检查

实验室检查包括血常规、尿常规、肝肾功能、血糖、尿糖、血脂、卵泡刺激素（FSH）、黄体生成素（LH）、睾酮（T）、催乳素（PRL）、雌二醇（E_2）、甲状腺刺激素（TSH）、糖耐量试验，必要时需查染色体等。根据各项检查结果，可以做出是否为内分泌勃起功能障碍或其他疾病所致勃起功能障碍的诊断。

2.体格检查

除一般体检外,应重点了解心血管、神经、生殖系统及第二性征发育情况。

(1)如有的人足背动脉搏动扪不清,但能触到胫后动脉搏动,提示阴茎动脉可能存在疾病。

(2)神经系统:要进行深反射、浅反射、自主神经反射检查,如怀疑为神经性勃起功能障碍,还应测定海绵体肌反射时间有无延长和进行尿路动力学检查。

(3)外生殖器检查:应观察阴茎的长度、大小和在疲软状态时有无畸形,注意有无包茎、包皮炎、阴茎头炎。阴茎部尿道下裂或会阴部尿道下裂若伴有痛性阴茎勃起,往往导致勃起功能障碍。

(4)睾丸的大小与质地检查:一般,睾丸小于 6 mL 会明显影响睾酮的分泌,睾丸畸形、无睾症及第二性征发育不良,也可导致勃起功能障碍。

(5)前列腺的大小、质地和有无结节的检查:可了解有无前列腺良性增生、炎症或癌肿。

3.特殊检查

(1)视听觉性刺激反应测定(VSS)、夜间阴茎勃起测试(NPT),以及观察快速严冬相睡眠期(REM),可以鉴别是心理性勃起功能障碍还是器质性勃起功能障碍。

(2)球海绵体肌反射、骶髓延迟反射、躯体感觉诱发电位试验、尿流率、尿流动力学等试验,可以确定是否为神经性勃起功能障碍。

(3)多普勒超声阴茎血压指数测定、阴茎海绵体灌流试验、阴茎海绵体造影、阴茎内动脉造影等,可以确定是否为血管性勃起功能障碍。

(三)诊断要点

性功能障碍一般表现为对性活动缺乏兴趣或缺乏快感,没有能力体验或控制性欲高潮,或者患有某种妨碍有效性交的生理障碍(如阴茎勃起失败、阴道不能润滑),常见的表现为性欲减退、阳痿、早泄、性高潮缺乏、阴道痉挛、性交疼痛等。患者可以同时存在一种以上的性功能障碍。

1.症状标准

成年人不能进行自己所希望的性活动。

2.严重标准

性功能障碍对患者的日常生活或社会功能有所影响。

3.病程标准

符合症状标准至少 3 个月。

4.排除标准

不是由于器质性疾病、药物、酒精及衰老所致的性功能障碍,也不是其他精神障碍症状的一部分。

(四)治疗要点

1.心理治疗

对病因与心理精神因素关系密切的患者,可对其实施心理治疗,包括夫妻治疗、认知行为治疗和精神分析治疗。夫妻治疗的主要任务是帮助夫妻增进感情,以减少患者对性生活的心理压力及对性交失败的担心。认知行为治疗可帮助患者增强对性行为正确的正性感受和满意度,并消除负行为,建立新的适应行为。精神分析治疗主要是帮助患者找出导致其性欲下降的相关心理因素或心理创伤。

2.药物治疗

药物治疗如西地那非,但药物治疗对提高患者性功能的作用有限。抗抑郁药可提高部分患者的性欲,镇痛剂可减轻性交疼痛。

3.技术治疗

技术治疗如抚摸性器官、身体接触等,此治疗方法可有效降低夫妻双方在性交全过程中可能出现的焦虑或担忧,适用于各种性功能障碍。

(五)护理

1.护理评估

由于多数患者羞于谈及性问题,因此在评估前首先要保证环境安静、私密,并征得患者同意,同时向患者保证谈话内容保密后,再进行评估。评估一般包括以下内容。

(1)患者性生活的类型和质量:性生活方式、性交频率、是否获得过快感。

(2)患者既往和现有的性问题:性问题的表现、程度、持续时间。

(3)患者对现存性问题和潜在性问题的感受:患者是否担心、焦虑,是否认为性问题影响自己的生活。

(4)患者的性观念:患者对性和性生活的认识水平。

(5)可能的影响因素:夫妻关系及情感,有无健康问题、压力、焦虑,童年生活经历及创伤情况。

(6)既往和目前的治疗情况:患者接受过哪些治疗方法,效果如何。

2.护理诊断

(1)无效性生活形态:与害怕怀孕,对生活应激缺乏有效应对,与性伴侣关系紧张等因素有关。

(2)性功能障碍:指个体所经受的一种得不到满足、不愉快、不恰当的性功能改变的状态,与价值观冲突、缺乏或误解相关知识、有过创伤经历等因素有关。

(3)焦虑:与长期不能获得满意性生活有关。

(4)个人应对无效:与性问题长期存在有关。

3.护理问题

(1)家庭功能受损:与患者的性功能不良有关。

(2)情绪不稳定:与性功能障碍导致情绪改变有关。

(3)知识缺乏:与缺乏相关性科学知识有关。

4.护理目标

(1)患者能确认与性功能障碍有关的压力源。

(2)患者能建立有效的应对方式。

(3)患者能恢复满意的性生活。

5.护理措施

(1)评估患者的性生活史和对性生活的满意度,影响患者性功能的因素及患者对疾病的感受。

(2)探明患者的家庭环境、成长经历,找出引起其消极性态度,如压抑、低自尊、内疚、恐惧或厌恶的原因。

（3）帮助患者理解生活压力与性功能障碍的关系。

（4）帮助患者确认影响其性功能的因素。

（5）与患者讨论如何改变其应对压力的方式，以及如何变通解决问题的方法。

（6）帮助患者寻找增加性生活满意度的方法，如自慰、在性生活前采取淋浴、相互爱抚等增加性生活情趣的技巧，以降低患者对性生活的焦虑、恐惧，可有效提高性欲或消除性交疼痛。必要时向患者提供相关材料。

（7）了解患者的用药史和药物不良反应，确认性障碍是否是由药物所致。

（8）向患者讲解有关性解剖和性行为的基础知识，帮助患者正确认识和理解性，以降低患者的无能感和焦虑程度。

（9）如患者紧张不安，不能有效参与性治疗，可在治疗前向患者教授放松技巧。

（10）帮助患者意识到其性欲的降低来自自己的心理因素，例如不愉快的回忆或者性配偶的行为特征，如动作粗暴、缺乏修饰等，使患者能有意识地避免这些因素对性生活带来的负性影响。

6.护理评价

（1）患者是否能够确认与性功能障碍有关的压力源。

（2）患者是否掌握有效的应对方式。

（3）患者是否恢复满意的性生活。

（4）患者是否正确认识和理解有关性和性功能的知识。

7.健康指导

（1）遇到烦恼，应冷静思考，不应背上长期精神负担，以及时放松与调整紧张心态，缓和与消除焦虑不安的情绪。做一些自己喜欢的事情，如欣赏音乐、参加集体活动和阅读有益的书籍，或找家人亲友倾诉，通过这些使自己的心情舒畅，性压抑也会逐渐消失。

（2）积极参加体育锻炼，持续的、适当的体育锻炼和户外活动很有益处，坚持日常运动，如每天慢跑或散步 30 分钟。可调节紧张的脑力劳动或神经体液失衡，争取有规律的生活，保证充足的睡眠，积极减肥。

（3）避免不良生活习惯，避免不健康的饮食习惯，减少应酬，避免酗酒，控制饮食，充分认识到戒烟的重要性和必要性。

（4）必要时应去医院，排除泌尿系统疾病，如慢性前列腺炎、附睾炎、尿道炎或其他，如内分泌疾病、各种全身性慢性疾病。

（吕国龙）

第十四章　老年病护理

第一节　帕金森病

一、疾病概述

帕金森病又称震颤麻痹,是发生于中老年人的锥体外系统进行性变性疾病,以震颤、肌强直、运动减少和体位不稳为主要特征,为黑质和黑质纹状体系统变性的一种慢性疾病。其发病因素与遗传有一定关系,老年进程助长发病。但单纯老年化并非病因。

二、主要表现

(一)震颤

震颤常从一侧上肢开始,呈现有规律的拇指对掌和手指屈曲的不自主震颤,具有静止时震颤明显,动作时减轻,入睡后消失等特点,故称为静止性震颤。

(二)运动减少

患者随意动作减少、减慢,精细动作很难完成,语声单调、低沉,进食、饮水可致呛咳。

(三)强直

强直多从一侧的上肢或下肢的近端开始,逐渐蔓延至远端、对侧和全身的肌肉。面肌强直使表情和瞬目动作减少,造成面具脸。颈肌、躯干肌强直而躯体呈前屈姿势,行走时上肢协同摆动动作消失或减少。

(四)其他症状

由于自主神经受累,可出现唾液和皮脂分泌增加,汗液分泌增多或减少,大小便排泄困难,直立性低血压,也可有精神症状,如忧郁和痴呆等。

三、治疗要点

适当的药物治疗可不同程度地减轻症状,并可因减少并发症而延长生命。药物治疗以替代性药品如复方左旋多巴、多巴胺受体激动剂等效果较好,但不能抑制疾病的进行,且都存有不良反应和长期应用后药效衰减的缺点,其他如抗胆碱剂、金刚烷胺等,仅适用于症状轻微的患者。

四、护理措施

(一)体位护理

指导患者保持良好的身体姿态,如坐位和站位时尽量保持上身挺直,走路时注意昂头、摆臂、腿抬高不拖地,睡觉时不要用高枕等。

(二)鼓励患者自理

鼓励患者进食、穿衣、移动等,做自己力所能及的事情,增加独立性,避免过分依赖他人。应注意以下几点。

(1)给患者足够的时间,患者不仅表现为动作开始困难,而且不能灵活地变换动作方向,动作缓慢而笨拙,用时要比正常时长多许多。

(2)及时表扬其进步,禁忌责怪抱怨,增强患者自理的信心。

(3)教育家属,不要急于帮助和替代,应认识到完成日常生活活动对患者是很好的肢体锻炼,同时也能提高患者的生活信心。

(三)预防感染和外伤

移动环境中的障碍物,应给予行走时的启动和终止必要的保护。

(四)饮食指导

因患者常伴有自主神经受累,出现大便困难,应指导其多食蔬菜和水果。因患者手指震颤常不能用筷,可用柄较长的勺子,或多向患者提供适合用手拿取的食物;对于吞咽困难者,可给予高热量半流质饮食,鼓励其细嚼慢咽,必要时可用吸管。

(五)预防压疮

对病情较重的患者,应协助其完成自理活动,经常进行温水擦浴及按摩,防止压疮。

(六)药物护理

密切观察病情变化及药物不良反应,如消化道反应、心血管系统的不良反应。

(七)运动指导

主动运动配合被动运动,每天进行关节活动 2~3 次,鼓励患者大声说话。

(八)心理护理

同情、关心、体贴患者,加强与患者的沟通交流,应避免急躁,以免引起患者紧张,鼓励患者倾诉自己的感受,解除其心理负担,积极地配合治疗。

(徐茂云)

第二节 上呼吸道感染

一、疾病概述

上呼吸道感染是由多种病毒引起的一种呼吸道常见病,亦是老年人的常见病,俗称感冒。其中,30%~50%的上呼吸道感染是由某种血清型的鼻病毒引起。普通感冒虽多发于初冬,但任何季节,如春天、夏天也可发生,不同季节的感冒的致病病毒并非完全一样。感冒病例分布是散发性的,不引起流行,常易合并细菌感染。普通感冒起病较急,早期症状有咽部干痒、灼热、喷嚏、鼻塞、流涕,开始为清水样鼻涕,2～3 天后变稠;可伴有咽痛;一般无发热及全身症状,或仅有低热、头痛。一般经 5～7 天痊愈。

二、主要表现

该病起病急,以全身症状为主,局部症状较轻,可出现、鼻塞、流涕、轻咳、食欲缺乏、呕吐、腹泻等。全身症状较轻,无热或轻度发热,自诉头痛、全身不适、乏力。极轻者仅鼻塞、流稀涕、喷嚏、轻微咳嗽、咽部不适等,多于 3～4 天内自愈。

三、治疗要点

(一)对症治疗

病情较重或发热者或年老体弱者应卧床休息,忌烟,多饮水,室内保持空气流通。如有发热、头痛,可选用解热止痛片如复方阿司匹林、索米痛片等口服。咽痛者可用消炎喉片含服,局部雾化治疗。鼻塞、流鼻涕者可用 1‰麻黄碱滴鼻。

(二)抗菌药物治疗

如有细菌感染,可选用适合的抗生素,如青霉素、红霉素、螺旋霉素、氧氟沙星。单纯的病毒感染一般可不用抗生素。

化学药物治疗病毒感染尚不成熟。吗啉胍对流感病毒和呼吸道病毒有一定疗效,阿糖腺苷对腺病毒感染有一定效果,利福平能选择性抑制病毒 RNA 聚合酶,对流感病毒和腺病毒有一定的疗效。近年发现一种人工合成的、强有力的干扰素诱导剂——聚肌苷酸-聚胞苷酸可使人体产生干扰素,能抑制病毒的繁殖。

四、护理措施

(一)病情观察

(1)注意体温的变化及呼吸道症状。

(2)注意有无并发症症状,如头痛、耳鸣等。

(二)护理要点

(1)保持室内空气新鲜,每天通风两次,每次 15～30 分钟。

(2)保证患者适当休息,病情较重或年老者应卧床休息。

(3)多饮水,饮水量视患者体温,出汗及气候情况而异。给予患者清淡、易消化、含丰富维生素、高热量、高蛋白的饮食。

(4)对体温超过 38.5 ℃者给予物理降温,高热时按医嘱使用解热镇痛片。出汗多的患者要及时更换衣物,做好皮肤的清洁护理。

(5)寒战时,要注意保暖。

(6)按医嘱用药。

(7)注意呼吸道隔离,预防交叉感染。

(三)健康教育

(1)嘱患者忌烟。

（2）指导患者保持充足的营养、休息、锻炼,增加机体抵抗力。

（3）指导患者坚持冷水洗脸,提高机体对寒冷的适应能力。

（徐茂云）

第三节 肺 炎

一、疾病概述

老年人感染性疾病中,肺部感染最为常见,是老年人的重要死亡原因之一。老年人由于机体抵抗力降低及患慢性支气管炎、肺气肿、糖尿病等基础疾病者较多,肺炎的发生率和病死率较一般人群为高。

老年人肺炎绝大多数由微生物引起,其中以细菌性肺炎最为多见,如肺炎球菌、金黄色葡萄球菌、革兰阴性菌、真菌等。病毒、支原体也是老年肺炎的常见病原体,这些病原体常常是复合致病。近年来,革兰阴性菌所致的老年人肺炎的发病率有所增加,其中以铜绿假单胞菌、克雷伯菌为多见。此外,放射、物理、化学等因素也可引起肺炎。老年人解剖结构有生理功能变化,上呼吸道保护性反射减弱,病原体易进入下呼吸道;免疫功能下降;口咽部细菌寄生增加,也更易进入下呼吸道发生肺炎。临床中常遇到的无明显诱因的吸入性肺炎患者,多为年老体弱、各系统及器官功能下降、行动障碍或长期卧床及吞咽动作不协调者,易误吸而致肺部感染。

二、主要表现

大多数患者,特别是老年患者症状不典型,起病多缓慢而隐袭。发热不显著或有中度不规则发热,很少畏寒或寒战。全身症状较重,乏力倦怠、食欲锐减。轻度咳嗽,痰多黏稠,咳出困难,量不大,有些患者的起始症状是嗜睡、意识模糊、腹泻。脉速、呼吸急促、肺部体征不典型,常发现呼吸音减低、肺底部啰音。

本病可并发心力衰竭和休克,严重者可出现弥散性血管内凝血（DIC）、急性肾衰竭等并发症。

三、治疗要点

（一）控制感染

细菌性肺炎合理的治疗:痰培养及药敏试验。痰培养是哪种细菌,对哪种抗菌药敏感,就选用哪种抗生素,这样在治疗上才有针对性。但在痰培养结果未出现以前或因某些因素的影响,培养不出阳性结果时,经验治疗也很重要。临床上,一般将细菌性肺炎分为革兰阳性球菌肺炎和革兰阴性杆菌肺炎。若起病急剧,血白细胞计数明显增高,中性粒细胞计数增高,再结合临床表现,一般可考虑为革兰阳性球菌肺炎,可选用哌拉西林钠、头孢唑林钠、阿米卡星、环丙沙星等药物治疗。年老体弱,久病卧床,白细胞计数不增高或略增高者,一般患革兰阴性杆菌肺炎的可能性大,选用氨基苷类加第二代头孢菌素或第三代头孢菌素等药物治疗。

（二）支持疗法

患者应卧床休息。鼓励其翻身、咳嗽、咳痰，对痰黏稠不易咳出者加用止咳化痰药。对缺氧及呼吸困难症状者给予吸氧，给予高热量、高蛋白、高维生素饮食，酌情静脉给予清蛋白、血浆、氨基酸等。

（三）并发症治疗

老年肺炎并发症有时可引起严重后果，积极治疗并发症极为重要。呼吸衰竭发病率较高，应加强氧疗，如症状仍不改善，可行气管插管，机械通气。心力衰竭是肺炎死亡的重要原因，一旦发生心力衰竭，应立即给予患者强心、利尿治疗。休克多为低血容量休克和感染性休克，应补充血容量，并合理选用血管活性药物。

四、护理措施

在老年肺炎整个过程中，精心护理极为重要。

（一）病情观察

严密观察病情变化，注意患者的神志改变，警惕感染性休克的发生。定时测生命体征，记出入量，注意出入量平衡。

（二）护理要点

（1）急性期应多卧床休息，活动困难者应定时翻身，急性期后应加强活动。

（2）给予患者高蛋白、高维生素、高热量流质饮食，适当食用高纤维蔬菜、水果，以保持大便通畅，鼓励患者多饮水。

（3）对急性期患者，应加强氧疗，给予低流量持续吸氧。

（4）高热者应给予物理降温，如酒精擦浴、冰袋，使患者体温控制在 38 ℃以下，必要时可给予药物降温。

（5）鼓励患者咳嗽，咯出痰液。房间空气湿化，给予祛痰药或雾化吸入，定时进行叩背、做咳嗽练习，以利排痰。

（6）留取痰标本：尽量在使用抗生素前或停止使用抗生素 2 天以上后留取痰标本，患者晨起用白开水漱口 3～4 次，用力从肺深部咳出痰液，留置在消毒后的痰盒中，以及时送检。

（三）健康教育

（1）嘱患者避免受寒、过度疲劳、酗酒等诱发因素。

（2）老年人应重视合理饮食，保证充足营养，坚持户外活动，并学会心理调节，对增强体质、预防呼吸道感染都非常重要。

（3）对于易感人群，如慢性肺疾病、糖尿病慢性肝病患者，以及年老体弱者，应使用多价肺炎球菌疫苗、流感病毒疫苗，对提高免疫力，预防或减轻疾病的发生，都会产生积极的效果。

（徐茂云）

第四节 肺 癌

一、疾病概述

肺癌的发病率随着年龄的增长而提高,近年来,恶性肿瘤中死亡率上升最快的是肺癌。因此,肺癌是威胁老年人生命的一个重要疾病,应引起足够的重视。其主要致病因素与长期大量吸烟有关,且患病率随吸烟年限、吸烟量的增长而增加,同时,也与空气污染、职业因素、病毒感染,以及家庭遗传因素有关。

二、主要表现

(一)呼吸系统症状

1.咳嗽

肺癌常以阵发性、刺激性干咳为首发症状,当支气管阻塞,继发感染时痰量增多,变为脓性痰。

2.咯血或血痰

肺癌症状多为间断或持续性痰中带血,偶有大咯血。

3.胸痛

常见轻度胸痛,当胸膜或胸壁受侵犯时常出现严重持续、剧烈的疼痛。

(二)全身症状

全身症状包括发热及恶病质,当合并阻塞性肺炎或肺不张时常有发热,肺部炎症可以反复发生,可因肿瘤组织坏死出现癌性发热。晚期肺癌可以出现疲乏、无力、消瘦、贫血和食欲缺乏。

(三)肺外表现

肺外表现指与肺癌有关的内分泌、神经肌肉、结缔组织、血液、血管异常改变,又称副癌综合征。

(四)转移的表现

当肺癌出现转移,可出现相应的表现,如声音嘶哑、咽下困难、胸腔积液、胸闷、憋气等。

三、治疗要点

(一)手术治疗

手术仍为非小细胞肺癌的首选治疗方式,因为手术治疗可为患者提供最大的治愈可能性。凡是肿瘤无远处转移,不侵犯胸内主要脏器,或胸膜腔、心肺功能可以耐受手术者,都应采取手术治疗。

(二)化疗

化疗仍是当今小细胞肺癌的首选治疗方式。

(三)放射治疗

放射治疗是一种局部治疗手段,主要起辅助治疗作用。

（四）免疫治疗

免疫治疗是继手术、化疗和放疗三大治疗措施之后的一种新的治疗方法，主要有干扰素、白细胞介素-2、植物多糖等治疗方法，可与任何治疗措施配合应用。

（五）中药治疗

中药可改善临床症状和生存质量，提高生存率，减轻对化、放疗的不良反应，预防肿瘤复发转移。

（六）介入治疗

介入治疗是指在X线设备的监视下，将抗肿瘤药物和/或栓塞剂经动脉导管注入，对肿瘤病变进行直接治疗。

四、护理措施

老年患者患病后的身心变化与青壮年不同，尤需重视下列措施。

（一）饮食

给予患者高蛋白、高维生素、高热量、易消化饮食，少量多餐，向患者说明保证营养的重要性，鼓励其主动进餐。

（二）休息与活动

保证患者身心休息，以降低基础代谢率，间断起床活动，到室内或室外空气新鲜、人群稀少的地方，活动量以自觉无疲劳为度，少量多次活动为好。

（三）症状护理

若因肿瘤压迫出现呼吸困难、肺炎、疼痛，均应及时吸氧，姑息放疗，止痛。

（四）化疗、放疗护理

（1）化疗药物静脉注射速度要慢，以减轻对血管的刺激。若有血管外渗应即刻停止静脉注射，并予以局部普鲁卡因封闭。

（2）化疗前注射止吐药以减轻恶心、呕吐反应，化疗期间，若患者出现心悸、胸闷，应及时听心率，做心电图；化疗、放疗者均应定时查白细胞、血小板。

（3）患者均可能脱发，使患者有思想准备，并解除思想顾虑。

（4）若放疗中患者出现咳嗽、呼吸困难加重，应考虑放射性肺炎的可能，应及时吸氧，保持呼吸道通畅；吞咽不适者有可能发生放射性食管炎，应给予其流质饮食。

（五）健康教育

（1）吸烟与肺癌的发生有一定关系，首先应嘱患者忌烟。我国已重视"三废"的处理，严格控制工业和机动车所产生的废气，对预防肺癌有重要的意义。

（2）肺癌的关键在于早期发现，早期治疗，因此要定期查体，特别是40岁以上长期吸烟者要每半年或一年做X线胸部检查，以便早期发现，及时手术，取得好的效果。

（徐茂云）

第五节 尿 失 禁

一、疾病简介

老年人,特别是老年妇女,在咳嗽、打喷嚏、大笑或屏气用力时,常有少量尿液流到裤子上。尿液的浸渍会诱发会阴湿疹、皮炎、外阴瘙痒,使患者非常痛苦。这种尿液不受控制而经尿道流出的现象称为尿失禁。

老年人发生尿失禁最常见的原因是盆腔隔膜的障碍。膀胱位于盆腔隔膜之上,老年人(特别是老年妇女)的盆腔隔膜和尿道周围的组织松弛无力,腹内压升高可引起遗尿,即张力性尿失禁。尿失禁还见于尿道及膀胱出口障碍,膀胱本身障碍(如膀胱肿瘤、结石、炎症)可引起尿失禁。另外,控制排尿的神经障碍也是老年人尿失禁的重要原因。

据统计,女性尿失禁的发病率高于男性,随年龄增加,尿失禁的发病率升高,症状加重。尿失禁的诊断明确后采取对症治疗,大部分可以得到控制。对炎症可采取抗感染治疗。对膀胱、尿道异常者可行手术治疗。但有少部分患者,特别是老年妇女,针对病因的治疗常无效,其尿失禁成为难治性尿失禁。美国医师提出的锻炼耻骨肌、尾骨肌来治疗张力性尿失禁的方法,已见明显成效,这种方法对预防老年人张力性尿失禁、改善老年人的性生活质量也大有裨益。

二、主要表现

尿失禁主要有冲动性尿失禁、压力性尿失禁、尿潴留和溢流性尿失禁、尿道括约肌闭锁不全、神经源性膀胱、心理性尿失禁、混合性尿失禁等。

(1)冲动性尿失禁的特点是有急迫的排尿欲望而发生尿的不自主流出。它可单独出现,也可和不同程度的压力性尿失禁同时出现,多与神经和尿道疾病有关。

(2)压力性尿失禁(尿道括约肌部分功能不全)是由咳嗽、使劲、打喷嚏、提重物等使腹内压突然升高的动作引起的尿不自主流出。对于女性,压力性尿失禁是引起尿不自觉流出的最常见原因。

(3)尿潴留和溢流性尿失禁(即反常性尿失禁)发生于当膀胱急性或慢性过度膨胀时,膀胱内压升高,最终超过尿道括约肌的抗力,尿开始从尿道滴出,但患者不能保持尿流通畅。

(4)尿道括约肌闭锁不全的患者,白昼或黑夜总有尿液从尿道不自主地滴流出来,但腹部检查及残留尿量检查并没有发现膀胱扩张。此种情况可用手术方法治疗。

(5)女性尿道瘘通常继发于手术、外伤、肿瘤、放疗、车祸、分娩损伤、枪弹伤等,形成的瘘管可使来自输尿管、膀胱或尿道的尿流入阴道。尿液流失量视瘘的大小和部位而定。尿道瘘可能是持久的或间歇的,可伴有或不伴有排尿。治疗方法是手术切除尿道瘘。

(6)心理性尿失禁多在成人遭受情绪打击时出现,并且只有排除其他类型的尿失禁以后才能考虑这种情况。

有时老年性尿失禁可能是混合性的,治疗起来就比较困难。

三、治疗要点

(1)增强骨盆底肌肉,以增强尿道外括约肌的张力。①仰卧位:吸气时稍抬起臀部,用力收缩骨盆底肌肉(如忍大小便之感),坚持10秒,呼气,放松10秒。②屈腿仰卧位:吸气时,稍提起腰骶部,使其离开床面,收缩臀肌及骨盆底肌;呼气时,放下腰骶部,全身放松。③屈腿仰卧位:用力靠拢两膝,同时抬起骨盆,然后分开两膝,放下骨盆。④坐在矮凳上(两腿伸直,两足交叉):用力靠拢两膝,同时收缩盆底肌。⑤椅坐位:提肛锻炼。用力收缩肛门(如忍大小便的样子),坚持10秒,然后放松10秒,反复进行10~20次,收缩时深吸气,放松时呼气。

以上5节练习中,最重要的是第1节,只做此节也有效,可以每天做2~3遍,每遍10~20分钟。

(2)排尿训练及行为治疗:①养成定时排尿的习惯。最初时间可短些,以后白天逐渐做到2~3小时1次,夜间每隔3小时1次。要养成一定的忍尿习惯,不要不加控制地随便排出。但不可经常长时间憋尿,这样容易导致膀胱括约肌收缩失职,易引起尿失禁。②有意识地在排尿中途中断一下,再继续排出。③白天要饮用足量的水,以使膀胱定时充盈、有尿意,为定时排尿创造条件。

(3)慎用某些药物,如镇静剂、钙通道阻滞剂,这些药物可引起或加重尿失禁。

四、护理措施

(一)心理护理

患者由于疾病的侵扰,自我价值感降低,社会交往减少,出现了自卑、孤独、悲观等心理问题,担心身上有异味,担心被周围的人及子女厌弃,对于他人的言行过于敏感。患者在生活上也受到不同程度的影响,如不敢饮水、走远路、大笑、咳嗽。许多患者患病时间较长,生活质量受到了不同程度的影响,护理人员应主动接近患者,对患者表示关心、同情,经常与之交流、沟通,了解其想法,把握其心理动态,以及时给予心理上的帮助和支持;讲解疾病的有关知识,帮助患者克服自卑心理,消除疑虑,增强治疗信心。

(二)合并症的护理

老年患者由于生理功能衰退,免疫功能下降,常常伴有各种不同程度的内科疾病,给手术增加了危险。患者入院后,护理人员应协助和配合医师,全面检查各重要脏器的功能;对合并高血压、慢性支气管炎、糖尿病等的患者,通过降压、抗生素的使用、降血糖、控制饮食等一系列措施,使病情稳定。

(三)导管护理与排尿观察

术后留置导尿管1~2天。留置期间,妥善固定导尿管并保持其通畅,观察尿色及尿量,每天清洁会阴2次,鼓励患者多饮水,每天饮水量为1 000 mL以上。嘱患者拔管后1小时内及时排尿,尽量排空膀胱。如果出现尿路刺激症状、排尿不畅或排尿困难,嘱患者不要紧张,稳定其情绪,并创造条件使其在完全放松的状态下排尿,同时仔细检查膀胱充盈情况和每次排尿量,必要时做B超检查残余尿,进行尿液培养,早发现尿潴留及尿路感染。如需再插管,则严格无菌操作。

(四)加强基础护理

术后鼓励患者尽早活动,尽早活动有利于术后恢复,减少肺部并发症及静脉血栓。由于老年患者运动系统退变,活动频率和强度要适宜。老年患者的胃肠功能低下,易腹胀、便秘。心功能不全者便秘可诱发心力衰竭,护理人员要重视第1次排便,做好健康指导。对糖尿病患者术后继续监测血糖,做好饮食指导。做好皮肤护理。护理人员应指导并协助患者保持外阴清洁、干燥,为患者勤换护垫,每天用温水擦洗及更换内裤;对皮肤发红、湿疹、瘙痒者,在清洁外阴的同时,可外涂皮炎平。

五、保健

(一)避免腹内压升高的诱因

便秘是引起腹内压升高的重要原因之一。便秘患者应养成良好的饮食习惯,多吃纤维素高的蔬菜和水果。护理人员应鼓励患者多饮水,必要时给予缓泻剂。呼吸道分泌物排出不畅是引起腹内压升高的重要原因。老年患者的身体抵抗力差,易发生呼吸道感染,因此护理人员应告知患者注意保暖,给病室定期通风、消毒、限制探视。对于患有慢性支气管炎的患者,护理人员应鼓励排痰,患者合并感染时予以抗生素治疗。

(二)盆底肌肉的锻炼

术前进行该项锻炼可加强手术疗效。护理人员应指导患者进行盆底肌肉的锻炼,即缩肛运动。通过肛门指检让患者轻轻收缩肛门、阴道的肌肉,帮助其找到正确的锻炼方法。每天 3 次,每次 3 秒后放松,连续 15~30 分钟。

(徐茂云)

第六节　前列腺肥大

一、疾病简介

前列腺肥大是一种老年男性的常见病,已成为泌尿外科的常见病。发病年龄大都在 50 岁以上,随着年龄增长其发病率不断升高。前列腺肥大与体内雄激素及雌激素的平衡失调关系密切。睾酮是男性主要雄激素,在酶的作用下,变为双氢睾酮,而双氢睾酮是雄激素刺激前列腺肥大的活性激素。雌激素对前列腺肥大亦有一定影响。

二、主要表现

前列腺肥大的症状是随着病理改变而逐渐出现的。早期因膀胱代偿而症状不明显,患者常不能准确地回忆起病程的长短,随着病情加重而出现各种症状。

(1)尿频:最常见的症状是尿频,且逐渐加重,尤其是夜尿次数增多。

(2)进行性排尿困难:主要表现为起尿缓慢、排尿费力、射尿无力、尿线细小、尿流滴沥、分段排尿及排尿不尽等。

(3)急性尿潴留:受凉、饮酒、劳累等引起腺体及膀胱颈部充血、水肿时,即可发生急性尿潴留。患者的膀胱极度膨胀,疼痛,尿意频繁,辗转不安,难以入眠。

(4)血尿:出血量不等,偶有大量出血。血块充满膀胱,须紧急处理。

(5)肾功能不全症状:晚期由于长期尿路梗阻,两肾功能减退,表现为食欲减退、恶心、呕吐及贫血等。

（6）其他症状：患者由于长期排尿困难而依赖增大腹压排尿,可引起或加重痔、脱肛及疝等。

三、治疗要点

前列腺肥大患者如无尿路梗阻症状及膀胱、肾功能障碍,不需要治疗,如果已影响排尿及正常生活,应予治疗。

（一）急性尿潴留的处理

对急性尿潴留须紧急处理:应用 α 肾上腺素受体阻滞剂使膀胱颈松弛,这样有利于尿液排出。放置留置导尿管以引流尿液,必要时可行膀胱造瘘术。

（二）非手术治疗

对尿路梗阻较轻或年老体弱、心肺功能不全而不能耐受手术者应进行非手术治疗。

1.激素治疗

雌激素可使前列腺腺体缩小,改善排尿症状,但停药后可复发。

2.α 肾上腺素能受体阻滞剂

该类药治疗早期前列腺肥大症,疗效满意。

3.注射疗法

此法效果不稳定,复发率高,易引起会阴痛。

4.药物治疗

使用前列立效、前列康药物。

（三）手术治疗

手术治疗包括前列腺摘除术、保守性手术,双侧睾丸切除或剜除术。

（四）微波和射频治疗

用微波和射频波使增生的前列腺发生凝固坏死而脱落,达到治疗目的。

（五）激光治疗

利用磷酸钾氧肽晶体激光汽化去除组织的能力,将增生的前列腺组织汽化并去除。

（六）金属耐压气囊扩张术

该方法有一定的近期疗效。

（七）镍钛形状记忆合金螺旋管支架的应用

该方法具有操作简便、痛苦小、损伤少、费用低、恢复快及避免膀胱造瘘等优点。

四、护理措施

（1）嘱患者少喝酒,注意保暖,因为喝酒、感冒等易导致前列腺充血、水肿而加重排尿困难症状。

（2）嘱患者一有尿意即排尿,不要延迟排尿。

（3）有前列腺肥大症状的老年人应及时到医院检查、治疗,以免延误。

（4）禁用莨菪碱类药物。前列腺肥大患者有腹痛、胃病等,就医时应主动告诉医师患有前列腺肥大,以避免应用此类药物。

五、保健

（一）戒烟、戒酒

最好不要喝任何酒,以免酒精刺激自主神经,引起尿潴留。应戒烟。

(二)保持较好的情绪状态

平时乐观向上,保持较好的情绪状态,以减少心因性刺激对前列腺肥大症的不良影响。

(三)注意保暖

特别要注意对腹部及下肢的保暖,防止寒冷刺激反射性地引起血管扩张,加重排尿困难。

(四)骑自行车的注意事项

宜选用软座自行车。车把高于车身。不要长时间骑车,减少对已经肥大的前列腺的不必要刺激。

(五)注意外阴的卫生

经常清洗,轻揉按摩,以减轻肥大的前列腺带来的不适。禁用影响排尿的药物以免发生尿闭或加重排尿困难。

(六)中草药可以预防其发展

用车前草 30 g、石苇 30 g,泡水入茶,长期饮用。

(七)适当控制性生活

性生活不能过频,以减轻前列腺充血。

(八)多饮水

多饮水有利尿作用,有利于前列腺分泌物的排泄,减少局部刺激。

(九)温水坐浴

每天 1~2 次温水坐浴,每次 20 分钟,可促进血液循环,减轻前列腺充血。

(徐茂云)

第七节 糖 尿 病

一、疾病简介

糖尿病是老年人的常见病和多发病,严重影响老年人的身体健康和生存质量。糖尿病的发病原因尚不清楚,可能与遗传、环境、肥胖等因素有关。

二、主要表现

典型糖尿病的临床表现为"三多一少"——多饮、多尿、多食、消瘦。老年糖尿病的发展相对缓慢,常仅表现为餐后高血糖。老年人肾动脉硬化,多饮、多尿、症状轻微,以多饮、多尿发病者仅占 1/5~1/4,因此,绝大多数老年糖尿病患者不具备典型的"三多一少"症状,其临床特点如下。

(一)常以并发症或合并症状就诊

(1)高血压、冠心病、脑卒中是老年糖尿病患者重要的合并症及并发症。

(2)皮肤疖肿反复发作或经久不愈,下肢坏疽。

(3)视力减退或失明。

(4)外阴瘙痒,阳痿。

(5)四肢末端麻木、疼痛、感觉异常。

（6）患者腹泻、排尿不畅或尿失禁、多汗或汗闭。

（二）急性代谢紊乱的主要并发症

糖尿病非酮症高渗综合征多发生于 50 岁以上轻型患者，其中 2/3 的患者发病前无糖尿病史，诊治不及时常危及生命。

（三）并发症和伴发病多，进展快

老年人机体常有器官老化和退行性变、免疫功能低下、循环系统和神经系统疾病的发病率高等特点，糖尿病加速这些老年性疾病的发生和发展。

（四）心脑血管疾病是老年糖尿病的主要死亡原因

心脑血管疾病与高血压、高脂血症、高血糖、高凝状态、高胰岛素血症等有关，是老年糖尿病诊治的重点。

（1）糖尿病性心脏病是糖尿病晚期的主要死亡原因之一，占糖尿病晚期死亡原因的 40% 以上，主要表现为冠心病、糖尿病性心肌病和糖尿病性心脏自主神经病变。

（2）高血压是糖尿病常见的合并症之一，在糖尿病患者中合并高血压的患病率可高达 40%～80%，为一般人群中高血压患病率的 4～5 倍。

（3）患者出现脑血管并发症。

三、治疗要点

为保证治疗措施的落实，必须强调患者的自我保健、家庭保健与医疗保健相结合。治疗目的是适当控制代谢紊乱，保证必需的营养，维持 β 细胞功能，以及时发现和处理并发症和伴发症以维持患者的生活和工作能力，延长寿命。治疗原则与一般糖尿病的治疗原则基本相同，遵循教育先行、饮食调整、运动适当、用药合理的综合治疗方针，控制血糖与防治并发症、伴发症。

老年糖尿病控制必须坚持适当控制血糖，同时严防发生低血糖。

（一）防止低血糖反应发生

发生低血糖的原因主要有以下几点。

（1）老年人的饮食量常不规律，摄入量减少则有发生低血糖的可能。

（2）老年人的肾功能生理性或病理性减退，口服降糖药物排泄缓慢，胰岛素降解减少，造成体内蓄积，诱发低血糖。

（3）老年人低血糖往往缺乏自觉症状，易于发生低血糖昏迷。

（4）老年人低血糖可诱发急性心脑血管疾病，危及生命。

（二）糖代谢控制参考标准

对老年糖尿病的血糖控制水平应略高于青壮年的控制水平。

（三）糖尿病健康教育

糖尿病是终身性疾病。患者能掌握关于糖尿病的基本知识并主动、积极配合治疗是十分重要的。细致、扎实的糖尿病健康教育是成功治疗的根本前提。据调查，我国估计有糖尿病患者2 000 万人，其中绝大多数患者血糖控制很差，久之将会导致严重的慢性并发症而致残、致死。因此，糖尿病健康教育势在必行，可采取灵活多样的方式。教育的内容包括糖尿病的本质、症状、并发症及危害性，制定与调节饮食计划、规律运动的重要性，各种治疗措施的相互作用，降糖药物的应用方法，吸烟与饮酒的危害性，自我监测与定期复诊的必要性。目前糖尿病尚不能根治，要进行积极、正面的引导，糖尿病的终身性、可控制性的宣传。

(四)饮食治疗

饮食治疗是任何形式糖代谢异常疾病的最基本治疗措施,可减轻胰岛负担,明显改善胰岛敏感性,降低血脂、血糖,减轻胰岛素抵抗,控制和保持理想体质量。

控制总热量是基本原则,实行低糖(碳水化合物占总热量的50%~60%),低脂(脂肪少于每天总热量的30%,以不饱和脂肪酸为主),适量蛋白质(占总热量的15%,平均0.8 g/kg),高纤维素(可延缓碳水化合物在小肠的吸收)饮食。饮食治疗应特别强调定时、定量,适当补充B族维生素、维生素C、矿物质及微量元素等。

(五)运动治疗

运动促进葡萄糖利用,增强胰岛素敏感性,增强机体抵抗力,延缓动脉硬化的发生发展,对肥胖的2型糖尿病患者尤为有益。

运动治疗要因人而异,循序渐进,相对定时、定量,适可而止。餐后1小时运动可达较好的降糖效果。最好不要空腹运动,以免发生低血糖。

(六)药物治疗

1.口服降糖药

老年人的肾功能下降,选用降糖药物时应注意药物对肾功能的影响,避免低血糖发生。对老年糖尿病患者较安全的药物有格列喹酮、阿卡波糖等。

2.胰岛素

对老年人应用胰岛素尤其需注意防止低血糖发生。

胰岛素适用于老年人的1型糖尿病及口服降糖药无效的2型糖尿病、各种糖尿病的急性并发症、各种严重的慢性并发症、应激、严重的合并症等情况。胰岛素的剂量个体差异很大,需因人而异。应用原则为从小量开始,逐渐增量。

不良反应有低血糖反应,最常发生,危险性也较大。低血糖反应主要与胰岛素用量过大、进食过少或运动过多有关。胰岛素使用的注意事项如下。

(1)胰岛素剂型不一,特别注意胰岛素的含量,以免发生剂量过大或剂量不足。

(2)注射时间及准确的剂量:一般中长效胰岛素与进餐关系可不严格,但对速效制剂必须在进餐前半小时注射,因为这一时间正是该药开始发挥作用的时间,过早或过晚注射可能引起血糖的过低或过高,干扰疗效或发生低血糖。抽吸胰岛素时应强调剂量准确无误,以免引起不必要的血糖波动,甚至发生危险。

(3)注射部位的选择与轮换:胰岛素的注射常需持续终身,注射部位是很重要的。通常在上臂前外侧、大腿内侧、臀部及腹部注射,为避免皮下组织萎缩或增厚,影响吸收,应有计划、有标记地逐一轮换注射部位,对每一个部位也应划出小区域,交替注射。每次注射均应改变位置。

(4)不同注射部位的吸收不同:一般腹部吸收较快,大腿内侧吸收较慢,故中长效制剂应在腿部注射,短效制剂则应在腹部注射。

四、护理措施

(一)病情观察

(1)了解患者有无多饮、多尿、多食、体质量下降、乏力等症状,若有,记录症状出现的时间;有无反复发生的皮肤、会阴瘙痒,阴道炎,皮肤、尿道、呼吸道感染;有无心前区不适、心慌、头痛、头晕、一过性晕厥;有无视觉模糊、视力减退;有无肢体感觉异常;有无突发厌食、呕吐、腹痛等表现。

（2）了解患者的饮食形式、生活方式、工作性质、活动和锻炼情况。

（3）了解患者及其家属对糖尿病的认识程度，对目前治疗的接受程度和执行情况。

（4）了解患者目前血糖的控制情况，血脂、心电图、眼底等情况及肝功能和肾功能。

（二）饮食护理

（1）合理控制饮食的目的：减轻胰岛功能的负担，减肥，纠正已发生的代谢紊乱，降低餐后高血糖，改善整体的健康水平，提高消瘦者的体质量，有利于治疗和预防并发症。

（2）饮食总量及结构：饮食总量及结构指的是饮食摄入的总热量及其来源的分配比例。安排量的原则是充分考虑减轻胰岛负担，又要保证机体正常生活和工作的需要，尽可能使体质量恢复到标准体质量±标准体质量×5%的范围内。肥胖者的总热量要少些，消瘦者总热量可适当放宽些。大多数糖尿病患者的饮食量及其热量：①碳水化合物占总热量的50%～65%，250～300 g/d（以大米或面粉为主），消瘦者和体力活动较多者可适当增加热量，而一般体力劳动者，特别是肥胖者可酌情减少。②蛋白质占总热量的10%～20%，植物蛋白与动物蛋白的比例为（1.5～2.0）∶1。每天可进食豆类30～50 g，动物蛋白以猪瘦肉、牛肉、鸡、鱼、虾、蛋类为主，总量为150～250 g/d。③脂肪占总热量的15%～25%，一天可摄入50～80 g的脂肪，其中植物脂肪占60%为好。④多吃纤维较高的各种豆类或豆制品，多吃新鲜蔬菜（一天至少500 g），也可以吃少量水果（50～100 g/d），如多吃水果就要扣除主食。但血糖太高则不宜吃水果。⑤适当低盐饮食，戒烟，少饮酒。

（3）进食方法：①宜少食多餐，一天不少于三餐，一天三餐的食物分配为1/5、2/5、2/5；最好一天六餐，即除三餐外，上、下午安排间食及睡前进食（总量不变）。②进餐时间要有规律。③少吃或不吃零食。④严格执行，长期坚持。

（4）饮食控制的基本原则：糖尿病的饮食控制是一个非常复杂、艰难而又漫长的过程，但又是必不可少的基本手段。糖尿病患者必须清醒地认识到饮食控制的重要性。如果仅控制碳水化合物而忽略控制蛋白质、脂肪是极其有害的。

（三）体育锻炼

1.体育锻炼在糖尿病治疗中的价值

（1）增强周围组织对胰岛素的敏感性，改善糖代谢，使血糖下降。

（2）加速脂肪分解，减少脂肪堆积。

（3）增强心肺功能，促进全身代谢。

（4）增强体质和运动能力。

（5）使患者精神上有爽快感、充实感，消除应激，提高精神耐受力，改善脑神经功能。

（6）预防或控制并发症的发展。

2.体育锻炼的具体实施

体育锻炼也是一个复杂的问题。锻炼的内容极其丰富，运动的范围可大可小，运动的强度可强可弱，因此，患者一定要根据自己的年龄、性别、体质、体型、器官功能状态，有无并发症等具体情况，适当选择运动，量力而行，如散步、骑车、打太极拳、做适量家务。运动可一天数次，每次15～30分钟，中午尽量午睡。躯体状况较好的患者可酌情增加运动量。运动应作为预防糖尿病发生的手段。

（四）家属配合

老年人的记忆力减退，应向其家属强调服药时间和饮食配合的重要性。家属在患者进餐前或进餐时提醒其服药。患者和家属都应该会辨认胰岛素的剂型,按照剂量准确抽吸和注射,并避免发生感染和低血糖。

（五）保持皮肤清洁

患者要保持皮肤清洁,勤剪指甲,避免搔抓损伤皮肤,穿宽松、透气的棉质内衣,注意鞋、袜干净、合脚,使用热水袋时温度不宜超过 50 ℃,避免热水袋直接接触皮肤,防止烫伤。

五、保健

因为糖尿病是终身性疾病,所以糖尿病患者的治疗、护理、保健主要靠自己。

（1）患者要充分认识饮食治疗是控制血糖、防治并发症的主要手段,使自己自觉地配合饮食治疗,并长期坚持。

（2）患者要充分理解体育锻炼在糖尿病治疗中的意义,积极参加力所能及的体力劳动,坚持进行适当的体育锻炼,外出时随身携带甜食和病情卡片。患者在运动中如感到头晕、无力、出汗、心慌,应立即停止运动,以防低血糖反应发生,避免空腹运动。

（3）患者应会正确使用快速血糖仪和尿糖试纸,掌握血糖、尿糖自我监测的时间和测量结果评价,发现异常,以及时就诊。

（4）要定期到门诊监测血糖、糖化血红蛋白、肾功能、眼底等,出现口渴加重、小便增多、厌食、恶心呕吐、身体虚弱等,应及时就诊。

（5）气候变化时注意增减衣物,注意皮肤和足部清洁,用温水洗浴,注意修剪指甲,保持鞋、袜干净、舒适,生活规律,避免过劳,保证充足的睡眠,戒烟、戒酒。

（6）糖尿病患者要相信科学,不要轻信某些保健食品的广告,更不能相信什么"灵丹妙药""祖传秘方",这些东西只会延误和加重病情。

（徐茂云）

第八节　高　脂　血　症

一、疾病简介

高脂血症是指血浆脂质中一种或多种成分的含量超过正常高限。血浆脂质的其主要成分有甘油三酯、胆固醇、磷脂、游离脂肪酸等。引起脂代谢异常的因素有遗传因素、饮食因素、饮酒、吸烟、肥胖等,也可能是继发性原因,动脉粥样硬化、糖尿病、黏液性水肿、肾病综合征、胰腺炎、肝胆疾病等也可引起高血脂。

二、主要表现

患者早期可出现头晕、耳鸣、失眠、健忘、脑动脉硬化,继之出现脑栓塞、胸闷、心绞痛,重者可引起心肌梗死。高脂血症可引起动脉粥样硬化、高血压、脑梗死、心绞痛、心肌梗死等。

三、治疗要点

(一)饮食疗法

饮食控制是治疗血脂异常的基础,特别是糖尿病和肥胖患者,脂肪的热量应是总热量的 $10\% \sim 30\%$。碳水化合物占总热量的 $50\% \sim 60\%$,补充维生素 E,以免体内过氧化脂质生成增加。高纤维饮食、多种豆类及其制品也具有降低血脂的作用。

(二)运动治疗

适当运动和体力劳动利于降低体质量。

(三)病因治疗

明确病因,对因治疗。

(四)药物治疗

轻度高脂血症不用降脂药物。饮食控制、运动和原发病治疗 3 个月,效果差者,在医师指导下可加服血脂调节剂。常用药物有考来烯胺、氯贝丁酯、非诺贝特、苯扎贝特、吉非贝齐、洛伐他汀、烟酸等。

四、护理措施

(1)患者要坚持饮食治疗,降低血浆胆固醇含量,保持均衡的营养。对于超重者,护理人员应帮助其减重至理想体质量。主食以谷类为主,粗细搭配,增加玉米、燕麦等成分;避免吃动物内脏、动物油、蛋黄等胆固醇含量高的食物,多吃新鲜蔬菜、水果、木耳、香菇等;吃七八分饱,忌暴饮暴食。

(2)护理人员应强调积极的体育活动对调节血脂的重要性。老年人应坚持进行快走、骑自行车、慢跑、游泳等中等强度的运动。每次 30 分钟以上,每周至少 3 次。

(3)药物治疗的护理:药物治疗只是饮食和运动治疗的辅助手段,一般疗程为 3 个月。调节血脂的药物可引起恶心、厌食、腹胀等胃肠道反应,应从小剂量开始服用。

(4)患者要戒烟,限制饮酒,降低血压,控制血糖。

(5)患者要定期复查血脂、血糖、血压、肝功能、肾功能等。

五、保健

针对引起脂代谢异常的有关因素,采取相应的措施,就能较有效地防治高脂血症。例如,家庭性高胆固醇血症是一种常染色体显性遗传性疾病,通过防止近亲结婚及孕期检查,减少和杜绝此病发生。只要消除病因,继发性高脂血症患者即可恢复。患者应合理饮食,适当地运动和体力劳动,进行必要的药物治疗,同时要排除思想顾虑,增强信心。消除精神紧张有利于预防血脂代谢异常。

(徐茂云)

第九节 高尿酸血症与痛风

一、疾病简介

高尿酸血症是遗传或继发性因素造成嘌呤代谢紊乱和/或尿酸排泄减少导致血中尿酸含量升高的一类疾病。尿酸过多造成尿酸结晶沉积于关节腔等部位,引起反应性关节炎,为痛风。痛风常见于老年男性及绝经后妇女,尤其是肥胖者。

二、主要表现

(一)急性关节炎

1.关节疼痛

疼痛多于春、秋季节发作。急性起病,数分钟至数小时内出现伴红、肿、热的剧烈疼痛,患者拒触碰,可伴关节腔积液,夜间加重。单关节特别是跖关节受累多见,也可多部位同时发作,如踝、跟、指、趾、腕、肘关节。

2.发热

少数发热者多为轻度、中度体温升高。

3.诱因

诱因包括饮酒、高蛋白饮食、脚扭伤、劳累、寒冷、感染等。急性关节炎可于数小时至 2 周自行缓解。

(二)慢性关节炎

病程久者,慢性关节炎发作日渐频繁,受累关节日渐增多,关节腔、滑膜囊、骨、软骨均受累,关节僵硬、变形、活动受限。

(三)痛风石

尿酸盐聚集成圆形或卵圆形结节,沉积于皮下,称为痛风石。其多见于耳郭、关节周围等部位,表面皮肤如果破溃,可形成瘘管,流出白色糊状物质,为痛风的特征表现。

(四)痛风肾及肾结石

尿酸盐沉积于肾及尿路,导致间质损伤,结石形成,引起肾绞痛、蛋白尿、血尿、尿路感染、尿毒症等。老年患者常合并动脉硬化、高血压等因素而加剧肾功能恶化。

三、治疗要点

(一)一般治疗

(1)低嘌呤饮食非常重要,可以减少外源性尿酸生成。①蛋白质的量不超过 1 g/(kg·d)。②忌食或少食肉类、动物内脏、海产品、豆类、菠菜、香菇、菜花等。③戒酒。

(2)适当减少碳水化合物的摄入,其热量不超过总热量的 60%。不宜多食糖果,避免肥胖,并应积极减肥。

(3)多饮水,促进尿酸排泄。饮水量多于 2 500 mL/d。

（4）避免劳累、紧张、暴饮暴食。注意保暖。

（5）选择宽松、舒适、柔软的鞋。

（二）急性发作期

（1）患者应卧床，把患肢抬高并摆放在合适位置。

（2）秋水仙碱可迅速控制症状。4～8 mg/d，分 3～4 次口服。症状缓解后减量，因药物毒性大，可发生胃肠道反应、肝损害、肾损害及骨髓抑制等。一般用药不超过 1 周。

（3）非甾体抗炎药如吲哚美辛、双氯芬酸、布洛芬，可酌情选用。

（4）其他药物无效时可选用糖皮质激素，停用时易发生反跳现象，全身应用不良反应大。

（三）慢性期及间歇期

1.抑制尿酸合成

嘌呤醇 100～300 mg/d，分次口服。尿酸正常后减量至 50～100 mg/d。不良反应有变态反应、胃肠道反应、肝损害，肾功能不全者减量使用。

2.促进尿酸排泄

此法适用于尿酸排泄减少或不增多者。药物有丙磺舒、磺吡酮等。服药期间注意：①多饮水，加强尿酸排泄，避免尿酸滞留于尿路而形成结石；②同时服碳酸氢钠，碱化尿液；③注意胃肠道反应、变态反应等。

四、护理措施

（1）当急性痛风性关节炎发作时，患者应卧床休息，用枕头或棉被垫高患肢，防止硬物碰撞患肢。

（2）护理人员定时给患者服用秋水仙碱或消炎止痛药，注意观察药物的不良反应。

（3）分散注意力可增加对疼痛的耐受性，方法如有节奏地呼吸、听音乐、自己默默数数。可按摩患肢肌肉或按摩背部以放松患肢骨骼肌，达到减轻疼痛的目的。

五、保健

（1）避免诱因，如饮酒、过劳、外伤、关节活动过多。

（2）避免食用含嘌呤多的食物，如动物内脏、动物的脑、沙丁鱼、牛肉、凤尾鱼。少食鳝鱼、火腿、猪肉、鸭、鹅等，多食新鲜蔬菜，如白菜、胡萝卜、芹菜、黄瓜、茄子、番茄、土豆，多食各种水果、蛋、乳制品。此外，还应注意饮食要低蛋白、低脂肪、低盐。

（3）鼓励患者多饮水，每天入水量约 2 000 mL，这样可以增加尿量，促进尿酸排出。嘱患者不饮酒，因为酒精在体内可产生乳酸，酸性环境会使尿酸排出减少。

（4）患者应适当运动，防止肥胖。肥胖、运动少是痛风的主要诱因，患者应坚持每天散步或慢跑。运动可以减少高脂血症、冠心病、糖尿病的并发。

（徐茂云）

第十节 贫 血

一、疾病简介

贫血是老年人临床常见的症状。随着年龄的增加,贫血的发病率也会上升,因为老年人的某些生理特点与贫血的发生也有一定的关系。老年人贫血主要是缺铁性贫血和慢性疾病性贫血,其次为营养性巨幼细胞贫血。在经济条件较差的人群中易发生营养性贫血。老年人贫血的发生较为缓慢、隐蔽,常会被其他系统疾病症状所掩盖。心悸、气短、下肢水肿及心绞痛等症状在贫血及心血管疾病时均可出现,临床上见到这些症状,多考虑为心血管疾病,而忽视了贫血。实际上,也可能是贫血加重了心血管的负担,使原有的心脏病症状加重。此外,贫血时神经精神症状常较为突出,如淡漠、无欲、反应迟钝,甚至精神错乱,常被误诊为老年精神病。

贫血是一种症状。贫血的原因比较复杂,治疗贫血应该先找出贫血的真正原因。老年人贫血常见原因是营养不良或其他全身性疾病。再生障碍性贫血及溶血性贫血不多见。营养性贫血以缺铁性贫血最常见。食物缺铁、吸收不良或慢性失血均可造成铁的缺乏,老年人咀嚼困难、限制饮食、胃酸缺乏、吸烟、喝酒、饭后饮茶等可造成铁吸收障碍。慢性失血在胃溃疡出血、十二指肠溃疡出血、消化道肿瘤出血、痔疮、鼻出血及钩虫感染中常见。继发性贫血的常见原因是肿瘤、肾炎和感染。有些药物(如某些降糖药、氯霉素、抗风湿药、利尿药)除可直接对骨髓造血功能产生影响外,还可通过自身免疫机制造成溶血性贫血。

二、主要表现

老年人贫血进展缓慢。其症状、体征由贫血本身及引起贫血的原发病所致,其表现与贫血的程度、发展的进度、循环血量有无改变有关。

(一)皮肤、黏膜

皮肤、黏膜苍白最为常见。苍白的程度受贫血程度、皮内毛细血管的分布、皮肤色泽、表皮厚度及皮下组织水分含量的影响。苍白比较明显的部位有睑结膜、口唇、甲床、手掌及耳轮。

(二)肌肉

肌肉主要表现为疲乏无力,是由骨骼肌缺氧所致。

(三)循环系统

循环系统症状表现为活动后心悸。严重贫血可出现心绞痛、贫血性心脏病、心脏扩大乃至心力衰竭。

(四)呼吸系统

呼吸系统症状表现为气短和呼吸困难。

(五)中枢神经系统

缺氧可致头昏、头痛、耳鸣、眼花、注意力不集中、记忆力减退、困倦、嗜睡乃至意识障碍。

(六)消化系统

消化系统症状表现为食欲减退、腹胀、恶心、腹泻、便秘、消化不良等。

三、治疗要点

老年人贫血的治疗原则与年轻人的相同,首先针对病因。一般用药原则是针对性强,尽量单一用药,剂量要充足,切忌盲目地混合使用多种抗贫血药。老年人贫血一般多为继发性贫血,要以治疗原发病为主,只有治好了原发病,才有可能纠正贫血症状。

四、护理措施

(一)休息

对严重贫血并伴有临床症状的患者要适当卧床休息,限制下床活动,或绝对卧床休息。对有一定代偿能力的患者,护理人员要给予一定的关照。休息的环境应清洁、安静、舒适,阳光充足,空气流通,温度、湿度适宜,并与感染患者隔离。

(二)病情观察

观察患者的体温、脉搏、呼吸、血压情况的变化,注意可能合并出现的出血与感染的早期临床表现,一旦发现,以及时处理。

(三)营养

应给予高热量、高蛋白、高维生素及含无机盐丰富的饮食。通过适当调整饮食协助患者改善胃肠道症状。

(四)症状护理

如果患者心悸、气短,应尽量减少活动,降低氧的消耗,必要时吸氧。头晕由脑组织缺氧所致,患者应避免突然变换体位,以免晕厥后摔倒而受伤。患者有慢性口腔炎及舌炎时应注意刷牙,定时用硼酸溶液漱口,口腔溃疡时可贴治溃疡的药膜。

(五)皮肤、毛发护理

患者应定期洗澡、擦澡,保持皮肤和毛发清洁。

(六)心理护理

耐心、细致地做好思想工作,关心、体贴患者,解除患者的各种不良情绪反应及精神负担,增强其战胜疾病的信心。

五、保健

(1)平时应注意膳食的均衡,食物中应有充足的新鲜蔬菜、肉类、奶类及蛋类制品。经常调配食用菠菜、黑木耳、桂圆、红枣、海带、猪肝等富含铁的食物对预防营养性贫血有较好的作用,对已查明、正在治疗原发病的老年贫血患者,有辅助治疗的效果。

(2)对老年人来讲,许多急性、慢性疾病,特别是常见的感染性疾病都可引起继发性贫血,如肿瘤、慢性支气管炎、结核、胆囊炎、前列腺肥大、尿路感染、糖尿病及慢性肝炎或肝硬化。因此,要积极、有效地预防这些疾病,一旦患有疾病,应及时进行治疗,不让疾病长期不愈,就可减少继发性贫血的发生率。

(徐茂云)

参 考 文 献

[1] 叶丹.临床护理常用技术与规范[M].上海:上海交通大学出版社,2020.

[2] 万霞.现代专科护理及护理实践[M].开封:河南大学出版社,2020.

[3] 顾宇丹.现代临床专科护理精要[M].开封:河南大学出版社,2022.

[4] 王艳秋,玄春艳,孙健,等.现代临床护理实践与管理[M].重庆:重庆大学出版社,2022.

[5] 刘爱杰,张芙蓉,景莉,等.实用常见疾病护理[M].青岛:中国海洋大学出版社,2021.

[6] 李庆印,张辰.心血管病护理手册[M].北京:人民卫生出版社,2022.

[7] 陈凌,杨满青,林丽霞.心血管疾病临床护理[M].广州:广东科学技术出版社,2021.

[8] 杨青,王国蓉.护理临床推理与决策[M].成都:电子科学技术大学出版社,2022.

[9] 于翠香.全科医学社区护理[M].广州:中山大学出版社,2022.

[10] 秦月玲,古红岩,朱林林,等.实用专科护理技术规范[M].哈尔滨:黑龙江科学技术出版社,2022.

[11] 张俊英.精编临床常见疾病护理[M].青岛:中国海洋大学出版社,2021.

[12] 张晓艳.临床护理技术与实践[M].成都:四川科学技术出版社,2022.

[13] 王美芝,孙永叶,隋青梅.内科护理[M].济南:山东人民出版社,2021.

[14] 张锦军,邹薇,王慧,等.临床实用专科护理[M].哈尔滨:黑龙江科学技术出版社,2022.

[15] 付艳枝,席祖洋,许璐.肿瘤内科治疗护理手册[M].北京:科学出版社,2022.

[16] 于翠翠.实用护理学基础与各科护理实践[M].北京:中国纺织出版社,2022.

[17] 宋丽娜.现代临床各科疾病护理[M].北京:中国纺织出版社,2022.

[18] 高淑平.专科护理技术操作规范[M].北京:中国纺织出版社,2021.

[19] 吴雯婷.实用临床护理技术与护理管理[M].北京:中国纺织出版社,2021.

[20] 邓雄伟,程明,曹富江,等.骨科疾病诊疗与护理[M].北京:华龄出版社,2022.

[21] 李素霞.心内科临床护理与护理技术[M].沈阳:辽宁科学技术出版社,2020.

[22] 任秀英.临床疾病护理技术与护理精要[M].北京:中国纺织出版社,2022.

[23] 张翠华,张婷,王静,等.现代常见疾病护理精要[M].青岛:中国海洋大学出版社,2021.

[24] 王玉春,王焕云,吴江,等.临床专科护理与护理管理[M].哈尔滨:黑龙江科学技术出版社,2022.

[25] 窦超.临床护理规范与护理管理[M].北京:科学技术文献出版社,2020.

[26] 王霞,李莹,连伟,等.专科护理临床指引[M].哈尔滨:黑龙江科学技术出版社,2022.

[27] 孙慧,刘静,王景丽,等.基础护理操作规范[M].哈尔滨:黑龙江科学技术出版社,2022.

[28] 张金兰.实用临床肿瘤护理[M].沈阳:沈阳出版社,2020.

[29] 王伟,梁津喜,杨明福.骨科临床诊断与护理[M].长春:吉林科学技术出版社,2020.

[30] 马英莲,荆云霞,郭蕾,等.临床基础护理与护理管理[M].哈尔滨:黑龙江科学技术出版社,2022.

[31] 王林霞.临床常见病的防治与护理[M].北京:中国纺织出版社,2020.

[32] 王庆秀.内科临床诊疗及护理技术[M].天津:天津科学技术出版社,2020.

[33] 王婷,王美灵,董红岩,等.实用临床护理技术与护理管理[M].北京:科学技术文献出版社,2020.

[34] 肖芳,程汝梅,黄海霞,等.护理学理论与护理技能[M].哈尔滨:黑龙江科学技术出版社,2022.

[35] 安旭姝,曲晓菊,郑秋华.实用护理理论与实践[M].北京:化学工业出版社,2022.

[36] 管鑫.全面护理干预在急性心肌梗塞患者急诊救治中的应用[J].中国冶金工业医学杂志,2022,39(5):524-525.

[37] 葛爱菊.临床护理路径在胰腺癌手术患者中的应用效果[J].中国社区医师,2022,38(24):135-137.

[38] 唐小璐,李小强,何小宇,等.心理护理干预对颅内肿瘤患者围术期负面情绪的影响研究[J].中国肿瘤临床与康复,2022,29(9):1150-1152.

[39] 韩铭铭.综合护理在肛裂术后合并便秘患者中的应用效果[J].黑龙江中医药,2021,50(6):297-298.

[40] 石海利,张娟,张海燕,等.临床护理人员导尿管相关尿路感染预防的"知信行"相关因素[J].国际护理学杂志,2022,41(7):1184-1188.